Dr Jean-Michel
COHEN

L'ALMANACH
COHEN
2020

Édition : Blandine Pouzin, Raphaëlle Vinon et Julie Mege
Création graphique : Sophie Villette
Mise en page : Estelle Chatelot et Sophie Villette
Photographies des recettes : Fabien Breuil
Avec la participation de Lucie Picaud

Éditions First, un département d'Édi8
12, avenue d'Italie
75013 Paris – France
Tél. : 01 44 16 09 00 – Fax : 01 44 16 09 01
E-mail : firstinfo@efirst.com
Site Internet : www.lisez.com

ISBN : 978-2-412-04789-7
Dépôt légal : octobre 2019
Imprimé en France par Pollina - 90612

Dr Jean-Michel
COHEN

L'ALMANACH COHEN 2020

F1RST
ÉDITIONS

AVANT PROPOS

Déjà tout jeune, j'avais l'habitude de constater les difficultés de mes parents à organiser nos repas de la semaine. Variables économiques, bénéfices santé, recettes, mais surtout plaisir de manger étaient au cœur de leurs préoccupations. Mais il s'agissait d'un vrai travail qui se répétait semaine après semaine et qui nécessitait non seulement de l'imagination mais également des connaissances et quelques efforts. Aujourd'hui, après une ère moderne où nous nous sommes tous jetés sur des plats préparés ou de la nourriture industrielle, nous revenons vers la cuisine, avec encore plus de considérations santé et un désir de connaissances, mais en conservant toujours le plaisir de manger.
C'est la raison pour laquelle j'ai voulu créer cet agenda qui sera pour vous un outil ludique vous permettant à la fois d'avoir des idées pour préparer les repas, de respecter les saisons, de vous instruire sur la nature et les bienfaits des aliments et, bien sûr, de toujours garder le plaisir.
Voici un livre non seulement pour vous aider mais aussi pour vous informer, car le plaisir alimentaire nécessite d'être libre de toute culpabilité ce qui nous oblige à être de mieux en mieux informé.
Bonne lecture !

Docteur Jean-Michel Cohen

MERCREDI

1er

JANVIER

Jour de l'An

IDÉE DÎNER

Soupe de carottes au gingembre

2 œufs cuits en omelette à la ciboulette ciselée

Riz poêlé aux champignons

1 yaourt nature

2 clémentines

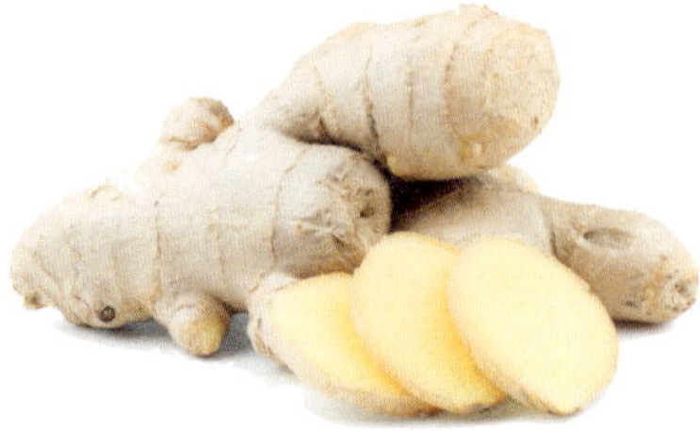

AU MARCHÉ DE SEPTEMBRE À FÉVRIER

LE GINGEMBRE

Le gingembre est une plante herbacée originaire d'Asie du Sud, cultivée pour son rhizome (tige souterraine). Il a une chair jaunâtre, fibreuse, à la saveur à la fois citronnée, poivrée et pimentée. Il est très utilisé comme condiment en cuisine orientale et fut l'une des premières épices à être consommées en Europe, mais il est aussi reconnu pour ses qualités médicinales. Il est vendu en poudre ou entier et peut entrer dans la composition de tous les plats, de l'entrée au dessert. Comme toutes les épices, il est à utiliser avec parcimonie et relève et parfume, ce qui en fait un allié des régimes minceur. Il est très minéralisé, avec des teneurs intéressantes en potassium, en fer, en calcium et enfin en sélénium. Il est pauvre en sodium et s'intègre parfaitement dans les régimes hyposodés (à teneur réduite en sel).

1343 mg

c'est la teneur en potassium pour 100 g de gingembre.

Soupe de carottes au gingembre

POUR 1 PERSONNE

200 g de carottes • ½ échalote • 200 ml de bouillon de volaille dégraissé • 1 lamelle de gingembre frais ou 1 c. à c. de gingembre en poudre • 1 c. à s. de crème • Quelques feuilles de persil plat et de coriandre fraîche • Sel et poivre

1. Laver, peler et couper les carottes en morceaux.
2. Peler et émincer finement l'échalote. La faire revenir à sec dans une casserole à revêtement antiadhésif, puis ajouter les morceaux de carotte.
3. Mouiller avec le bouillon de volaille, ajouter le gingembre et laisser cuire 15 à 20 min à frémissement.
4. Mixer l'ensemble en ajustant la quantité de bouillon. Incorporer la crème et rectifier l'assaisonnement.
5. Dresser dans une assiette creuse et servir parsemé de persil et coriandre finement ciselés.

> "Le gingembre est un tonifiant. Il stimule la digestion et est réputé pour ses vertus aphrodisiaques".

L'ANTINAUSÉEUX PAR EXCELLENCE !

Le gingembre est aussi un antinauséeux, recommandé notamment pour les femmes enceintes, mais aussi pour les personnes sujettes au mal des transports. Pour atténuer les nausées, couper un morceau de gingembre de 2 cm, retirer la peau et le couper en lamelles. Le mettre dans une tasse, puis verser de l'eau bouillante et laisser infuser pendant au moins 10 minutes. Boire autant que nécessaire.

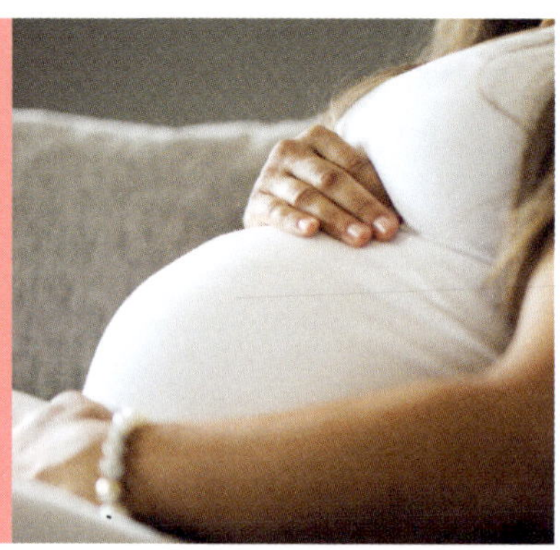

JEUDI

2

JANVIER

Saint Basile

C'EST QUOI LA VITAMINE B12 ?

Cette vitamine, essentielle au bon fonctionnement cérébral et du système nerveux central, se trouve surtout dans la viande, les volailles, les abats et les crustacés. Toutefois, elle est aussi présente dans les produits laitiers, les œufs, les boissons au soja et les steaks de protéines végétales enrichis en vitamine B12. Certaines levures nutritives se développent dans un milieu riche en B12.

"Pour les végétaliens et les végans, il est impératif de prendre des compléments alimentaires à base de vitamine B12".

Sportifs végétariens et végans, attention à la carence en vitamine B12 !

La vitamine B12 présente un intérêt particulier pour les sportifs. Elle est en effet indispensable au transport de l'oxygène vers les tissus. Puisqu'elle est présente uniquement dans les produits d'origine animale, les consommateurs de viande et de poisson n'ont pas de risques de carence. Seuls les athlètes végétariens et végétaliens sont exposés à une carence. Une supplémentation peut alors s'avérer nécessaire.

Le top 10 des aliments riches en vitamine B12

(en µg pour 100 g)

1. Abats
42,5 à 74

2. Huîtres crues
24 à 39,5

3. Palourdes
39

4. Foie de morue
15,7

5. Maquereau cuit
15 à 19

6. Sardine (en boîte)
14

7. Cabillaud, lieu cuit
2 à 3

8. Emmental
1 à 2,5

9. Lapin
2,2

10. Œuf dur
1,1

IDÉE DÉJEUNER

Lamelles de champignons crus au jus de citron et à l'huile de colza

Dos de cabillaud

Riz complet + fondue de poireaux

Petits-suisses nature avec confiture

LE FOIE DE MORUE : RICHE EN VITAMINE B12

Si vous optez pour du foie de morue en boîte, préférez un produit ne contenant que du foie de morue et du sel en quantité raisonnable. Choisissez-le nature plutôt qu'aromatisé « goût fumé ». Enfin, vérifiez sa provenance : pêche durable ou française est idéal.

LA PALOURDE

39 UG C'EST LA TENEUR EN VITAMINE B12 de 100 g de palourdes.

VENDREDI

3

JANVIER

Sainte Geneviève

IDÉE DÉJEUNER

Carottes râpées finement avec huile et jus de citron

Côte de porc dans le filet, grillée

Blancs de poireaux vapeur au curry et à la crème

Fromage saint-nectaire + pain complet

Abricots au sirop

70 kcal

pour 100 g de fruits au sirop.

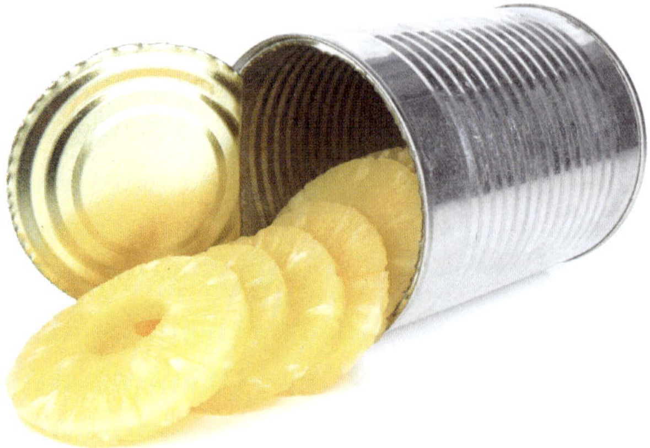

LES FRUITS EN CONSERVE, PENSEZ-Y EN HIVER !

Les fruits en conserve sont souvent pelés, dénoyautés et éventuellement coupés, recouverts d'un jus sucré (sirop sucré ou jus de fruits). Ces conserves de fruits pourront être conservées sur une longue durée, grâce aux procédés d'appertisation.
Les variétés les plus connues sont les demi-poires, les oreillons de pêches ou d'abricots, l'ananas en tranches ou en dés et les « salades de fruits », mais il n'est plus rare aujourd'hui de découvrir dans ce rayon un bien plus large choix de fruits allant de la griotte à la mangue en passant par la fraise. Les fruits au sirop sont également peu chers et peuvent tout à fait remplacer les fruits frais s'ils sont égouttés et consommés sans le sirop.

OREILLONS DE PÊCHE EN CONSERVE

On essaie de les choisir les plus proches possible d'une conserve maison, c'est-à-dire sans colorant, sans conservateur, ni correcteur d'acidité, etc. On préfère des conserves au jus de fruits plutôt qu'au sirop (eau + sucre) et encore plus si le sirop est à base de glucose-fructose.

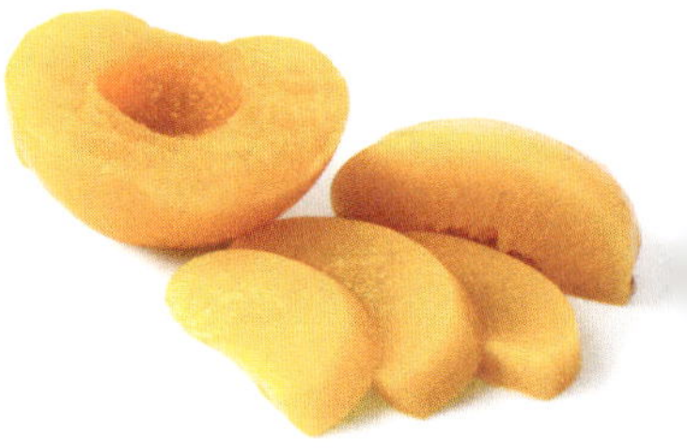

“Une portion de fruits en conserve peut tout à fait couvrir les besoins journaliers en alternance avec des fruits crus”.

N'oubliez pas les fruits crus pour les vitamines !

Le Programme national nutrition santé (PNNS) recommande de consommer 5 fruits ou légumes par jour. Une portion de fruits au sirop peut tout à fait s'intégrer à cette proposition en alternance avec des fruits frais à consommer crus. Notez toutefois que, contrairement aux fruits frais crus, les fruits en conserve sont cuits, donc les vitamines, comme la vitamine C, ont disparu.

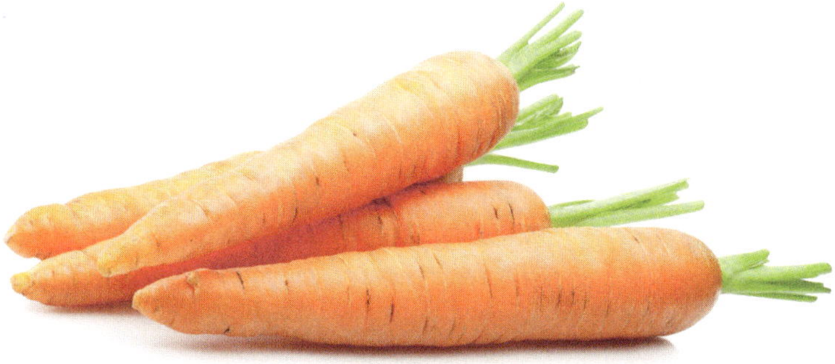

SAMEDI

4

JANVIER

Saint Odilon

AU MARCHÉ TOUTE L'ANNÉE SAUF EN MARS

LA CAROTTE

La carotte est une plante potagère dont on consomme la racine orange pour les plus courantes, mais également jaune, rouge, blanche ou marron. Elle se consomme crue sous forme râpée ou bien cuite, et se prête également à la recette du célèbre carrot cake. Plus la carotte est colorée, plus elle est riche en pigments sous forme principalement de bêtacarotène. Avec 100 g de carottes (7 mg de provitamine A), on couvre la moitié des besoins journaliers.

33 kcal

pour 100 g de carottes, ce qui est légèrement supérieur à la moyenne des légumes. La carotte étant un légume-racine, elle concentre les réserves de glucides de la plante.

"**Les antioxydants** contenus dans la carotte sont solubles dans les matières grasses donc, pour en faciliter l'assimilation par l'organisme, consommez-la avec un peu d'huile".

RICHE EN FIBRES SOLUBLES

La carotte est riche en fibres solubles, principalement des pectines et de la cellulose, qui stimulent le transit et sont aussi efficaces contre la diarrhée, grâce à un fort pouvoir de rétention d'eau.

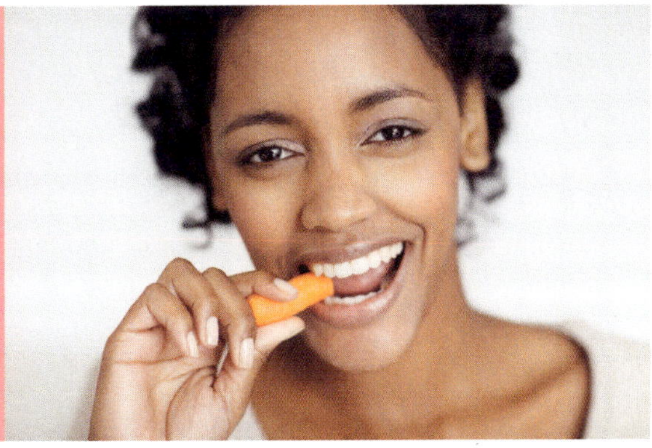

IDÉE DÉJEUNER

Chou rouge émincé en vinaigrette

Filet de lieu vapeur en papillote au curcuma et lait de coco

Bâtonnets de carottes caramélisées à la coriandre

30 g de brie

Pain complet

½ pamplemousse

Bâtonnets de carottes caramélisées à la coriandre

POUR 1 PERSONNE

200 g de carottes • 1 c. à c. de sucre en poudre • 2 c. à c. de coriandre fraîche ciselée • Sel, poivre en grains

1. Éplucher et laver les carottes.
2. Les couper en fins bâtonnets et les mettre à cuire dans un fond d'eau bouillante salée.
3. Compléter avec le sucre et le poivre.
4. Les piquer avec la pointe d'un couteau pour vérifier leur cuisson. Juste avant de servir, ajouter la coriandre fraîche ciselée.

DIMANCHE

5

JANVIER

Saint Édouard

IDÉE BRUNCH

Café, thé ou infusion sans sucre

80 g de baguette tradition

10 g de beurre

75 g de viande des Grisons

½ avocat au jus de citron et paprika

1 poire en dés au yaourt et à la cannelle

Aujourd'hui, j'essaye d'écouter ma respiration

Au réveil (et dès que nécessaire dans la journée en cas d'épreuve ou de stress), écoutez vos inspirations et expirations pour calmer le souffle et modifier votre respiration en la rendant plus lente et plus profonde.

"**La respiration** est un véritable antistress, tant physique que mental."

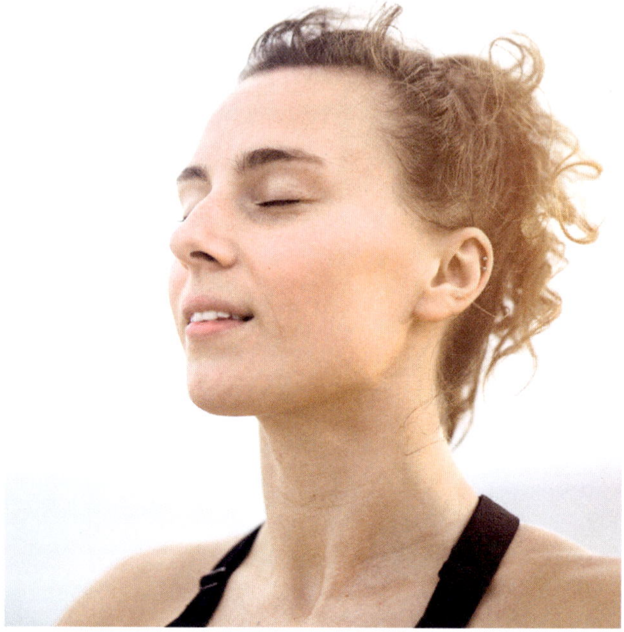

L'IMPACT DE LA RESPIRATION SUR LA SANTÉ

Les respirations profondes et lentes ont la propriété de stimuler un nerf relié à la majorité des organes de l'abdomen. Ce dernier appelé « nerf vague » possède une action anti-inflammatoire ainsi qu'un effet apaisant. En effet, la respiration permet de stimuler le système nerveux parasympathique, celui qui ralentit le pouls, relaxe les muscles et fait baisser la tension artérielle, contrairement au système sympathique qui met le corps en état d'alerte en diffusant de l'adrénaline et en accélérant le rythme cardiaque. En respirant profondément par le ventre, comme le font naturellement les petits enfants (au lieu de le bloquer et de prendre l'air dans la cage thoracique), c'est le système parasympathique qui va prendre le dessus et dénouer toutes les tensions.

18 %

C'est la diminution du risque de mortalité, si l'on baisse notre pouls au repos de 7 battements par minute.

L'AIR MARIN, UN BAIN DE JOUVENCE

Respirer et recevoir l'air marin sur le visage et/ou le corps lors d'une promenade sur la plage pendant l'hiver favorise la dilatation des capillaires et stimule ainsi la peau en boostant ses échanges pendant que le vent vivifiant du bord de mer favorise la respiration et l'oxygénation.

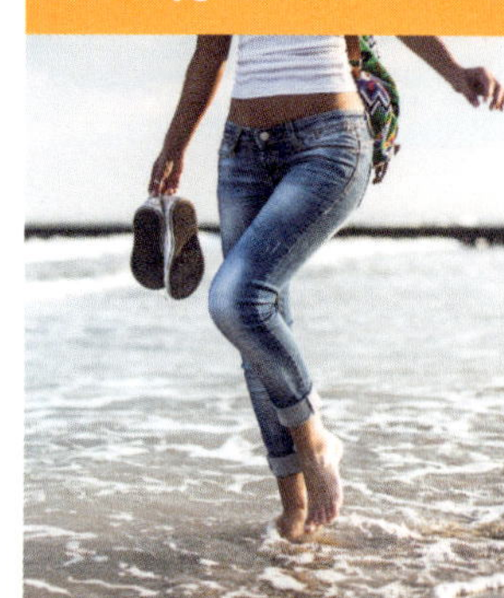

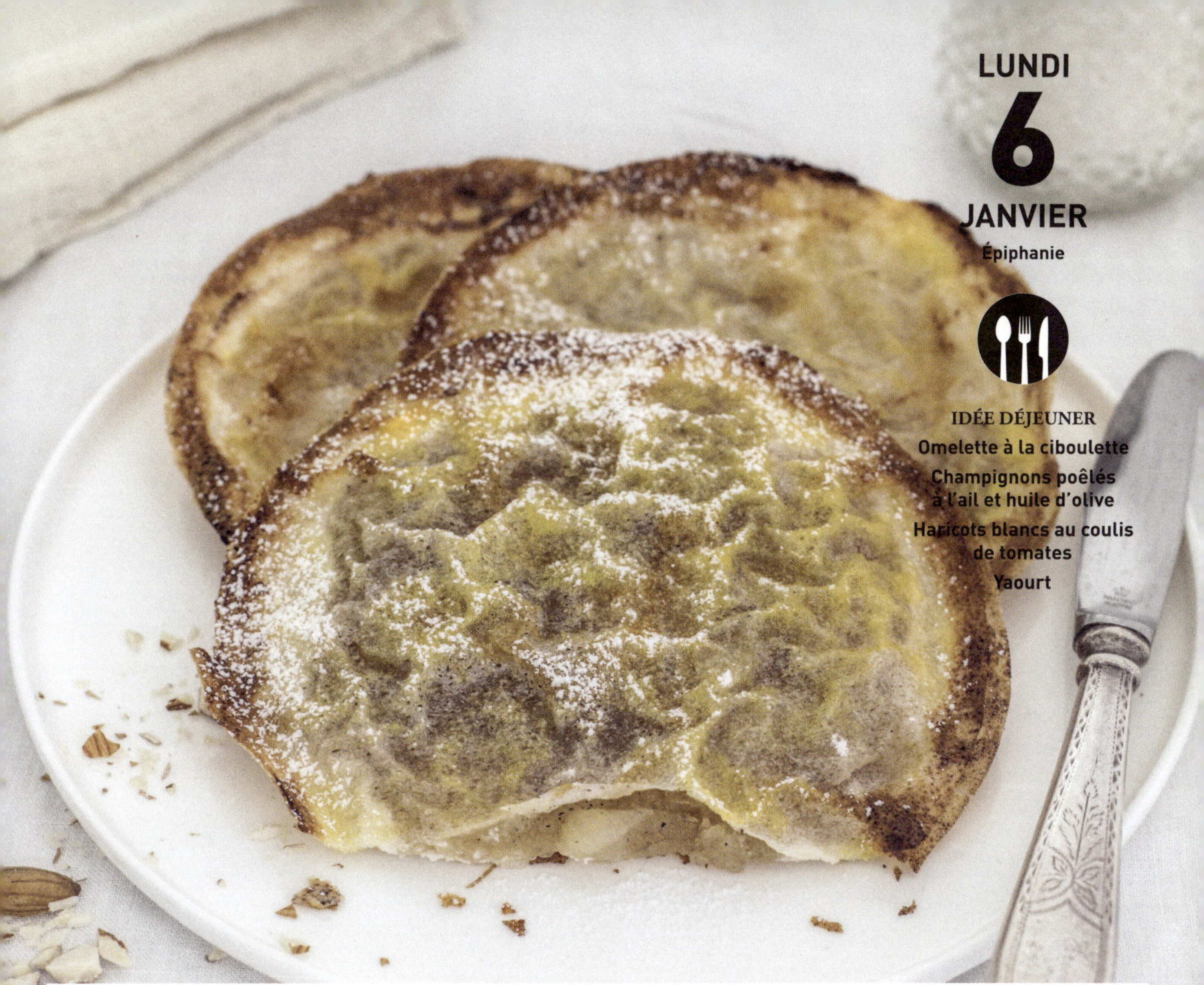

LUNDI
6
JANVIER
Épiphanie

IDÉE DÉJEUNER
Omelette à la ciboulette
Champignons poêlés à l'ail et huile d'olive
Haricots blancs au coulis de tomates
Yaourt

Galette des Rois légère

POUR 2 PERSONNES

1 pomme
1 c. à s. d'eau
¼ de gousse de vanille
2 feuilles de brick
40 g de ricotta
20 g de poudre d'amandes
1 c. à s. de miel
1 goutte d'extrait d'amande amère
1 jaune d'œuf

1. Peler la pomme et la tailler en petits dés. La cuire dans une casserole à feu doux avec l'eau. Fendre la gousse de vanille, prélever les graines à l'aide de la pointe d'un couteau, puis les ajouter aux pommes. Laisser compoter légèrement à couvert et à feu doux.
2. Préchauffer le four à 200 °C (th. 6-7). Découper à l'emporte-pièce (ou avec un bol) 4 cercles dans les bricks.
3. Dans un bol, mélanger la ricotta, la poudre d'amandes, le miel et l'extrait d'amande amère. Répartir cette préparation au centre d'un cercle de feuille de brick en conservant un rebord. Déposer dessus la compote de pomme vanillée.
4. Recouvrir de l'autre cercle de pâte et bien souder les bords avec un peu de jaune d'œuf. Badigeonner le dessus de jaune d'œuf en couche très fine. Cuire à four chaud jusqu'à ce que la pâte soit bien dorée. Déguster tiède ou froid.

MARDI

7

JANVIER

Saint Raymond

IDÉE DÉJEUNER

Cœur de laitue

2 tranches de rosbif à la moutarde à l'ancienne

Haricots plats à l'ail

Milk-shake ananas-coco

G COMME GLUTEN

Le gluten est constitué de plusieurs protéines, dont la gliadine, que l'on retrouve dans certaines céréales comme le seigle, le blé, l'avoine, l'orge, le kamut et l'épeautre. Le gluten est une sorte de colle aujourd'hui largement utilisée par les industriels pour donner du moelleux, de la saveur et du liant aux aliments sortis du four. Il se forme au cours de la fabrication du pain, et plus particulièrement lors de la phase de pétrissage. Le gluten est donc omniprésent dans l'alimentation, ou presque... des plats cuisinés du commerce aux potages en brique, des gratins de pommes de terre aux condiments et sauces, sans compter tous les aliments susceptibles de comporter des « traces de gluten ».

Le top 10 des aliments sans ou avec très peu de gluten

1. Riz
2. Quinoa
3. Châtaigne
4. Amarante
5. Patate douce
6. Lentilles
7. Maïs
8. Sarrasin
9. Tapioca
10. Igname

1 %

C'est le pourcentage de la population française atteint par la maladie cœliaque.

"La mise au régime sans gluten ne devrait pas avoir lieu sans fondement ni avis médical".

POURQUOI LE GLUTEN EST-IL ACCUSÉ DE TOUS LES MAUX ?

Le gluten est souvent responsable d'inconfort digestif lorsque sa protéine est mal absorbée par l'intestin. Cette intolérance au gluten est un trouble distinct du syndrome de l'intestin irritable et de la maladie cœliaque qui est une intolérance permanente à une ou plusieurs protéines du gluten. Même si les symptômes, comme les diarrhées, les ballonnements ou les irritations intestinales, sont similaires à ces maladies, cette « hypersensibilité au gluten non cœliaque », dans laquelle le rôle du gluten reste à démontrer, serait avant tout liée à une augmentation de la perméabilité intestinale. La seule façon de la diagnostiquer est d'éliminer les aliments contenant du gluten, puis de voir si les symptômes disparaissent, avant de les réintroduire progressivement et en petites quantités.

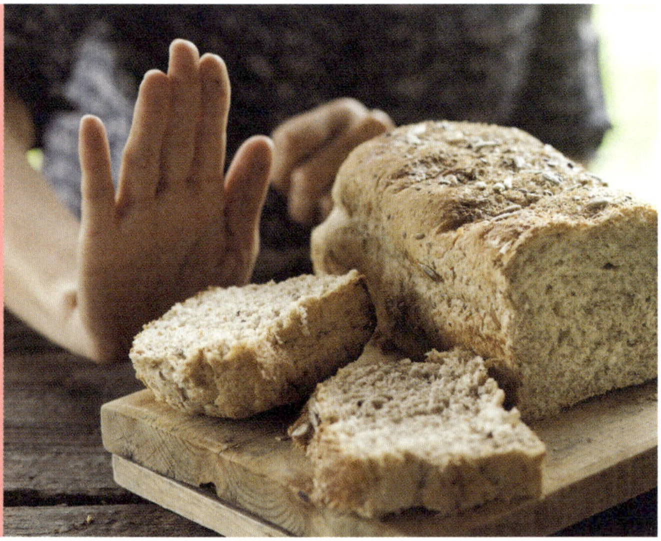

MERCREDI

8

JANVIER

Saint Lucien

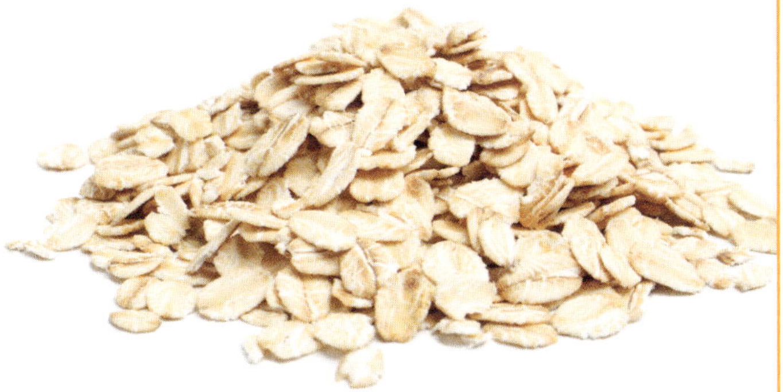

LES FLOCONS D'AVOINE : LE JOKER

L'avoine est une céréale de la famille des graminées, originaire d'Asie et d'Europe du Nord. Longtemps, elle a été utilisée essentiellement pour l'alimentation des animaux, notamment pour les chevaux. Cependant, depuis les années 1970, on redécouvre les bienfaits de la consommation d'avoine sur notre santé. Les flocons sont fabriqués en cuisant à la vapeur les grains d'avoine, qui sont ensuite aplatis entre les deux cylindres d'une floconneuse. Les flocons formés sont ensuite séchés, refroidis et emballés. Les flocons d'avoine sont très énergétiques (364 kcal/100 g), mais à assimilation lente pour une sensation de satiété durable. D'autre part, s'ils apportent plus de lipides (8 %) que les autres céréales, ceux-ci sont de meilleure qualité : essentiellement des acides gras mono et polyinsaturés. Enfin, les flocons d'avoine contiennent des vitamines du groupe B et des minéraux essentiels (fer, phosphore, magnésium).

Milk-shake ananas-coco et ses flocons

POUR 1 PERSONNE

150 g d'ananas frais • 1 yaourt nature à base de lait demi-écrémé • 40 g de lait de coco • 30 g de flocons d'avoine • 1 pincée de cannelle • 3 glaçons

1. Éplucher l'ananas en veillant à bien éliminer tous les yeux. Le couper en gros dés.
2. Mixer l'ananas avec le lait de coco, le yaourt et 3 glaçons.
3. Saupoudrer de flocons d'avoine et de cannelle. Laisser gonfler quelques minutes et déguster.

IDÉE PETIT DÉJEUNER

Thé ou café léger sans sucre

Flocons d'avoine

Du lait demi-écrémé avec du miel

"Les flocons d'avoine ont un index glycémique plus bas que les autres céréales du petit déjeuner raffinées."

JE PRÉPARE COMMENT LES FLOCONS D'AVOINE ?

Il faut les laisser gonfler dans de l'eau chaude (ou du lait ou une boisson végétale chaude) pendant 3 minutes. Puis vous pouvez ajouter quelques fruits secs (amandes, noix, abricots...) et un fruit frais coupé.

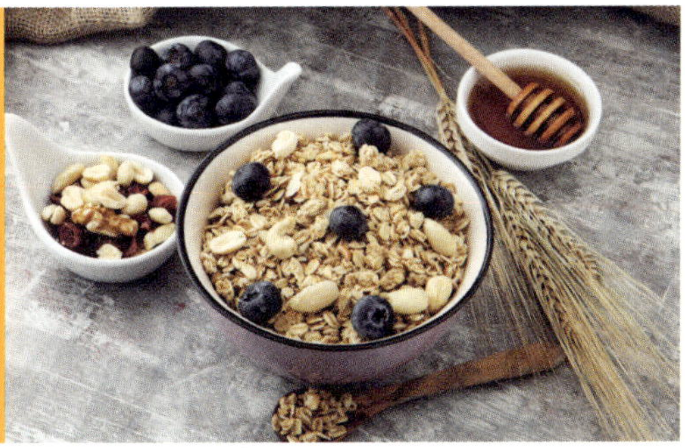

11 %

C'est la teneur en protéines de 100 g de flocons d'avoine.

JEUDI

9

JANVIER

Sainte Alix

IDÉE DÉJEUNER

Chou rouge râpé, laitue, haricots verts avec dés de gouda, cerneaux de noix en vinaigrette

Filets de maquereaux en conserve en marinade

Pain complet

Mangue

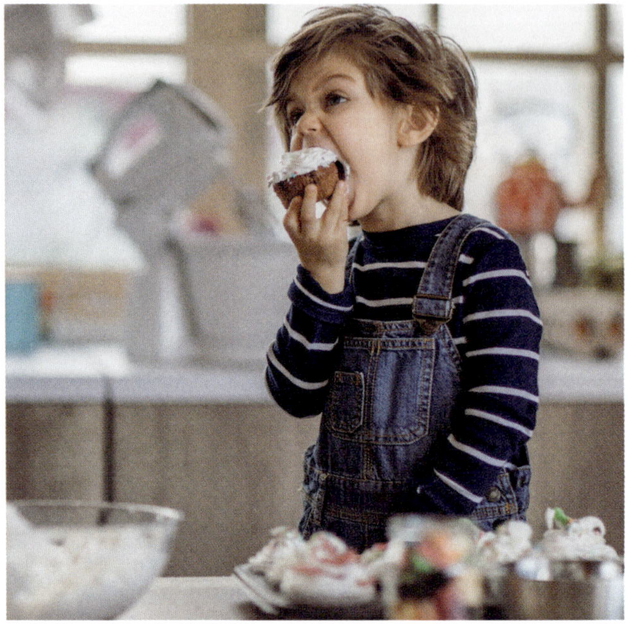

FAUT-IL ÉVITER À TOUT PRIX DE DONNER DU SUCRE AUX ENFANTS ?

La réponse est non. D'abord parce que c'est quasiment impossible (ils trouveront toujours le moyen d'en consommer en dehors de chez vous). De surcroît, les effets du sucre, si sa consommation reste mesurée, sont beaucoup moins problématiques durant la croissance que chez l'adulte. Limiter leur consommation de sucre est à envisager simplement comme un facteur éducatif, pour éviter une appétence pour la saveur sucrée trop prononcée et qui ne peut que se renforcer au fil du temps. Donc, inutile de jouer les parents trop sévères sur ce point.

Moins de sucre ne veut pas dire moins de calories !

Certaines friandises et barres chocolatées mettent en évidence une quantité de sucre inférieure aux autres de la gamme, cependant, pour compenser ces faibles teneurs en sucre, elles sont enrichies en matières grasses laitières ou végétales et donc plus grasses : l'apport calorique reste donc le même.

330 kcal

C'est la quantité de calories contenues dans 100 g de bonbons gélifiés souvent moins caloriques que les autres.

MUESLI FLOCONNEUX : L'ALTERNATIVE IDÉALE POUR LE PETIT DÉJ DES ENFANTS

Il est intéressant pour sa richesse en protéines et en fibres, donc plus rassasiant, mais également pour sa teneur en minéraux et vitamines naturellement présents. Il ne doit pas dépasser 400 kcal pour 100 g, 10 à 12 % de lipides et 20 à 25 % de sucres simples. Privilégiez les mueslis chargés en fibres (au moins 3 à 5 g pour 100 g) et pas trop salés (moins de 1 g aux 100 g).

> "Contrôler la consommation de sucre de votre enfant sera sans doute plus profitable qu'un interdit".

VENDREDI
10
JANVIER
Saint Guillaume

LES ALIMENTS QUI FAVORISENT LE SOMMEIL

Il est conseillé de consommer des aliments riches en tryptophanes en fin de journée afin de favoriser le sommeil : pommes de terre bouillies, orge, riz complet, noix et autres arachides (cacahuètes, noix de cajou...), lait et produits laitiers (parmesan, gruyère), graines de courge, de citrouille, protéines de soja, œufs, chocolat (eh oui !), banane, levure de bière. Bien entendu, il est préférable d'éviter une orgie de bonbons avant de dormir, mais de là à s'interdire un verre de lait chaud sucré, non. Faisons preuve de bon sens : mieux vaut un petit coup de pouce au sommeil qu'une privation inutile.

> "Évitez les excitants au dîner et les plats très épicés, trop lourds ou au contraire trop légers car la faim peut vous réveiller."

UNE TISANE POUR LE COUCHER

Faites bien attention à ne pas acheter que des arômes : certaines tisanes en contiennent plus que de constituants physiquement identifiables. C'est le cas de certaines infusions façon cupcake, tarte citron, poire-chocolat, mais aussi fruits rouges, pomme et même menthe ! Regardez bien les étiquettes, et fuyez celles qui présentent le sucre en premier ingrédient.

Le top 10 des aliments riches en magnésium
(en mg pour 100 g)

1. Cacao
410 à 415

2. Noix du Brésil
360

3. Germe de blé
300

4. Pois cassés
300

5. Son d'avoine
230

6. Chocolat noir (70 %)
205

7. Flocons d'avoine
145 à 150

8. Haricots secs
140

9. Algue kombu
121

10. Eaux riches en magnésium
3 à 11

IDÉE DÎNER

Potage de potiron au curcuma

2 œufs au plat

Salade de mâche et échalote avec 2 c. à c. d'huile de noix

Camembert

Pain aux céréales

Compote

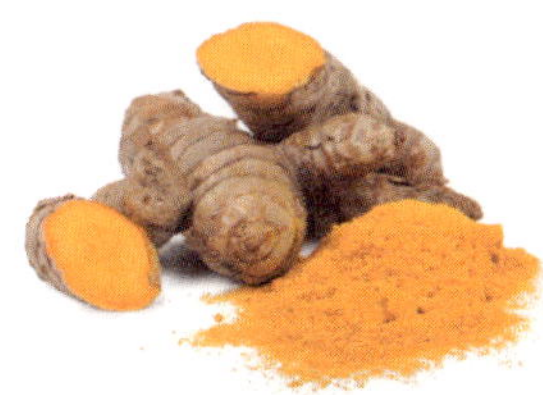

100 mg

C'est la teneur en magnésium de 100 g de curcuma.

Pensez aux compléments alimentaires pour le sommeil

Certains compléments alimentaires contiennent des plantes qui favorisent l'endormissement (mélisse, verveine, tilleul, camomille, valériane...) et/ou différentes substances (mélatonine, vitamine B6, magnésium...). La mélatonine favorise le sommeil. Bien qu'elle soit en vente libre, mieux vaut prendre l'avis d'un somnologue. Antistress, le magnésium peut aussi aider à améliorer le sommeil.

SAMEDI

11

JANVIER

Saint Paulin

IDÉE DÎNER

Mâche et pommes de terre en salade à l'échalote et à la ciboulette

Filet mignon de porc rôti au four aux graines de sésame

Navets en cocotte

1 compote sans sucres ajoutés

22 kcal

Ce sont les calories contenues dans 100 g de navet.

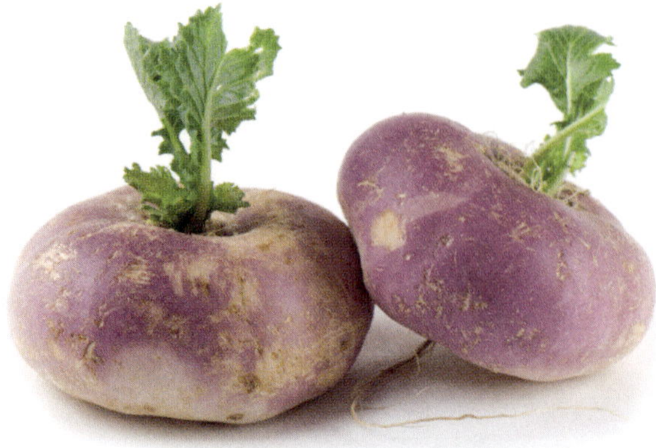

AU MARCHÉ D'OCTOBRE À MAI

LE NAVET

Le navet est une plante potagère dont on consomme la racine charnue. Il en existe plusieurs variétés que l'on distingue par leur forme et leur couleur, mais le plus courant sur nos marchés est de forme sphérique et aplatie, teinté à son collet de violet. Sa chair tendre et piquante est légèrement sucrée.
Une portion de 150 g de navet couvre au moins 5 % de l'apport journalier recommandé en vitamines B1, B2, B6 et B9. Il propose également un bel ensemble de minéraux (potassium, phosphore, calcium, magnésium, fer et zinc), mais en petites quantités. Enfin, les hétérosides soufrés ou glucosinolates présents dans le navet seraient bénéfiques à la prévention des cancers pulmonaires, digestifs et du sein.

"Le navet permet de **contribuer au bon équilibre de l'alimentation,** grâce à la nature et aux proportions de ses composants nutritionnels."

À consommer sans modération !

La famille des choux, légumes-feuilles et légumes-racines est beaucoup plus large qu'on ne l'imagine : brocoli, betterave, radis, chou rouge, chou blanc, chou kale, chou de Bruxelles, chou chinois, chou-fleur, radis noir, feuille d'épinard, navet, cresson... Et elle bat des records en matière de bénéfices santé. Tous ces légumes sont bourrés d'antioxydants !

Navets en cocotte

POUR 1 PERSONNE

300 g de navets • ½ cube de bouillon de légumes dégraissé • 10 g de fécule de maïs • 150 ml de lait demi-écrémé • 1 pincée de noix de muscade râpée • 130 g de jambon blanc découenné et dégraissé • Sel et poivre

1. Préchauffer le four à 180 °C (th. 6).
2. Éplucher, laver et couper en tranches les navets, puis les blanchir dans l'eau bouillante salée pendant 5 min.
3. Égoutter les navets. Les passer au micro-ondes puissance 900 W, avec le poivre, le ½ cube de bouillon émietté et un tout petit peu d'eau pendant 8 min.
4. Dans un bol, délayer la fécule de maïs avec un peu de lait froid.
5. Porter à ébullition le reste du lait dans une petite casserole. Verser ce lait chaud dans le récipient contenant la fécule de maïs, bien mélanger, puis reporter le tout sur le feu jusqu'à épaississement sans cesser de remuer.
6. Saler, poivrer et saupoudrer de noix de muscade. Couper le jambon en lamelles.
7. Ranger les navets dans une cocotte, répartir les lamelles de jambon, recouvrir de sauce. Enfourner jusqu'à ce que les navets soient bien fondants.

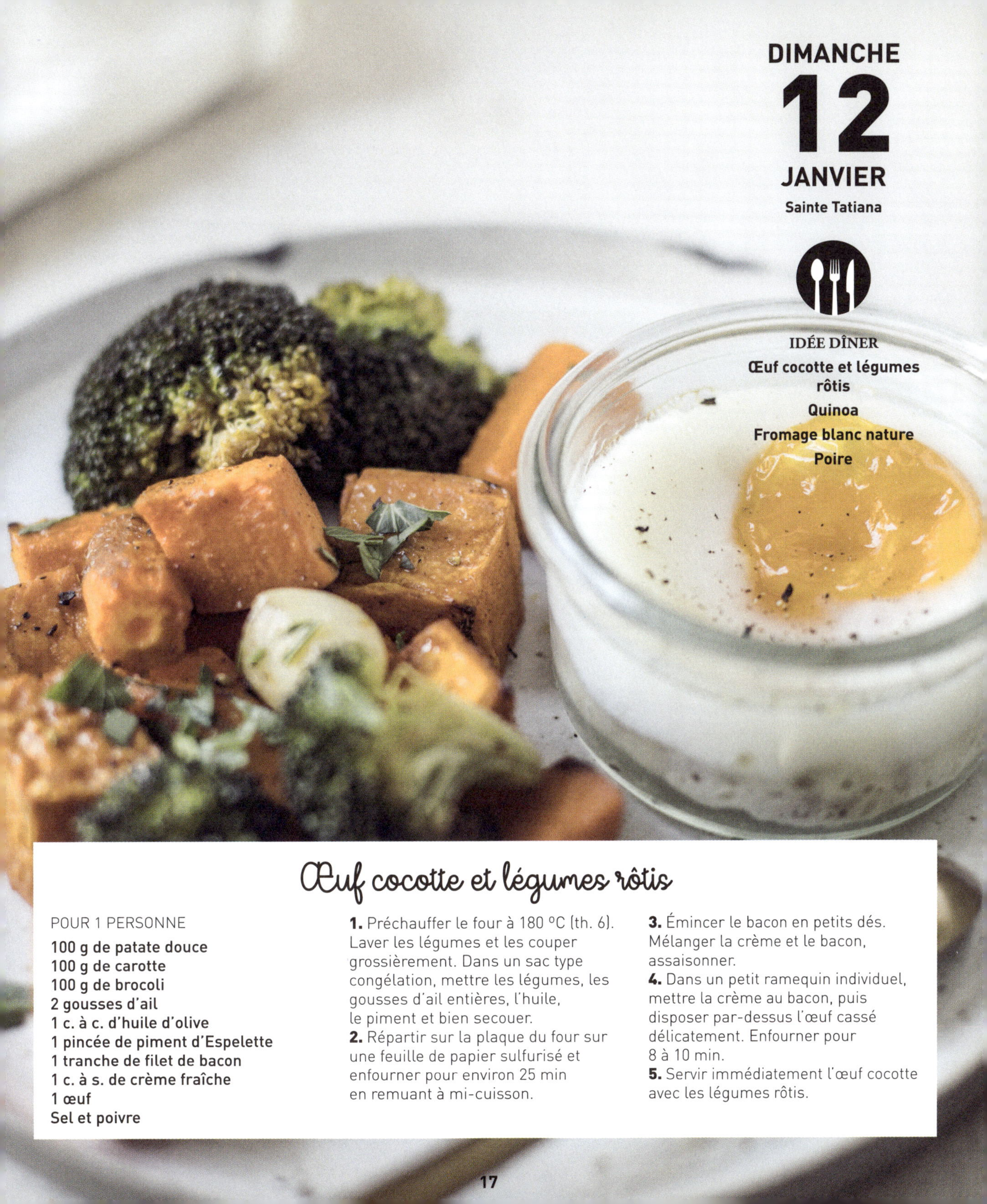

DIMANCHE

12

JANVIER

Sainte Tatiana

IDÉE DÎNER

Œuf cocotte et légumes rôtis

Quinoa

Fromage blanc nature

Poire

Œuf cocotte et légumes rôtis

POUR 1 PERSONNE

100 g de patate douce
100 g de carotte
100 g de brocoli
2 gousses d'ail
1 c. à c. d'huile d'olive
1 pincée de piment d'Espelette
1 tranche de filet de bacon
1 c. à s. de crème fraîche
1 œuf
Sel et poivre

1. Préchauffer le four à 180 °C (th. 6). Laver les légumes et les couper grossièrement. Dans un sac type congélation, mettre les légumes, les gousses d'ail entières, l'huile, le piment et bien secouer.
2. Répartir sur la plaque du four sur une feuille de papier sulfurisé et enfourner pour environ 25 min en remuant à mi-cuisson.
3. Émincer le bacon en petits dés. Mélanger la crème et le bacon, assaisonner.
4. Dans un petit ramequin individuel, mettre la crème au bacon, puis disposer par-dessus l'œuf cassé délicatement. Enfourner pour 8 à 10 min.
5. Servir immédiatement l'œuf cocotte avec les légumes rôtis.

LUNDI
13
JANVIER

Sainte Yvette

IDÉE DÉJEUNER

Aiguillettes de dinde

Haricots rouges cuits au coulis de tomates avec de l'huile combinée

Rondelles de carottes vapeur

Compote de fruits de saison

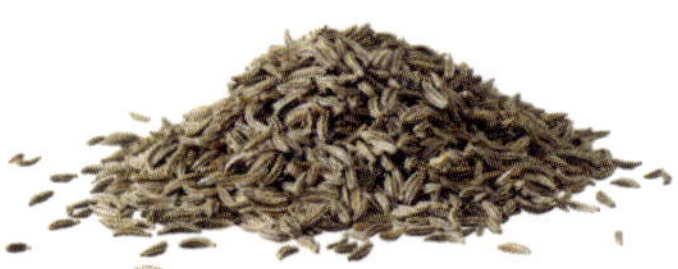

LE CUMIN

Considéré comme l'une des épices les plus riches en fer (60 mg pour 100 g), le cumin s'utilise dans de nombreux plats salés ou sucrés. Préférez un cumin en grains que vous écraserez avec un pilon ou dans un moulin, plutôt qu'en poudre, il se conservera plus longtemps.

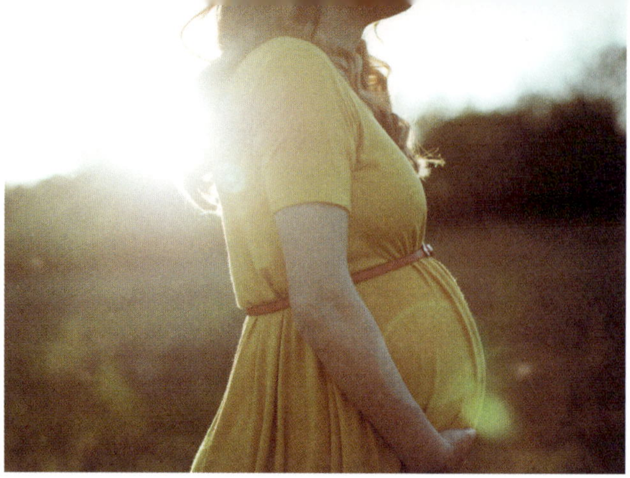

LE FER EST INDISPENSABLE PENDANT LA GROSSESSE

La femme enceinte doit veiller à consommer des sources de fer. Une carence en début de grossesse (fréquente) prédispose la future maman à une anémie. La teneur en fer est très variable d'un aliment à l'autre. Les plus riches en fer sont les produits carnés (la viande), les légumes secs (haricots blancs, pois chiches, lentilles), les céréales, les œufs, mais aussi les fruits et les légumes. Les aliments riches en fer d'origine animale sont mieux absorbés que ceux à base de fer végétal.

FER + VITAMINE C : LA COMBINAISON PARFAITE

Pour une meilleure absorption du fer, il est souhaitable d'augmenter la consommation, au cours du même repas, de légumes et de fruits riches en vitamine C (persil, citron, orange, pamplemousse).

"Pour une meilleure **absorption du fer,** il est préférable de ne pas consommer de thé au cours ou proche d'un repas".

30 mg

est l'apport quotidien conseillé en fer chez la femme enceinte, au cours des deuxième et troisième trimestres pour éviter la survenue d'une anémie.

Le top 10 des végétaux riches en fer (en mg pour 100 g)

1. Son de blé
16

2. Graines de soja
9,70

3. Flocons de millet
9

4. Lentilles sèches
8

5. Germe de blé
7,60

6. Haricots blancs secs
7

7. Pois chiches secs
6,10

8. Abricots secs
5,20

9. Amandes
4,20

10. Flocons d'avoine
4,20

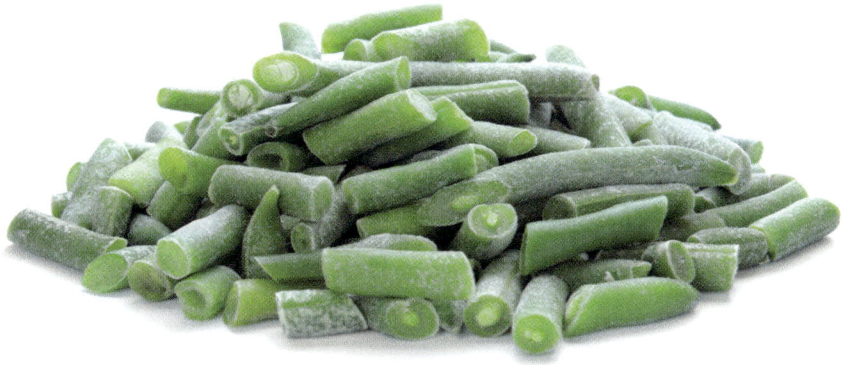

LES LÉGUMES SURGELÉS

Lorsque vous achetez des légumes surgelés, retenez qu'une fois cueillis, ils sont immédiatement équeutés, lavés et précuits (soit par blanchiment, soit à la vapeur) puis surgelés pour réduire au maximum les pertes vitaminiques et minérales. Ainsi, ils sont bien souvent plus riches en micronutriments que les légumes frais (selon leur temps de transport et de stockage avant consommation). Ils sont donc très intéressants en hiver pour consommer des légumes que l'on ne trouve pas encore sur les étals.

0,5 mg

C'est la teneur en sel pour 100 g de légumes surgelés à ne pas dépasser pour rester dans un produit équilibré.

> "Pour préserver **les nutriments des légumes surgelés,** cuisez-les à la vapeur, à la poêle ou à l'étouffée en limitant le temps et la température de cuisson".

Comment choisir **les légumes surgelés ?**

De temps en temps, il peut être très pratique d'avoir sous la main un mélange de légumes surgelés. Comme toujours, regardez la liste des ingrédients. Choisissez un produit simple, avec 100 % de légumes et le moins d'assaisonnement possible. Veillez aussi à la teneur en sel (maximum 0,50 g pour 100 g). En cas d'ajout de graisse, privilégiez l'huile de tournesol, de colza ou d'olive, et, pour le plaisir, plus occasionnellement, la crème ou le beurre (max 2,5 % de lipides).

MARDI

14

JANVIER

Sainte Nina

IDÉE DÎNER

Endives émincées en vinaigrette à l'huile de noix

Mélange de fruits de mer à la crème et safran

Riz basmati

40 g de chèvre frais à tartiner

Pain aux céréales

LA MEILLEURE FAÇON DE PRÉPARER DES LÉGUMES SURGELÉS

Pour limiter les pertes vitaminiques, ne laissez pas décongeler les légumes et poêlées avant cuisson. Évitez aussi de cuire vos légumes dans un grand volume d'eau bouillante salée comme cela est souvent recommandé sur l'emballage, car la perte vitaminique est alors très importante et la qualité gustative moindre.

MERCREDI
15
JANVIER

Saint Rémi

IDÉE COLLATION

Café, thé ou infusion sans sucre

30 g de pain

1 portion de fromage frais à tartiner

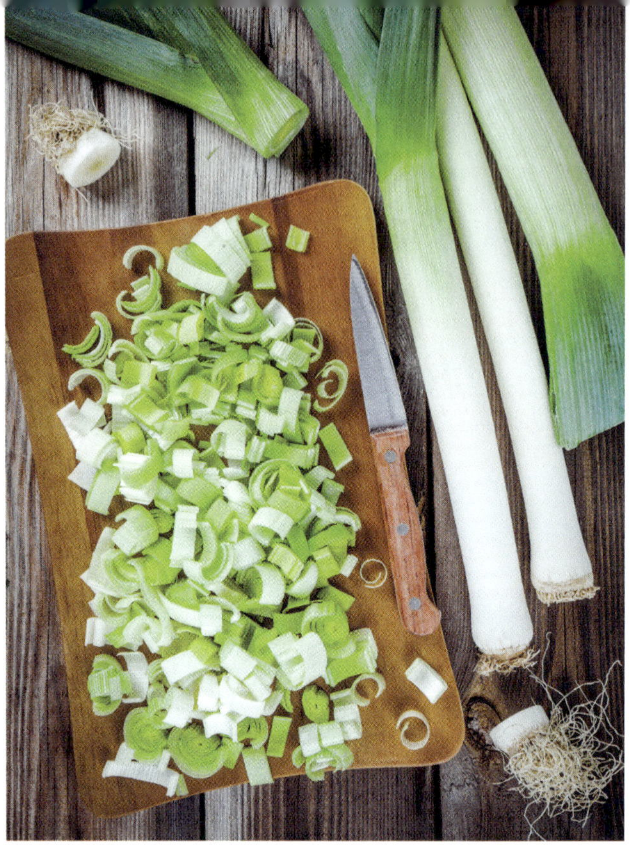

400 g

C'est la consommation quotidienne de fruits et de légumes recommandée.

Des difficultés **à digérer le poireau ?**

Comme l'ail et l'oignon, le poireau est riche en composés soufrés qui peuvent rendre sa digestion difficile. Si vous y êtes particulièrement sensible, pensez simplement à le cuire à découvert afin que ces composés volatils s'évaporent.

AU MARCHÉ DE NOVEMBRE À MARS

LE POIREAU

Le poireau est une plante du genre Allium comme l'ail, l'échalote et l'oignon. Il se présente sous forme de longues feuilles vertes plus ou moins foncées et très serrées, avec à la base une partie enterrée de couleur blanche. C'est un légume d'hiver qui supporte bien le froid et arrive à maturité de novembre à février. Riche en eau (85 %) et en fibres (3,5 %), le poireau apporte seulement 27 kcal/100 g. Bien pourvu en vitamine E, en provitamine A dans le vert en particulier (2 mg/100 g) et en vitamine C (30 mg dans le vert contre 18 mg dans le blanc), le poireau est également riche en potassium (256 mg/100 g) et pauvre en sodium, ce qui le rend particulièrement diurétique.

Fondue de poireaux à la mangue

POUR 1 PERSONNE

200 g de blancs de poireaux • ½ mangue • 1 pincée de gingembre en poudre • 1 pincée de curry • Sel et poivre

1. Laver les poireaux, séparer le vert du blanc et ne garder que ce dernier. Émincer les blancs de poireaux le plus finement possible.
2. Laisser cuire 5 min en ajoutant de l'eau à mi-hauteur.
3. Poursuivre la cuisson jusqu'à totale évaporation.
4. Pendant ce temps, peler la mangue et la couper en petits dés.
5. Ajouter les dés de mangue avec les poireaux, saler, poivrer et ajouter les épices.
6. Poursuivre la cuisson pendant 10 min à couvert, le temps que les blancs de poireaux et les dés de mangue soient bien fondants.

"Le vert du poireau reste fibreux, même après cuisson, et **agit en stimulant le transit** intestinal."

“**Préférez les soupes maison**, car il est plus facile de contrôler leur composition contrairement aux produits proposés au supermarché !”

JEUDI
16
JANVIER
Saint Marcel

IDÉE DÉJEUNER

Potage de légumes de saison

Hauts de cuisse de poulet rôtis au four

Chou frisé cuit au bouillon de légumes

Compote de fruits de saison

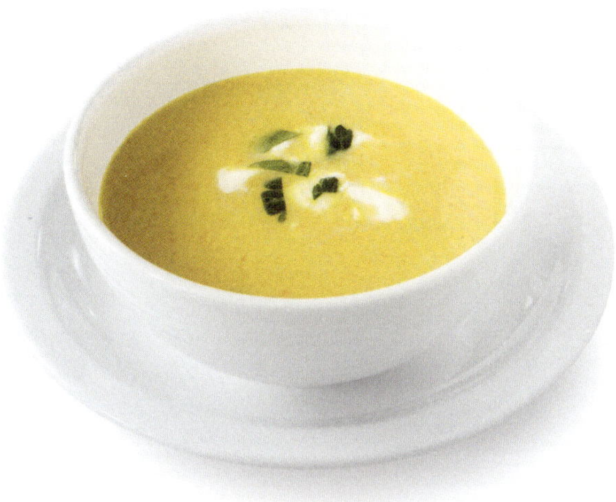

LES POTAGES CONSTITUENT-ILS UN REPAS COMPLET ?

Un potage est une préparation avec une base de légumes mixés plus ou moins finement ou avec de petits morceaux, consommée chaude ou froide en début de repas. Les potages dits « clairs » sont appelés « consommés ». Ils sont liquides, contrairement aux potages dits « liés » (veloutés). Même si certaines soupes contiennent un peu de viande ou de poisson, elles ne sont jamais suffisamment riches en protéines pour vous abstenir d'un complément. Pour un repas équilibré, il est recommandé de compléter avec une portion de protéines (viande, poisson, œufs, protéines végétales), puis un laitage et un fruit (de préférence cru) et une portion de pain ou de féculents à ajuster en fonction de la présence d'autres féculents (vermicelles, pommes de terre…) dans la recette de la soupe choisie.

2 %

C'est la diminution en 5 ans des fruits et des légumes frais dans les cuisines.

Que penser **des soupes surgelées ?**

On trouve facilement des soupes de légumes surgelées sans matières grasses ni féculents, voire, pour ceux qui le souhaitent, sans sel ajouté et qui sont portionnables. Ces produits sont très pratiques et se rapprochent le plus du fait maison.

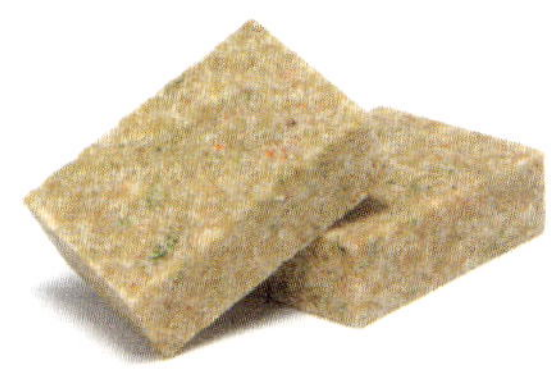

BOUILLONS CUBES

Ils sont très pratiques pour rehausser la saveur d'un potage ou d'une soupe. On privilégie la liste d'ingrédients la plus courte et la plus simple possible. On fuit l'huile de palme, le sirop de glucose-fructose et le glutamate. Par ailleurs, les bouillons dégraissés sont certes moins gras, mais aussi plus sucrés, il n'y a donc pas de grande différence d'un point de vue énergétique.

VENDREDI

17

JANVIER

Sainte Roseline

IDÉE DÎNER

Betteraves rouges cuites en dés à l'échalote et vinaigre de framboise

Riz complet safrané

Purée de carottes et pois cassés à la noix de muscade avec de l'huile de noix

Fromage blanc nature

Abricots secs

M COMME MICROBIOTE

Le rôle de la flore intestinale, ou microbiote, est considéré désormais comme fondamental, à la fois dans la prévention d'un certain nombre de maladies mais peut-être aussi dans l'apparition de l'obésité ou la possible amélioration des effets d'un régime amaigrissant. On compte plus de 1 000 espèces différentes de probiotiques dans notre microbiote. Les plus connus sont les fameux Lactobacillus, Bifidobacterium et Saccharomyces. Les espèces bactériennes qui le composent exercent des fonctions cruciales pour notre santé (meilleure absorption intestinale, élimination des substances étrangères à l'organisme…) et la présence ou l'absence de telle ou telle bactérie semble ainsi influencer la survenue ou non de certaines maladies.

"Des études montrent qu'**un déséquilibre du microbiote** peut participer à l'apparition de certaines maladies."

80 %

de notre immunité a pour origine notre tube digestif.

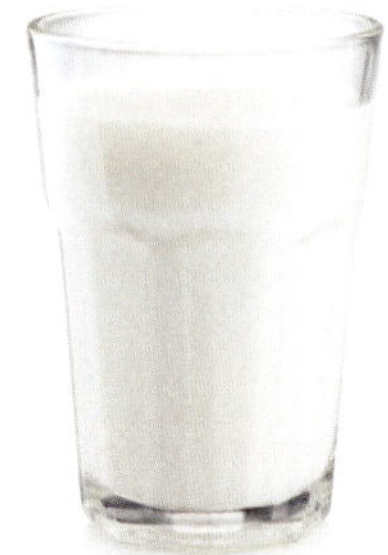

LE LAIT FERMENTÉ

Le lait fermenté (appelé aussi lait ribot) fait partie des aliments naturellement riches en probiotiques grâce aux ferments lactiques qu'il contient. Sur la liste des ingrédients, vous devez uniquement trouver des ferments lactiques et du lait. Choisissez un lait origine France et préférez du lait demi-écrémé ou entier bio.

Comment **préserver notre microbiote ?**

L'idéal est de consommer des aliments qui contiennent naturellement des probiotiques ou qui sont favorables à leur développement, comme les fruits et les légumes ou d'en faire une cure après des épisodes qui peuvent affaiblir la flore intestinale, comme la prise d'antibiotiques, les diarrhées…

QUE PENSER DES PROBIOTIQUES EN COMPLÉMENT ALIMENTAIRE ?

Ceux-ci jouant un rôle clé dans l'efficacité des défenses immunitaires, leur prise sous forme de complément alimentaire réduit la fréquence des rhumes et des infections pendant l'hiver. Ils sont très utiles aussi pendant la prise d'antibiotiques ou lors de diarrhées pour aider à reconstituer la flore intestinale.

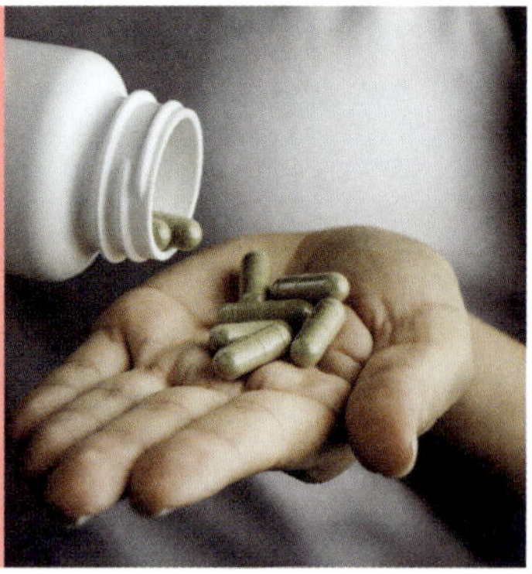

SAMEDI
18
JANVIER

Sainte Prisca

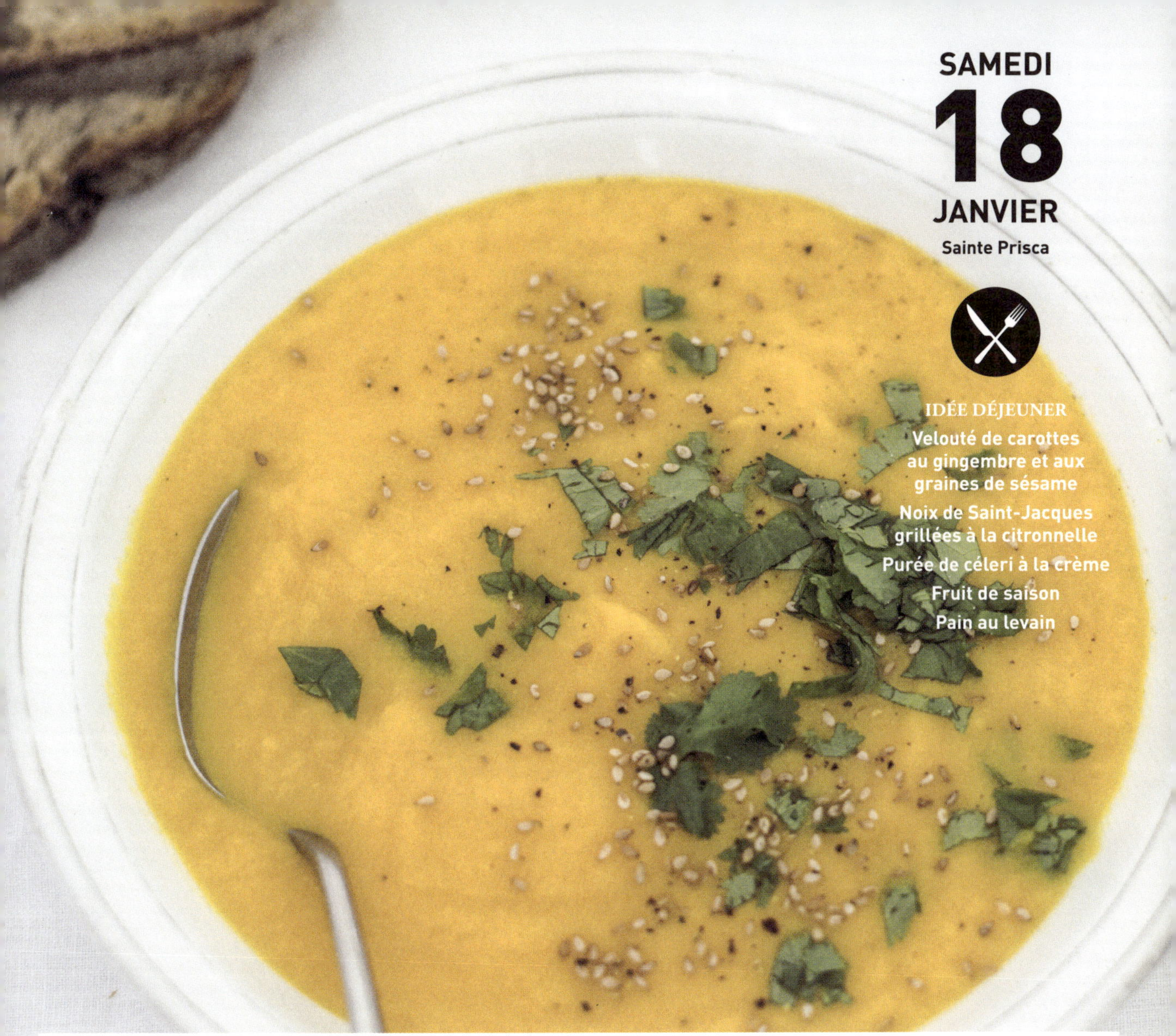

IDÉE DÉJEUNER

Velouté de carottes au gingembre et aux graines de sésame

Noix de Saint-Jacques grillées à la citronnelle

Purée de céleri à la crème

Fruit de saison

Pain au levain

Velouté de carottes au gingembre et aux graines de sésame

POUR 1 PERSONNE

200 g de carottes
1 échalote
1 lamelle de gingembre frais pelé
1 c. à s. de lait de coco
1 c. à c. de graines de sésame
Quelques feuilles de coriandre fraîche
Sel

1. Peler et émincer finement les carottes. Dans une cocotte à revêtement antiadhésif, faire suer à sec l'échalote hachée, puis ajouter et faire suer les carottes émincées. Ajouter 300 ml l'eau, la lamelle de gingembre et porter à ébullition. Laisser cuire 15 à 20 min à frémissement.

2. Mixer les carottes cuites avec le bouillon de cuisson et le lait de coco. Rectifier le sel si nécessaire.

3. Dresser dans une assiette creuse et décorer de graines de sésame grillées et de coriandre ciselée.

4. Servir et savourer !

DIMANCHE

19

JANVIER

Saint Marius

IDÉE DÉJEUNER

Champignons crus persillés en vinaigrette

Émincé de dinde sauce à l'ail et fines herbes

Tagliatelles au coulis de tomates

1 pomme

Que penser de **l'ail en complément alimentaire ?**

Sachez que sous cette forme le taux d'assimilation est deux fois moins élevé que l'ail frais. L'idéal est donc de n'y recourir qu'occasionnellement, sous forme de cure. Pensez à faire au préalable des analyses biologiques et/ou demandez l'avis de votre médecin traitant.

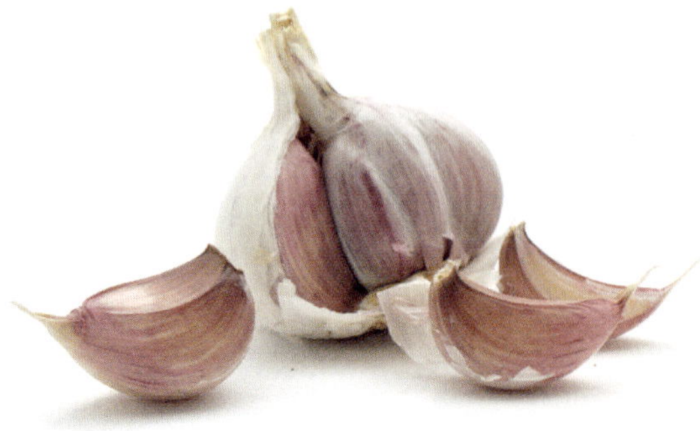

L'AIL

L'ail renferme 7 à 20 µg/100 g de sélénium, oligoélément rare dans l'alimentation, aux propriétés antioxydantes et bénéfiques contre le vieillissement cellulaire. Le rapport potassium/sodium assez élevé lui confère de fortes propriétés diurétiques. Grâce entre autres à sa richesse en vitamine B6, l'ail agit positivement sur la fluidité du sang, le taux du cholestérol sanguin et réduit l'agrégation plaquettaire. Il contient également une substance hypotensive. Tout ceci agit conjointement pour favoriser la santé cardiovasculaire. On lui reconnaît enfin une action antibactérienne sur les bactéries à Gram positif, ainsi que les salmonelles et Escherichia coli.

> "Les propriétés antimicrobiennes de l'ail en font **un allié dans le traitement de certaines infections** comme le rhume."

1,99 mg

C'est la teneur en vitamine B6 pour 100 g d'ail.

Émincé de dinde, sauce à l'ail et fines herbes

POUR 1 PERSONNE

1 escalope de dinde • ½ oignon • 1 carotte • ½ cube de bouillon de volaille • 25 g de fromage frais aux fines herbes • 1 gousse d'ail • Poivre en grains

1. Peler et émincer l'oignon. Laver, peler et couper la carotte en rondelles.
2. Les faire revenir dans une cocotte à revêtement antiadhésif. Une fois qu'ils sont colorés, les réserver.
3. Détailler l'escalope de dinde en fines lanières et les faire revenir dans la cocotte à sec.
4. Ajouter les légumes, le cube de bouillon émietté, l'ail émincé et ¼ de verre d'eau.
5. Poursuivre la cuisson 10 min et y faire fondre le fromage frais, poivrer et servir sans attendre.

POURQUOI DIGÈRE-T-ON MAL L'AIL ?

L'ail se caractérise par la présence de substances soufrées originales, dont l'alliine qui se dégage dès que l'on coupe la gousse, et qui est responsable de son odeur et de la mauvaise haleine après consommation. Couplées à la présence de glucides complexes spécifiques, ces substances soufrées rendent la tolérance difficile pour les systèmes digestifs fragiles.

LUNDI

20

JANVIER

Saint Sébastien

QU'EST-CE QUE LE MÉTABOLISME DE BASE ?

Aussi appelé « métabolisme au repos », il correspond à la dépense indispensable pour faire fonctionner nos cellules et renouveler les tissus de l'organisme. Le métabolisme de base ne varie pas, même quand nous nous dépensons physiquement. Car nos cellules, notre cœur, nos poumons, notre cerveau fonctionnent 24 heures sur 24. À elle seule, cette dépense représente 70 % de notre dépense d'énergie au repos, dont 25 % pour le cerveau alors que son poids est 40 fois moins élevé que celui du corps. Avec la notion de métabolisme de base, nous touchons un problème qui concerne les personnes en surpoids : contrairement à tous les autres muscles et autres organes, le tissu gras, qui stocke de l'énergie, n'en brûle quasiment pas. Il y a donc un cercle vicieux : plus on est gros, moins on dépense d'énergie. Et inversement, cercle vertueux, moins on est gros, plus on en dépense. C'est injuste, je vous l'accorde.

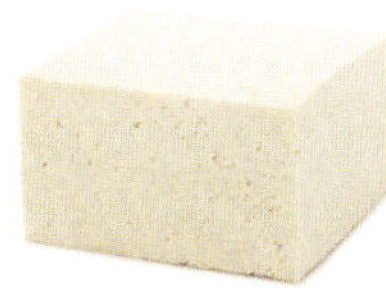

LE TOFU : POUR MAINTENIR SON MÉTABOLISME

Riche en protéines végétales d'excellente qualité, le tofu, comme le steak de soja, est une bonne alternative à la viande, car il permet de maintenir un bon métabolisme de base. Optez pour un tofu avec un apport en protéines suffisant (plus de protéines que de lipides). Limitez également la quantité de sel (0,75 à 1 g de sel pour 100 g maximum) et fuyez les longues listes d'additifs.

IDÉE DÉJEUNER

Cœurs d'artichauts surgelés émincés avec du persil et de l'huile de colza

Tempeh aux oignons

Blancs de poireaux émincés cuits à l'étouffée

Pain complet

Chaource

Pomme

3 %

Le métabolisme de base diminue avec l'âge d'environ 3 % par décennie.

> "Le métabolisme de base correspond à la dépense énergétique quotidienne dont a besoin notre organisme pour fonctionner."

NOS ÉMOTIONS SONT ÉNERGIVORES

Positives ou négatives, toutes nos émotions engagent l'action d'une hormone, l'adrénaline, qui provoque une élévation de la dépense d'énergie. Ainsi tomber amoureux ou subir une mauvaise nouvelle est un facteur de dépenses d'énergie. On peut dépenser jusqu'à 50 % de son métabolisme de base sous cette forme. Ce qui ne veut pas dire qu'il faut se faire peur en permanence pour en subir les effets, car les mêmes émotions peuvent conduire à une augmentation de la prise alimentaire qui compense largement la dépense.

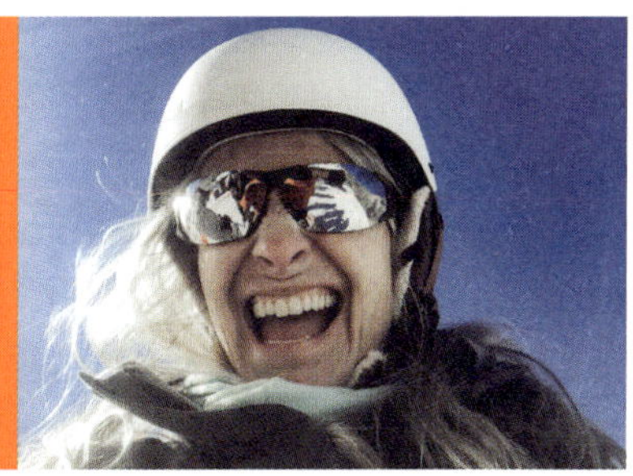

MARDI
21
JANVIER

Sainte Agnès

IDÉE DÉJEUNER

Carottes râpées à la coriandre avec de l'huile d'olive

Riz complet aux zestes de citron et thym

Pois chiches

Dés de courge butternut vapeur à la noix de muscade

Fromage blanc nature

Petite banane

24,90 g

de protéines végétales pour 100 g de lentilles corail ou vertes sèches.

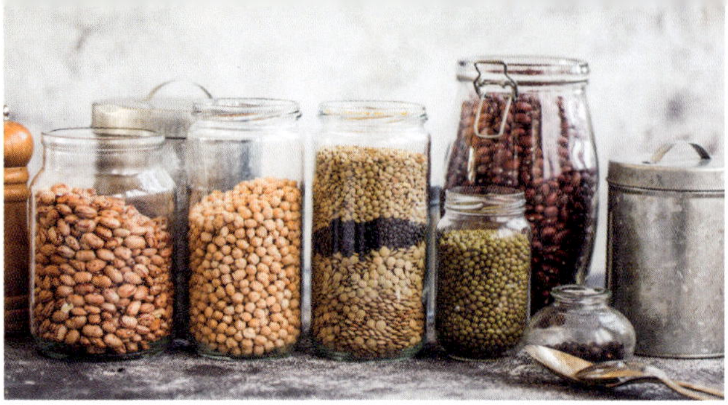

COMMENT MIEUX DIGÉRER LES LÉGUMINEUSES ?

La mauvaise réputation des légumes secs est due aux difficultés digestives qu'ils peuvent entraîner. Ils contiennent en effet des substances indigestes qui vont fermenter dans le colon, entraînant gaz et ballonnements. Mais ces substances sont en réalité en partie détruites par un trempage avant préparation ; veillez à bien éliminer l'eau de trempage et à bien rincer les légumineuses à l'eau froide. De plus, en éliminant la peau – en préparant une purée au moulin à légumes, un potage filtré, ou en ayant recours à une cuisson prolongée –, leurs fibres sont éliminées en partie ou bien attendries, et donc plus digestes. Autre astuce : l'ajout d'épices qui ont une action favorable sur les sécrétions digestives, particulièrement sur la sécrétion de salive, et stimulent les fonctions intestinales. Toutefois, n'oubliez pas qu'en fonction de la tolérance de chacun, il est possible que certains intestins fragiles supportent mal les plats très épicés !

Cette semaine, je remplace les féculents par des légumineuses

Les légumineuses remplacent très bien les féculents et sont donc faciles à intégrer à un régime alimentaire basique. Très riches en protéines végétales, elles sont les alliées idéales de vos repas sans viande et offrent dans une assiette avec des légumes un équilibre parfait en termes d'apport nutritionnel : elles ne vous laisseront pas sur votre faim !

> "L'ajout d'une pincée de bicarbonate de sodium lors de la cuisson des légumineuses favorise leur digestion."

LES LÉGUMINEUSES ET CÉRÉALES, LA BONNE ASSOCIATION PROTÉINÉE

Il est recommandé de consommer des légumes secs deux fois par semaine. Dans le cadre d'une alimentation végétarienne, l'association d'un féculent céréalier (blé, pâte, riz, semoule, boulgour, polenta, etc.) avec un légume sec est très importante. En effet, les protéines végétales étant incomplètes, donc de qualité insuffisante, il s'agit de faire une complémentation protéinée en les associant entre elles. Cette association, à raison de deux tiers de féculents céréaliers et d'un tiers de légumes secs, permet d'assurer un apport en protéines de bonne qualité comme substituts aux protéines animales.

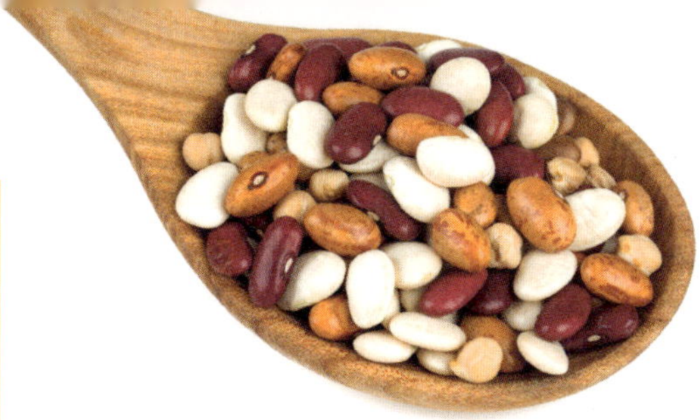

MERCREDI

22

JANVIER

Saint Vincent

Fassolada

POUR 1 PERSONNE

50 g de haricots blancs secs • 5 cm de céleri branche émincé • 1 carotte coupée en rondelles • 150 g de tomates concassées • ½ oignon finement émincé • 1 c. à c. de persil haché • 1 c. à c. de vinaigre de vin • Sel et poivre

1. La veille au soir, faire tremper les haricots blancs dans de l'eau froide.
2. Le lendemain, placer tous les ingrédients (sauf le persil) dans une cocotte-minute et couvrir de 250 ml d'eau. Cuire pendant 30 min sous pression.
3. Ajuster l'assaisonnement et servir dans une assiette. Parsemer de persil haché et arroser de vinaigre.

LES HARICOTS SECS

Il en existe un grand nombre de variétés, telles que les haricots rouges, les haricots noirs, les flageolets, les haricots cocos, les mogettes, etc. Les haricots secs, comme toutes les légumineuses, font partie des aliments d'origine végétale les plus riches en protéines (8,4 g/100 g cuits). Dans le cadre d'une alimentation équilibrée, il est intéressant de varier entre protéines animales et végétales et celles-ci seront de bonne qualité si elles sont complétées avec une portion de céréales. D'autre part, ils ont des apports très intéressants en minéraux : 413 mg/100 g de potassium, 33,4 mg/100 g de magnésium et 2,6 mg/100 g de fer notamment. Ils contiennent de plus des oligoéléments (cuivre, manganèse, zinc). Enfin, les haricots secs participent à la couverture des besoins en vitamine B9, apportant plus d'un quart des apports recommandés (59 µ g/100 g). Leurs teneurs en glucides complexes (13,8 %) et en fibres (7,8 %) en font des aliments très énergétiques à index glycémique bas.

IDÉE COLLATION

Café, thé ou infusion sans sucre

30 g de pain

15 g de chocolat

21 mg

de protéines végétales pour 100 g de haricots secs.

"Les haricots secs participent à la couverture des besoins en **vitamines du groupe B** qui jouent des rôles importants dans le métabolisme."

Cette semaine, j'essaye les graines germées

Ce sont des concentrés de vie pourvus des vitamines et minéraux naturels impliqués dans la formation de la plante. Leurs substances biologiques actives sont parfaitement assimilables par l'organisme, ce qui en fait un excellent choix pour lutter contre les carences alimentaires.

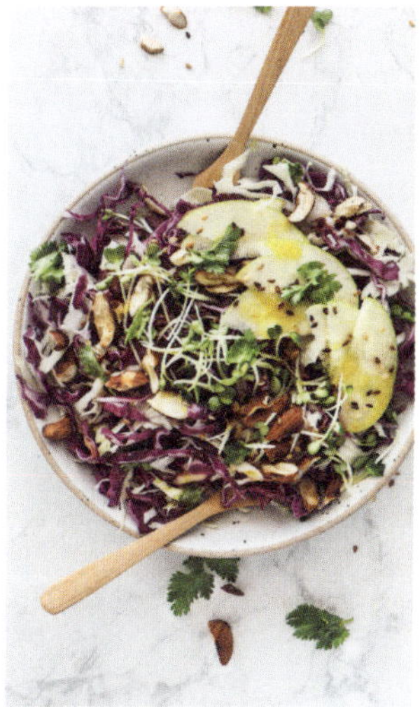

JEUDI
23
JANVIER
Saint Barnard

IDÉE DÉJEUNER

Sucrine avec 1 filet d'huile de cameline vierge

Pavé de cabillaud cuit au four à l'estragon + pilpil

Purée de potiron à la crème de soja

Faisselle nature

Kiwis

LE CHOLESTÉROL EST INDISPENSABLE À LA VIE

Il s'agit d'un stérol et il fait donc partie des constituants gras de notre corps. On le retrouve dans les membranes de toutes nos cellules, où il joue un rôle important de stabilité, fluidité, et plus largement de structure. Dans les neurones, les cellules du cerveau, il permet la synthèse des neurotransmetteurs et aide donc à la propagation de l'influx nerveux. Enfin, il est précurseur de synthèse pour plusieurs éléments importants de notre corps (les hormones, ou stéroïdes, dont des hormones sexuelles ; les sels biliaires ; la vitamine D).

La synthèse du cholestérol se fait principalement dans l'intestin et dans le foie. Ce dernier est notre producteur majeur, qui fournit entre la moitié et les trois quarts des besoins de notre organisme.

La moitié ou le quart restant nous est apporté(e) par l'alimentation quand nous mangeons des aliments d'origine animale.

"Le cholestérol est souvent présenté comme l'ennemi n°1 de notre corps. En réalité, **c'est un élément indispensable.**"

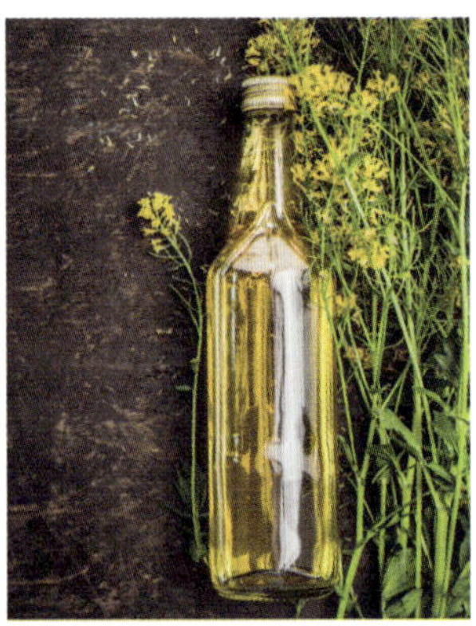

L'HUILE DE CAMELINE : IDÉALE POUR LIMITER LE CHOLESTÉROL

Comme toutes les huiles végétales, l'huile de cameline est dépourvue de cholestérol. La cameline est de la même famille que la graine de colza. Son huile vierge, de couleur jaune or à la saveur d'amande, possède une faible teneur en acides gras saturés et un fort taux d'acides gras polyinsaturés oméga 3 (33 à 40 %) et oméga 6. C'est en effet l'une des huiles les plus riches en acide linolénique (oméga 3) permettant de rétablir la balance oméga 6/oméga 3, avec une teneur largement supérieure aux recommandations européennes.

1/3

des Français ont trop de mauvais cholestérol et doivent suivre un régime adapté.

Qu'est-ce que **le bon et le mauvais** cholestérol ?

On entend parler le plus souvent de bon et de mauvais cholestérol, pourtant le terme « cholestérol » désigne bien une seule molécule et c'est aux transporteurs que nous allons nous intéresser pour classer le cholestérol. Comme la plupart des produits gras, le cholestérol est hydrophobe. De par sa structure, il n'est donc pas directement soluble dans le sang. Pour circuler dans le sang et se rendre jusqu'aux cellules, il a besoin de transporteurs que l'on appelle lipoprotéines : les LDL (« mauvais cholestérol) et les HDL (bon cholestérol).

VENDREDI

24

JANVIER

Saint Fr. de Sales

IDÉE DÎNER

Velouté de navets

Tarte rustique à la courge et à la feta

Yaourt

Pomme

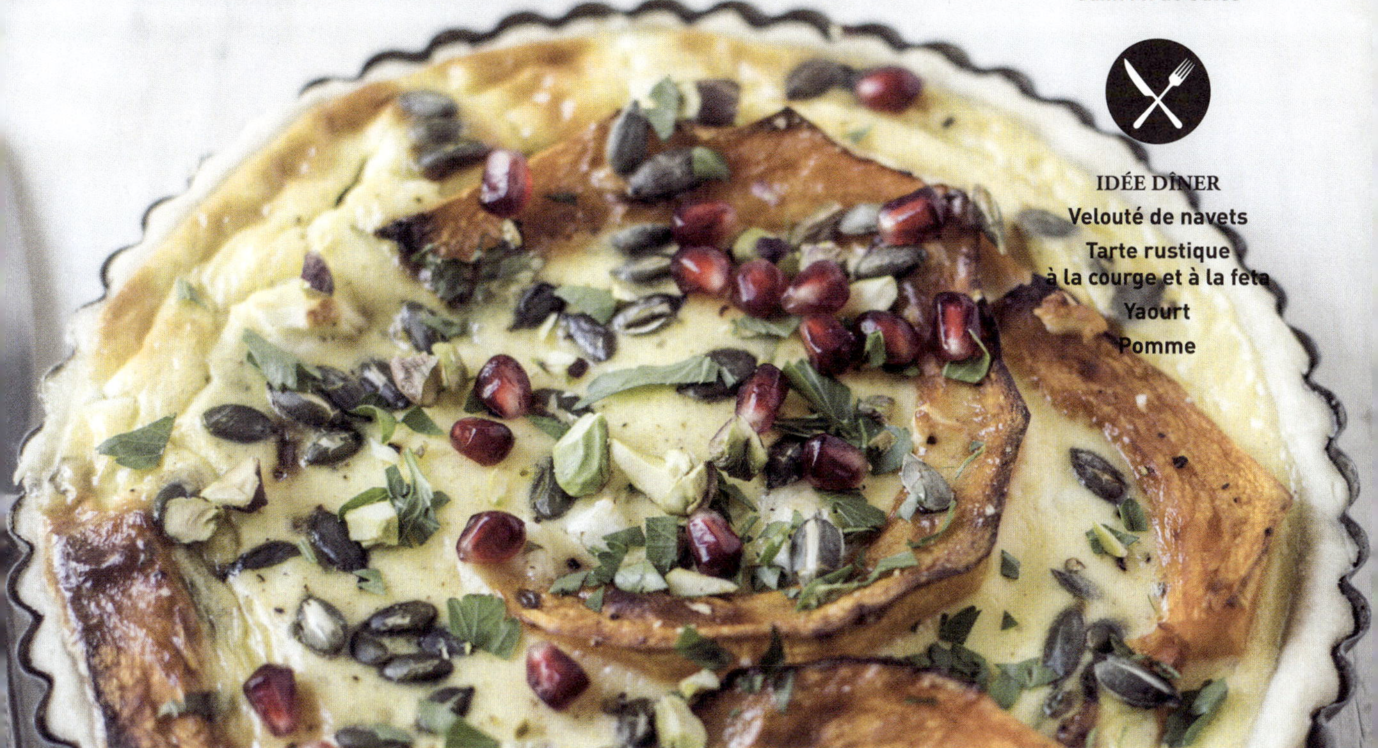

Tarte rustique à la courge et à la feta

POUR UNE TARTE DE 18 CM DIAMÈTRE

2 œufs entiers
200 ml de lait demi-écrémé
2 c. à s. de crème fraîche
1 pincée de noix de muscade
200 g de courge cuite
25 g de feta émiettée
2 c. à s. de menthe fraîche hachée ou de persil haché
1,5 c. à s. de graines de courge
3 c. à s. de grenade
Sel, poivre

Pâte brisée allégée :
120 g de farine
100 g de fromage blanc nature à maxi 4 % de matière grasse
2 c. à s. d'huile d'olive
3 c. à s. d'eau
2 pincées de sel

1. Préparer la pâte en versant tous les ingrédients dans le bol d'un mixeur. Former une boule et l'envelopper dans du film alimentaire. Laisser reposer au frais au moins 1 h.
2. Battre les œufs en omelette avec le lait et la crème. Saler, poivrer, ajouter la noix de muscade et réserver au frais.
3. Préchauffer le four à 180 °C (th. 6). Fariner un plan de travail propre, sortir la pâte du réfrigérateur et l'étaler à l'aide d'un rouleau à pâtisserie. Garnir de pâte un moule à tarte recouvert de papier sulfurisé. Faire cuire à blanc 10 min.
4. Déposer au fond de la tarte les morceaux de courge cuite et la feta émiettée, puis recouvrir de l'appareil œufs/lait. Enfourner pour environ 30 min.
5. Sortir du four, laisser refroidir 5 min puis démouler la tarte et parsemer avec les feuilles de persil/menthe, les graines de courge et la grenade.

SAMEDI

25

JANVIER

Conv. S. Paul

IDÉE DÉJEUNER

½ avocat au jus de citron

Aile de raie cuite au four au jus de citron

Potiron braisé au mélange 4 épices et à l'huile de noix

Petits-suisses nature

Pomelo

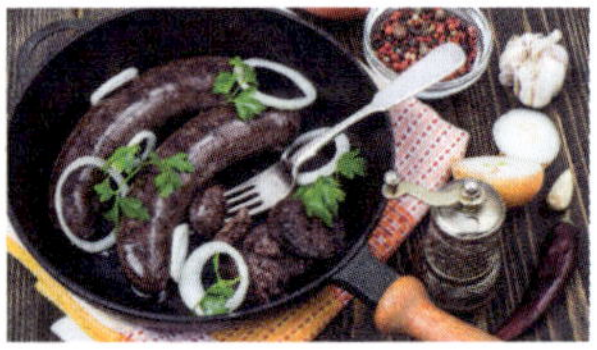

BOUDIN NOIR : LE MUST

Le point fort du boudin noir est sa richesse en fer héminique particulièrement bien assimilé. Mais il est également riche en lipides et en sel, ce qui impose la modération dans sa consommation. Préférez un produit traditionnel (du sang et du gras de porc), éventuellement préparé avec des oignons, que vous accompagnerez d'une compotée de pommes maison sans sucre ni graisses.

F COMME FER

Le fer est indispensable pour le transport de l'oxygène dans les cellules. On en trouve dans les légumes secs, les céréales complètes, les algues, herbes et épices, mais attention : le fer contenu dans les végétaux est un fer non héminique, puisqu'il n'est pas lié à l'hème comme c'est le cas dans le sang des animaux. Ce fer non héminique est moins bien absorbé par l'organisme que le fer héminique qu'on trouve dans les viandes, volailles et abats.

Pour en maximiser l'absorption, consommez de la vitamine C au cours du même repas, sous la forme de persil, tomate, poivron, brocoli ou d'un fruit en fin de repas. L'absorption du fer contenu dans les légumineuses sera ainsi facilitée. Il s'agit également d'éviter les aliments qui capturent le fer, comme le thé. Ce dernier est à boire plutôt entre les repas.

> "Lorsque le fer parvient jusqu'aux cellules qui l'utilisent, **son efficacité est la même** qu'il provienne de lentilles ou de bœuf."

29,40 mg

de fer dans 100 g de boudin noir.

Le top 10 des aliments riches en fer (en mg pour 100 g)

1. **Boudin** 29,40
2. **Foie de porc** 18
3. **Son de blé** 16
4. **Viande séchée des Grisons** 9,80
5. **Flocons de millet** 9
6. **Foie de veau** 7,90
7. **Germe de blé** 7,60
8. **Huître** 5,80
9. **Jaune d'œuf** 5,50
10. **Abricot sec** 5,20

Le fer issu des plantes est mieux absorbé ?

Les végétariens soutiennent que le fer contenu dans un même repas végétal est mieux absorbé par leur organisme que celui des omnivores (sans argumentaire scientifique toutefois). Quoi qu'il en soit, l'organisme humain est parfaitement capable de s'adapter et le fer d'origine végétale suffit amplement à ses besoins. Cette adaptation se réalise plus ou moins rapidement : dans certains cas, plutôt rares, on peut observer une baisse temporaire du taux de fer lors du changement de régime alimentaire.

DIMANCHE

26

JANVIER

Sainte Paule

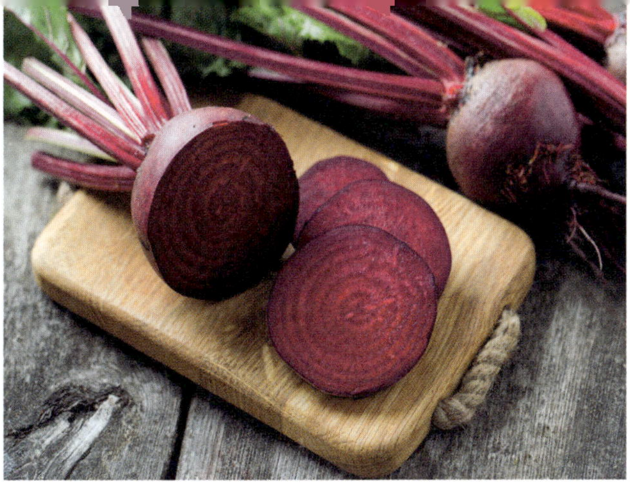

AU MARCHÉ D'OCTOBRE À MARS

LA BETTERAVE

La betterave rouge est un légume-racine, au même titre que la carotte ou le navet. Sa couleur foncée et sa saveur sucrée la démarquent des autres légumes. Elle se consomme crue, à condition de la râper finement, ou plus couramment cuite. Elle fournit une quantité intéressante de potassium, qui agit dans la transmission de l'influx nerveux, mais elle s'avère assez riche en sodium avec 60 mg/100 g, ce qui impose une limitation en cas de régime hyposodé strict. Les apports en magnésium et en calcium sont intéressants. Elle représente également une bonne source de vitamine B9. Ses fibres (2,5 g), sous forme de cellulose et hémicelluloses, ont également l'avantage de ralentir l'assimilation des glucides qu'elle contient. Enfin, ses pigments rouges renfermeraient des substances aux propriétés antioxydantes intéressantes.

Millefeuille fraîcheur de betterave rouge et pomme granny

POUR 1 PERSONNE

120 g de betterave rouge cuite • 1 pomme granny smith • 2 petits-suisses nature 20 % de MG • Quelques brins de ciboulette fraîche • 15 g de noix concassées • Sel et poivre

1. Peler et râper la pomme. Rincer et ciseler la ciboulette (réserver un brin entier). Les mélanger avec les petits-suisses, un peu de sel et de poivre. Ajouter les noix concassées.

2. Couper la betterave en trois rondelles les plus régulières possible. Déposer une première rondelle de betterave, recouvrir avec la moitié de la préparation à la pomme.

3. Couvrir avec une autre rondelle de betterave et renouveler l'opération en terminant par la dernière tranche de betterave sur le dessus. Décorer avec le brin restant de ciboulette et réserver au frais jusqu'au service.

IDÉE BRUNCH

Café, thé ou infusion sans sucre

5 petits pains grillés avec 2 c. à s. de miel

1 œuf au plat cuit poêlé avec 1 c. à c. d'huile et 60 g de filet de bacon en lanières

85 g de radis noir en rondelles à tremper

100 g de fromage blanc nature salé, poivré et citronné

8 %

c'est la teneur en glucides de la betterave.

"Cuite, la betterave **stimule en douceur le transit intestinal**, mais s'avère plus irritante consommée crue."

À ÉVITER DANS LE CADRE D'UN RÉGIME AMAIGRISSANT

Avec ses 7 g de glucides pour 100 g, la betterave rouge est à éviter durant un programme d'amaigrissement afin de potentialiser les effets du régime.

LUNDI
27
JANVIER
Sainte Angèle

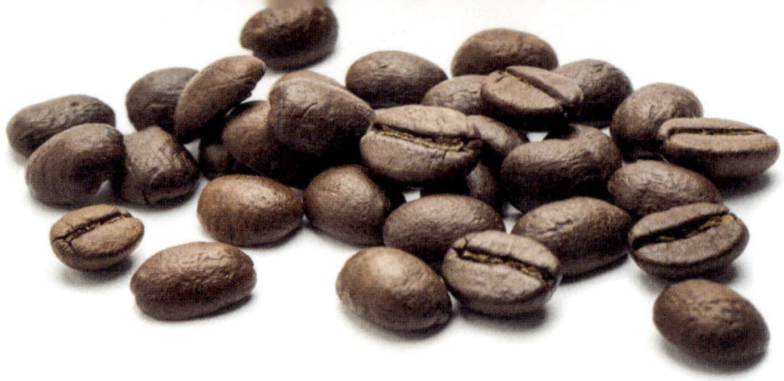

IDÉE PETIT DÉJEUNER

Café, thé ou infusion sans sucre

Céréales riches en fibres et son de blé

Yaourt nature

Pomme

50 kcal

sont contenues dans 100 ml de café au lait.

COMMENT CHOISIR UN BON CAFÉ ?

Le café est une graine extraite du fruit du caféier. Il n'y a pas un café mais des cafés, et ceux-ci ont des caractéristiques différentes selon leur espèce (arabica ou robusta), leur variété, leur zone de culture (ou terroir), ainsi que leur mode de préparation (degré de maturation des baies, mode de stockage). L'ensemble de ces facteurs confère au café ses propriétés nutritionnelles et ses caractéristiques organoleptiques.
L'arabica : cultivé à haute altitude a une faible teneur en caféine et possède un goût assez doux et des arômes développés.
Le robusta : il peut être cultivé à basse altitude. Comme son nom l'indique, il est plus fort que l'arabica, sa teneur en caféine est deux fois plus importante et son goût plutôt amer est plus corsé que le premier.
On privilégie du café en grains ou moulu, à la cafetière ou au percolateur.

"Les cafés contiennent **des tanins diminuant l'absorption du fer** non héminique (d'origine végétale)."

Modérez votre consommation !

Même s'il est peu calorique, le café ne doit pas être consommé sans modération. La caféine stimule le système nerveux en agissant sur l'activité intellectuelle et en facilitant la vigilance à court terme. Elle agit aussi sur le système circulatoire en augmentant le rythme cardiaque. À trop forte dose, elle peut provoquer anxiété ou irritation. Aussi, 300 mg de caféine sont considérés comme une consommation quotidienne modérée, soit environ 3 tasses de café torréfié ou instantané, à adapter en fonction de votre état de santé.

CAFÉ SOLUBLE : EST-CE UN BON CHOIX ?

Loin d'avoir la qualité gustative des cafés en grains ou moulus, on peut considérer les cafés solubles comme un dépannage quand on n'a pas de cafetière à disposition. Pour les cafés solubles, privilégiez les produits lyophilisés : la lyophilisation permet de transformer le café en granulés de meilleure qualité que le café atomisé au rendu grossier et irrégulier. Très pratique, le café instantané a tout de même un inconvénient car il contient davantage de composés de Maillard que le café moulu ou en grains. Or, ces composés peuvent accélérer le vieillissement.

MARDI
28
JANVIER

Saint Th. d'Aquin

Soupe fermière

POUR 4 PERSONNES

4 tranches de filet de bacon fumé • 200 g de filet de poulet • 2 oignons • 4 carottes • ½ céleri-rave • ¼ de chou vert • ¼ de chou blanc • ½ c. à c. de noix de muscade râpée • 1 branche de thym • 1 feuille de laurier • ½ cube de bouillon de volaille dégraissé

1. Éplucher et émincer les oignons.
2. Couper le filet de bacon et le poulet en fines lanières.
3. Éplucher et couper les carottes et le céleri-rave en julienne. Effeuiller les choux et les hacher.
4. Dans le fond d'une cocotte, faire revenir les oignons à sec, puis ajouter les lanières de bacon et de poulet. Saupoudrer de muscade et laisser cuire.
5. Dès que les lanières de bacon et de poulet sont bien dorées, ajouter les légumes, le thym, le laurier, le cube de bouillon émietté et mouiller à mi-hauteur.
6. Laisser cuire 30 min et servir bien chaud sans mixer.

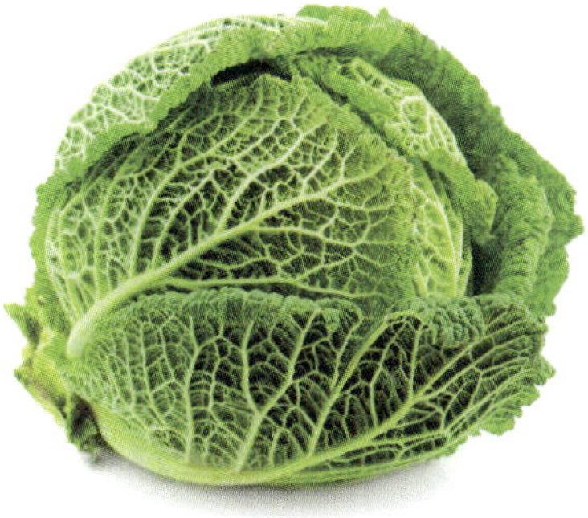

25 kcal

pour 100 g de chou.

AU MARCHÉ DE SEPTEMBRE À MARS

LE CHOU

Le chou figure parmi les légumes les mieux pourvus en vitamine C, tonifiante et anti-infectieuse. Provitamine A, vitamine B9 et calcium sont également bien représentés. De nombreuses substances soufrées caractéristiques du chou sont responsables de sa saveur et les pentosanes, glucides partiellement assimilables, expliquent les difficultés de digestion qu'il peut entraîner. Le chou rouge se distingue par son contenu plus élevé en flavonoïdes aux propriétés antioxydantes. Le chou vert, quant à lui, contient davantage de vitamine K, nécessaire à la coagulation sanguine, mais qui impose une limitation de consommation pour les personnes traitées par anticoagulants.

> "Pour limiter les difficultés de digestion, pensez à cuire le chou à découvert et à bien l'égoutter."

IDÉE DÉJEUNER

Soupe fermière
30 g de camembert
Pain complet
1 tranche d'ananas frais

Le top 10 des aliments riches en glucides complexes

(ou « sucres lents »)

1. Farine de maïs
2. Tapioca
3. Farine de riz
4. Galette de riz soufflé nature
5. Vermicelles de soja sec
6. Polenta
7. Riz arborio pour risotto sec
8. Grains de riz soufflés nature
9. Purée de pommes de terre en flocons
10. Corn-flakes

La choucroute est riche en probiotiques

La choucroute s'obtient par fermentation du chou de 15 jours à 8 semaines, puis conservation en cuve en saumure. Il est ensuite décuvé et légèrement égoutté. Parce qu'elle est riche en probiotiques, il est préférable d'opter pour de la choucroute crue ou, si elle est cuite, non cuisinée, c'est-à-dire sans graisse de porc.

MERCREDI

29

JANVIER

Saint Gildas

IDÉE COLLATION

Café, thé ou infusion sans sucre

1 tranche de pain d'épices

150 ml de lait demi-écrémé

320 kcal

pour 100 g, le miel est légèrement moins calorique que le sucre pur.

Attention **aux quantités !**

Le miel est un produit sucré, il est donc à ce titre préférable de se limiter à une portion de 20 à 40 g, soit 1 à 2 cuillerées à soupe par jour : le matin sur vos tartines ou pour sucrer vos boissons et/ou laitages, en alternance avec les confitures et autres tartinables.

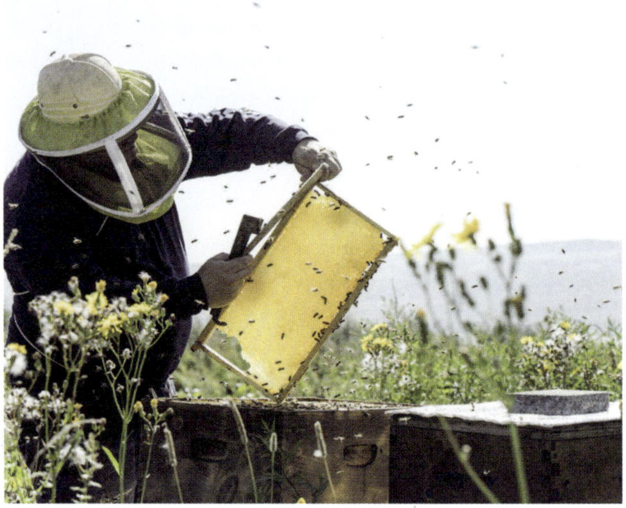

LE MIEL

Le miel est la substance sucrée naturelle produite par les abeilles de l'espèce Apis mellifera à partir du nectar des fleurs ou de certaines sécrétions provenant de parties vivantes de plantes ou se trouvant sur elles, qu'elles butinent, transforment, combinent avec des matières spécifiques propres, emmagasinent et laissent mûrir dans les rayons de la ruche.

Par définition, le miel est donc un produit entièrement naturel qui ne peut contenir ni additif, ni colorant, ni conservateur, ni arôme artificiel. La variété des miels est très grande, on les distingue cependant selon leur origine florale : miel d'acacia, de lavande, de bruyère, de sapin, ou miel polyfloral, dit miel de fleurs ou toutes fleurs ; mais aussi selon leur origine géographique : miel de montagne, de Provence ou autres régions. L'origine du miel a une influence sur sa couleur, son arôme : plus un miel est foncé, plus sa saveur est prononcée.

COMMENT CHOISIR LE MIEL ?

On peut lire sur de nombreux miels à bas prix : « Mélange de miels originaires et non originaires de la CE. » Cette indication est possible à cause d'un décret de 2003, qui précise que l'on peut mentionner une provenance de la Communauté européenne ou hors CE, sans avoir l'obligation d'y inscrire un pays en particulier. Ainsi, plus de 30 % des miels bas prix, dont la provenance reste très douteuse, sont en réalité de faux miels entièrement produits industriellement, ou bien une base de miel à laquelle on ajoute de l'eau et/ou du sucre. Ces faux miels proviennent essentiellement de Chine, sans aucune mention sur l'étiquette.

> "Préférez un miel pour lequel il est mentionné sur l'étiquette : « Récolté en France » et « Mis en pot par l'apiculteur »."

JEUDI

30

JANVIER

Sainte Martine

SE PROTÉGER DES MALADIES CARDIOVASCULAIRES

Il est aujourd'hui admis qu'un apport insuffisant en fibres augmente le risque de maladies cardiovasculaires, d'obésité, de diabète de type 2 et de cancer colorectal. Or, dans l'étude NutriNet-Santé, seuls 22 % des hommes et 12 % des femmes atteignent le seuil minimum recommandé de 25 g par jour. Les fibres sont des substances d'origine végétale non digérées. On distingue : les fibres solubles (présentes essentiellement dans les fruits et légumes) formant un gel visqueux qui épaissit le contenu de l'estomac et tapisse les parois de l'intestin ; les fibres insolubles (présentes essentiellement dans les produits céréaliers complets, la peau des fruits et les légumes secs) améliorant le transit intestinal.

IDÉE DÎNER

Dahl de lentilles corail

Pain complet

Yaourt nature

Fruits de la Passion

"Les fibres **aident à réduire** les maladies cardiovasculaires et intestinales."

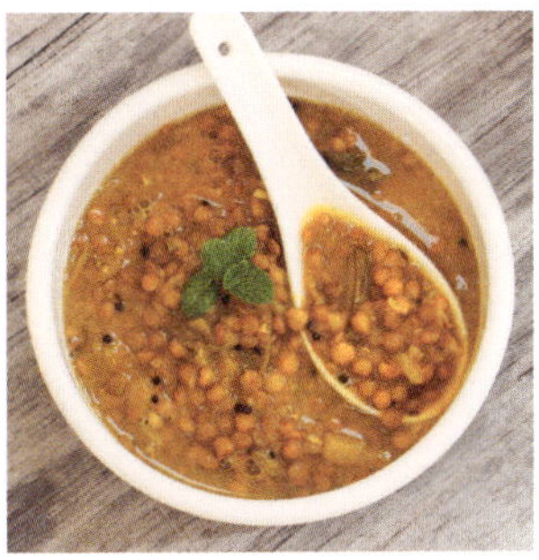

Cette semaine, **j'intègre plus de fibres dans mes repas**

Composez vos repas avec des légumes cuits et/ou crus, une portion de fruits et des céréales ou légumineuses, en privilégiant les produits complets et peu transformés : son et flocons d'avoine, pain complet, pâtes et riz complets.

47,5 g

C'est la teneur en fibres dans 100 g de son de blé.

LES LENTILLES CORAIL : RICHES EN FIBRES

Les lentilles sont très riches en fibres, en protéines, en magnésium, en fer et en vitamines du groupe B, pourtant elles sont trop peu consommées.
Les lentilles corail ont l'avantage d'être cuites très rapidement quand on a peu de temps.

CONTRE L'EXCÈS DE CHOLESTÉROL

Les fibres insolubles font généralement partie de l'enveloppe des végétaux. Leur action est moins rapide et moins douce que les fibres solubles mais elles ont un plus faible pouvoir d'absorption d'eau, améliorent la circulation dans le système digestif et accélèrent le transit. Elles diminuent l'absorption de certains éléments présents dans l'intestin, comme le cholestérol et ses dérivés, et sont donc des alliées pour combattre l'excès de cholestérol.

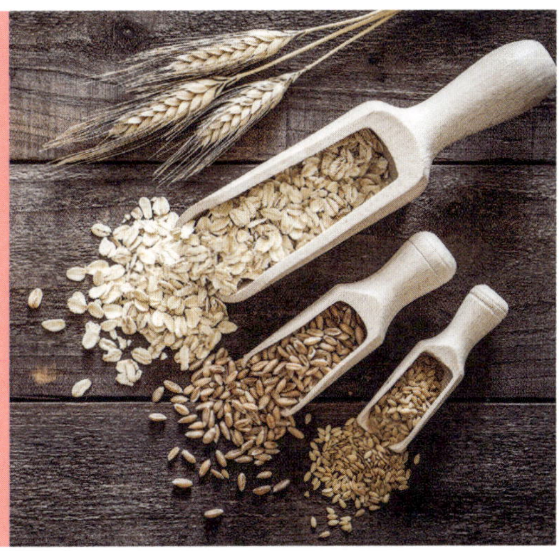

VENDREDI
31
JANVIER
Sainte Marcelle

IDÉE DÉJEUNER

Mélange de jeunes pousses et copeaux de parmesan en vinaigrette à l'huile de noix

Aiguillettes de canard poêlées à l'échalote et vinaigre de framboises

Purée de patates douces au curry

Dôme vanillé à la poire

Riche **en fibres**

Consommer 2 poires par jour couvre l'apport minimal en fibres recommandé.
Cela équivaut à 300 g de lentilles et 30 g d'avoine.

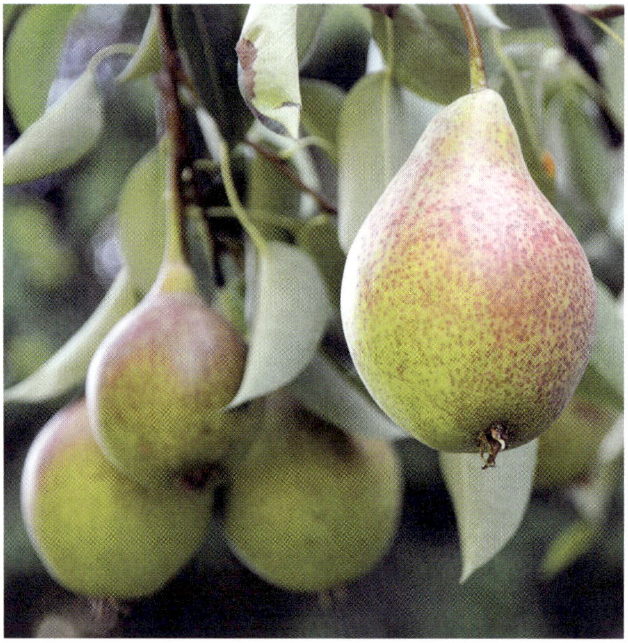

AU MARCHÉ D'AOÛT À MARS

LA POIRE

Nous comptons une dizaine de variétés de grande culture dont la poire conférence, la poire comice, la guyot ou encore la williams. Ses glucides (10,8 %) sont constitués en majorité de fructose, mais également de « sucre-alcool », dont le sorbitol (2 g et 2,6 g/100 g) qui peut, consommé en excès, provoquer des ballonnements. Les fibres de la poire, 3 % en moyenne, sont essentiellement des fibres insolubles qui stimulent le transit intestinal. Enfin, la poire contient plusieurs composés phénoliques aux propriétés antioxydantes. Il s'agit de flavonoïdes et d'acides phénoliques présents surtout dans la peau et dans la chair en petite quantité.

"**Les intestins fragiles** privilégieront des variétés de poire à chair fondante, mieux tolérées que celles à chair granuleuse."

35

Cela correspond à l'index glycémique de la poire.

Dôme vanillé à la poire

POUR 1 PERSONNE

1 poire • 50 g de fromage blanc nature 20 % de MG • Quelques gouttes de vanille liquide • 2 c. à c. de sucre en poudre • 1 feuille de gélatine

1. Laver, peler et épépiner la poire.
2. Mixer la moitié de la poire avec le fromage blanc, la vanille et le sucre. Faire ramollir la feuille de gélatine dans un bol d'eau froide.
3. Essorer la gélatine et la dissoudre ensuite dans ¼ de verre d'eau bouillante. Ajouter cette préparation au mélange poire-fromage blanc en remuant vivement.
4. Verser dans une coupe à dessert recouverte de film alimentaire.
5. Couper la deuxième moitié de poire en dés et recouvrir la crème vanillée.
6. Laisser prendre au moins 2 h au réfrigérateur.
7. Juste avant de servir, démouler la coupe sur une petite assiette.

SAMEDI

1er FÉVRIER

Sainte Ella

O COMME **OLIGOÉLÉMENT**

Les oligoéléments les plus connus sont le cuivre, le manganèse, le chrome, l'iode, le sélénium et le zinc. Ce dernier est d'ailleurs un élément important, notamment pour la réparation des blessures musculaires. En cas de carences, ces blessures mettront plus de temps à se résorber.
La transpiration excessive (pendant le sport ou en cas de fortes chaleurs par exemple) et la modification des apports nutritionnels peuvent être responsables d'une baisse du zinc dans le sang. Les régimes végétariens notamment potentialisent le risque de déficit en zinc, car les végétaux en contiennent relativement peu. Cependant, il faut veiller à ne pas en consommer en excès, car une trop forte dose de zinc peut entraîner une diminution de l'absorption du cuivre.

"Les oligoéléments sont indispensables car ils participent à l'ensemble des fonctions de l'organisme."

Le top 10 des aliments riches en zinc (en mg pour 100 g)

1. **Huître**
21,30
2. **Foie de veau cuit**
13,20
3. **Bœuf braisé**
10,50
4. **Pain de seigle et froment**
+/- 10
5. **Bœuf à pot-au-feu cuit**
9,70
6. **Maroilles**
9
7. **Fruits de mer**
8,81
8. **Foie de veau cru**
8,52
9. **Vacherin/ mont d'or**
8
10. **Épaule de porc crue**
7,52

IDÉE DÉJEUNER

Moules au court-bouillon au coulis de tomates

Julienne de légumes vapeur + semoule

Petits-suisses nature avec du coulis de fruits rouges

Abricots au sirop

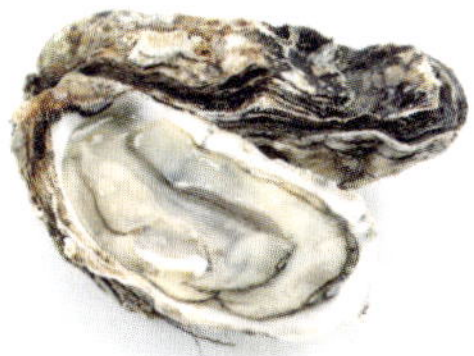

21,30 mg

C'est la quantité de zinc présente dans 100 g d'huîtres.

MAQUEREAUX EN BOÎTE : RICHES EN OLIGOÉLÉMENTS

Les filets de maquereaux en boîte préservent la quasi-totalité de leurs qualités nutritionnelles. Riches en protéines de très bonne valeur biologique, ils représentent une excellente source d'oméga 3. Ils apportent du potassium et du phosphore, mais aussi des oligoéléments comme du sélénium et de l'iode en quantité intéressante. Pour être sûr de ne pas faire de faux pas, préférez-les nature ou au naturel.

Les herbes fraîches, **des concentrés d'oligoéléments**

Les herbes (laurier, thym, romarin, persil, coriandre, etc.) offrent un concentré d'oligoéléments, dont certains peuvent faire défaut dans une alimentation classique : iode, fer, cuivre, zinc, sélénium, chrome (une insuffisance peut provoquer un trouble du fonctionnement de l'insuline), molybdène (dont la carence pourrait entraîner des troubles neurologiques), bore (anti-ostéoporotique, anti-inflammatoire, hypolipémiant, anticoagulant et antinéoplasique).

DIMANCHE

2

FÉVRIER

Présentation

IDÉE DÎNER

Velouté de navets

Tranches de jambon découenné, dégraissé

Quinoa

Yaourt

Poire

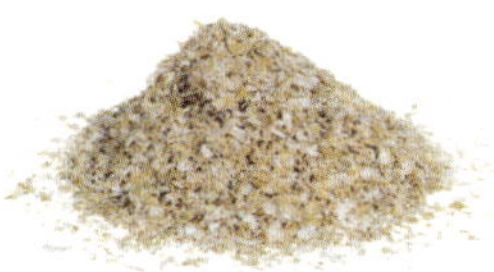

LE SON DE BLÉ POUR FACILITER LA DIGESTION

On privilégie un produit contenant 100 % de son de blé sans additif. Cet aliment renferme des fibres solubles qui favorisent l'élimination des résidus non absorbés dans la digestion ainsi que les déchets, en stimulant les bactéries de fermentation de la flore intestinale.

LE MAL DU SIÈCLE !

Sous ses nombreuses appellations – syndrome du côlon irritable ou de l'intestin irritable, colopathie fonctionnelle – se cache un vrai mal, difficile à diagnostiquer, et son cortège de symptômes.

Ce trouble qui affecte le côlon ou gros intestin se caractérise par une anomalie fonctionnelle (et non organique) chronique du tube digestif, touchant par la suite l'ensemble des organes digestifs en associant plusieurs symptômes : douleurs abdominales, inconfort digestif, ballonnements, flatulences et transit ralenti ou accéléré. Ces symptômes sont persistants puisqu'ils surviennent généralement au moins 3 jours par mois pendant plus de 3 mois. Plusieurs études mettent en cause l'hypersensibilité de l'intestin pour expliquer ces troubles de la motricité intestinale, d'autres recherches pointent les anomalies de la flore digestive, ou microbiote intestinal. On sait aussi aujourd'hui que des facteurs psychologiques comme l'anxiété favorisent la maladie, qui se déclenchera plutôt chez des personnes stressées.

> "Le syndrome de l'intestin irritable représenterait près de la moitié des consultations chez un gastro-entérologue."

Les femmes sont-elles plus à risque ?

Selon plusieurs études, les femmes seraient deux à trois fois plus nombreuses que leurs congénères masculins à être sujettes à la colopathie fonctionnelle en Occident. Les hormones pourraient être en cause, puisque les crises apparaîtraient majoritairement juste avant les règles.

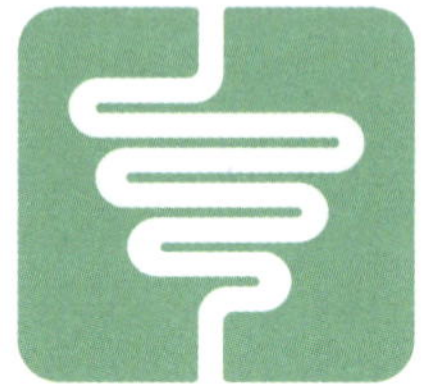

30 %

des Occidentaux seraient touchés par le syndrome de l'intestin irritable.

Le top 10 des aliments riches en fibres (en g pour 100 g)

1. Son de blé
47,5

2. Cannelle
43,5

3. Graines de coriandre
41,9

4. Graines de lin
29,7

5. Thym
27,8

6. Céréales pour petit déjeuner au son de blé
27

7. Graines de chia
22,1

8. Son d'avoine
15

9. Noix de coco sèche
14,3

10. Gingembre
14,3

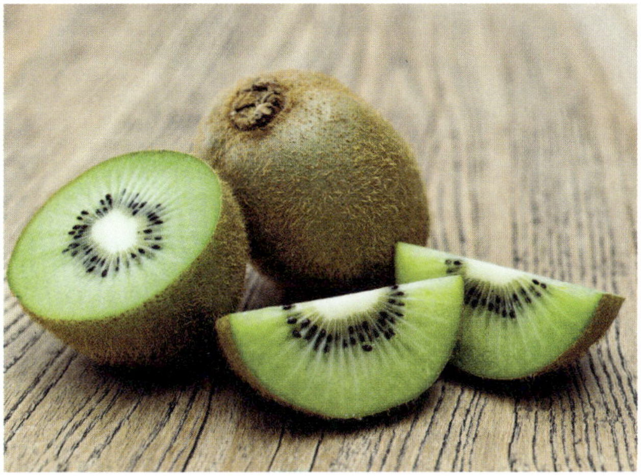

50 kcal

pour 100 g de kiwis et 10 % de glucides.

LUNDI

3

FÉVRIER

Saint Blaise

IDÉE DÉJEUNER

Laitue à l'huile de colza et vinaigre de cidre et chèvre chaud au pain de seigle

Poêlée de choux de Bruxelles au bacon

Sorbet au kiwi

AU MARCHÉ DE NOVEMBRE À MAI

LE KIWI

Le kiwi est le fruit d'une liane robuste et prolifique originaire de Chine et appelée actinidia.
Il se présente sous forme d'un petit ovoïde recouvert d'une peau brune et duveteuse. Sa pulpe, sucrée et acidulée à la fois, est verte le plus souvent, mais peut également être jaune pâle et contient une multitude de minuscules graines noires caractéristiques et comestibles. Il se caractérise surtout par sa richesse en vitamine C, anti-infectieuse et antioxydante, de 80 mg/100 g en moyenne. Il apporte également une quantité non négligeable de vitamine E (3 mg/100 g) qui se concentre dans les petites graines. Les vitamines A, B6 et B9 sont aussi présentes en quantités intéressantes. Côté minéraux, il est bien pourvu en potassium (300 mg/100 g) mais également en calcium (27 mg/100 g) et en magnésium (17 mg/100 g).

Sorbet au kiwi

POUR 4 PERSONNES

8 kiwis• 15 cl d'eau • 4 c. à c. de sucre • 1 blanc d'œuf

1. Dans une casserole, diluer l'eau et le sucre, et porter à ébullition. Laver, peler les kiwis puis les mixer. Les passer au chinois.
2. Battre le blanc d'œuf en neige et l'ajouter délicatement à la purée de kiwis.
3. Incorporer le sirop, puis disposer la préparation au réfrigérateur pendant 1 h.
4. Le remuer tous les quarts d'heure.
5. Lorsque le sorbet commence à prendre, le placer au congélateur, le battre de temps en temps pour éviter la formation de cristaux.

BON POUR LE TRANSIT !

Comme la figue et l'ananas, le kiwi contient une protéase, appelée actinidine, capable d'améliorer la digestion des protéines, mais cette même enzyme est reconnue comme allergène. Riche en fibres (2,3 %), le kiwi favorise le transit intestinal. Enfin, il renferme de nombreux composés phénoliques qui possèdent des propriétés antioxydantes.

“La maturation du kiwi dans une corbeille de fruits est accélérée si on le place à côté de pommes qui dégagent de l'éthylène.”

MARDI

4

FÉVRIER

Sainte Véronique

IDÉE DÎNER

Omelette aux champignons, ail et persil

Laitue au vinaigre de cidre et à l'huile de noix

Pain complet

Petits-suisses

LES HUILES VÉGÉTALES SONT EXCELLENTES POUR LA SANTÉ

Il ne faut pas trop en consommer, car le surplus sera stocké, mais tous les lipides méritent une considération non négligeable dans notre régime alimentaire. Les acides gras essentiels doivent être présents dans votre alimentation, même si vous devez suivre un régime légèrement restrictif. Dans ce cas, les restrictions se feront aux dépens des graisses cachées : viandes grasses, fromages gras, pâtisseries... Les graisses cachées apportent surtout des acides gras saturés qui déséquilibrent votre ration lipidique. Privilégiez les lipides insaturés que l'on trouve dans les huiles et les graines oléagineuses, au détriment des graisses saturées (graisses animales), responsables d'excès de poids et qu'il faudra arriver à limiter – ce qui ne veut pas dire supprimer.

154 mg de vitamine E dans 100 g d'huile de germe de blé.

Je choisis quelle huile quand je fais une vinaigrette ?

Huile de colza, d'olive, de sésame, de noix, de noisette ou de tournesol.

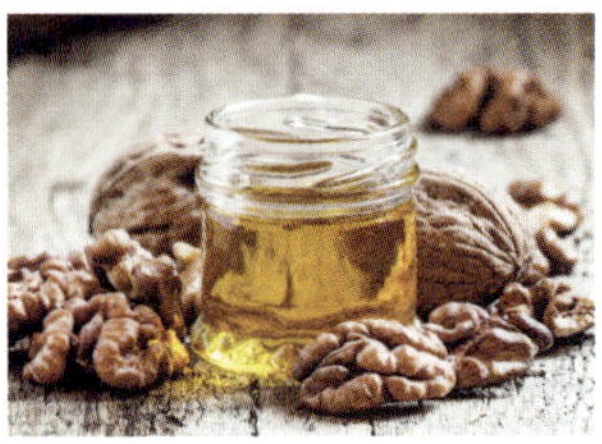

HUILE DE NOIX

Cette huile fait partie des huiles riches en oméga 6 et 3. De plus elle apporte plus de 10 % d'acide alpha-linolénique (ALA) et est une bonne source de vitamine E. Cependant c'est une huile fragile qu'il vaut mieux acheter en petite quantité et réserver pour les assaisonnements à cru. Choisissez une huile 100 % huile de noix, conservée dans une bouteille en verre opaque, fabriquée à partir de noix origine France si possible.

> "N'hésitez pas à varier les huiles : leurs qualités nutritionnelles sont différentes et complémentaires."

ATTENTION, CERTAINES HUILES VÉGÉTALES NE SE CHAUFFENT PAS !

Concernant la température de cuisson des huiles, plus une huile est riche en acides gras saturés et monoinsaturés, plus son point de fumée (température à laquelle l'huile commence à fumer) sera élevé et plus celle-ci sera résistante à la chaleur. En effet, certains acides gras polyinsaturés ont tendance à se dégrader sous l'action de la chaleur. Il ne faut pas faire chauffer une huile qui contient plus de 2 % d'oméga 3 (colza, noix, soja par exemple).

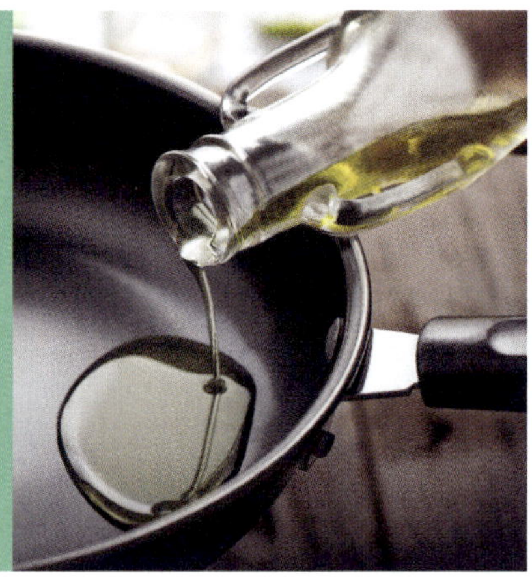

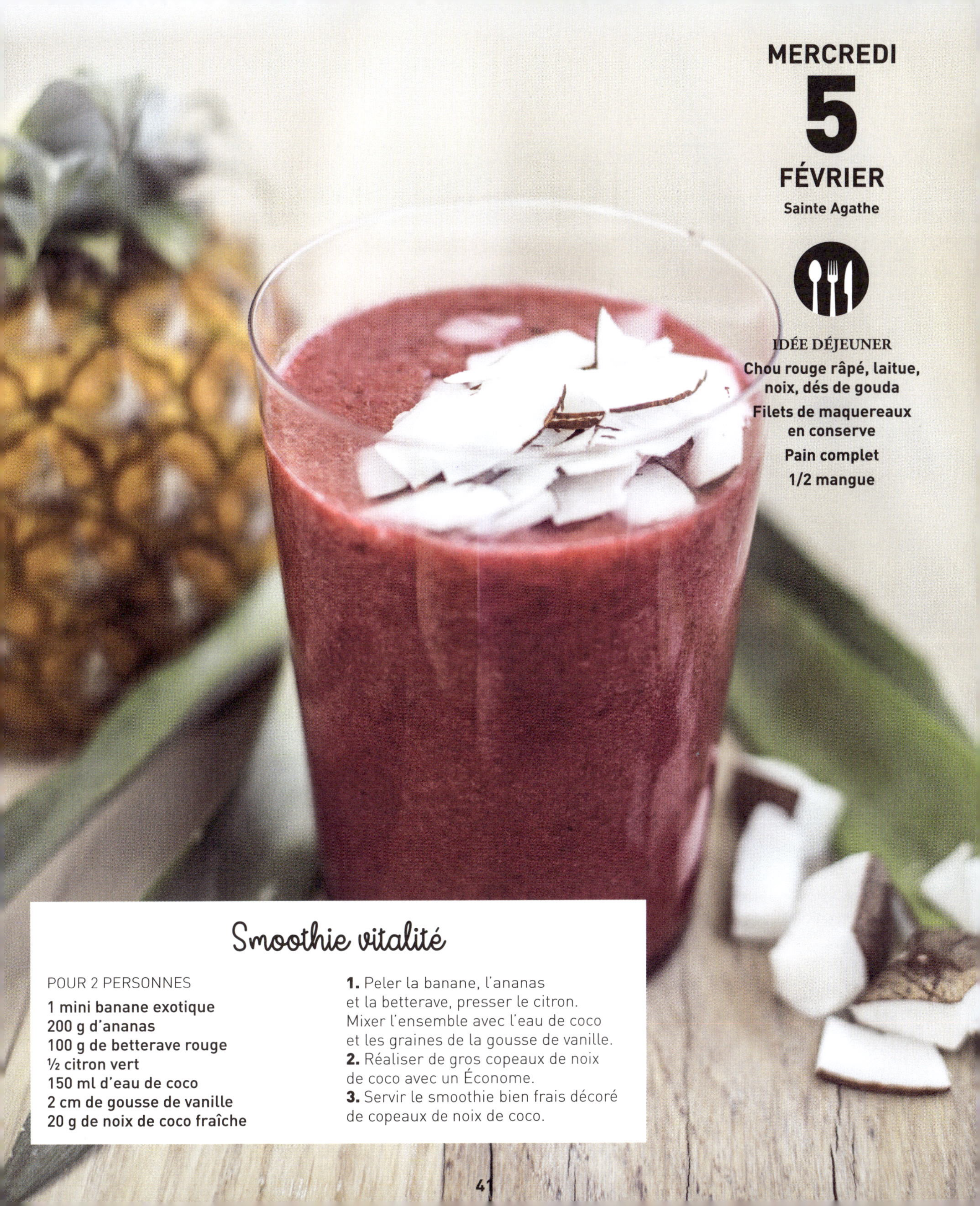

MERCREDI

5

FÉVRIER

Sainte Agathe

IDÉE DÉJEUNER

Chou rouge râpé, laitue, noix, dés de gouda

Filets de maquereaux en conserve

Pain complet

1/2 mangue

Smoothie vitalité

POUR 2 PERSONNES

1 mini banane exotique
200 g d'ananas
100 g de betterave rouge
½ citron vert
150 ml d'eau de coco
2 cm de gousse de vanille
20 g de noix de coco fraîche

1. Peler la banane, l'ananas et la betterave, presser le citron. Mixer l'ensemble avec l'eau de coco et les graines de la gousse de vanille.
2. Réaliser de gros copeaux de noix de coco avec un Économe.
3. Servir le smoothie bien frais décoré de copeaux de noix de coco.

JEUDI

6

FÉVRIER

Saint Gaston

IDÉE DÎNER

Céleri-rave râpé avec de l'huile de tournesol

Pétoncles sautés à l'aneth et aux 5 baies

Choux de Bruxelles braisés au bouillon de légumes maison

Riz basmati

Compote de fruits de saison

EXISTE-T-IL UNE ADDICTION AU SUCRE ?

L'apparition des aliments modernes, auxquels sont souvent ajoutés des sucres, a fait craindre l'émergence d'une addiction alimentaire pour les produits sucrés. La réponse est extrêmement nuancée. Si l'on se place du côté des addictologues, la consommation de sucres, même en excès, ne correspond en rien à la définition d'une addiction. Elle n'en présente pas les caractéristiques, soit une recherche effrénée du produit, la nécessité d'un sevrage… Si l'on se réfère aux biologistes, cela correspond bien à une addiction, prenant racine dans les circuits de reconnaissance cérébrale du plaisir, susceptible d'être induite par la consommation de sucre. D'un point de vue nutritionnel, la seconde hypothèse semble la meilleure.

1,69 g

de sucre dans 100 g de citron jaune. C'est l'un des fruits les moins sucrés.

Le top 10 des fruits les plus sucrés

(en g pour 100 g)

1. **Banane** 20,50
2. **Cerise** 14,20
3. **Raisin noir** 15
4. **Raisin blanc** 16,10
5. **Figue** 13,40
6. **Grenade** 13,60
7. **Kaki** 13,70
8. **Litchi** 4
9. **Mangue** 13,50
10. **Mirabelle** 12,40

> "Le premier contact que la plupart des humains ont avec l'alimentation passe par **le lait maternel**, produit à saveur sucré."

COMMENT CHOISIR LE SUCRE EN POUDRE ?

On préfère un produit contenant 100 % de saccharose, on évite toujours l'ajout de sirop de sucre inverti, glucose ou glucose-fructose. À noter aussi que, à l'exception du sucre glace, un ajout d'amidon n'est pas nécessaire dans ces produits. On fuit ceux qui font apparaître des matières grasses végétales.

Devenez **un consommateur de sucre éclairé**

La consommation directe de sucre blanc est en baisse depuis plusieurs décennies et ce n'est pas elle qui pose problème aujourd'hui. Les responsables de l'addiction au sucre et de sa surconsommation, ce sont les sucres ajoutés dans les aliments et les boissons qui, eux, ont considérablement augmenté. Les réduire drastiquement ou, en tout cas, les réserver pour quelques occasions permettra de vraiment réduire les apports en sucre. Lire les étiquettes est indispensable afin de trouver ces sucres cachés, de connaître leur quantité et de pouvoir faire le choix « santé » !

VENDREDI

7

FÉVRIER

Sainte Eugénie

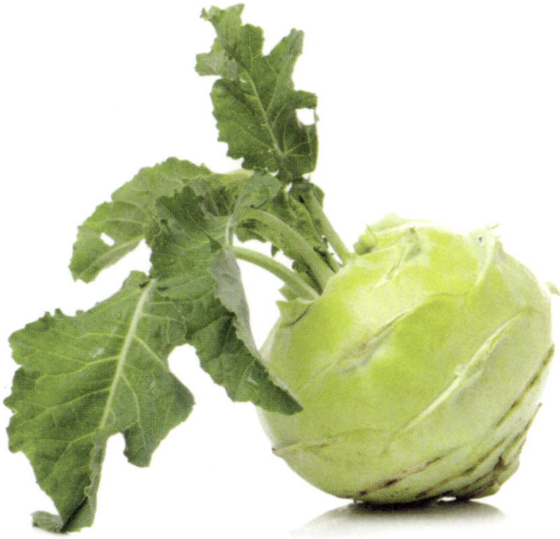

AU MARCHÉ D'OCTOBRE À AVRIL

LE RUTABAGA

Véritable légume d'hiver, le rutabaga est très peu consommé de nos jours et fait partie des légumes oubliés. Également appelé chou-navet, il appartient à la famille des crucifères comme toutes les variétés de choux, le navet et le cresson. Il existe plusieurs variétés de rutabaga, mais celle à chair jaune orangé reste la plus fine et la plus agréable d'un point de vue gustatif. On le consomme le plus souvent en soupe, mélangé à d'autres légumes, mais il s'accommode également très bien en accompagnement des viandes.

Racines en cocotte

POUR 1 PERSONNE

100 g de panais • 100 g de carottes • 100 g de rutabagas • 1 gousse d'ail • ½ cube de bouillon de volaille
• 1 pincée de cumin
• 1 c. à s. de crème fraîche 15 % de MG
• Sel et poivre.

1. Peler et laver les légumes. Couper les carottes et les panais en rondelles et les rutabagas en quartiers. Hacher l'ail.
2. Dans une cocotte à revêtement antiadhésif, faire colorer les légumes, puis ajouter l'ail.
3. Verser 1 verre d'eau, puis émietter le cube de bouillon et poursuivre la cuisson pendant 15 min jusqu'à ce que les légumes soient bien tendres. Saupoudrer de cumin, saler et poivrer.
4. Ajouter la crème et servir bien chaud.

IDÉE DÎNER

1 bol de potage de légumes

Racines en cocotte

Mélange de boulgour et lentilles corail

2 petits-suisses nature avec ½ mangue en dés

39 kcal

dans 100 g de rutabaga.

"Le rutabaga est assez **riche en fibres** et stimule le transit intestinal."

UNE ASTUCE POUR MANGER PLUS DE LÉGUMES ?

Vous pouvez ajouter quelques morceaux d'un légume de saison cuit à la vapeur et de champignons frais dans une sauce tomate pour accompagner vos pâtes, puis assaisonner le tout avec un peu de parmesan. Ni vu, ni connu !

Excellent pour affronter l'hiver !

Avec plus de 8 % de glucides, le rutabaga est plus riche que la moyenne des légumes. Il est donc à éviter en cas de régime amincissant. Il apporte par ailleurs une quantité intéressante de vitamine C, anti-infectieuse, importante pendant l'hiver, mais qui sera toutefois diminuée à la cuisson. Enfin, sa teneur en potassium élevée de 337 mg/100 g lui confère des vertus naturellement diurétiques et peut avoir des effets positifs sur la pression artérielle si l'on prend soin en parallèle de limiter sa consommation de sodium.

SAMEDI

8

FÉVRIER

Sainte Jacqueline

IDÉE DÉJEUNER

Céleri-rave râpé en vinaigrette

1 steak haché de bœuf cuit avec 1 c. à c. de moutarde

Haricots verts surgelés poêlés au beurre

Bûche de chèvre

Pain complet

Orange

L COMME LACTOSE

Le lactose est un glucide (ou sucre) spécifique, présent dans le lait de tous les mammifères. Il doit, pour pouvoir être assimilé par l'organisme, être dégradé par une enzyme, la lactase, qui le sépare en molécules plus petites. Or, après l'âge de 3 ans environ, l'activité de la lactase peut diminuer de 75 à 90 % selon les individus. Il en découle une intolérance, car le lactose n'est plus suffisamment dégradé dans l'intestin. En cas de malabsorption, cela peut provoquer des diarrhées. Par ailleurs, le lactose qui parvient dans le côlon va fermenter sous l'effet de la flore bactérienne, avec une production très importante de gaz. Ce qui provoque des ballonnements, des douleurs abdominales, des diarrhées, voire une perturbation du transit. Seuls le lait, les fromages frais et autres produits laitiers de ce type (faisselle, fromage blanc...) contiennent du lactose.

50 %

des adultes seraient intolérants au lactose en France, dont seuls 20 % réagissent de façon symptomatique.

Intolérance ou allergie ?

L'intolérance au lactose et l'allergie aux protéines de lait sont deux choses différentes. L'intolérance conduit à des effets certes inconfortables, parfois douloureux, mais sans danger si l'on en ingère, tandis que pour l'allergie aux protéines de lait (la caséine entre autres), les symptômes peuvent être graves dans les cas extrêmes (œdème de Quincke ou choc anaphylactique) en cas d'ingestion même minime.

"Cette tendance globale associant **convictions et intolérance au lactose réelle ou supposée** tend malheureusement à une baisse de consommation de tous les produits laitiers."

LE LAIT DE CHÈVRE : UNE ALTERNATIVE

Le lait de chèvre est très proche du lait de vache entier mais est en général un peu plus gras. Toutefois, face à une demande grandissante, des produits au lait de chèvre demi-écrémé et même écrémé ont vu le jour. L'avantage est que le lait de chèvre convient généralement mieux aux personnes intolérantes au lait de vache. Choisissez un lait demi-écrémé, moins gras, d'origine France et si possible bio, et sans aucun autre additif (comme des stabilisants par exemple).

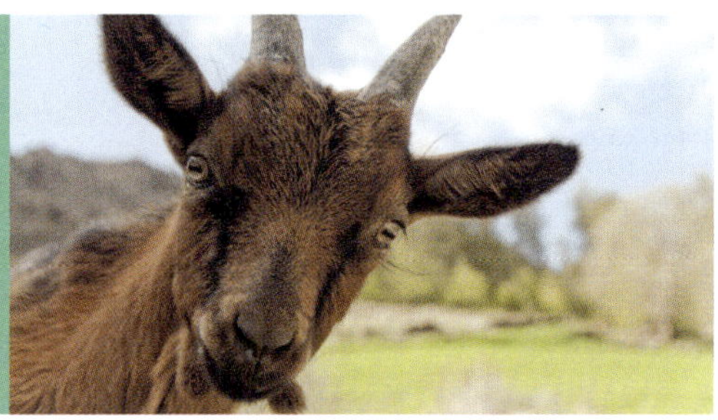

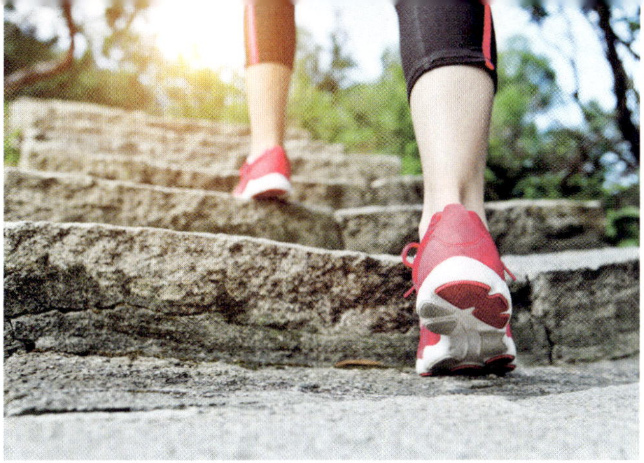

DIMANCHE

9

FÉVRIER

Sainte Appoline

IDÉE PETIT DÉJEUNER

Thé ou café

Petits pains suédois + beurre

2 tranches de jambon blanc

1 tasse de lait demi-écrémé

50 %

C'est l'augmentation de la dépense énergétique de la marche si l'on porte des chaussures lourdes !

LES BIENFAITS DE LA MARCHE RAPIDE

Selon la Fédération française de cardiologie, marcher à un bon rythme (soit 6 à 7 km/h) deux à trois fois par semaine améliore de 12 % les performances de la pompe cardiaque. La marche rapide est également conseillée car elle stimule le transit intestinal, tonifie et chasse le stress. C'est aujourd'hui l'activité physique la plus simple et naturelle qui soit. Accessible à tous, gratuite, elle ne nécessite aucun avis médical, ni équipement particulier, si ce n'est des bâtons, éventuellement, pour solliciter le haut du corps. Contrairement au running, elle protège les articulations et ne fait subir aucun traumatisme au corps. Cette activité bénéfique mobilise l'ensemble des muscles et sollicite les fonctions cardio-respiratoires et lymphatiques. Vous pouvez tester ses différentes variantes : longe-côte si vous allez au bord de la mer, marche nordique, trekking, marche fitness ou marche sportive sur un tapis de course.

"L'idéal est de **doubler l'allure** à laquelle vous marchez habituellement."

JE MANGE QUOI QUAND JE FAIS UNE RANDONNÉE ?

Il est désormais acquis que les glucides qui sont importants pendant l'épreuve sont les glucides simples, c'est-à-dire ce que l'on appelle le saccharose, le glucose... Il faut cependant veiller à la quantité que l'on absorbe, car un excès de sucre dans les boissons, par exemple, entraîne une diminution de la vidange gastrique, avec un risque de crampes, de brûlures d'estomac, voire de diarrhée. Ceci pourrait également aggraver la déshydratation induite par la sueur.

Attention à la sédentarité !

Être sédentaire n'est pas la même chose que ne pas être actif physiquement, même si les deux sont liés et néfastes pour la santé ! On considère la sédentarité comme une dépense énergétique proche de zéro, liée à une activité physique faible ou nulle.

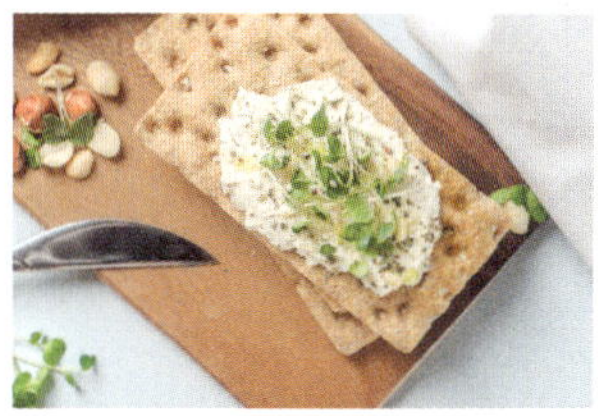

L'ENCAS IDÉAL APRÈS LA MARCHE !

Les petits pains suédois constituent un parfait encas après une longue marche. Préférez une recette simple avec le moins d'additifs possible, sans huile de palme et peu sucrée pour éviter qu'ils ne soient trop caloriques.

LUNDI
10
FÉVRIER
Saint Arnaud

IDÉE DÎNER

Amuse-bouche marins

Purée de carottes et son œuf poché

Riz au lait aux raisins secs

Amuse-bouche marins

POUR 1 PERSONNE

150 g de radis noirs • 60 g de thon au naturel • 1 petit-suisse nature 20 % de MG • 1 échalote • 1 c. à c. de ciboulette • Sel et poivre en grains.

1. Laver puis peler le radis. Le couper en rondelles pas trop fines.
2. Dans un bol, émietter le thon, le mélanger avec le petit-suisse, l'échalote ciselée et la ciboulette.
3. Assaisonner de sel et de poivre à votre goût.
4. Mettre la préparation sur les rondelles de radis noirs. À déguster à l'apéritif bien frais !

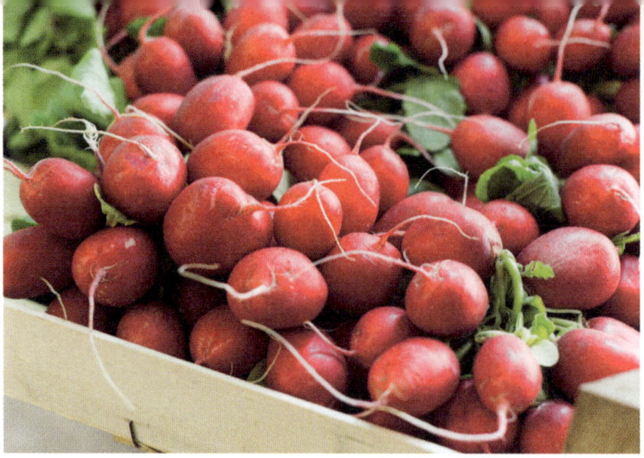

AU MARCHÉ DE FÉVRIER À JUIN

LE RADIS

Il existe deux grandes familles de radis de consommation courante : les radis roses et les radis noirs. Le radis rose est une petite racine plus ou moins allongée ou ronde, blanche et rose ou rouge. Le radis noir fait partie des gros radis et raves que l'on peut trouver en automne et en hiver. Son goût aigrelet est souvent plus prononcé. Les radis roses sont riches en eau et peu caloriques. Ils apportent des quantités intéressantes de potassium, de vitamines C et B9. Les radis noirs sont bien plus riches en calories et en glucides et, dans un même temps, bien pourvus en potassium et en calcium.

"Radis roses ou radis noirs favorisent **l'assimilation du calcium.**"

100 mg

est la teneur en vitamine C pour 100 g de radis roses ou noirs.

Le top 10 des légumes riches en vitamine C (en mg pour 100 g)

1. **Poivron cru** 120
2. **Radis noir et rose crus** 100
3. **Raifort cru** 97,30
4. **Chou de Bruxelles** 55 à 58,20
5. **Chou-fleur** 55 à 58,20
6. **Chou rouge** 55 à 58,20
7. **Épinard** 39,30
8. **Brocoli** 37,30
9. **Chou blanc cru** 35,50
10. **Potimarron cru** 10 à 12

UN LÉGUME RACINE À CONSOMMER SANS MODÉRATION !

Riches en eau et en potassium, pauvres en sodium, les radis noirs et roses sont naturellement diurétiques, c'est pourquoi ils sont très utiles en cas de rétention d'eau. Ils représentent également une bonne source de fibres alimentaires, d'autant plus efficaces que les radis sont toujours consommés crus. Ils entrent ainsi parfaitement, surtout les radis roses, dans le cadre d'un régime hypocalorique. Enfin, comme les choux, ils renferment des composés appelés « indols », qui suscitent beaucoup d'intérêt dans la recherche contre le cancer.

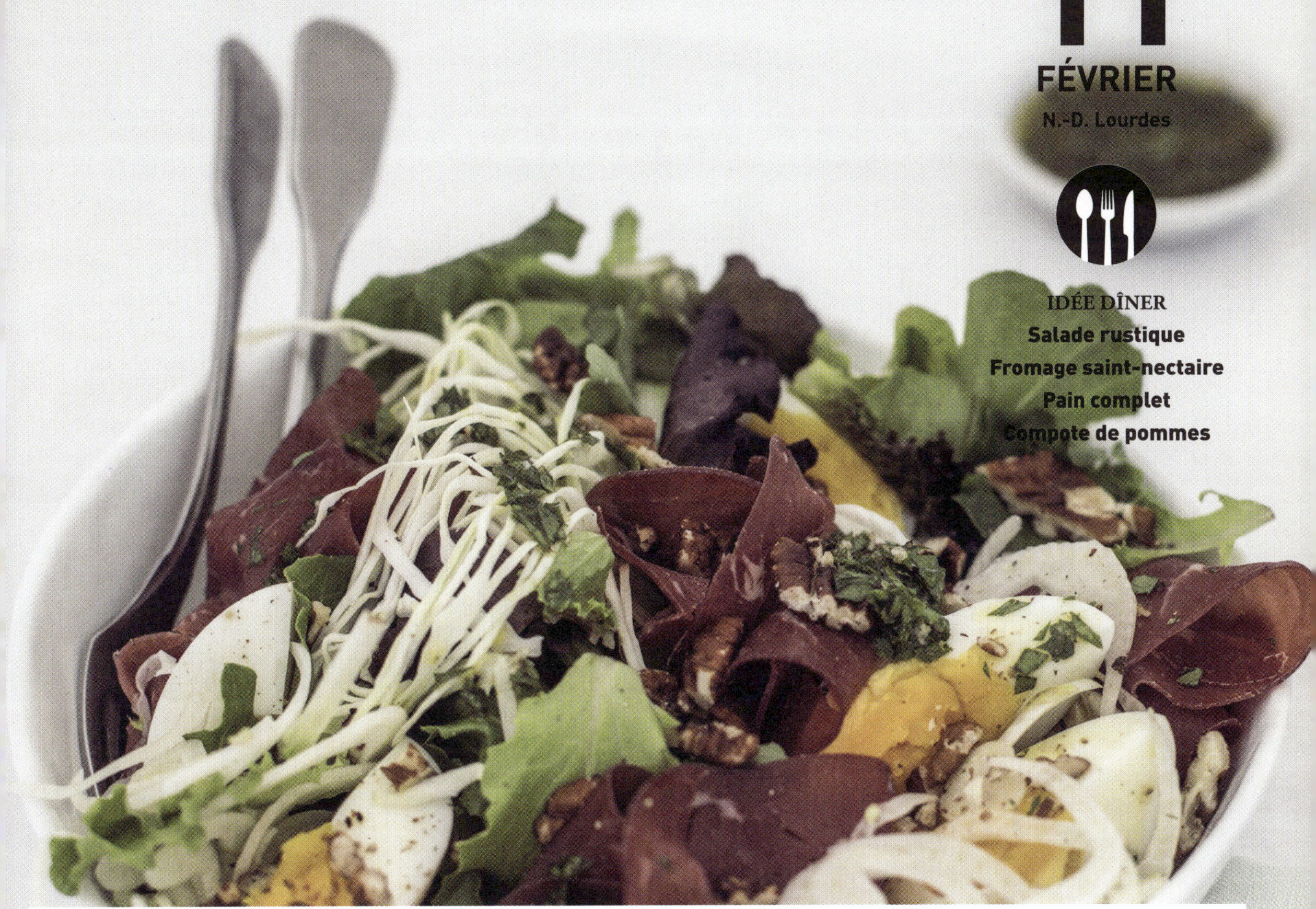

MARDI

11

FÉVRIER

N.-D. Lourdes

IDÉE DÎNER

Salade rustique
Fromage saint-nectaire
Pain complet
Compote de pommes

Salade rustique

POUR 2 PERSONNES

2 œufs
200 g de fenouil
200 g de chou blanc
100 g de jeunes pousses
1 petite botte de persil
¼ de gousse d'ail
100 g de bresaola
10 g de noix
2 c. à s. d'huile de noix
1 c. à s. de vinaigre de Xérès
1 pincée de cumin en poudre
Sel, poivre

1. Faire cuire les œufs avec leur coquille dans de l'eau frémissante, pendant 10 min. Égoutter, puis les rafraîchir sous l'eau froide.
2. Laver les légumes et le persil. Émincer le fenouil et le chou blanc. Ciseler le persil. Presser la gousse d'ail. Écaler les œufs et les couper en quartiers. Détailler la bresaola en fines lanières.
3. Torréfier les noix concassées dans une poêle à sec en remuant régulièrement.
4. Préparer la vinaigrette en mélangeant l'huile, le vinaigre, l'ail, le cumin et le persil. Saler et poivrer.
5. Dresser sur des assiettes les jeunes pousses, le fenouil et le chou. Napper de vinaigrette persillée. Ajouter les œufs durs et les lanières de bresaola. Terminer avec les noix et déguster !

MERCREDI
12
FÉVRIER
Saint Félix

IDÉE COLLATION

Café, thé ou infusion sans sucre

1 tranche de brioche aux pépites de chocolat (25 g)

1 yaourt nature

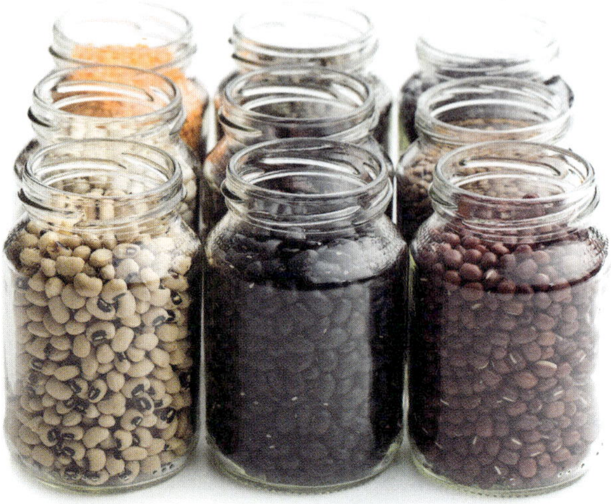

LES LÉGUMINEUSES, CES GRANDES OUBLIÉES DE NOS ASSIETTES

Les légumes secs, également appelés légumineuses, comprennent les haricots rouges, les haricots blancs, les flageolets, les pois cassés, les fèves sèches, les pois chiches, les lentilles grises, vertes ou corail… Ces produits, pourtant riches en protéines végétales, en fibres, en magnésium, en fer et en vitamines du groupe B, sont trop peu consommés. Ils sont cependant réellement intéressants d'un point de vue nutritionnel. Leur consommation est à alterner avec les autres féculents céréaliers à raison d'une portion de 150 à 200 g cuits (50 à 70 g secs) une fois par jour. À moduler selon l'âge, l'activité physique et l'appétit. Il est recommandé de consommer des légumes secs deux fois par semaine.

Que penser **des légumineuses express ou Doypack® ?**

Un féculent express ou Doypack® est une céréale ou légumineuse déjà cuite et souvent assaisonnée, se présentant sous forme de sachet plastique souple. Les Doypack® offrent une excellente conservation grâce au traitement thermique subi. Ils peuvent s'avérer intéressants en dépannage et offrent un réel gain de temps pour les légumineuses qui sont plus longues à cuire.

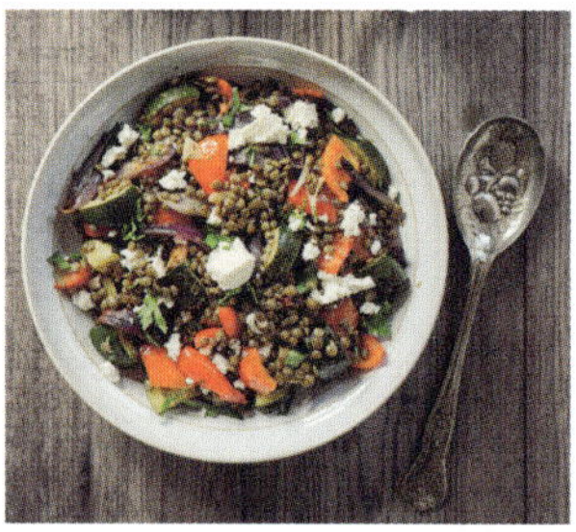

24,90 g

Les lentilles corail et vertes sèches contiennent 24,90 g de protéines pour 100 g.

"Par **leur richesse en glucides complexes,** les légumineuses sont à classer parmi les féculents."

PENSEZ À CONTRÔLER VOTRE TAUX DE CHOLESTÉROL !

En cas de prise de poids importante, en parallèle à l'apparition d'un diabète ou dans le cadre de la prise d'un contraceptif oral chez la femme, il est conseillé de le contrôler davantage. Quand le cholestérol total est élevé, on s'intéresse aux dosages de ses fractions LDL et HDL. Si le cholestérol-LDL (le mauvais) est trop élevé, cela signifie que le cholestérol reste trop longtemps dans nos artères, qui risquent alors de s'encrasser et de devenir source de problèmes, surtout pour le cœur et le cerveau. Plus rarement, c'est le cholestérol-HDL (le bon) qui est le seul élevé. Cela protège de l'encrassement !

> 2 g

par litre de sang. C'est la norme classique d'un taux normal de cholestérol avec < 1,6 g par litre de sang pour le cholestérol-LDL et > 0,4 g par litre de sang pour le cholestérol-HDL.

JEUDI

13

FÉVRIER

Sainte Béatrice

IDÉE DÉJEUNER

Champignons à la coriandre fraîche et à l'huile de noix

1 filet de flétan en papillote au jus de citron

Poireaux et pommes de terre vapeur avec crème d'avoine safranée

Yaourt à 0 % de MG

½ mangue

> "Tout adulte de plus de 18 ans devrait **connaître son taux de cholestérol.**"

LES TRIGLYCÉRIDES, L'AUTRE ÉLÉMENT « GRAS »

Le dosage du cholestérol dans le sang s'accompagne toujours du dosage des triglycérides. Ceux-ci représentent le carburant dont nos cellules ont besoin et sont fabriqués, soit dans l'intestin à partir des graisses alimentaires, soit dans le foie à partir des sucres ou de l'alcool ingérés. Ils peuvent aussi accompagner un surpoids. Leur taux ne doit pas dépasser 1,5 g par litre de sang.

QUELLE HUILE PRIVILÉGIER ?

Les huiles combinées permettent de profiter des bienfaits de plusieurs huiles en même temps. Elles sont très intéressantes quand on surveille son cholestérol en remplacement du beurre. Veillez à choisir une combinaison d'huiles avec un bon rapport oméga 3/oméga 6.

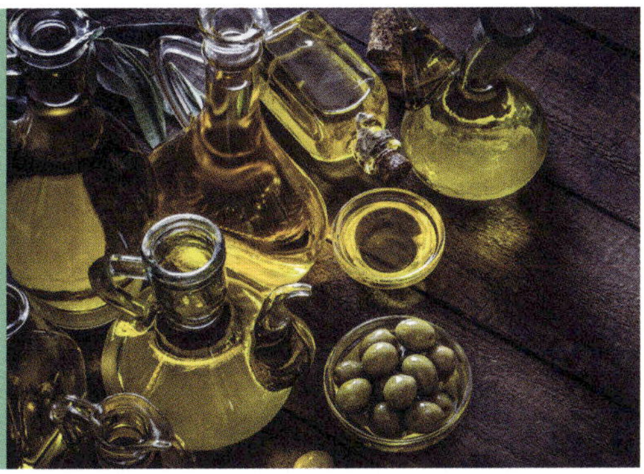

Que penser des œufs ?

Le jaune d'œuf est une source assez importante de cholestérol, mais le blanc se révèle une source de protéines de bonne qualité. Ainsi, même en cas d'hypercholestérolémie, on peut tout à fait intégrer 2 à 3 œufs par semaine. En revanche, méfiez-vous des jaunes d'œufs « cachés », utilisés pour colorer les produits industriels !

VENDREDI

14

FÉVRIER

Saint Valentin

IDÉE DÎNER

Endives et pommes en vinaigrette à l'huile de noisettes

Rôti de dinde au raifort

Chou vert émincé braisé au bouillon de volaille

Saint-nectaire

Pain aux céréales

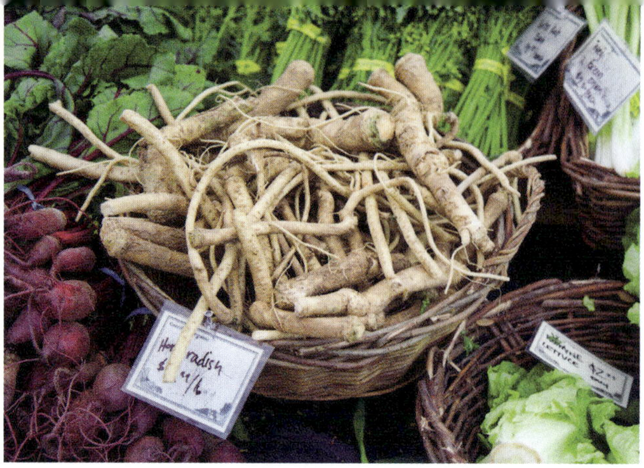

6 kcal

pour une cuillerée de raifort râpé.

AU MARCHÉ DE SEPTEMBRE À MARS

LE RAIFORT

Le raifort est une grande plante herbacée de la famille des crucifères, cultivée pour sa racine à usage condimentaire. La pulpe blanche de la racine de raifort est râpée et sert ainsi de condiment en substitut à la moutarde. Sa saveur très forte, piquante et poivrée est caractéristique. Elle est employée couramment en Allemagne et en Alsace pour relever les sauces, crudités et viandes, mais on la retrouve également dans la cuisine anglaise pour accompagner le rosbif. La racine de raifort est peu calorique, principalement riche en vitamine C et contient aussi les vitamines B1, B2 et B6, du potassium et du soufre. Riche en fibres, elle aurait des propriétés dépuratives et stimulantes, mais sa digestibilité est mauvaise.

Rôti de dinde au raifort

POUR 4 PERSONNES

1 rôti de dinde de 600 g • 1 oignon • 2 gousses d'ail • 300 ml de pur jus d'orange • 1 branche de thym • Raifort • 1 c. à s. d'huile d'olive • Sel et poivre

1. Éplucher et émincer l'oignon, peler et écraser l'ail.
2. Faire revenir l'oignon dans une poêle à revêtement antiadhésif avec l'huile d'olive, puis ajouter l'ail et poursuivre quelques minutes.
3. Tapisser le fond d'un plat allant au four d'ail et d'oignon.
4. Préchauffer le four à 200 °C (th. 6-7).
5. Dans la même poêle, faire dorer le rôti de dinde sur toutes les faces à feu vif, puis le déposer dans le plat.
6. Déglacer la poêle avec le jus d'orange, puis arroser le rôti.
7. Ajouter le thym dans le plat, saler, poivrer et recouvrir de raifort râpé selon votre goût. Enfourner pour 25 min.

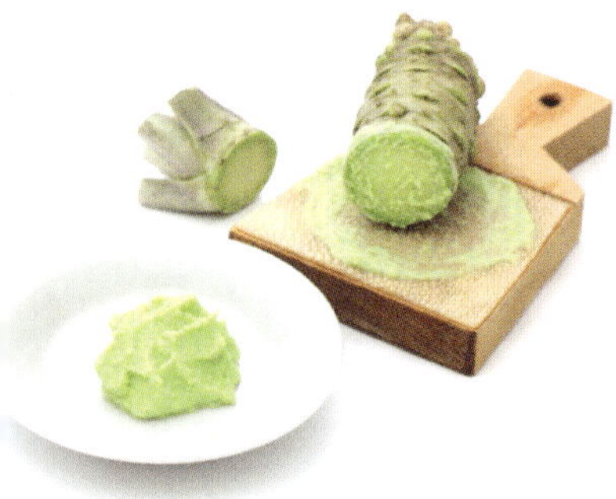

"Le wasabi est fabriqué à partir de **la racine de wasabi, le raifort japonais.**"

UN ANTIBACTÉRIEN PUISSANT

Selon une étude parue en 1998 (*Journal of food science*, vol. 63, n° 4, 1998), le raifort contient un purgeant chimique appelée isothiocyanate d'allyle (AITC) qui lui confère une action antibactérienne et protège contre la Listeria, l'Escherichia coli, le Staphylococcus aureus et d'autres bactéries pathogènes alimentaires.

SAMEDI

15

FÉVRIER

Sainte Claude

LES FAMEUX ACIDES GRAS ESSENTIELS

Pour utiliser le jargon médical, nous dirons que les acides gras essentiels, qui sont des acides gras polyinsaturés, sont en quelque sorte les « bons » acides gras. Ce sont les fameux oméga 3 et oméga 6. Comme nous ne sommes pas capables de les fabriquer, nous devons les consommer par notre alimentation. Ces acides gras pénètrent dans toutes les membranes cellulaires pour assurer la régulation du passage des nutriments à l'intérieur de celles-ci. Ils participent aussi aux phénomènes de croissance et de renouvellement de la peau. Chez les enfants, une carence en acides gras essentiels peut ralentir leur croissance et limiter leur développement cognitif. On a même découvert récemment que les oméga 3 pouvaient diminuer le risque de troubles cardiovasculaires après un infarctus du myocarde.

> "Les oméga 3 et 6 sont nécessaires pour favoriser la coagulation et **le bon fonctionnement des systèmes** immunitaire et anti-inflammatoire."

Une mauvaise réputation **justifiée ?**

Les acides gras saturés sont indispensables à la structure des cellules, mais notre corps peut les fabriquer à partir des graisses que nous ingérons. C'est la raison pour laquelle ils ne font pas partie de la famille des « acides gras essentiels », ce qui explique aussi pourquoi il n'est pas nécessaire d'en consommer de grandes quantités. Ces acides gras sont d'ailleurs faciles à reconnaître : plus un corps gras contient d'acides gras saturés, plus il est solide (beurre) ; moins il en contient, plus il est fluide (huile).

IDÉE PETIT DÉJEUNER

Café, thé ou infusion sans sucre

30 g de pain complet

10 g de beurre

2 petits-suisses nature à 0 % de MG

2 kiwis

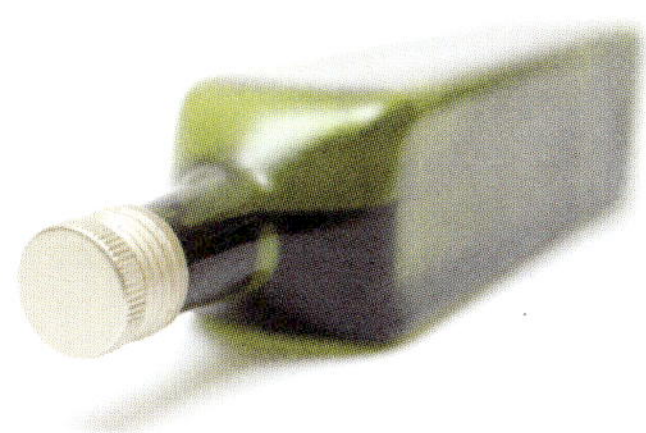

2

C'est le nombre de cuillerées à soupe d'huile végétale recommandées par jour.

L'HUILE DE COLZA FAVORISE L'ASSIMILATION OMÉGA 3/6

Il faut la choisir vierge ou brute extraite de la graine par un seul pressage mécanique à froid (d'où l'appellation « huile vierge de première pression à froid »), suivi d'une clarification et d'une filtration, sans aucun traitement chimique.

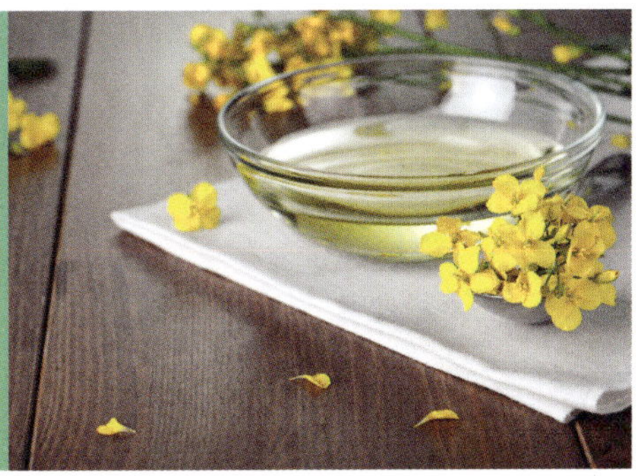

DIMANCHE

16

FÉVRIER

Sainte Julienne

IDÉE PETIT DÉJEUNER

Café, thé ou infusion sans sucre

30 g de pain complet

10 g de beurre

2 petits-suisses nature à 0 % de MG

2 kiwis

Et le pain complet **industriel ?**

Le pain de boulangerie, c'est-à-dire réalisé par un artisan boulanger, reste à privilégier. En effet, les pains industriels contiennent fréquemment un ajout de gluten pour rendre la mie plus aérée et le produit plus moelleux. Ce surplus de gluten peut compliquer la digestion. Cela ne vous rend pas nécessairement intolérant(e) au gluten, mais ces surplus dans de nombreux produits et de façon cumulée peuvent finir par vous gêner !

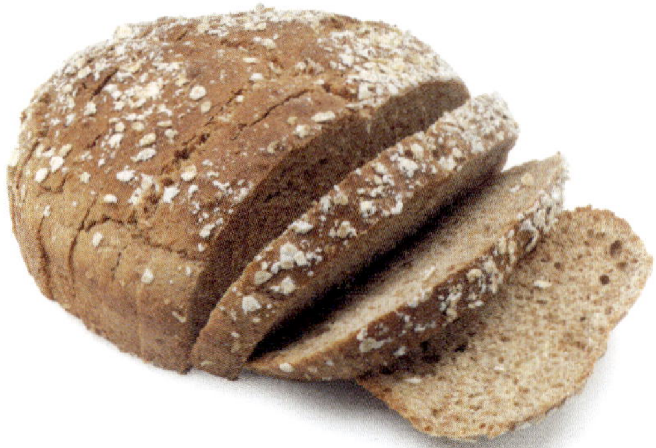

VIVE LE PAIN COMPLET !

Dans sa recette de base, le pain est fabriqué avec un mélange de farine, d'eau, de sel et de levain ou de levure. À partir de cette préparation, le temps de pétrissage et de levage mais également le façonnage et la cuisson vont faire varier le résultat obtenu et c'est là tout le savoir-faire de l'artisan-boulanger.
Le pain complet est intéressant pour sa richesse en fibres (3,9 % de fibres contre 1,2 % pour le pain blanc) et sa teneur en minéraux et vitamines plus importante grâce à l'utilisation de la mouture complète du grain de blé. Les glucides complexes qui le composent seront alors assimilés plus progressivement et l'énergie ainsi apportée permettra à l'organisme de tenir jusqu'au prochain repas. Les fibres insolubles auront un impact positif sur les transits paresseux.

3,9 %

de fibres sont contenues dans le pain complet.

QUE PENSER DU PAIN INTÉGRAL ?

Le pain intégral est fabriqué à partir d'une farine qui n'a pas été tamisée et qui contient donc tout le grain de la céréale, dont le son qui est très riche en minéraux et en fibres. Le pain intégral est par conséquent encore plus intéressant pour l'apport en fibres que le pain complet.

> "La baguette apporte très peu de nutriments, **préférez du pain complet intégral**, au son ou pumpernickel."

LE PUMPERNICKEL

Le pumpernickel est un pain de seigle intégral ou complet d'origine allemande. Sa particularité est qu'il est très compact et légèrement humide. Très riche en fibres, il est très intéressant nutritionnellement. Autrefois fait uniquement à partir de seigle et d'eau, il est aujourd'hui composé de levure, de sucre, mais aussi de graines de lin, de sésame, de malt, ou de mélasse pour proposer d'autres saveurs. Surveillez les ingrédients et surtout la quantité de sel (pas plus de 0,9 g/100 g) et de sucre (environ 5 g/100 g). Préférez un produit avec une liste d'ingrédients courte !

LUNDI

17

FÉVRIER

Saint Alexis

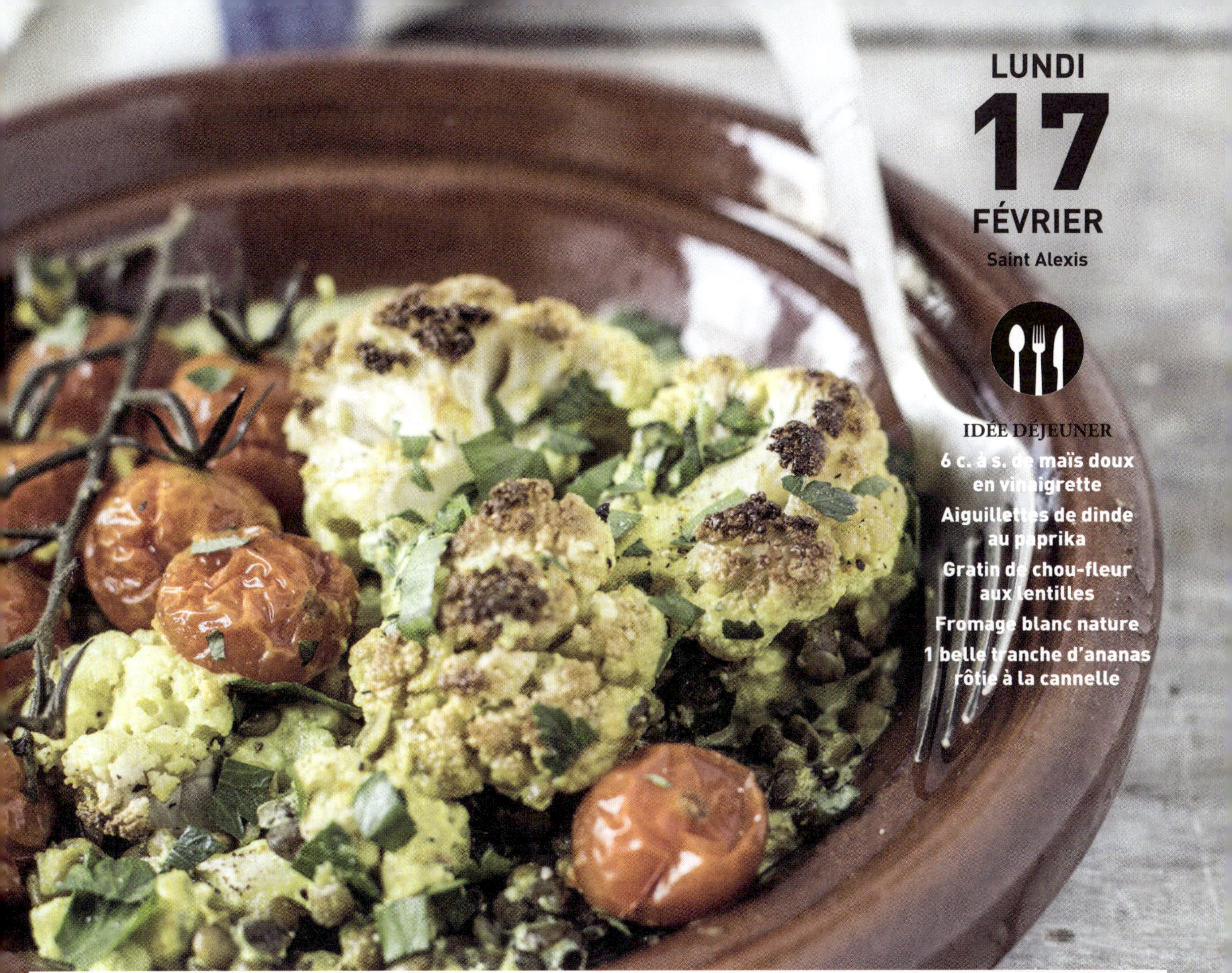

IDÉE DÉJEUNER

6 c. à s. de maïs doux en vinaigrette

Aiguillettes de dinde au paprika

Gratin de chou-fleur aux lentilles

Fromage blanc nature

1 belle tranche d'ananas rôtie à la cannelle

Gratin de chou-fleur aux lentilles

POUR 2 PERSONNES

300 g de chou-fleur en gros bouquets
50 g de lentilles du Puy (précuites)
½ barquette de tomates cerises (environ 150 g)
250 ml de bouillon de poule ou de légumes
½ c. à c. de curcuma moulu
1 tranche de gingembre épluché et râpé
80 ml de lait de coco
1 gousse d'ail
2 c. à s. de persil plat lavé et haché
Sel et poivre

1. Préchauffer le four à 200 °C (th. 6-7).

2. Dans une casserole, faire précuire les bouquets de chou-fleur dans de l'eau salée pendant 6-8 min. Les égoutter et réserver.

3. Déposer les lentilles, l'ail, les bouquets de chou-fleur et les tomates cerises dans un plat à gratin.

4. Préparer le bouillon et ajouter le curcuma, le gingembre et le lait de coco. Remuer pour obtenir un mélange homogène. Verser le bouillon au lait de coco sur le gratin. Saler et poivrer.

5. Couvrir d'une feuille d'aluminium et enfourner pour environ 30 à 35 min en retirant l'aluminium les 15 dernières minutes pour obtenir une belle dorure.

6. Sortir du four, laisser refroidir quelques minutes puis parsemer de persil.

MARDI

18

FÉVRIER

Sainte Bernadette

IDÉE DÉJEUNER

Betteraves rouges et noix concassées au vinaigre balsamique

Poêlée de chou à l'amarante

Bleu de Bresse

Pain complet

1 banane

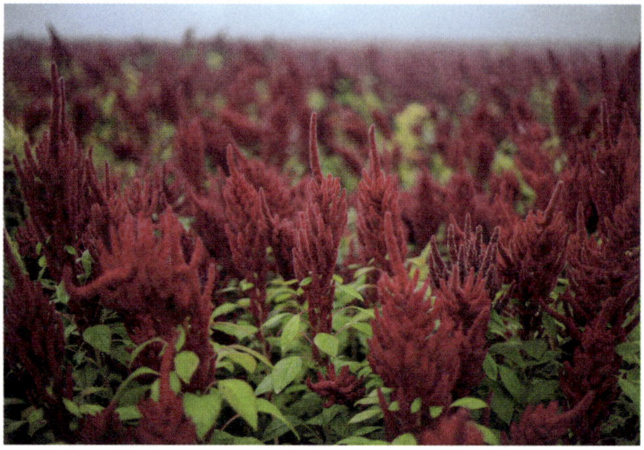

AU MARCHÉ TOUTE L'ANNÉE

L'AMARANTE

L'amarante a de longues têtes rouge vif ou vertes qui contiennent des milliers de petites graines. Ses racines profondes lui permettent de trouver des nutriments en toutes circonstances, et son goût de noisette de s'intégrer parfaitement à de nombreuses préparations : petits pains, galettes, soupes et même desserts. L'amarante se caractérise par sa richesse en glucides (66 %) lentement assimilés par l'organisme et par sa forte teneur en protéines (14 à 16 g/100 g), dont une proportion de lysine (un acide aminé essentiel), plus importante que dans d'autres céréales comme le blé, le maïs ou l'avoine, déficientes en cet acide aminé essentiel. De plus, elle ne contient pas de gluten. Au niveau des minéraux, elle renferme deux fois plus de fer (9 mg/100 g) et de magnésium et quatre fois plus de calcium que le blé dur.

Poêlée de chou à l'amarante

POUR 1 PERSONNE

200 g de chou blanc • 50 g d'amarante (poids cru) • ½ oignon • ½ cube de bouillon de légumes dégraissé • 1 pincée de noix de muscade râpée

1. Laver les feuilles de chou et les couper en fines lanières. Les blanchir dans un grand volume d'eau salée pendant 10 min.
2. Émincer l'oignon. Rincer l'amarante à l'eau froide.
3. Dans une poêle à revêtement antiadhésif sans matières grasses, faire revenir à feu vif l'oignon, puis ajouter l'amarante et saupoudrer de muscade. Dès que les graines sont bien dorées, ajouter le chou.
4. Préparer le bouillon en diluant le cube dans 25 ml d'eau bouillante et ajouter dans la poêle. Laisser cuire jusqu'à totale absorption.

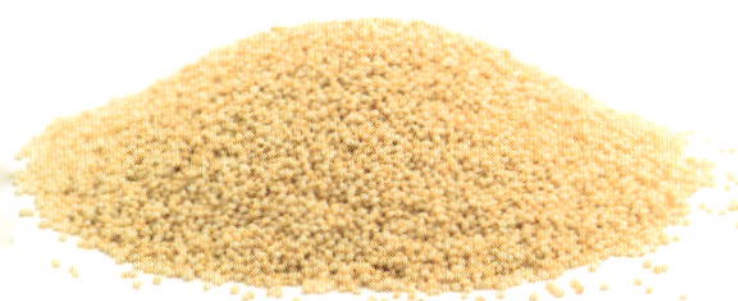

310 mg

de magnésium pour 100 g d'amarante.

"L'amarante possède **une répartition optimale en acides aminés.**"

Une source idéale **de protéines végétales**

Un plat contenant de l'amarante est un plat complet où l'on peut se passer de protéines de chair animale, surtout si l'on continue à consommer des œufs et des produits laitiers. Et la satiété procurée par la viande est largement égalée.

FAIRE DU SPORT, C'EST AUSSI BON POUR NOTRE CERVEAU

L'activité physique est le moteur principal de la création de nouveaux neurones et de l'enrichissement de leurs connexions. Mais surtout, ce qu'on appelle « l'encodage mémoriel », c'est-à-dire la manière dont le cerveau enregistre les choses, est intimement lié à la zone précise de l'hippocampe (zone du cerveau responsable de l'apprentissage, de l'acquisition et de la préservation des informations reçues) qui est boostée par l'exercice physique. Ainsi, on sait qu'il est possible de stimuler son cerveau et ses capacités par la pratique d'une activité physique, bien que l'on ne soit pas encore capable de totalement chiffrer ces découvertes (quelle activité ? À quelle fréquence ? À quel âge ? Pour quel résultat exact ?…).

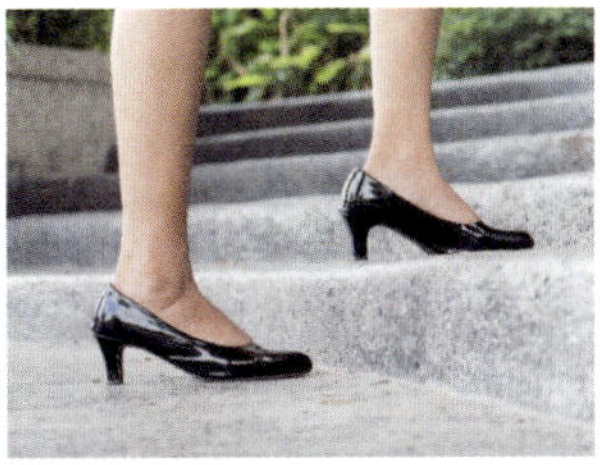

Ces prochains jours, je prends les escaliers !

Le simple fait de marcher plus vite quotidiennement, de monter des escaliers au lieu de prendre l'ascenseur représente une augmentation de l'activité physique.

MERCREDI

19

FÉVRIER

Saint Gabin

IDÉE COLLATION

Café, thé ou infusion sans sucre

1 crêpe

1 c. à c. de pâte à tartiner

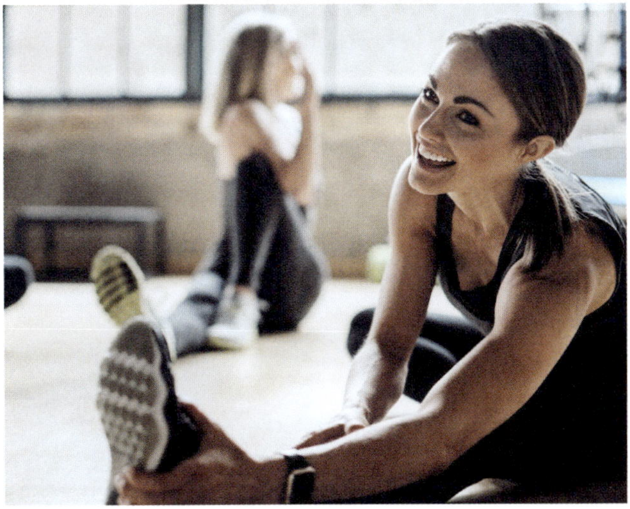

40 %

des Français n'atteignent pas les recommandations d'activité physique permettant d'obtenir des effets bénéfiques sur la santé.

UN MOYEN DE LUTTER CONTRE ALZHEIMER

On sait aujourd'hui qu'il y a un lien entre pratique sportive et baisse significative du risque de contracter la maladie d'Alzheimer. L'exercice physique améliore aussi le tonus mental et l'humeur chez les jeunes sportifs ainsi que les fonctions cognitives chez les personnes âgées, même si elles ont pratiqué un sport uniquement par le passé.

"**Faire de l'exercice** ne fait pas gonfler uniquement les muscles, mais aussi le cerveau !"

JEUDI

20

FÉVRIER

Sainte Aimée

IDÉE DÎNER

½ pomelo

Chili con carne

Yaourt au soja

Poire coupée en dés avec une pincée de cannelle et des amandes effilées grillées

YAOURT AU SOJA

Pour changer des protéines de lait de vache, optez pour les préparations au lait de soja. Choisissez un produit nature que vous aromatiserez vous-même. Il ne doit contenir que du jus de soja et des ferments. Fuyez les sucres ajoutés, les matières grasses et les additifs.

OÙ TROUVER DES PROTÉINES VÉGÉTALES ?

À la fois dans les végétaux, dans les légumes secs et dans les céréales. On en trouve dans les graines germées, mais aussi dans les produits à base de soja, très fréquemment utilisés en raison de leur forte teneur en protéines. Pour avoir des apports suffisants et que l'organisme absorbe bien ces protéines, l'idéal est de faire des combinaisons. Celle qui fonctionne le mieux consiste à associer les céréales et les légumes secs. Ainsi, on arrive quasiment à égaler la quantité recommandée de protéines animales.

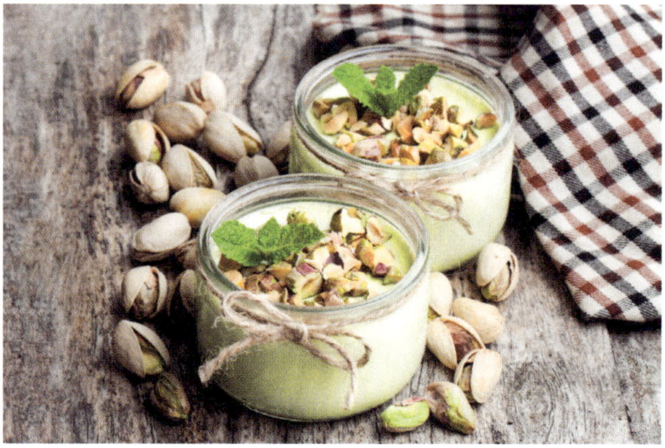

“Les protéines **entretiennent** notre organisme.”

COMMENT COMBINER LES CÉRÉALES ET LES LÉGUMINEUSES ?

Cette combinaison céréales + légumineuses ne se fait pas nécessairement au cours d'un même repas. Par exemple, vous pouvez manger des céréales le matin et un plat de haricots rouges le soir ; vous aurez ainsi un apport de protéines qui se rapproche de celui dû à une consommation de viande.

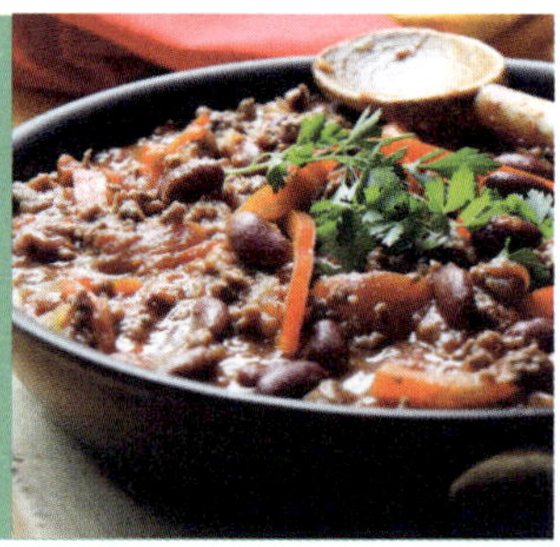

63 g

de protéines sont contenus dans 100 g de spiruline.

Le top 10 des aliments végétaux riches en protéines

(en g pour 100 g)

1. Spiruline
63

2. Levure alimentaire
48

3. Germe de blé
29,70

4. Cacahuète
29,60

5. Pistache
29,40

6. Beurre de cacahuètes
28,70

7. Amande
25,40

8. Lentilles
24,90

9. Pois cassés
24,60

10. Graines de tournesol
23,80

VENDREDI
21
FÉVRIER

Saint P. Damien

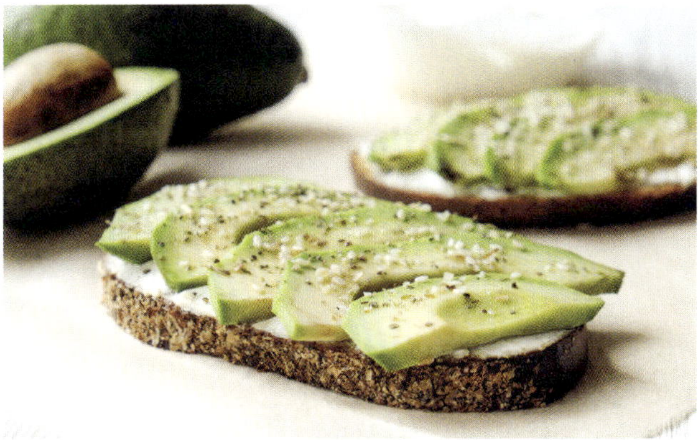

550 mg
de potassium
pour 100 g d'avocat.

AU MARCHÉ D'OCTOBRE À AVRIL

L'AVOCAT

Il existe plus d'une dizaine de variétés d'avocat, mais le « Fuerte » en forme de poire, à la peau verte, fine et brillante, et le « Hass » à peau noire et rugueuse, sont les plus consommées en France.
La teneur élevée en vitamine E antioxydante de l'avocat permet de protéger de façon optimale ses acides gras polyinsaturés de l'oxydation. Côté minéraux, l'avocat représente une grande source de magnésium, et surtout de potassium, bénéfique pour réguler la tension artérielle et favoriser l'élimination rénale.

"Pour éviter que l'avocat ne noircisse, aspergez-le de quelques gouttes de citron."

Le top 10 des végétaux riches en potassium
(mg pour 100 g)

1. **Lentilles** 810
2. **Pruneau** 732
3. **Amande** 705
4. **Épinard** 662
5. **Avocat** 650
6. **Bettes** 549
7. **Champignons** 520
8. **Banane** 420
9. **Pomme de terre** 420
10. **Potiron** 320

IDÉE DÉJEUNER

Roulés de saumon fumé à la crème d'avocat

Poêlée d'épinards aux pois chiches et curry

Fruits rouges en compotée à la cannelle et petit-suisse

Roulés de saumon fumé à la crème d'avocat

POUR 1 PERSONNE

80 g de saumon fumé (environ 2 tranches) • ½ avocat) • ½ échalote • 1 petit-suisse nature 20 % de MG • ¼ de citron vert • 1 c. à c. de coriandre • 1 pincée de piment de Cayenne • Sel et poivre

1. Éplucher et hacher l'échalote. Écraser la pulpe de l'avocat avec le petit-suisse, le jus de citron vert, la coriandre, le piment et le poivre. Saler légèrement.
2. Étaler les tranches de saumon sur une feuille de film alimentaire. Les tartiner avec la purée d'avocat et rouler serré.
3. Placer 30 min au congélateur, puis tailler en rondelles (éliminer le film).

Injustement montré du doigt !

Avec 138 kcal/100 g et 14 % de lipides, l'avocat est souvent pointé du doigt à cause de sa richesse en graisses. En réalité, il s'agit en grande partie d'acide linoléique, un acide gras insaturé favorable au bon fonctionnement du système cardiovasculaire. Dépourvu de cholestérol, il contient des traces de bêta-sitostérol, un stérol végétal qui entre en compétition avec le cholestérol au niveau de l'absorption intestinale, ce qui permet de réduire le taux de mauvais cholestérol sanguin tout en augmentant le bon cholestérol.

SAMEDI

22

FÉVRIER

Sainte Isabelle

IDÉE DÉJEUNER

Escalope de dinde grillée au cumin

Purée de chou-fleur à la crème 15 % MG

Pommes de terre vapeur

Yaourt nature

Fruit de saison

Que penser **des boissons « zéro »** ?

Tous les softs, même « light » ou « zéro », doivent rester des boissons plaisir, à consommer occasionnellement, et en quantités raisonnables d'un verre, ou au maximum une canette, seulement en dehors des repas, où l'eau reste la seule boisson indispensable. En effet, ils contiennent souvent de multiples édulcorants : cyclamate, aspartame, acésulfame-K et saccharine et des additifs douteux pour parvenir au goût escompté.

QU'APPELLE-T-ON « SUCRES CACHÉS » ?

Ce qui pose problème dans notre alimentation aujourd'hui, ce n'est pas le « sucre » en soi, mais la quantité que nous consommons et tous les sucres cachés dans les produits industriels. En effet, les industriels utilisent le sucre pour la conservation, car c'est une substance idéale pour prolonger la vie d'une denrée. Mais ils se sont rendu compte que le sucre permettait de modifier le goût de certains aliments et qu'un ajout même infime permettait d'obtenir des produits qui séduisaient davantage le consommateur. Or nous ne pensons pas que certains produits, le jambon par exemple, contiennent du sucre. De fait, ils augmentent notre consommation de sucre sans que nous puissions la maîtriser.

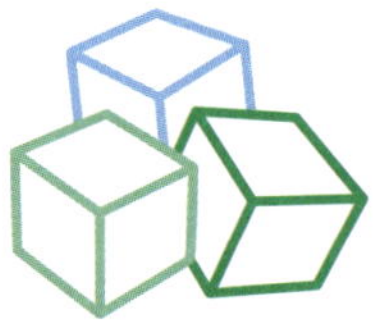

"Les sucres cachés désignent tous **les sucres utilisés par l'industrie agroalimentaire** (conservateurs, exhausteurs de goût)."

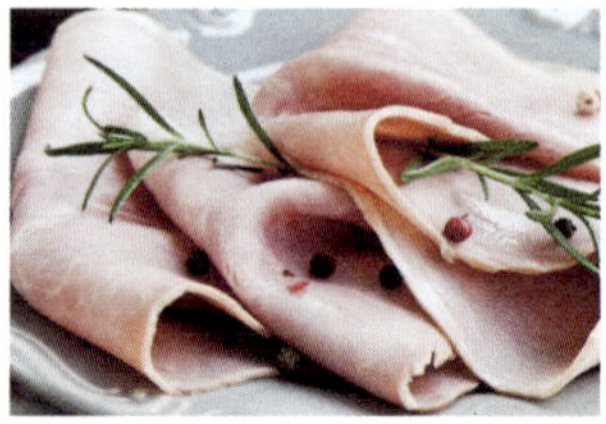

LE JAMBON

Typique des produits contenant des sucres cachés, le jambon et la charcuterie en général nécessitent une lecture attentive de la liste des ingrédients avant achat. On évite les ajouts de sucre sous toutes ses formes (dextrose, saccharose, sucre de canne, lactose, amidon...), et surtout de sirop de glucose-fructose. On privilégie une qualité de jambon « supérieur » car il ne contient ni polyphosphates, ni gélifiant, ni colorant caramel et moins d'additifs.

40 g

de sucre sont contenus dans une canette de soda ou de jus de fruits.

ATTENTION AUX BOISSONS SUCRÉES !

Le vrai problème de la surconsommation de sucre provient en fait des boissons sucrées. Et là, il faut incriminer tout autant les sodas que les jus de fruits, même si on a mis longtemps à en prendre conscience. Un soda contient en moyenne 13 g de sucre pour 100 g (pour les plus sucrés), un jus de fruits à peu près autant.

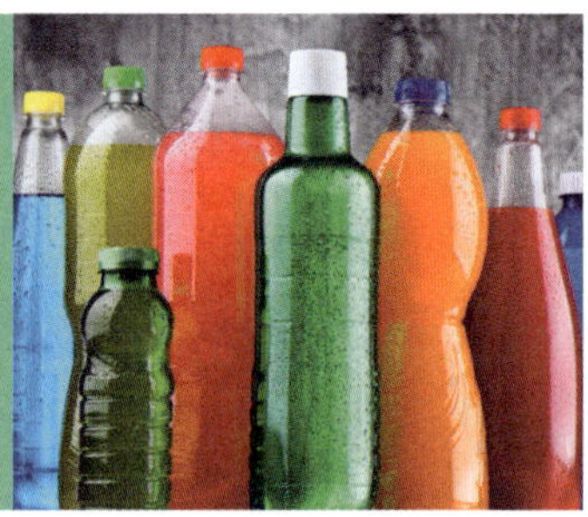

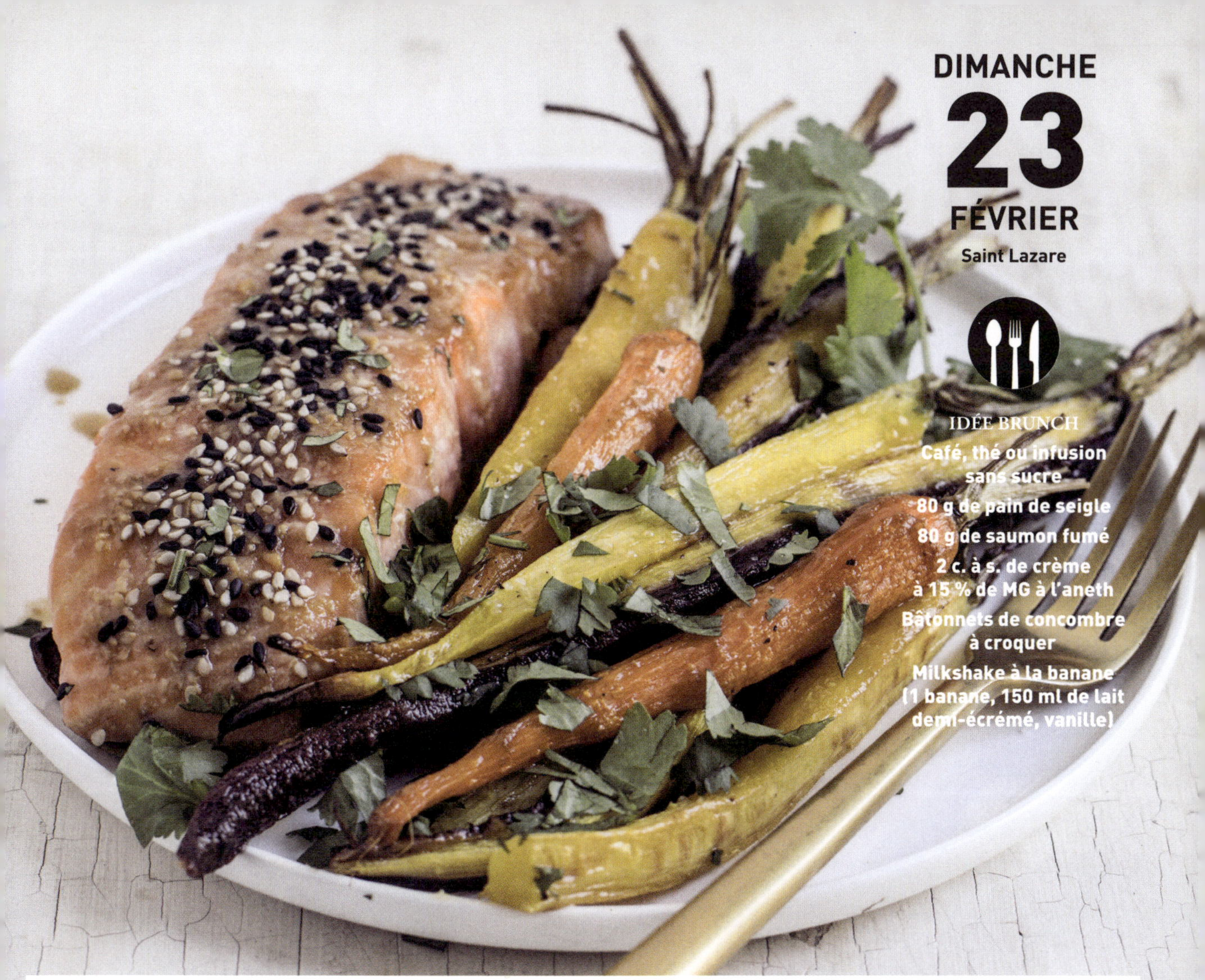

DIMANCHE
23
FÉVRIER
Saint Lazare

IDÉE BRUNCH

Café, thé ou infusion sans sucre
80 g de pain de seigle
80 g de saumon fumé
2 c. à s. de crème à 15 % de MG à l'aneth
Bâtonnets de concombre à croquer
Milkshake à la banane (1 banane, 150 ml de lait demi-écrémé, vanille)

Papillote de saumon au miso et frites de carottes rôties

POUR 1 PERSONNE

1 dos de saumon frais
4 carottes multicolores (300 g) épluchées et coupées en deux ou en 4
1 c. à s. d'huile d'olive
1 c. à s. de pâte de miso
1,5 c. à s. de sauce soja
1 c. à s. de jus d'orange
1 c. à c. de miel doux
1,5 c. à s. de graines de sésame
2 c. à s. de coriandre fraîche hachée grossièrement
Sel et poivre

1. Préchauffer le four à 200 °C (th. 6-7). Verser les carottes dans un plat allant au four, les badigeonner avec l'huile d'olive, saler et poivrer puis enfourner pour 25 à 30 min.
2. Dans un bol, mélanger la pâte de miso, la sauce soja, le jus d'orange et le miel.
3. Déposer le saumon dans un plat allant au four et le tartiner d'une couche de mélange au miso, puis parsemer de graines de sésame.
4. Baisser le four à 180 °C (th. 6) et enfourner le saumon à côté des carottes pour 10 à 12 min de plus. Sortir les carottes et le saumon en même temps du four.
5. Déposer le saumon cuit et les carottes rôties dans une assiette. Parsemer avec de la coriandre hachée.

LUNDI

24

FÉVRIER

Saint Modeste

IDÉE DÉJEUNER

Carottes râpées à la coriandre avec 1 c. à c. d'huile de colza

Filets de maquereau grillés

Salade tiède d'asperges surgelées avec 1 c. à c. d'huile d'olive

Tagliatelles

2 petits-suisses nature 20 % de MG

1 carré de chocolat noir

Cette semaine, je m'initie aux super-aliments

Mangez chaque jour, ou au moins 3 fois dans la semaine, 1 super-aliment différent. Cela vous permettra de prendre de nouvelles habitudes d'achat, de fréquenter des magasins différents, de prêter plus d'attention au choix de vos aliments et d'initier votre palais à de nouvelles saveurs.

S COMME SUPER-ALIMENTS

Une des premières étapes vers l'alimentation santé est d'AJOUTER à son alimentation habituelle des aliments santé issus de 3 groupes : fibres, micronutriments et super-aliments. Ces derniers sont souvent des aliments inattendus, rarement présents dans nos assiettes et que parfois seuls les initiés à la « nourriture santé » connaissent. Ces aliments sont à part car ils sont très riches en antioxydants et en micronutriments (vitamines, minéraux, probiotiques, etc.) et qu'ils ont de multiples bienfaits pour la santé. Parmi ceux-ci on peut noter : les graines germées, le cacao, l'acérola, les champignons, la noix du Brésil, la spiruline, les lentilles, etc.

"Le foie de veau est l'un des rares « super-aliments » d'**origine animale.**"

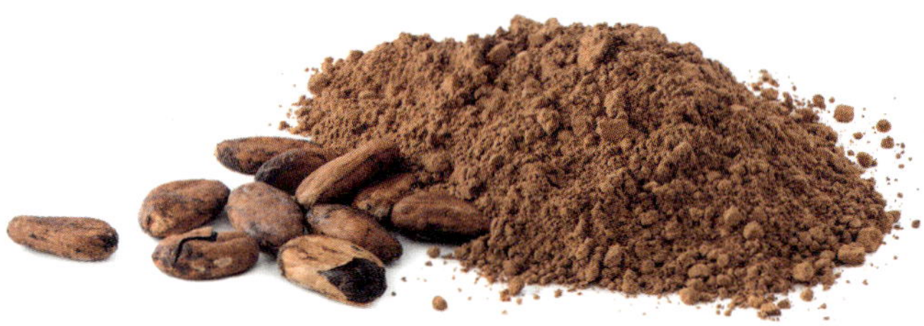

CACAO EN POUDRE

Le cacao fait l'objet de nombreuses recherches pour ses polyphénols aux vertus antioxydantes et anti-inflammatoires et ses molécules complexes agissant contre la dépression et pour l'amélioration de la concentration et de la mémoire. Privilégiez les produits 100 % cacao auquel vous ajouterez ou non du sucre suivant vos goûts, ainsi vous maîtriserez au maximum la composition de vos chocolats chauds. Laissez en rayon ceux contenant du sirop de glucose et/ou de l'huile végétale.

30 fois

plus de vitamine C dans l'acérola que dans l'orange.

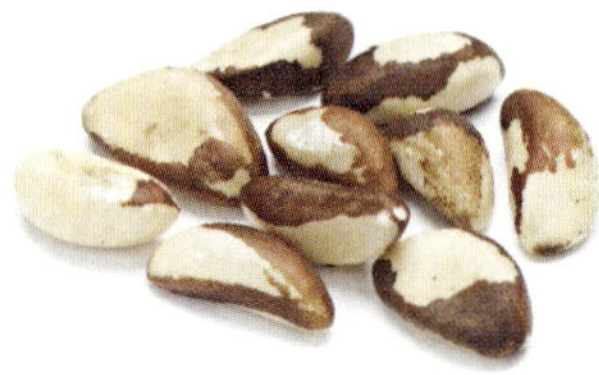

LA NOIX DU BRÉSIL, CHAMPIONNE EN SÉLÉNIUM

Moins répandue que les amandes ou les noisettes, la noix du Brésil gagne à être connue pour son incroyable action sur le cholestérol mais aussi pour sa très forte teneur en sélénium. Cet antioxydant puissant, dont les propriétés anticancéreuses viennent d'être découvertes, préserve aussi les cellules nerveuses et joue donc un rôle dans la protection de l'activité cognitive. En prime, le sélénium favorise l'élimination des métaux lourds et régule l'activité de la thyroïde.

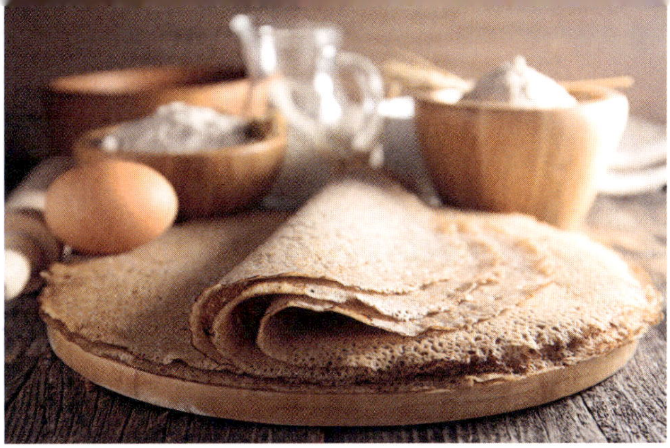

2 fois plus

de bons acides gras dans les œufs issus de poules élevées en liberté et en plein air.

MARDI
25
FÉVRIER
Mardi gras

COMMENT BIEN CHOISIR SES ŒUFS ?

Saviez-vous que les œufs sont obligatoirement numérotés en fonction de la qualité de l'élevage d'où ils proviennent ? Regardez le numéro sur la boîte ou sur un œuf pour savoir à quelle catégorie il appartient : 0 – les poules sont élevées en plein air (agriculture bio), autrement dit, chaque poule a au moins 2,5 m² de terrain extérieur et est nourrie avec de l'alimentation bio ; 1 – les poules sont élevées en plein air ; 2 – les poules sont élevées au sol (élevage intensif en intérieur mais sans cage ; 3 – les poules sont élevées en cage ou en batterie. Même si les œufs de catégories 0 ou 1 sont un peu plus chers, cela vaut le coup de les acheter pour avoir une protéine animale de plus haute qualité, en plus de l'aspect éthique...

"Mardi gras rime avec beignets, crêpes et autres douceurs. À vos fourneaux !"

ET LES PRÉPARATIONS POUR PÂTE À CRÊPE DU COMMERCE ?

Une pâte à crêpes est composée d'ingrédients basiques du placard et tellement simple à réaliser. À quoi bon utiliser un mélange tout prêt, qui ne vous fera pas gagner beaucoup de temps et sera forcément moins sain... et plus cher !

Quelles sont **les meilleures farines** pour la santé ?

Pour les beignets ou les crêpes (à consommer avec modération bien sûr !), préférez des farines bio complètes de blé T110, et pourquoi ne pas changer et utiliser aussi d'autres farines comme celles de pois chiches, d'épeautre, de soja, de châtaigne... ? Mixez-les pour combiner les bienfaits de chaque céréale : seigle, sarrasin, quinoa, maïs, etc. Le choix est très étendu pour changer du blé. Ces farines sont nettement plus intéressantes pour votre santé que la classique farine de blé blanche raffinée.

IDÉE DÉJEUNER

Salade de betteraves rouges cuites, persillées avec de l'huile de noix

Galettes de blé noir à l'emmental, au jambon et œuf miroir

Yaourt nature classique

½ mangue

Pain de seigle

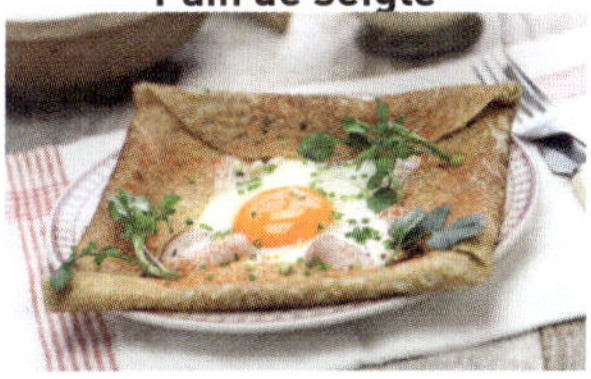

GALETTES AU BLÉ NOIR

Pour changer des crêpes, laissez-vous tenter par des galettes au blé noir ! Elles sont riches en fibres, peu caloriques et contiennent très peu de gluten pour les personnes qui y sont sensibles. Quand on manque de temps, il existe des galettes au blé noir toutes prêtes. La liste des ingrédients doit être la plus courte possible comme toujours : eau, farine de blé noir (sarrasin) et sel.

MERCREDI

26

FÉVRIER

Cendres

IDÉE DÎNER

Foies de volaille poêlés aux échalotes avec 1 c. à c. de moutarde

Purée de brocolis sans féculents

Goyave

Pain complet

JE MANGE QUOI QUAND JE ME PRÉPARE AU SOMMEIL ?

Consommez des aliments riches en tryptophane (un acide aminé essentiel qui synthétise la mélatonine et la sérotonine) en fin de journée : pommes de terre bouillies, orge, riz complet, noix et autres arachides (cacahuètes, noix de cajou…), lait et produits laitiers (parmesan, gruyère), graines de courge, de citrouille, protéines de soja, œufs, chocolat (eh oui !), banane et levure de bière.

POURQUOI DORT-ON MOINS BIEN EN HIVER ?

Il arrive souvent en hiver (c'est la lumière extérieure qui stimule sa production) que l'on manque de mélatonine, le sommeil est donc moins bon. La lumière est en effet le plus puissant des synchronisateurs du rythme biologique : elle est comme un signal, transmis par nos yeux au cerveau, qui déclenche alors la production d'hormone. C'est ainsi que tout l'organisme ou presque est calé sur un cycle d'une journée et se décale en permanence en fonction de la luminosité, qui influence le rythme veille-sommeil mais aussi la température corporelle ou encore la mémoire. C'est pourquoi, pour se resynchroniser lors d'un gros décalage horaire, il est indiqué de prendre de la mélatonine en comprimés avant de se coucher, à l'aller comme au retour. On peut aussi se la faire prescrire à faible dose pour régler les troubles du sommeil et aider le corps à s'ajuster.

"Une « **dette de sommeil** » due à un coucher tardif ne sera pas récupérée par une grasse matinée".

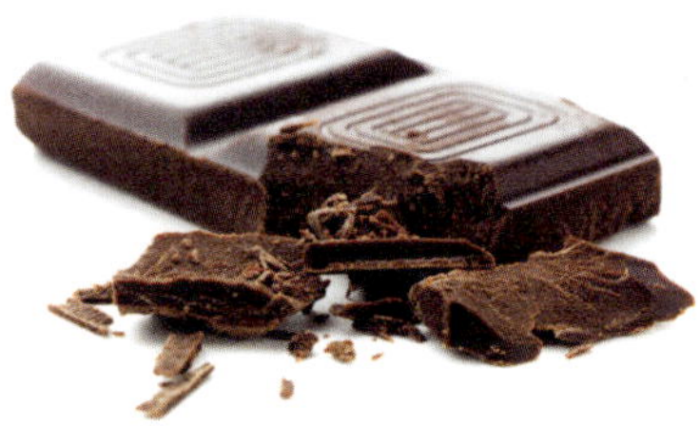

DU CHOCOLAT NOIR POUR UN BON SOMMEIL

Le chocolat est riche en tryptophane, un acide aminé essentiel important pour la préparation au sommeil. Quand on achète du chocolat noir, le premier ingrédient qui doit apparaître sur la liste doit être tout simplement : la pâte de cacao, puis le beurre de cacao et le sucre. Préférez un chocolat avec 70 % de cacao minimum.

45 %

des Français âgés de 25 à 45 ans considèrent qu'ils dorment moins qu'ils n'en auraient besoin.

Une solution pour **les mangeurs nocturnes**

La mélatonine est un inducteur du sommeil et un antioxydant. Une expérience sur des rats a montré qu'elle pouvait augmenter la prise alimentaire, donc la prise de poids, mais qu'elle inhibe cette réaction chez les personnes atteintes du syndrome du mangeur nocturne. Son action de régulation du sommeil est intéressante car elle permet la synthèse de la leptine, hormone de la satiété. On peut donc la recommander aux personnes présentant des troubles du sommeil associés à une prise de poids.

JEUDI

27

FÉVRIER

Sainte Honorine

AU MARCHÉ DE SEPTEMBRE À NOVEMBRE

LA NOIX

La noix est un fruit à coque provenant du noyer originaire d'Asie. Son amande est séparée en deux cerneaux à circonvolutions. En France, on retrouve deux noix d'Appellation d'Origine Contrôlée (AOC) : la noix de Grenoble et la noix du Périgord. On les consomme simplement entières à croquer ou intégrées aux préparations salées et sucrées : en salade, avec le fromage ou en pâtisserie (brownies, tartes, nougats, etc.). Même si on les appelle souvent « fruits secs », les noix sont en réalité des fruits oléagineux majoritairement riches en lipides à hauteur de 65 % de leur composition et de plus de 46 % d'acides gras polyinsaturés dont les fameux oméga 3.

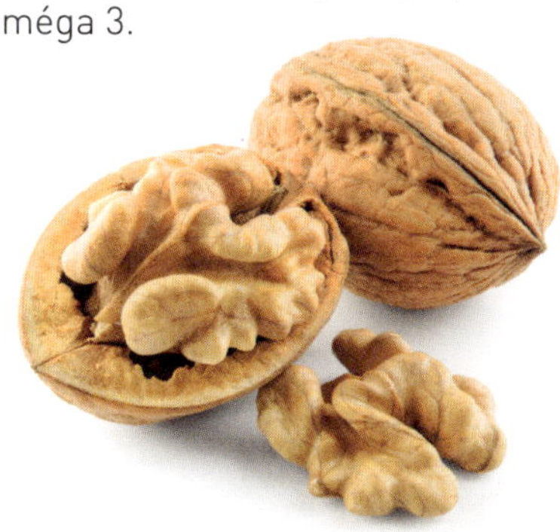

“La noix contient une proportion idéale entre les oméga 3 et 6, assurant **un excellent état cardiovasculaire.**”

Toasts pomme-chèvre aux noix

POUR 1 PERSONNE

1 pomme granny-smith
• 30 g de cabécou
• 15 g de noix• Poivre

1. Enlever le trognon de la pomme à l'aide d'un vide-pomme.
2. La couper en fines tranches ; en faire de même avec le cabécou, en le coupant à l'horizontale.
3. Poêler autant de tranches de pommes qu'il y a de tranches de cabécou, sans matières grasses.
4. Émincer finement le reste des tranches de pommes. Concasser les noix.
5. Déposer une tranche de cabécou par tranche de pomme, poivrer puis les déposer ensuite sous le gril du four pour faire fondre le fromage légèrement.
6. Servir ces « toasts » avec le reste de pomme émincée, la noix concassée et une salade verte au jus de citron.

IDÉE DÉJEUNER

Potage de cresson et vermicelles

Filets de maquereaux au vin blanc et aromates sur lit de salade

Toasts pomme-chèvre aux noix

5

C'est le nombre de noix à consommer par jour pour couvrir les apports nutritionnels recommandés en oméga 3.

L'HUILE DE NOIX, UNE HUILE ÉQUILIBRÉE

On y trouve peu d'acides gras saturés, environ 10 %, beaucoup d'acides gras polyinsaturés, environ 71 %, dont 59 % d'acide gras linoléique, 12 % d'acide gras alpha-linolénique, et 18 % d'acides gras mono-insaturés. Tout comme l'huile de colza, elle offre un rapport oméga 3/oméga 6 intéressant. Bonne pour la santé, l'huile de noix se conserve très mal, justement en raison de sa richesse en acide gras alpha-linolénique. Il est préférable de ne pas l'exposer à l'air ou à la lumière vive. On peut aussi, pour la préserver, la conserver au réfrigérateur.

Le top 5 des huiles équilibrées

1. L'huile de colza
2. L'huile de noix
3. L'huile de cameline vierge
4. L'huile de lin
5. Les huiles combinées

VENDREDI
28
FÉVRIER
Saint Romain

IDÉE DÉJEUNER

Mélange de céleri-rave et carottes râpées au vinaigre de cidre à l'huile de tournesol

Steak végétal grillé

Salsifis poêlés à l'échalote et à la ciboulette

Reblochon + pain complet

Compote de fruits de saison

QUE PENSER DES CRÈMES VÉGÉTALES ?

Crème de soja, d'avoine, de riz, d'amandes... sont des substituts à la crème qui tentent de se rapprocher de la texture de la crème fraîche laitière. Les recettes se fondent le plus souvent sur un ajout d'huile qui s'avère généralement de bonne qualité (colza, tournesol), ce qui permet un apport en acides gras notable et zéro cholestérol. Elles sont intéressantes à condition de surveiller les additifs, et surtout les ajouts de sucres !

LE SOJA ET SES DÉRIVÉS À CONSOMMER AVEC MODÉRATION ?

Très consommés par les végétariens et les végétaliens, le soja et ses dérivés rencontrent aussi un franc succès auprès de ceux qui veulent limiter les protéines animales pour des raisons de santé et/ou des questions éthiques. Avec les derniers scandales alimentaires liés à la viande, tout porte à croire que ce succès va perdurer. Excellente source de protéines végétales qui peut, dans une certaine mesure, se substituer aux protéines animales, le soja offre de nombreux atouts... mais aussi des inconvénients, liés notamment à sa teneur en phyto-œstrogènes, qui peut provoquer des variations hormonales indésirables.

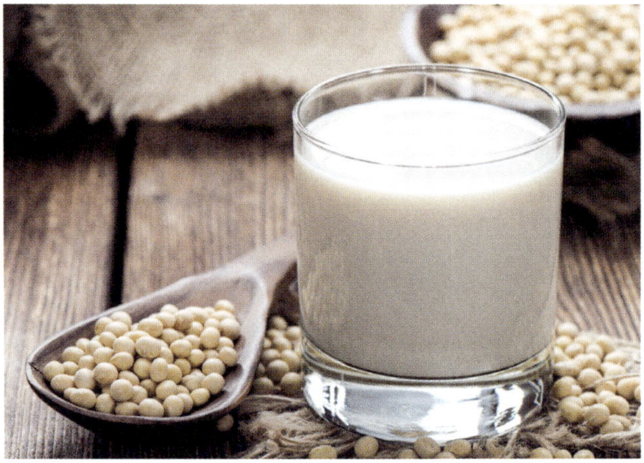

"Il est préférable de **limiter les aliments à base de soja** (jus de soja, tofu, steaks de soja...) à un par jour."

80 %

des cultures de soja dans le monde se retrouvent dans l'assiette des animaux d'élevage.

À limiter chez la femme enceinte

Les études animales montrent que les phases précoces du développement des organes sexuels (pendant la gestation et la lactation) sont particulièrement sensibles à l'exposition aux phyto-œstrogènes. Des anomalies morphologiques pouvant entraîner une diminution de la fertilité mais aussi une plus grande sensibilité aux carcinogènes sont observées. La femme enceinte et allaitante devra donc éviter une consommation élevée d'isoflavones, notamment sous la forme de compléments alimentaires. De même, la consommation de produits à base de soja chez le nourrisson (préparations à base de protéines de soja, puis lait de suite) et chez l'enfant en bas âge (tonyu, yaourt au soja) est à éviter.

SAMEDI
29
FÉVRIER
Saint Auguste

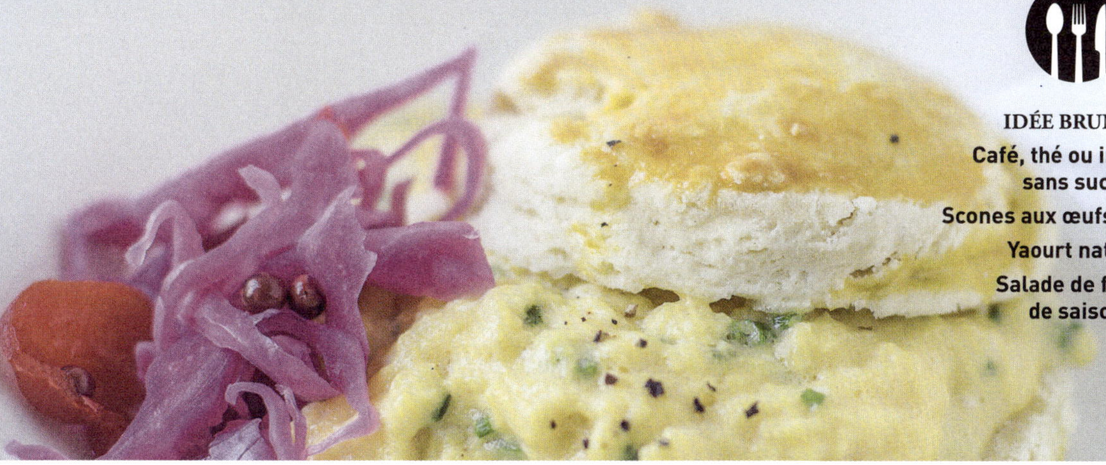

IDÉE BRUNCH

Café, thé ou infusion sans sucre
Scones aux œufs brouillés
Yaourt nature
Salade de fruits de saison

Scones aux oeufs brouillés

POUR ENVIRON 6 SCONES
(7 CM DIAMÈTRE)

250 g de farine
1,5 c. à c. de levure chimique
1 c. à c. de sucre
1 pincée de sel
60 g de beurre doux froid
½ œuf + 1 jaune pour la dorure
20 ml d'eau
80 ml de fromage blanc

Œufs brouillés :
2 œufs
1 c. à s. d'huile d'olive
2 c. à s. de ciboulette
Sel et poivre

Pickle de chou rouge :
150 g de chou rouge finement émincé
100 ml de vinaigre
2 c. à s. de sucre en poudre
1 c. à s. de poivre rose en grains
1 c. à c. de graines de coriandre
¼ de piment rouge frais (sans pépins)

1. Préchauffer le four à 180 °C (th. 6). Préparer le pickle de chou rouge. Émincer le chou et le verser dans un grand récipient résistant à la chaleur. Faire bouillir 500 ml d'eau dans une casserole puis la verser sur le chou. Laisser reposer 2 min puis égoutter, puis transvaser le chou dans un bocal.
2. Dans une casserole, verser 150 ml d'eau, le vinaigre et le sucre puis remuer et laisser mijoter jusqu'à ce que le sucre soit dissous. Retirer du feu et verser dans le bocal avec les épices. Réserver au frais.
3. Dans un grand bol, tamiser la farine, puis ajouter la levure chimique, le sucre et le sel. Verser dans un mixeur ou un blender avec le beurre en morceaux, puis mixer pour obtenir un mélange émietté. Ajouter ensuite l'œuf, l'eau et le fromage blanc puis mixer à nouveau.
4. Sur un plan de travail légèrement fariné, déposer la pâte et l'étaler sur une épaisseur de 3 à 4 cm. À l'aide d'un emporte-pièce, découper des scones d'environ 7 cm de diamètre. Les disposer en les espaçant sur une plaque allant au four recouverte de papier sulfurisé. Badigeonner de jaune d'œuf.
5. Enfourner et laisser cuire 15 à 18 min. Laisser les scones refroidir sur une grille.
6. Au dernier moment, préparer les œufs brouillés. Casser les œufs dans un bol, saler, poivrer et fouetter. Dans une poêle à feu doux, verser l'huile d'olive puis ajouter les œufs et la ciboulette et remuer sans cesse avec un fouet ou une spatule. Quand les œufs commencent à avoir une texture crémeuse, retirer du feu et verser sur les scones. Accompagner de chou rouge.

DIMANCHE
1er
MARS

Saint Aubin

IDÉE DÉJEUNER

½ avocat au jus de citron

Omelette à la ciboulette

Champignons poêlés à l'ail avec de l'huile

Blé au coulis de tomates et à l'huile

Milk-shake à la banane : ½ banane, 1 verre de lait demi-écrémé, cannelle

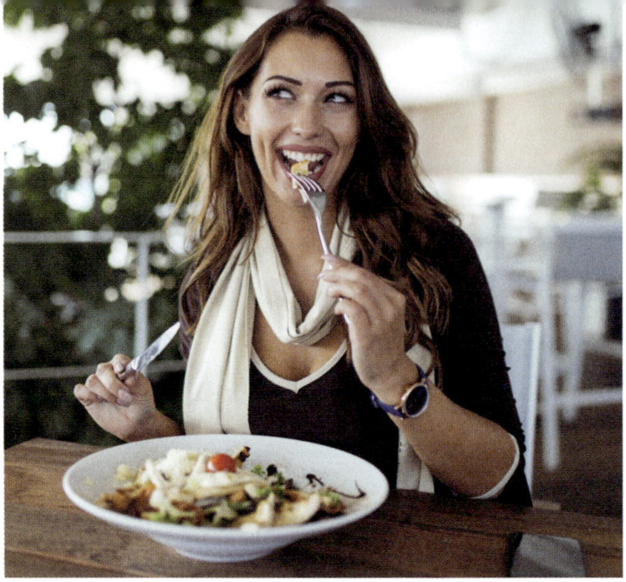

BIEN MASTIQUER FAVORISE LA DIGESTION

En prenant le temps de mastiquer, non seulement nous permettons aux papilles de ressentir les goûts et d'envoyer un signal au cerveau, mais aussi nous ralentissons l'arrivée dans l'estomac pendant que le circuit hormonal se met en route et préparons la digestion par le broyage des aliments qui simplifie le travail des organes à suivre. Avaler de gros morceaux tout rond ou presque risque de provoquer la fermeture du pylore, un muscle reliant l'estomac au duodénum et qui est chargé de faciliter le passage des aliments entre chaque organe, par un effet de contraction réflexe. L'estomac prendra alors plus de temps à faire son travail et produira plus de suc gastrique. Pour vous, c'est le risque de brûlures d'estomac.

Si je mâche bien, je serais plus vite rassasié(e)

La mastication joue un rôle très important, car il s'agit de la première phase de digestion des aliments. Elle a un double effet : elle imprègne les aliments d'enzymes et prépare à leur digestion, elle ralentit le rythme du repas, ce qui a deux conséquences positives : l'augmentation de la satiété, et donc la diminution du désir de consommer ou de surconsommer, et le ralentissement de l'absorption des nutriments au cours de leur trajet dans le tube digestif, d'où une meilleure répartition du sucre et de son passage dans le sang. Il est donc important de prendre son temps à table et d'éviter la compagnie des écrans. Si vous mangez en famille, calez-vous sur la personne qui mange le plus lentement et adoptez son rythme.

1,5 litre

Nous pouvons sécréter entre 1 litre et 1,5 litre de salive par jour.

"Prenez vos repas assis et évitez la compagnie des écrans."

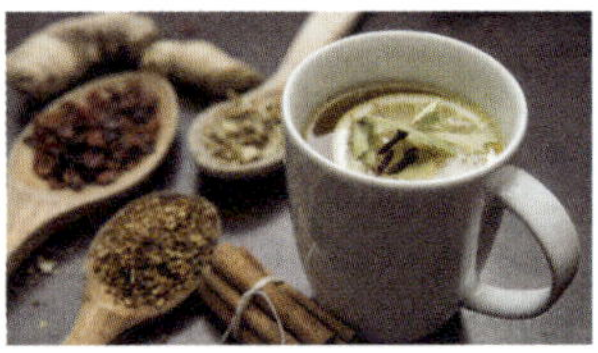

UNE INFUSION POUR LA DIGESTION

Pour améliorer le confort digestif, on peut boire après le repas une boisson chaude. On trouve des infusions spéciales digestion toutes prêtes, de belle qualité, qui mêlent de véritables morceaux de feuilles, de racines, des graines et des pétales de fleur. Faites bien attention à ne pas acheter que des arômes.

B COMME
BOUGER

Pour que le corps reste « actif », il faut l'entretenir ou, plutôt, le maintenir en activité. En effet, on fait encore trop souvent rimer sport avec effort, en sous-entendant ainsi un dépassement de soi, une contrainte physique ou encore de la compétition. Or, il s'agit de le bouger, ce corps, mais il est surtout question de conscience corporelle, de mouvement, de rythme, de respiration, et de tout ce que cela entraîne comme bénéfices sur la santé.

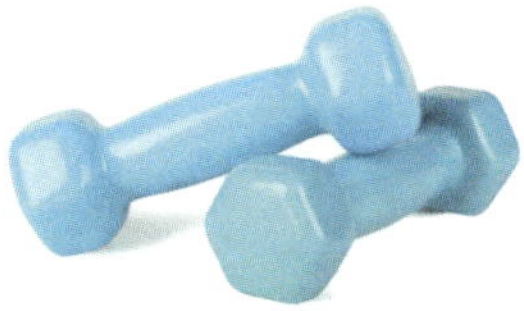

30 %

Le risque de mortalité prématurée est diminué de 30 % lorsque l'on pratique une activité physique d'au moins 20 minutes 3 fois par semaine.

LUNDI
2
MARS
Saint Charles le B.

IDÉE DÎNER

Potage au potiron à la crème

Jambon de pays

Boulgour aux pois chiches poêlés au coulis de tomates et à l'huile d'olive

Petits-suisses nature

Orange

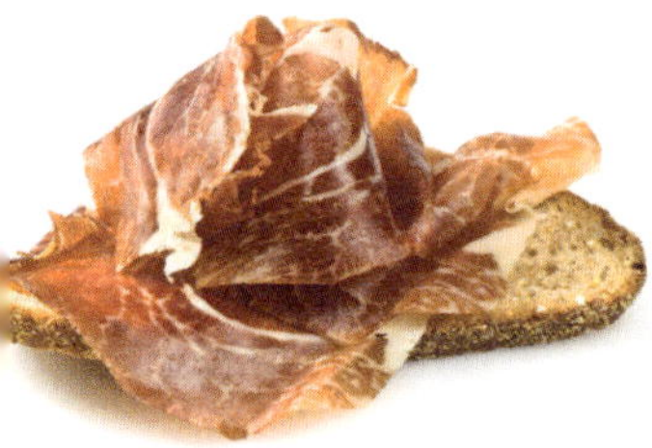

DU JAMBON DE PAYS APRÈS UNE SÉANCE DE SPORT

Très pratique en casse-croûte avec du pain complet après une session de sport, le jambon de pays est un produit très courant dans les rayons. Ce nom désigne du jambon cru venant d'Italie, de France ou d'Espagne par exemple. Là encore, plus la liste des ingrédients est courte mieux c'est. La liste idéale : jambon de porc, sel.

"Pour vivre mieux mais aussi plus longtemps, **entretenir une bonne forme physique** est indispensable."

FAIRE DU SPORT MAIS SANS EXCÈS !

Il faut savoir que le sport intense, voire l'addiction au sport, peut être une source de problèmes rhumatologiques (regardez l'évolution des genoux des accros du marathon), voire cardiaques en cas d'excès et de dépassement démesuré de ses capacités physiques.

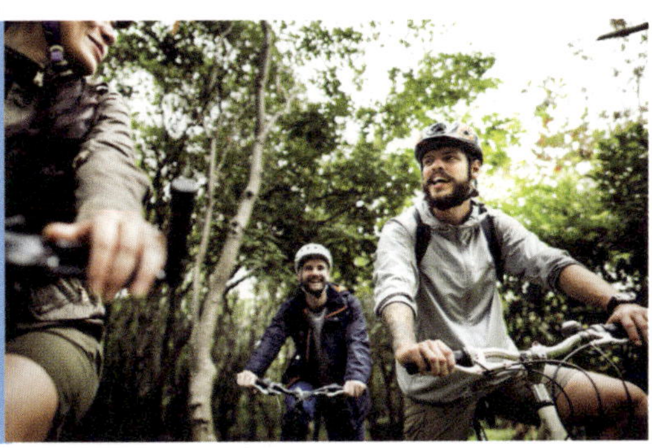

Que penser **des besoins en protéines** quand on fait du sport ?

Il faut savoir que, pendant TOUS les exercices de longue durée, le contenu en protéines du corps est fortement altéré. Au moment où l'on mobilise les sucres pour alimenter le corps en énergie, on utilise également les protéines.
Pour les personnes qui démarrent une activité physique, il est préférable d'élever les apports en protéines les deux premières semaines, à 1,50 g par kg.

MARDI

3

MARS

Saint Guénolé

IDÉE DÎNER

Radis noir en rondelles à la crème

Saltimbocca de veau à la sauge

Quinoa

Fenouil braisé au coulis de tomate

Fromage blanc

Mangue

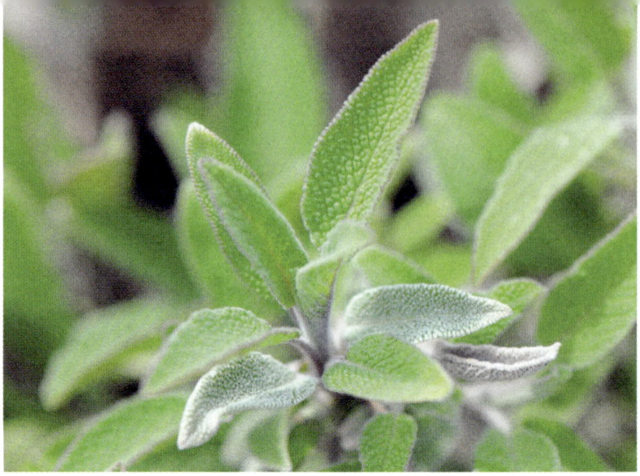

3 485 µg

de bêtacarotène dans 100 g de sauge.

AU MARCHÉ D'AVRIL À NOVEMBRE

LA SAUGE

La sauge est originaire du Bassin méditerranéen et d'Asie. Ce sont ses feuilles vertes duveteuses à la saveur amère et camphrée qui sont utilisées en cuisine et plus particulièrement dans la gastronomie italienne. Elle se marie parfaitement bien avec la fougasse, la polenta, les aubergines, les pommes de terre et la viande de veau. Elle s'utilise aussi en infusion. À noter qu'il est préférable de la choisir en feuilles entières plutôt que moulue : elle préserve ainsi ses qualités organoleptiques. La sauge, pour une portion (2 g), apporte à peine 6 kcal. Elle est donc excellente si vous devez surveiller votre poids.

"La sauge est un aromate auquel on pense peu pour agrémenter nos plats alors qu'**elle contient de nombreux antioxydants et des micronutriments.**"

UN AROMATE AUX VERTUS MÉCONNUES

La sauge contient des acides carnosique et rosmarinique qui font d'elle l'une des fines herbes les plus riches en antioxydants. Elle a également des teneurs en vitamines intéressantes : elle est source de vitamine K, celle-ci étant indispensable à la coagulation et à la formation osseuse, de bêtacarotène et de folates (274 µg/100 g). Elle se distingue enfin par sa composition en minéraux et notamment en calcium, fer, magnésium, sélénium et zinc.

Saltimbocca de veau à la sauge

POUR 1 PERSONNE

100 g d'escalope de veau très fine • 1 tranche de jambon de Parme découennée • 3 feuilles de sauge • Sel et poivre en grains

1. Aplatir l'escalope de veau au maximum, la séparer en trois morceaux de même calibre.
2. Couper la tranche de jambon de Parme en 3, les déposer sur chaque portion de veau, surmontée d'une feuille de sauge.
3 . Rouler chaque portion, les piquer à l'aide d'un cure-dents.
4. Faire revenir ces saltimbocca dans une poêle à revêtement antiadhésif, sur tous les côtés, pendant 10 min.
5. Ajouter un peu de sel, de poivre et un fond d'eau pour déglacer la poêle. Laisser mijoter 2 à 3 min jusqu'à évaporation du liquide. Servir immédiatement.

MERCREDI

4

MARS

Saint Casimir

AVEZ-VOUS BU SUFFISAMMENT D'EAU AUJOURD'HUI ?

Le corps a besoin d'eau pour bien fonctionner. Une partie nous est apportée par ce que nous mangeons, mais nous devons aussi en boire entre 1 litre et 1,5 litre par jour (en dehors de tout problème médical). Une quantité plus importante ne sert pas à grand-chose, à part diluer les urines. Heureusement, la soif est un mécanisme automatique qui nous permet de savoir à quel moment notre corps a besoin d'eau. Attention, les nourrissons ne savent pas exprimer leur soif et les personnes âgées ont tendance à perdre cette sensation. Il faut donc veiller à ce que leur hydratation soit suffisante.

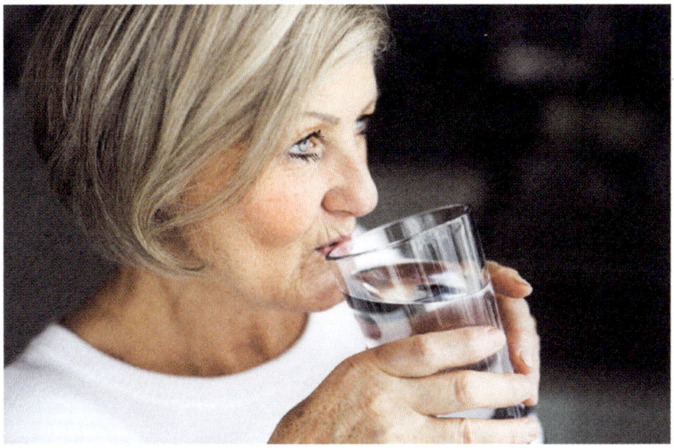

60 %

L'eau est le constituant principal de l'organisme (60 % de notre poids).

Boire **pendant ou entre** les repas ?

Contrairement à une idée reçue, on peut boire à n'importe quel moment, même en mangeant. Toutes les boissons peuvent contribuer à couvrir nos besoins en eau : café, thé, infusions, eaux aromatisées... Leur sélection pourra cependant être déterminée par d'autres critères, comme leurs apports en minéraux et oligoéléments.

> "Le corps a besoin de 1 à 1,5 litres d'eau par jour pour bien fonctionner."

QUE PENSER DE L'EAU DU ROBINET ?

L'eau du robinet provient pour un tiers d'eau de surface et pour le reste d'eau plus ou moins souterraine. Elle fait l'objet de traitements et de contrôles stricts conformes aux normes de potabilité. C'est un produit local qui présente des teneurs différentes en minéraux. Il existe cependant des seuils de minéralité de l'eau du robinet, fixés pour qu'elle bénéficie d'un véritable équilibre minéral sans contre-indication pour la santé. Il est donc important de noter que dans le cadre d'une alimentation équilibrée il n'est pas nécessaire de boire de l'eau en bouteille.

IDÉE COLLATION

Café, thé ou infusion sans sucre

25 g de muesli floconneux

100 g de fromage blanc

SOUPE DE POISSON

Un bon moyen de boire est de consommer des soupes. Pourquoi ne pas tester une soupe de poisson avec des crudités et des tranches de pain complet ? Les produits qui ne font apparaître que des fumets de poissons reconstitués et/ou des extraits de crustacés sont à laisser en rayon. La soupe doit contenir au moins 35 % de poisson et veillez aux matières grasses éventuellement ajoutées : évitez l'huile de palme.

JEUDI

5

MARS

Sainte Olive

IDÉE DÉJEUNER

Filet de rouget grillé et zestes de citron

Carottes vapeur à la coriandre

Lentilles

Yaourt

Myrtilles surgelées

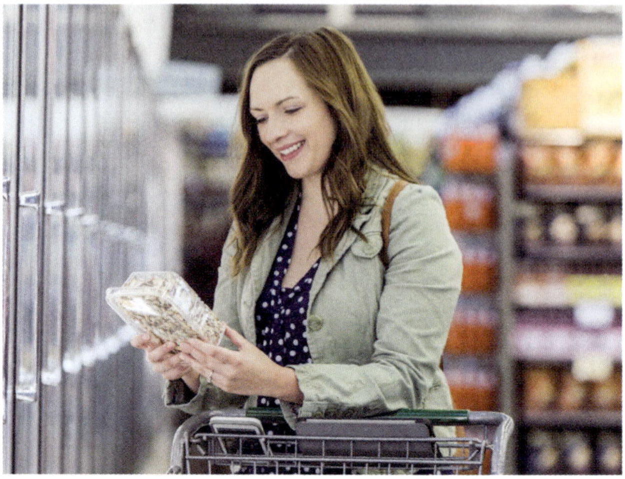

PLATS SURGELÉS, EN CONSERVE OU SOUS VIDE

Surgelé, en conserve, sous vide, en épicerie ou encore au rayon frais, il n'y a pas vraiment de différence nutritionnelle notable entre ces modes de conservation des plats préparés. L'essentiel est de surveiller la quantité de sel (pas plus d'1 g pour 100 g) et le rapport lipides-protéines. Lorsqu'il y a autant ou plus de protéines que de lipides, on peut considérer que c'est un plat équilibré, mais s'il y a plus de lipides que de protéines, vous n'aurez pas un repas complet. Du point de vue pratique, le type de conservation doit être choisi en fonction du lieu ou du mode de consommation. Par exemple, une barquette surgelée n'est pas adaptée au transport à température ambiante, un plat réfrigéré ne supportera pas plusieurs heures en dehors du réfrigérateur alors qu'une conserve ou un produit sous vide conviendra.

LE SEL, À SURVEILLER !

La quantité de sel, si elle est indiquée, est très importante à prendre en considération. Que le plat soit surgelé, en conserve ou sous vide, une quantité de 300 à 400 mg de sodium, soit 0,75 à 1 g de sel (ou chlorure de sodium) pour 100 g est une valeur à ne pas dépasser, ce qui peut déjà représenter 3 g de sel pour un plat alors qu'il est recommandé de ne pas dépasser 5 à 6 g de sel par jour pour rester en bonne santé. Il faudra donc réduire le sel au dîner pour compenser.

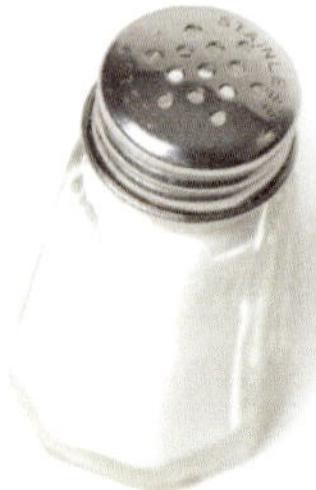

6 g

C'est la quantité de sel à ne pas dépasser par jour.

Que penser des plats surgelés à la pause déj ?

Mieux que des sandwichs au pain blanc industriel ou qu'un fast-food, il existe des plats surgelés complets qui, de temps en temps, peuvent dépanner si l'on n'a pas eu le temps de se préparer sa lunch box. Surveillez toujours la liste des ingrédients et la teneur en sel et en sucre !

> "Peu importe le mode de conservation, il faut dans tous les cas **surveiller le rapport lipides-protéines et la quantité de sel.**"

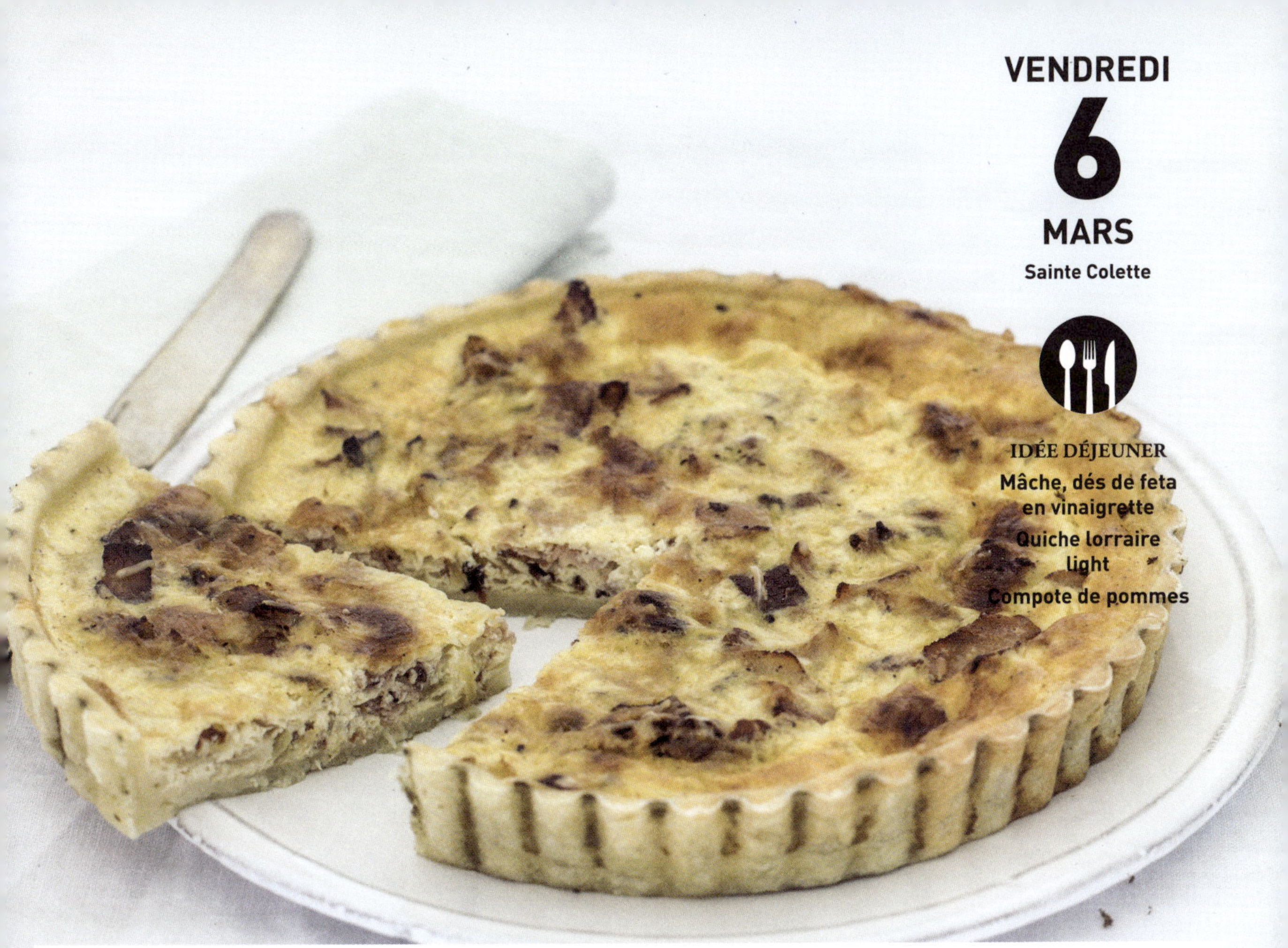

VENDREDI

6

MARS

Sainte Colette

IDÉE DÉJEUNER

Mâche, dés de feta en vinaigrette

Quiche lorraine light

Compote de pommes

Quiche lorraine light

POUR 4 PERSONNES

1 oignon
120 g de filet de bacon fumé
2 œufs entiers
200 ml de lait demi-écrémé
2 c. à s. de crème fraîche
1 pincée de noix de muscade
40 g d'emmental râpé
Sel, poivre

Pâte brisée allégée :
120 g de farine
100 g de fromage blanc nature à maxi 4 % de MG
2 c. à s. d'huile d'olive
3 c. à s. d'eau
2 pincées de sel

1. Préparer la pâte en versant tous les ingrédients dans le bol d'un mixeur. Former une boule et l'envelopper de film alimentaire. Laisser reposer au frais au moins 1 h.
2. Éplucher l'oignon, l'émincer et le faire revenir dans une poêle à revêtement antiadhésif sans ajouter de matières grasses. Émincer le bacon et l'ajouter dans la poêle jusqu'à ce qu'il soit bien doré.
3. Battre les œufs en omelette avec le lait et la crème. Saler, poivrer, ajouter la noix de muscade et réserver au frais.
4. Préchauffer le four à 180 °C (th. 6). Fariner un plan de travail propre, sortir la pâte du réfrigérateur et l'étaler à l'aide d'un rouleau à pâtisserie. Garnir de pâte un moule à tarte tapissé de papier sulfurisé. Faire cuire à blanc 10 min.
5. Déposer au fond de la tarte l'oignon et le bacon, puis recouvrir de l'appareil œufs/lait. Parsemer d'emmental râpé et enfourner pour 30 min dans la partie basse du four. Terminer la cuisson en faisant dorer sous le gril si nécessaire.

SAMEDI

7

MARS

Sainte Félicité

IDÉE DÉJEUNER

1 steak haché de bœuf grillé sans MG avec du ketchup maison

Haricots verts surgelés poêlés à l'ail et au beurre

Pommes de terre vapeur

Yaourt nature classique

2 kiwis

150 g

C'est la quantité de charcuterie à ne pas dépasser par semaine.

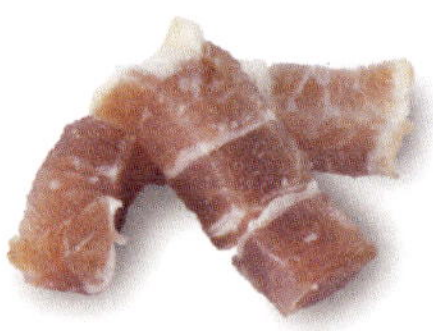

LES LARDONS ET DÉS DE JAMBON SOUS VIDE

Il est difficile de trouver des compositions idéales tant les additifs sont nombreux. La solution ? Détailler vous-même des lardons à partir d'une tranche de lard ou de jambon de qualité et sans additifs.

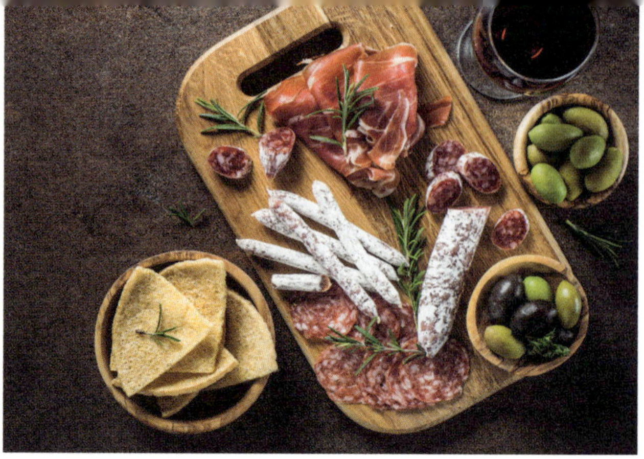

POURQUOI FAUT-IL LIMITER LA CHARCUTERIE ?

Le terme « charcuterie » désigne en réalité l'ensemble des préparations alimentaires principalement à base de viande de porc crue ou cuite et de sel ajouté comme agent de conservation au minimum. La charcuterie utilise l'ensemble des parties du porc, et selon le morceau, le taux de matières grasses du produit final va varier. La fabrication des lardons et des jambons cuits ou secs permet d'obtenir des produits plus maigres qu'auparavant, grâce à une sélection des espèces animales, à l'évolution de l'alimentation des porcs et à l'adaptation des recettes. Le point fort des charcuteries est sans aucun doute la grande richesse en protéines (20 % en moyenne) et en fer (le boudin noir par exemple). Cependant, leur mauvaise réputation est également bien fondée, puisque la plupart sont riches en lipides (jusqu'à plus de 40 % pour certains saucissons) et en sel, ce qui impose la modération dans leur consommation.

> "La consommation de charcuterie doit rester occasionnelle en raison de leur apport en sel et de leur teneur élevée en graisses."

CHORIZO

La viande doit figurer en première position dans la liste, cela indique que c'est l'ingrédient le plus présent dans le produit. Le taux de matières grasses et de sel doit également être le plus bas possible. Évitez aussi d'autres additifs comme les stabilisants, le sucre, le lactose, le dextrose...

ET LES SELS NITRITÉS ?

Les sels nitrités (nitrite de sodium ou de potassium et nitrate de sodium ou de potassium désignés sous les codes E249, E250, E251, E252) font partie des additifs utilisés traditionnellement en charcuterie. Ils jouent plusieurs rôles : antibactériens, colorant rouge ou rose pour le jambon, exhausteur de goût et bonne tenue. Lors de la digestion, les molécules de nitrite contenues dans la charcuterie peuvent réagir et se transformer en nitrosamines. Le sel nitrité est soupçonné de favoriser le développement du cancer colorectal. D'où l'importance de choisir des charcuteries sans nitrite et d'en limiter la consommation surtout pour les jeunes enfants.

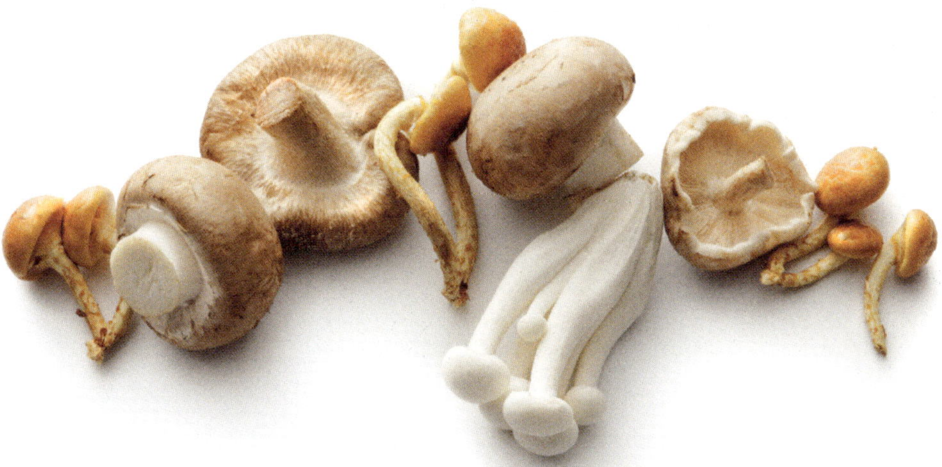

DIMANCHE
8
MARS
Saint Jean de Dieu

IDÉE DÎNER

Endives en vinaigrette à l'huile de noix

Escalope de dinde aux champignons

Riz sauvage

1 yaourt nature

1 pomme cuite au four à la vanille

AU MARCHÉ TOUTE L'ANNÉE (SELON LES ESPÈCES)

LES CHAMPIGNONS

Par définition, un champignon est un organisme végétal sans chlorophylle ni fleurs. Il est souvent formé d'un pied (le stipe) et surmonté d'un chapeau. À l'automne surtout, les connaisseurs ramassent les champignons sauvages dans les forêts et les prairies, mais la plus grande consommation concerne des champignons cultivés dits « de couche ». Les champignons sont riches en eau et ne présentent pas plus de 3 % de glucides. Ils se démarquent par une plus grande richesse en protéines (entre 2,1 et 3,3 %), bien pourvues en acides aminés. Les fibres des champignons (2 à 2,5 %), en partie insolubles, stimulent la motilité intestinale et leur effet est accentué par la présence de glucides peu métabolisables, comme le xylose, qui fermentent dans l'intestin. Les vitamines du groupe B sont bien représentées ainsi que la vitamine K (20 µg/100 g). Le sélénium, qui entre dans la composition de nombreux enzymes, est également présent dans des proportions intéressantes.

"Les champignons sont diurétiques et indiqués dans les régimes hyposodés."

Escalope de dinde aux champignons

POUR 1 PERSONNE

150 g d'escalope de dinde • 200 g de champignons de Paris émincés • ¼ d'oignon • 1 c. à s. de crème fraîche • 1 c. à s. de persil haché • Sel et poivre en grains

1. Faire revenir les champignons à sec dans une poêle à revêtement antiadhésif.
2. Éplucher l'oignon et l'émincer finement, puis le faire revenir à sec dans une poêle à revêtement antiadhésif jusqu'à ce qu'il soit translucide.
3. Ajouter l'escalope de dinde et la faire revenir des deux côtés pour la dorer. Ajouter les champignons précuits.
4. Ajouter la crème fraîche. Laisser frémir quelques secondes.
5. Saler, poivrer et parsemer de persil haché.

15 kcal

Pour 100 g de champignons de paille.

EXCELLENTS QUAND ON SURVEILLE SON CHOLESTÉROL

La fraction lipidique des champignons est composée en partie de stérols végétaux avec une action bénéfique sur le taux de cholestérol sanguin. On note également la présence d'ergostérol qui agit comme précurseur de la vitamine D, faisant des champignons une source indirecte.

LUNDI

9

MARS

Sainte Françoise

IDÉE PETIT DÉJEUNER

Café ou thé sans sucre

40 g de céréales au son

Fromage blanc nature

2 tranches de jambon blanc

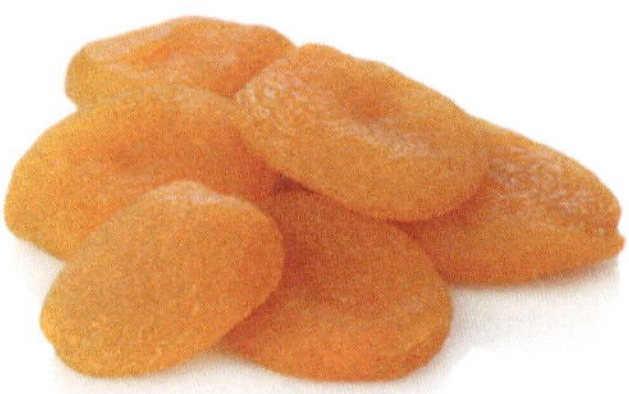

DES ABRICOTS SECS POUR CALMER LA FAIM

Les fruits secs peuvent calmer la faim lorsqu'on doit attendre le prochain repas et sont un excellent encas. Cela cale assez rapidement et évite ainsi le grignotage.
Les abricots secs sont intéressants car ils contiennent des fibres, des vitamines et des antioxydants. Choisissez des abricots secs bio, dénoyautés, sans conservateur ni aucun autre additif.

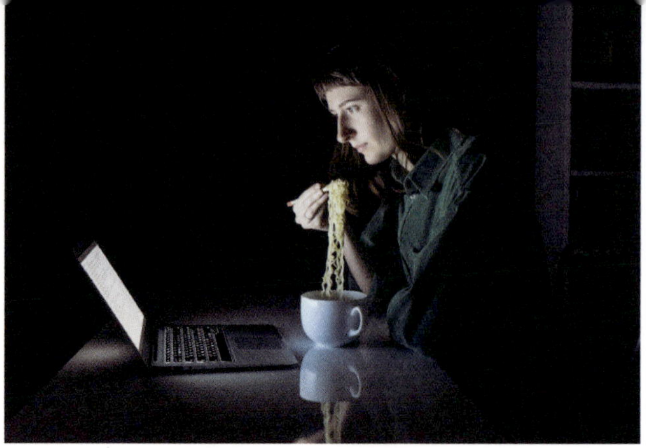

LES HORAIRES DÉCALÉS FAVORISENT LA PRISE DE POIDS

Les personnes qui ont des horaires décalés sont souvent sujettes à des prises de poids quand elles adoptent leurs nouveaux horaires de travail. Par exemple, les animateurs radio, qui commencent vraiment très tôt, peuvent avoir du mal à trouver leur rythme alimentaire. Parce que leur journée se retrouve totalement perturbée. Un réveil dans la nuit, avec un petit déjeuner, puis une collation dans la matinée, puis un déjeuner souvent décalé vers 15 heures, un dîner suivi d'une nuit courte. Les paramètres des horaires de leurs prises alimentaires sont déréglés et il faut du temps pour que le corps s'adapte à ce nouveau rythme. C'est aussi le cas de toutes les personnes qui travaillent la nuit, et plus encore des personnes aux horaires irréguliers, comme le personnel soignant des hôpitaux qui alterne travail en journée et travail de nuit.

“Quand il y a un déficit en sommeil, **la sécrétion des hormones du sommeil est altérée,** ce qui entraîne une augmentation de la prise alimentaire.”

10 %

Il suffit d'une augmentation de 10 % de la prise alimentaire pour provoquer une prise de poids.

Le rôle **des hormones**

Plusieurs hormones sont impliquées dans cette prise de poids : la leptine, qui augmente la satiété, et la ghréline qui augmente la sensation de faim. En général, on sécrète la leptine la nuit, pendant qu'on dort, et la ghréline dans la journée. En cas de changement de rythme, ces sécrétions sont décalées et il peut se passer l'inverse de ce qui est programmé dans l'organisme.
Les autres hormones fonctionnent également selon un rythme nuit/jour, qui dépend de l'ensoleillement et de l'exposition à la lumière. Si cette exposition ne se fait pas au lever du jour (c'est souvent le moment où les personnes qui travaillent la nuit vont se coucher), il y a une augmentation de la sécrétion de cortisol à un moment où il est plus facile de stocker de la graisse (le cortisol augmente cette capacité).

AU MARCHÉ TOUTE L'ANNÉE

LA BANANE

La banane est le fruit du bananier. Elle possède une peau de couleur jaune ou verte qui la rend idéale à transporter et protège une pulpe au goût sucré et à la consistance fondante. Il existe deux grands types de bananes : les bananes à dessert qui se consomment partout dans le monde et les bananes à cuire, parmi lesquelles les bananes plantains, caractéristiques de la cuisine tropicale. La banane est une source intéressante de vitamine B6 (0,5 mg/100 g), qui intervient dans le métabolisme des glucides, et la vitamine E est présente à un taux relativement important pour un fruit. Enfin, le potassium (385 mg) et le magnésium sont bien représentés, ce qui en fait un fruit reminéralisant.

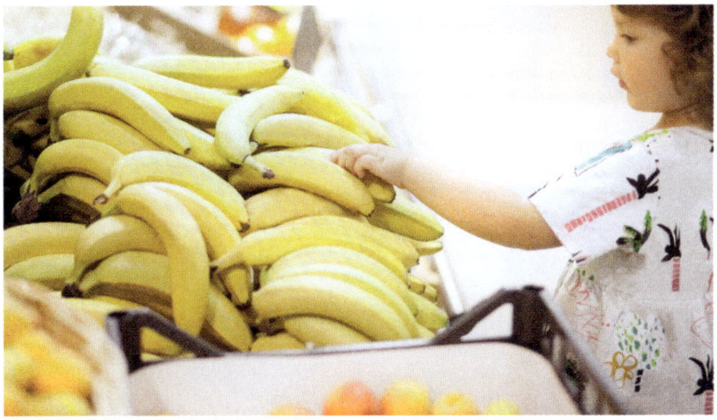

"Certaines variétés de bananes contiennent, après maturation, **moins de sucre et plus d'amidon.**"

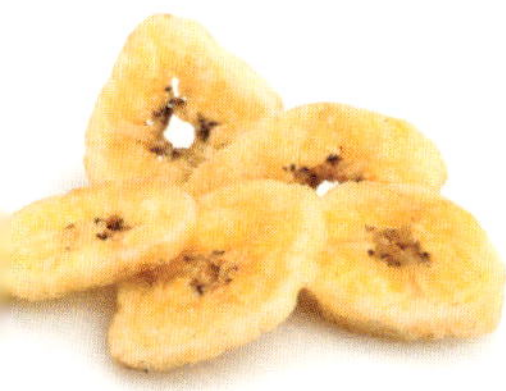

QUE PENSER DE LA BANANE SÉCHÉE ?

Peu engageante visuellement, la banane séchée est pourtant excellente au goût et pour ses qualités nutritionnelles. Elle est plus énergétique que la banane fraîche (environ 250 kcal) mais elle contient aussi plus de potassium.

150 kcal

pour une banane de taille moyenne.

Papillote de poulet exotique

POUR 1 PERSONNE

150 g de filet de poulet • ½ banane • Le jus de ½ citron vert • ¼ de gousse de vanille • 1 pincée de cannelle • 1 pincée de coriandre • 1 pincée de curry • ½ tomate • Sel et poivre en grains

1. Préchauffer le four à 200 °C (th. 6-7).
2. Ouvrir la gousse de vanille et récolter les grains à l'aide de la pointe d'un couteau.
3. Écraser la banane. Mélanger avec le jus de citron vert et les grains de vanille. Couper la ½ tomate en rondelles.
4. Sur une feuille de papier cuisson, disposer la purée de banane et recouvrir avec le filet de poulet. Saler, poivrer, saupoudrer d'épices et disposer les rondelles de tomate.
5. Refermer hermétiquement la papillote et enfourner pour 15 à 20 min.

IDÉE DÉJEUNER

½ avocat citronné
Papillote de poulet exotique
Patate douce et topinambours rôtis au four
2 petits-suisses nature
1 mandarine

Le fruit du sportif par excellence

La banane fait partie des fruits frais les plus énergétiques avec 94 kcal/100 g. Ses glucides, à hauteur de 20 %, sont constitués avant maturation par de l'amidon qui disparaît progressivement pour laisser ensuite place à des sucres simples. Les bananes à dessert constituent ainsi une source d'énergie rapidement disponible, ce qui en fait le fruit de l'effort par excellence.

MERCREDI

11

MARS

Sainte Rosine

IDÉE COLLATION

Café, thé ou infusion sans sucre

30 g de pain

1 tranche de jambon

FAUT-IL SUPPRIMER LE SUCRE PENDANT UN RÉGIME ?

Aujourd'hui, le sucre se trouve dans la ligne de mire des régimes. Pendant longtemps, dans l'élaboration des programmes amaigrissants, on se concentrait sur les valeurs caloriques des aliments, ce qui a conduit à réduire de façon drastique les matières grasses. Une réduction des lipides reste la règle aujourd'hui, mais de façon nettement moins marquée. Dans le cadre d'un régime, mieux vaut écarter les sucres rapides et ne conserver que des sucres dits complexes ou lents, riches en fibres comme les légumineuses, le pain complet, ou les céréales complètes.

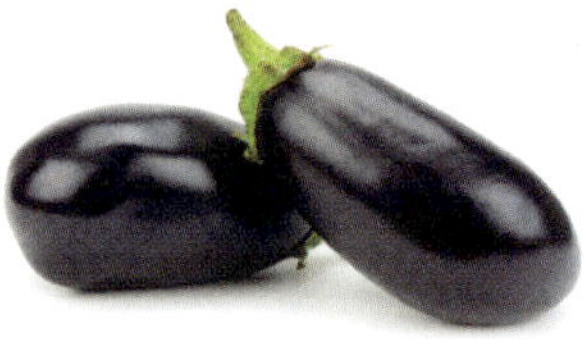

4,10 g

C'est la teneur en sucre dans 100 g d'aubergine, qui est donc à éviter dans le cadre d'un régime.

“Limiter les apports en sucre est un facteur de contrôle du poids.”

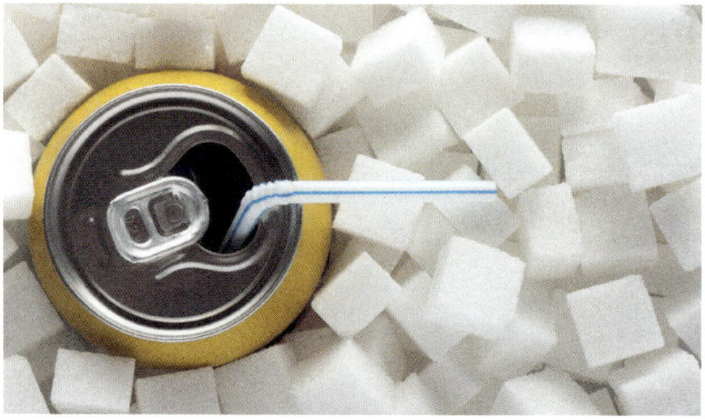

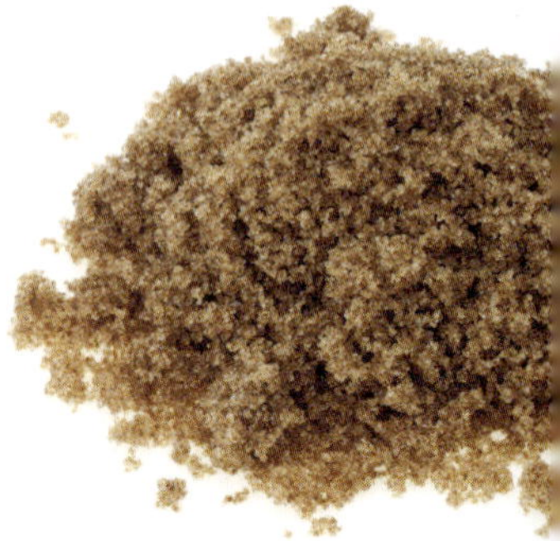

QUE PENSER DES SUCRES BRUTS OU ROUX ?

Ce sont tous des sucres issus de la canne à sucre, plus ou moins raffinés, et avec une teneur en mélasse plus ou moins importante. D'un point de vue nutritionnel, tous ces sucres (rapadura, muscovado...) contiennent de 390 à 400 kcal aux 100 g, apportées exclusivement par le saccharose. Il s'agit donc de produits à forte densité énergétique qui, même s'ils ne cessent d'être pointés du doigt dans les campagnes nutritionnelles, ne sont pas néfastes, consommés en juste quantité. La différence avec le sucre blanc, c'est essentiellement le goût car ils sont plus parfumés et ainsi permettent d'en mettre un peu moins. Ils sont équivalents d'un point de vue calorique.

Sucres rapides, sucres lents, de quoi parle-t-on ?

Pendant toute une période, les régimes opposaient sucres simples (ou rapides) et sucres complexes (ou lents). Or ce distinguo est en train d'évoluer. Car un sucre peut être complexe (par exemple, la pomme de terre, qui contient de l'amidon) mais se comporter comme un sucre rapide, alors qu'un produit très sucré consommé en fin de repas sera en quelque sorte un sucre lent, parce qu'il va bénéficier du processus global de la digestion et être ainsi absorbé plus lentement.

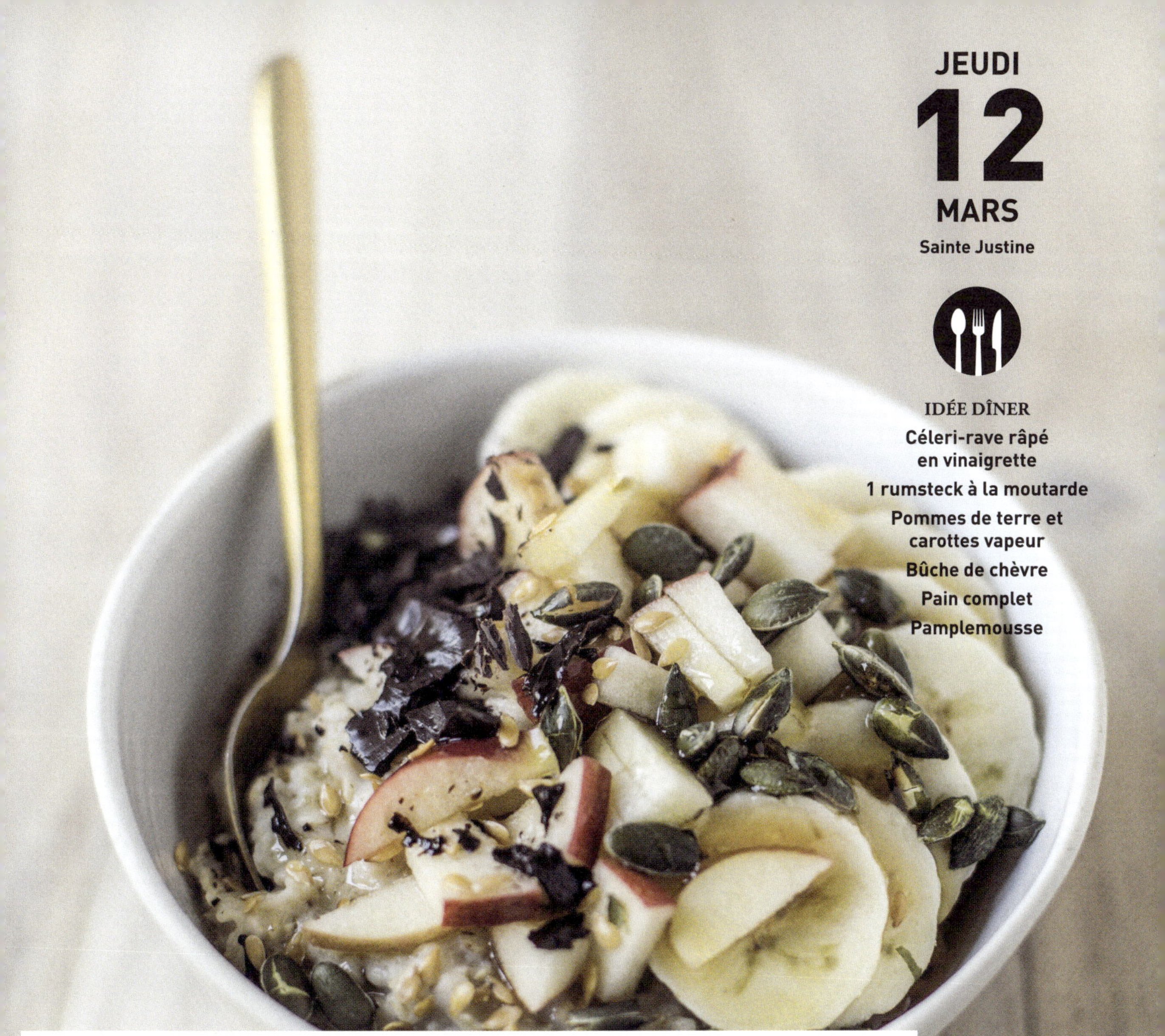

JEUDI

12

MARS

Sainte Justine

IDÉE DÎNER

Céleri-rave râpé en vinaigrette

1 rumsteck à la moutarde

Pommes de terre et carottes vapeur

Bûche de chèvre

Pain complet

Pamplemousse

Porridge à la banane

POUR 1 PERSONNE

70 g de flocons d'avoine
320 ml de lait végétal
½ banane épluchée et en rondelles
½ pomme rouge lavée et en morceaux
2 carrés de chocolat noir à plus de 70 %, haché grossièrement
1 c. à s. de graines de courge grillées
½ c. à c. de graines de lin
1 c. à c. de miel

1. Dans une casserole, verser les flocons d'avoine et le lait végétal. Cuire à feu moyen, en remuant souvent, et porter à l'ébullition.
2. Quand le mélange devient épais, verser dans un bol. Ajouter les rondelles de banane, les morceaux de pomme et le chocolat haché.
3. Saupoudrer avec les graines de courge et de lin puis ajouter le miel.

VENDREDI
13
MARS

Saint Rodrigue

IDÉE PETIT DÉJEUNER

Thé rooibos

2 biscottes classiques avec du beurre

Yaourt nature

Compote de fruits de saison

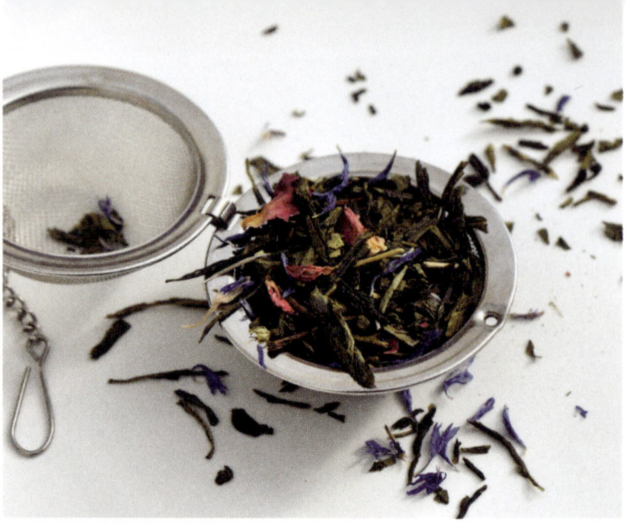

LE THÉ EST-IL BON POUR LA SANTÉ ?

Les thés contiennent des polyphénols, de véritables molécules antioxydantes bénéfiques contre les effets des radicaux libres sur les cellules du corps. Ils peuvent être consommés sans sucre à tout moment de la journée, ils seront à boire dans l'heure qui suit l'infusion, car au-delà les polyphénols disparaissent. Cependant, la théine contenue dans le thé (l'équivalent de la caféine dans le café) peut empêcher les personnes sensibles de dormir. Vous pouvez alors choisir un rooibos ou déthéiner votre thé : la théine étant libérée durant les premières minutes d'infusion, avant les tanins, infusez 2 à 3 minutes, jetez cette première infusion puis infusez à nouveau 7 à 8 minutes.

> "Les tanins contenus dans le thé freinent l'absorption des sels minéraux."

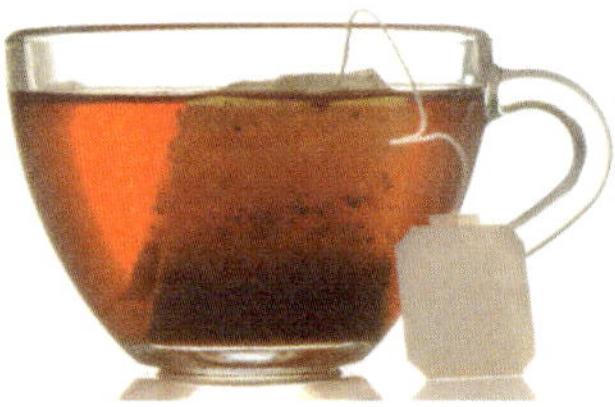

COMMENT CHOISIR LE THÉ ROOIBOS ?

Choisissez un thé pur avec des brindilles de rooibos, sans sucre et de préférence sans arômes ajoutés.

175 mg

c'est la quantité de polyphénols présents dans 180 ml de thé noir.

Le top 10 des fruits riches en vitamine C
(en mg pour 100 g)

1. **Acérola** 1 600
2. **Cassis** 200
3. **Citron** 53
4. **Kiwi** 92,70
5. **Litchi (frais)** 71,50
6. **Papaye** 59,70
7. **Pamplemousse** 42,10
8. **Groseille** 40
9. **Orange** 39,70
10. **Mangue** 37

ATTENTION AU FER !

Les tanins du thé limitent l'absorption du fer, et particulièrement du fer non héminique (d'origine végétale) : en cas de consommation importante, il sera préférable d'en boire à distance des repas ou de contrebalancer cet effet en privilégiant des aliments riches en vitamine C.

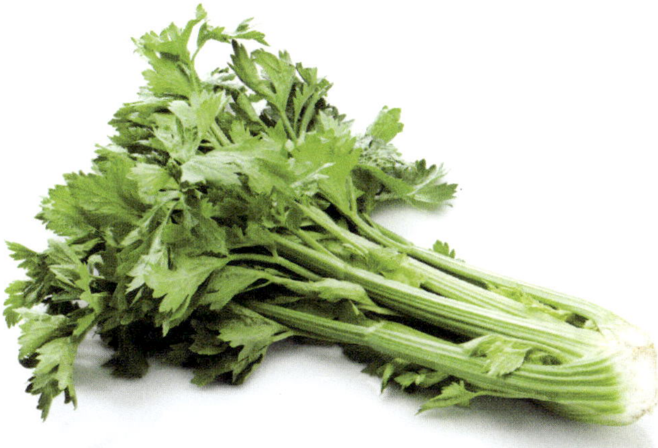

SAMEDI
14
MARS

Sainte Mathilde

IDÉE DÉJEUNER

Carottes râpées au gingembre et raisins secs à l'huile d'olive

Brochettes japonaises

Brocolis poêlés à la sauce soja et riz

1 yaourt nature

1 kiwi

AU MARCHÉ TOUTE L'ANNÉE

LE CÉLERI-BRANCHE

Le céleri-branche ou céleri à côtes est une plante potagère disponible toute l'année. Bien différente de la grosse racine blanche qu'est le céleri-rave, cette variété de céleri possède un feuillage vert et des côtes charnues, brillantes et cassantes quand elles sont bien fraîches. Ces « côtes » comestibles sont en réalité les pétioles des feuilles, en forme de gouttière et finement cannelés. Avec sa saveur assez relevée, on le consomme quelquefois cru en vinaigrette ou à l'apéritif, mais le plus souvent, cuit en tant que condiment, pour relever un potage ou un court-bouillon par exemple, ou encore comme garniture de caractère.

"Jusqu'à la Renaissance, **le céleri était employé comme une plante médicinale** pour ses vertus diurétiques."

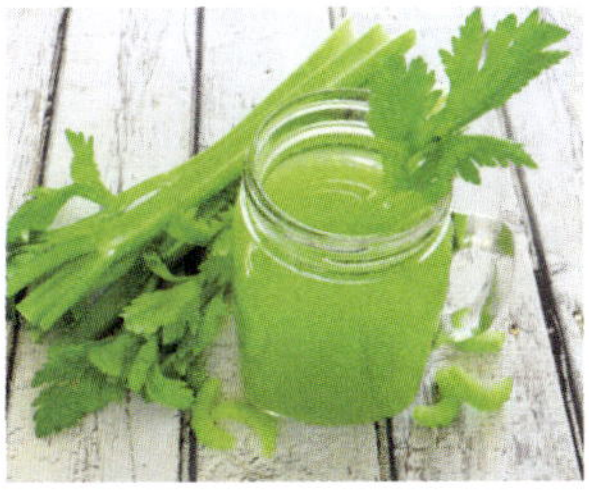

15 kcal

Le céleri-branche apporte environ 15 kcal/100 g, ce qui en fait l'un des légumes frais les moins énergétiques.

Brochettes japonaises

POUR 1 PERSONNE

125 g de filet de porc tranché finement • 10 cm de céleri-branche • 20 g d'emmental • 1 c. à s. de sauce soja • Quelques gouttes de sauce pimentée • Poivre

1. Laver le céleri-branche, le couper en deux. Couper l'emmental en deux bâtonnets de même taille.
2. Piquer un morceau de fromage sur une brochette. Disposer à côté un bâtonnet de céleri. Enrouler le fromage et la branche de céleri avec une lanière de viande de porc. Ficeler et réaliser la même manipulation pour la deuxième brochette.
3. Mélanger dans un plat : la sauce soja, la sauce pimentée et le poivre. Bien enrober les brochettes avec cette préparation et laisser mariner 20 min au réfrigérateur.
4. Faire cuire les brochettes dans une poêle à revêtement antiadhésif à feu doux afin de laisser fondre le fromage, puis augmenter le feu et terminer de les griller sur tous les côtés. Servir aussitôt.

PARFAIT POUR LE TRANSIT ET LES RÉGIMES HYPOCALORIQUES

Le céleri-branche contient beaucoup d'eau (93 %), seulement 4 g de glucides et 2,5 % de fibres pour aider à lutter contre la paresse intestinale. Sa richesse en minéraux, notamment en potassium et sodium, couplée à l'apport en eau, favorise la diurèse. La croyance populaire lui prêtait également des vertus aphrodisiaques et une action stimulante sur le système nerveux.

DIMANCHE

15

MARS

Sainte Louise

IDÉE DÎNER

Potage au potiron à la crème

Mâche au thon au naturel et dés d'emmental en vinaigrette

Biscotte

Fruit de saison

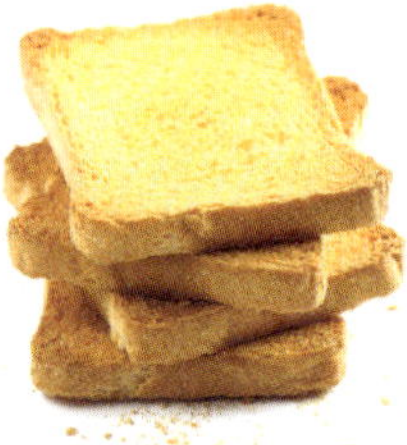

DES BISCOTTES POUR LE PETIT DÉJEUNER

Les biscottes, de par leur cuisson plus importante, rendent l'amidon plus digeste, mais ce dessèchement les rend également plus caloriques ce qui peut être intéressant pour le petit déjeuner des femmes enceintes. Préférez des biscottes sans ajout de sucres ni de matières grasses et avec un apport en fibres autour des 6 g minimum pour 100 g.

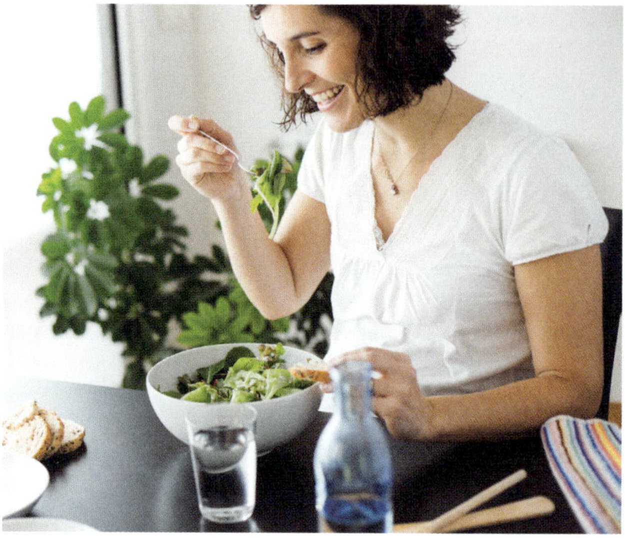

POURQUOI LES ABATS ET LA CHARCUTERIE SONT À ÉVITER ENCEINTE ?

Pendant la grossesse, il est conseillé d'éviter de manger du foie et des produits à base de foie, quelles que soient les espèces animales. Il en est de même des ris de veau qui possèdent une forte concentration en vitamine A causant des troubles au fœtus.
Il est aussi recommandé d'éviter certaines charcuteries (pâtés, rillettes, produits en gelée...) susceptibles de contenir des bactéries responsables de la listériose et de la toxoplasmose.

"Par précaution, les femmes enceintes supprimeront **toutes les charcuteries artisanales.**"

15 %

Les besoins caloriques de la femme enceinte augmentent de 10 à 15 % en moyenne.

Je mange quoi quand je suis enceinte et que j'ai une petite faim ?

2 fines tranches de pain complet de boulangerie + 2 c. à c. rases de pâte à tartiner.

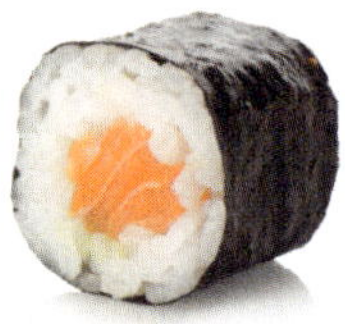

LE POISSON CRU AUSSI !

Le poisson cru peut abriter une bactérie dangereuse pour le bébé : la listeria. Pour parer à tout risque, évitez les sushis, sashimis, tartares et autres ceviches (poissons crus marinés). Crevettes, langoustines ou homard sont autorisés car cuits, mais vous devrez les cuire vous-même plutôt que de les acheter décortiqués cuits. De plus, il faut les consommer sans mayonnaise (œuf cru).

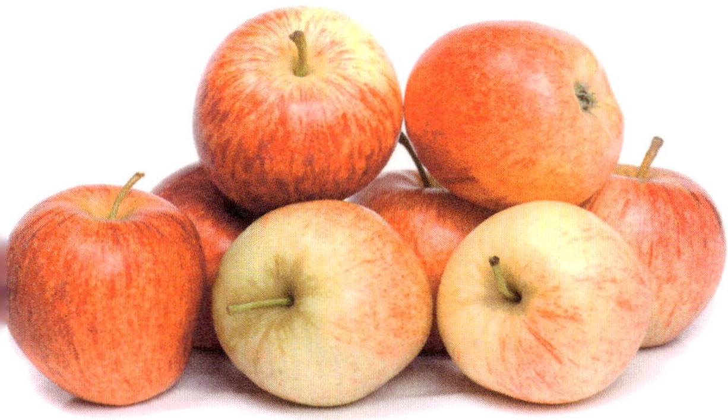

75 kcal

1 pomme apporte environ 75 kcal.

LUNDI
16
MARS

Sainte Bénédicte

IDÉE DÎNER

Salade croquante pomme-chou
1 pavé de thon rôti
Ratatouille à l'huile d'olive
Saint-félicien
Pain aux céréales

AU MARCHÉ DE SEPTEMBRE À MAI
LA POMME

La pomme est le fruit à pépins du pommier. Sa taille et sa couleur varient selon les variétés, allant du vert au rouge plus ou moins foncé, en passant par des pommes bicolores. C'est l'un des fruits les plus consommés dans le monde : simplement à croquer, mais également préparé en compote, en tarte, ou utilisé pour fabriquer des boissons comme le jus de pomme, le cidre produit à partir de la fermentation de ce jus ou encore le calvados. La pomme a la particularité de contenir 2,5 % de fibres dont principalement des pectines. Ces fibres solubles forment un gel épais permettant un rassasiement important, mais également capable de retenir une partie du cholestérol alimentaire.

Le top 10 des fruits minceur

1. Pomme
2. Poire
3. Pomelo
4. Orange
5. Citron
6. Ananas
7. Kiwi
8. Goyave
9. Fruits rouges
10. Melon

Salade croquante pomme-chou

POUR 1 PERSONNE

150 g de chou blanc • 1 belle pomme granny smith • Le jus d'½ citron • 1 c. à c. de moutarde • 1 c. à c. d'huile de noix • Quelques graines de céleri • Sel et poivre

1. Laver le chou et peler la pomme, puis les râper finement.
2. Mélanger le jus de citron, la moutarde et l'huile de noix. Assaisonner et parsemer de graines de céleri.
3. Servir bien frais.

> "Les pectines agissent sur la régulation du **transit intestinal**, stimulent et entretiennent la flore bactérienne."

MANGEZ LA PEAU !

Les flavonoïdes et polyphénols, composés antioxydants, sont également présents en quantités intéressantes dans la pomme et, couplés à une petite quantité de vitamine C, ils agissent en limitant le vieillissement cellulaire. On retrouve une bonne moitié de ces antioxydants dans la peau des pommes et notamment dans les plus colorées. Alors, croquez des pommes !

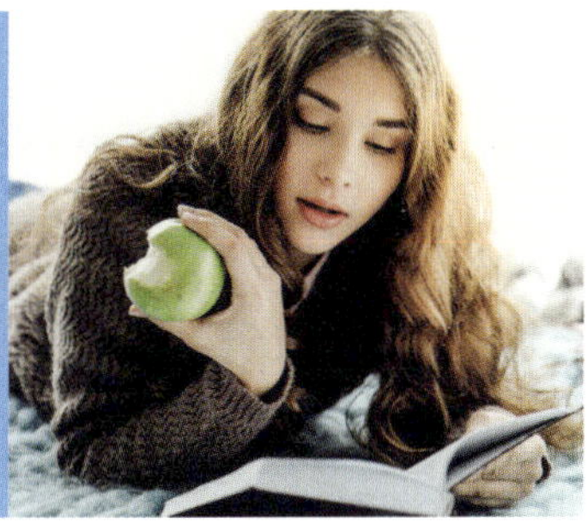

MARDI

17

MARS

Saint Patrice

IDÉE DÉJEUNER

Filet de bœuf grillé au poivre

Endives braisées persillées à l'huile de tournesol

Chèvre frais

Pomme

Pain de seigle

P COMME

POLYPHÉNOLS

Les polyphénols sont une famille de composés alimentaires naturels liés aux végétaux, fruits et légumes, que l'on trouve également dans le thé, le chocolat, mais aussi le vin. Très répandus dans la nature, ils compteraient plus de 4 000 molécules différentes. Dans les végétaux, ils contribuent aux qualités sensorielles, comme la couleur, l'arôme, l'amertume et le piquant.

Dans l'huile d'olive, il existe des centaines de composés polyphénoliques, mais on a étudié uniquement 2 ou 3 d'entre eux. Quant à leur effet sur la santé, cela reste encore un mystère, malgré de très nombreuses publications scientifiques.

Le top 10 des fruits les plus riches en polyphénols (mg pour 100 g)

1. Châtaigne
1 215

2. Cassis
621

3. Cerise
274

4. Framboise
207

5. Mûre de ronce
257

6. Prune
190

7. Fraise
98

8. Raisin noir
91

9. Nèfle
85

10. Pomme
56

De puissants antioxydants

Les polyphénols permettent de lutter contre le phénomène d'oxydation et de protéger les cellules. De nombreuses études ont prouvé qu'ils réduisaient le risque de cancer et de maladie cardiovasculaire. Ils aideraient à réduire les risques de crise cardiaque en évitant les dépôts de graisse sur les artères et en améliorant le flux sanguin.

“Les polyphénols ont des propriétés antioxydantes, mais attention, ils empêchent en partie l'absorption du fer et du manganèse.”

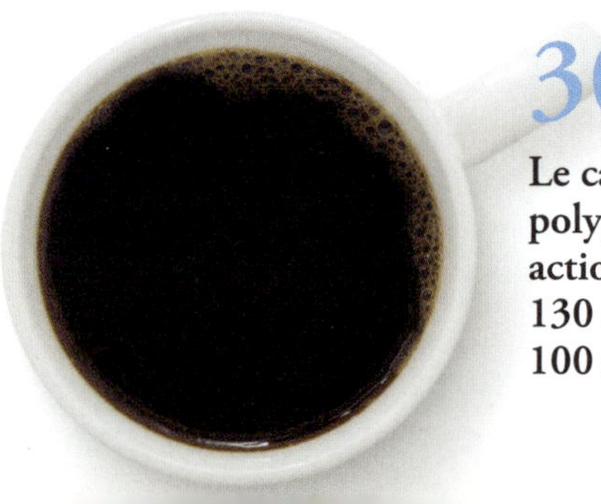

300 mg

Le café est riche en polyphénols dotés d'une action antioxydante de 130 à 300 mg pour 100 ml.

LE THÉ NOIR

Le thé noir est un thé fermenté, riche en polyphénols, qui a subi une oxydation complète, contrairement au thé vert. Le thé noir est aussi riche en théine, donc il est plus adapté pour le début de journée. Préférez un thé en vrac, sans arôme ajouté, et avec uniquement des feuilles de thé de préférence entières. En effet, les sachets de thé contiennent souvent des brisures de feuilles auxquelles sont souvent ajoutées des poussières de thé beaucoup moins nobles.

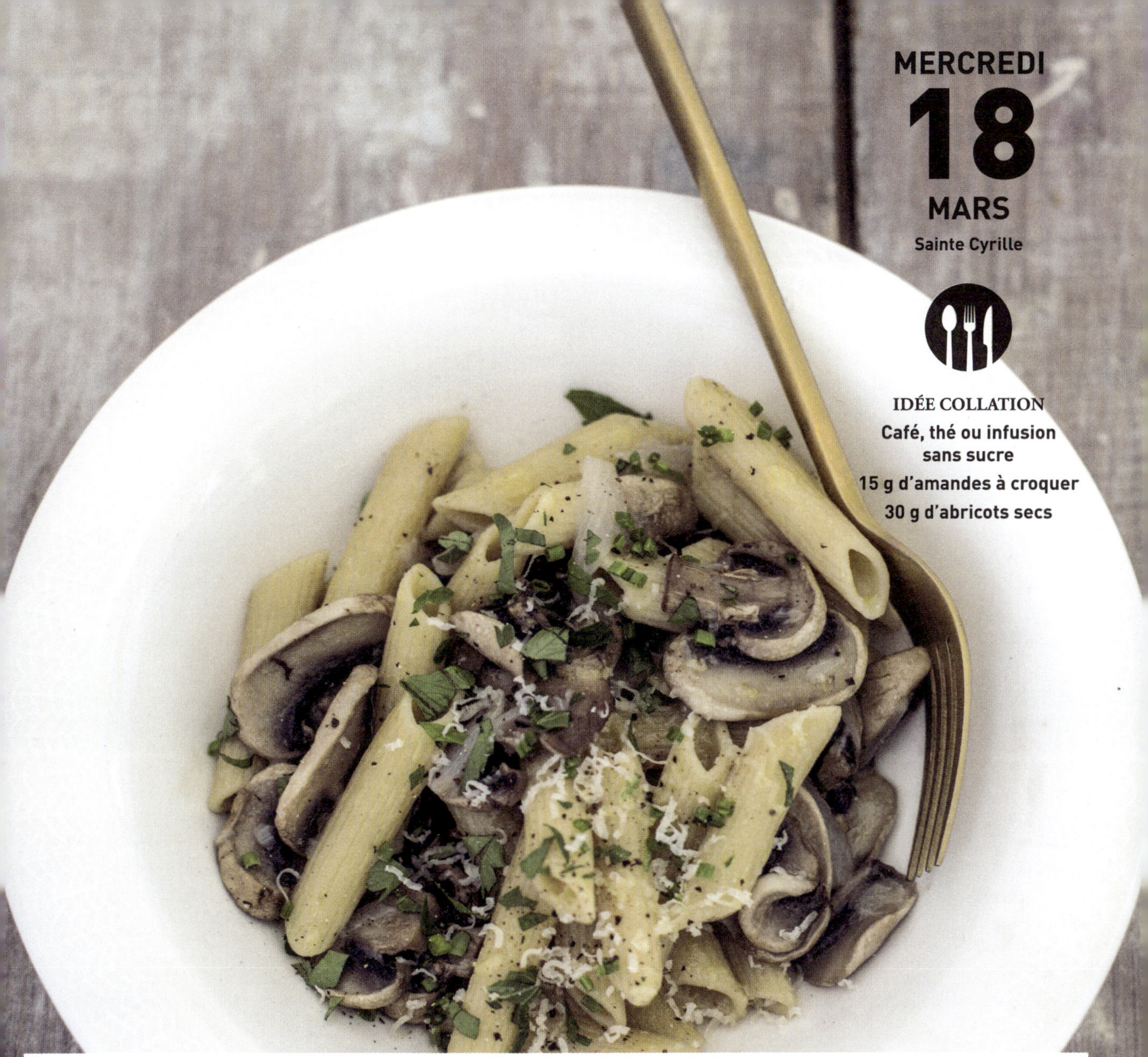

MERCREDI
18
MARS
Sainte Cyrille

IDÉE COLLATION
Café, thé ou infusion sans sucre
15 g d'amandes à croquer
30 g d'abricots secs

One pot pasta aux champignons

POUR 1 PERSONNE

50 g de penne
200 g de champignons
1 oignon
1 brin de persil
Quelques brins de ciboulette
1 c. à s. d'huile à la truffe
20 g de parmesan en poudre

1. Laver et émincer les champignons. Peler et émincer l'oignon. Laver les herbes fraîches.
2. Porter à ébullition 3 fois le volume des pâtes en eau. Ajouter les pâtes et l'oignon émincé. À mi-cuisson, ajouter les champignons et mélanger régulièrement.
3. Poursuivre la cuisson jusqu'à totale absorption de l'eau.
4. En fin de cuisson, incorporer l'huile et le parmesan en remuant bien pour napper les pâtes.
5. Dresser sur une assiette avec les herbes ciselées.

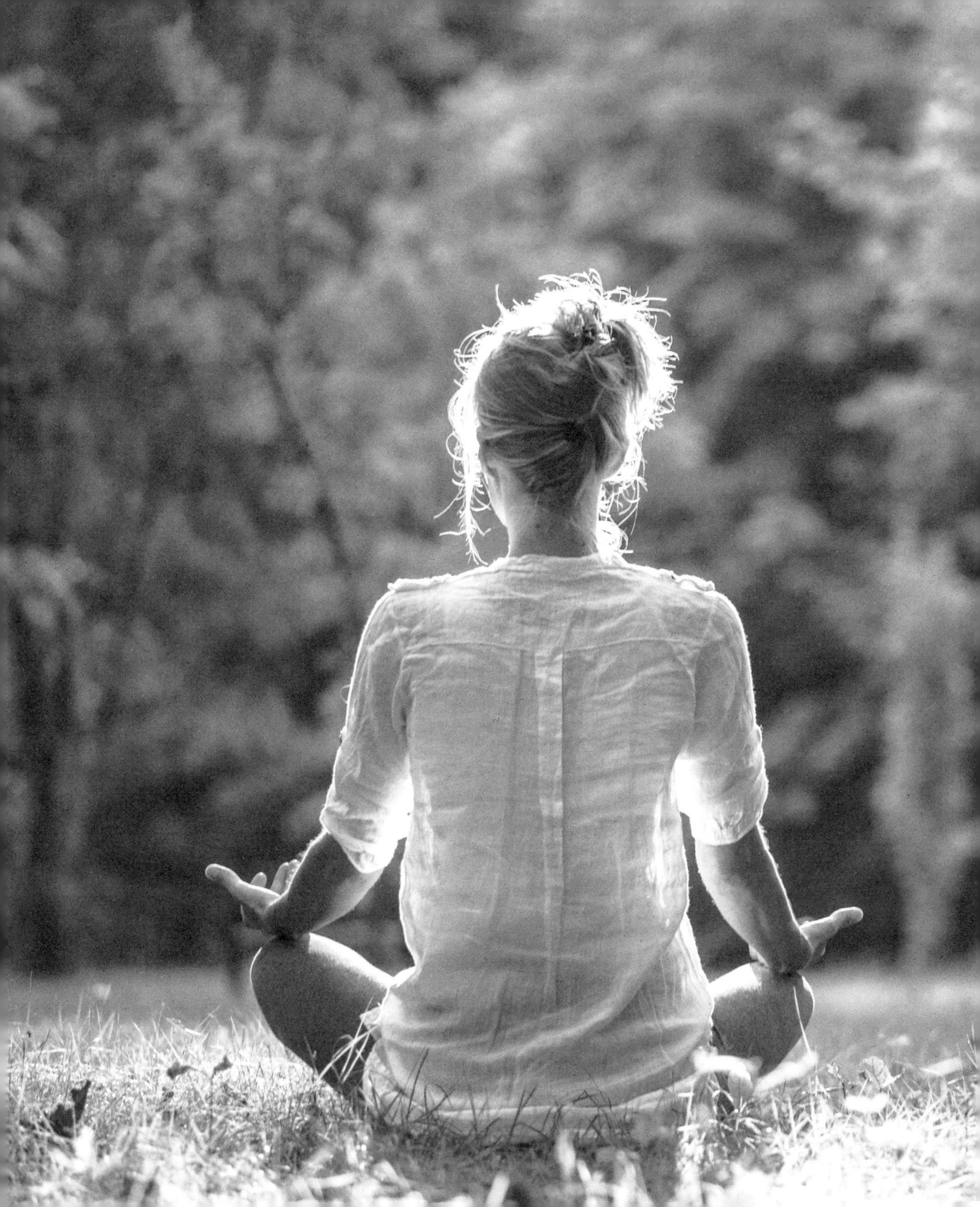

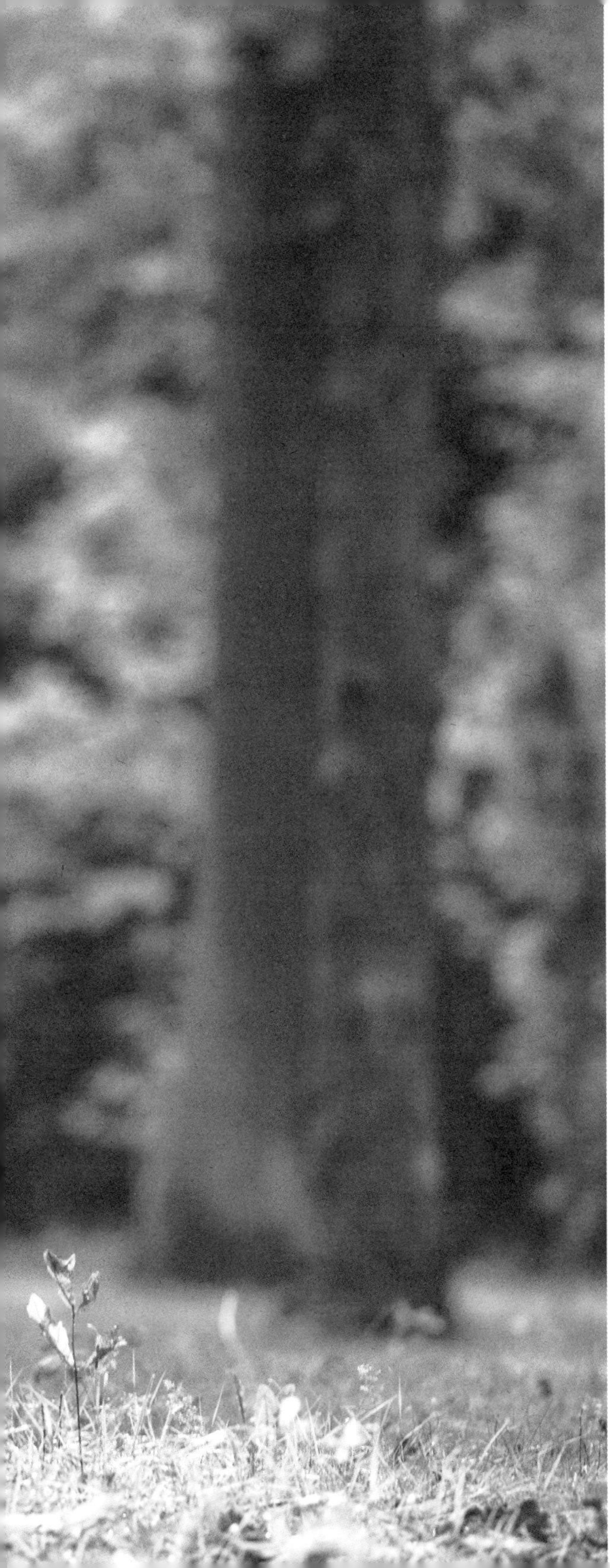

PRINTEMPS

Les deux problématiques les plus posées à un nutritionniste à cette période de l'année sont : comment récupérer d'un état de fatigue qui survient fréquemment après l'hiver et, bien entendu, comment maigrir en prévision des vacances. À ces questions, il faut répondre en gardant en tête que l'alimentation doit toujours être équilibrée, basée sur des produits de saison, tout en conservant la notion de plaisir. Tout au long de ces pages, vous découvrirez beaucoup de renseignements qui vous permettront de répondre à ces interrogations. Mais n'oubliez jamais qu'il est fondamental de prendre plaisir à manger, même si vous faites encore plus attention que tout le reste de l'année, car c'est une façon de maintenir son équilibre. Bon printemps !

Docteur Jean-Michel Cohen

JEUDI

19

MARS

Saint Joseph

IDÉE DÎNER

Potage aux fanes de radis

Filet de lieu froid au jus de citron

Fromage blanc

Biscotte classique

½ mangue

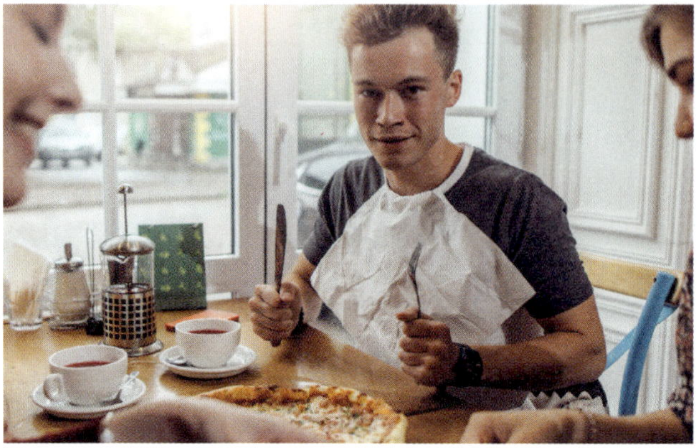

D'OÙ VIENT LE SENTIMENT DE SATIÉTÉ ?

L'entrée des aliments dans l'estomac va provoquer la libération de différentes hormones, ou messages, en direction du système nerveux central. Il existe en particulier un nerf qui s'appelle le nerf vague, qui, stimulé au moment du remplissage de l'estomac, déclenche un signal vers le cerveau pour entraîner le processus qui va déclarer la satiété. Ces signaux détectés par le cerveau lui indiquent que l'estomac est rempli, que la digestion a commencé et qu'il est temps d'arrêter.

"Écoutez votre corps et, si vous sentez que votre estomac est lourd, ne vous resservez pas !"

MANGEZ MOINS VITE, VOUS MANGEREZ MOINS !

La sensation de satiété n'intervient que 15 à 20 minutes après le début du repas. D'où l'intérêt de ne pas manger trop vite et de ne pas oublier de mastiquer. Respectez aussi ces signaux.

Je mange quoi **si je ne veux pas être ballonné(e) ?**

- Crudités-vinaigrette ou 6 crevettes.
- 1 portion de viande maigre ou de poisson maigre avec 2 c. à s. de sauce.
- 6 c. à s. de féculents ou de légumes s'il n'y a pas les bons féculents c'est-à-dire légumineuses, riz, quinoa, amarante, boulgour, pain intégral, orge, patate douce, sarrasin.
- 1 verre de vin.
- 1 café, thé ou infusion sans sucre.

2 heures

Pour s'assurer une bonne nuit, il est conseillé d'attendre 2 voire 3 heures après le dîner avant d'aller se coucher.

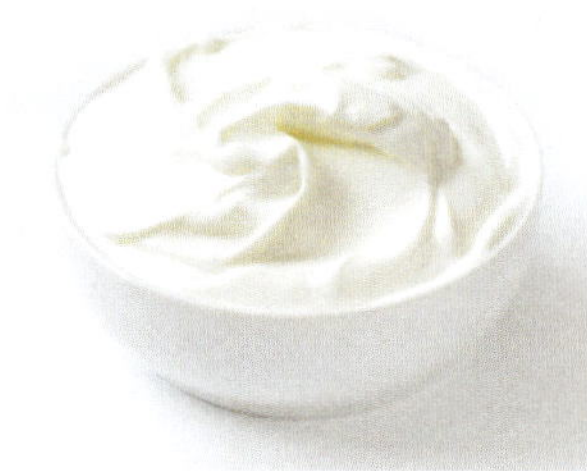

FROMAGE BLANC : LE DESSERT QUI RASSASIE

L'avantage du fromage blanc, quand il est entre 0 et 5 % de matières grasses, est qu'il rassasie sans apporter trop de lipides. La liste des ingrédients sur l'emballage permet de vérifier à la fois la nature du lait et les différents additifs. Comme toujours, préférez les listes d'ingrédients les plus courtes, c'est-à-dire : du lait demi-écrémé, des protéines de lait et des ferments lactiques, c'est tout ! Le fromage blanc doit être le moins calorique possible et riche en protéines.

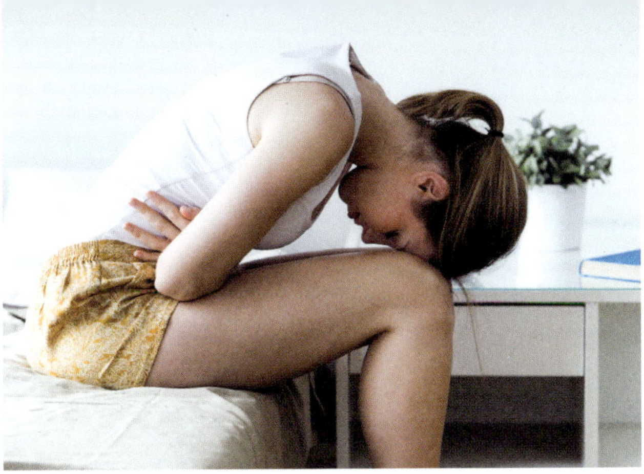

1

Français sur 3 est concerné par le reflux gastro-œsophagien.

VENDREDI
20
MARS
Printemps

IDÉE DÎNER
Velouté vert aux dés de tofu
Reblochon
Biscotte classique
Pomme

D'OÙ VIENT LE REFLUX GASTRO-ŒSOPHAGIEN ?

Brûlures, renvois acides ou remontées gastriques sont autant de symptômes du reflux gastro-œsophagien. Celui-ci est le plus souvent lié à un dysfonctionnement du sphincter inférieur de l'œsophage, une sorte de clapet qui empêche que le contenu de l'estomac ne remonte dans l'œsophage. Or, s'il joue mal son rôle, en cas d'excès de poids ou de surproduction de suc gastrique de l'estomac, une partie de ce contenu remonte.

COMMENT L'ÉVITER ?

Pour prévenir le reflux, il est conseillé de laisser passer au moins 3 heures entre le dîner et le coucher et de ne pas faire de repas trop riches en graisses, ni trop alcoolisés le soir. Attention aux aliments épicés et acides, aux vinaigrettes, tomates, agrumes et oignons réputés mal tolérés par les muqueuses fragiles ! Vous pouvez également remonter la tête de votre lit ou votre oreiller de 10 à 15 centimètres. Si rien de tout cela ne suffit et que le problème est fréquent, n'hésitez pas à consulter votre médecin, qui pourra vous prescrire des médicaments (pansements digestifs ou antiacides à action locale).

LE TOFU LACTO-FERMENTÉ

Le tofu lacto-fermenté contient des probiotiques naturels pouvant faciliter la digestion. Préférez un tofu nature (ou fumé selon les goûts) fabriqué à partir de soja sans OGM, avec peu de lipides (pas plus de 10 %) et de sel (pas plus de 1 g/100 g). Veillez aussi à assurer un apport en protéines suffisant (environ 15 ou 16 %). Dans tous les cas, le produit devra contenir plus de protéines que de lipides.

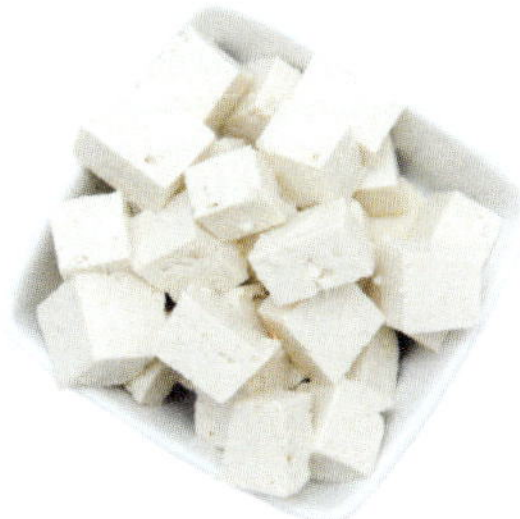

Des compléments alimentaires **pour faciliter la digestion ?**

Il faut savoir que les compléments alimentaires ont un taux d'assimilation deux fois moins élevé que les aliments. L'idéal est donc de prendre un maximum d'aliments frais et de ne recourir qu'occasionnellement aux compléments, sous forme de cure et après l'avis d'un médecin.

"**La digestion est un processus naturel et répétitif bien rodé,** mais il arrive que la machine se grippe, provoquant maux de ventre ou reflux."

SAMEDI

21

MARS

Sainte Clémence

IDÉE DÎNER

Salade Boston

1 cuisse de poulet rôtie

Purée de pommes de terre, noisette de beurre

100 g de fromage blanc avec 1 c. à c. de cacao

Salade Boston

POUR 1 PERSONNE

100 g de céleri-rave • 100 g de champignons de Paris • 1 orange • 1 gousse d'ail • 1 pincée de cumin en poudre • 1 pincée de gingembre • 1 pincée de piment de Cayenne • Sel et poivre en grains

1. Laver et couper finement le céleri et les champignons.
2. Peler l'orange à vif et prélever les suprêmes. Peler et hacher l'ail.
3. Mélanger les champignons, le céleri, l'orange, les épices et assaisonner.
4. Servir bien frais.

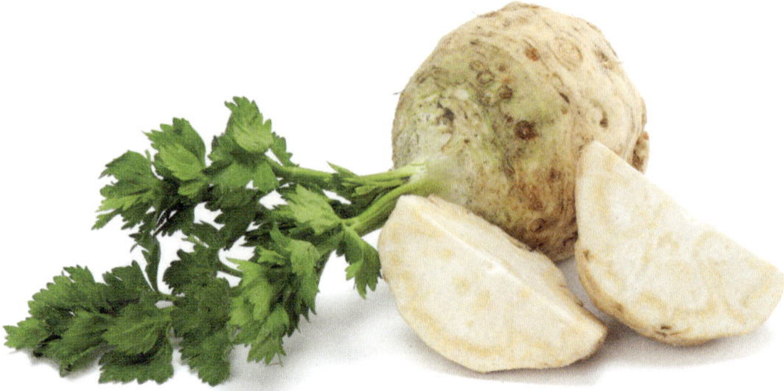

AU MARCHÉ D'OCTOBRE À MARS

LE CÉLERI-RAVE

Le céleri-rave est une plante potagère qui fait partie de la famille des apiacées, comme la carotte et le persil notamment. On consomme sa racine charnue et blanche soit crue, le plus souvent râpée, soit cuite, sautée ou en purée. Sa saveur très marquée relève les plats et ses feuilles ont des qualités aromatiques comme celles des autres variétés de céleri. Il est riche en minéraux, mais aussi en vitamines. C'est une excellente source de vitamine K qui entre dans les mécanismes de la coagulation sanguine. Ses propriétés impliquent une limitation en cas de traitement sous anticoagulants. Le céleri-rave présente toutefois un risque allergique. Il contient des polyacétylènes en quantités suffisantes pour que l'on observe des effets biologiques bénéfiques, par exemple sur les cellules cancéreuses.

18 kcal

Pour 100 g de céleri-rave, qui est très peu calorique.

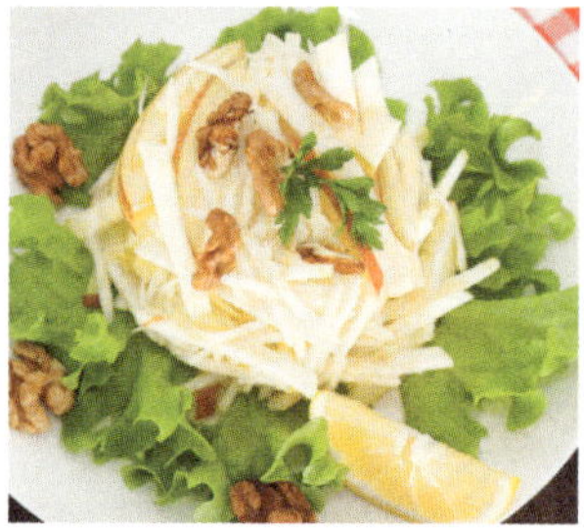

> "Le céleri-rave est riche en sodium et en potassium, ce qui vient contrebalancer les effets du sodium sur la santé cardiovasculaire."

EXCELLENT EN CAS DE CONSTIPATION

Riche en eau, il est aussi bien pourvu en fibres (5 %) qui contribuent à accélérer le transit. Cet effet est accentué par la présence d'hexoses et de pentoses, des glucides partiellement métabolisés dans l'intestin et qui peuvent donc fermenter.

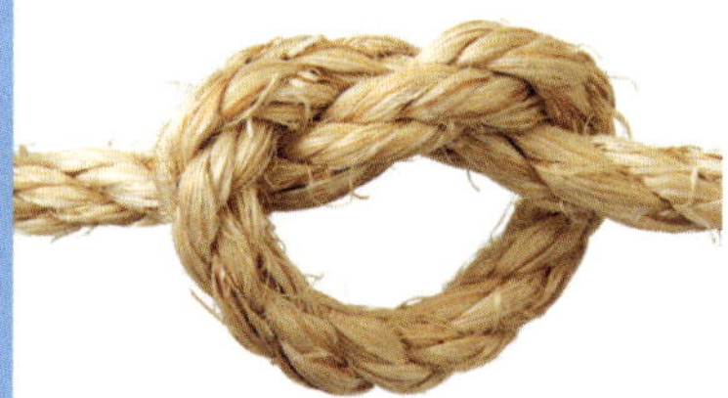

QU'EST-CE QUE LES FODMAPS ?

Certains sucres, dits fermentescibles parce qu'ils fermentent dans l'intestin, jouent un rôle dans l'apparition des symptômes de colopathie fonctionnelle, tels que les ballonnements et les gaz. On les regroupe sous le terme de Fodmaps. Ces sucres rassemblent les oligosaccharides, disaccharides, monosaccharides et polyols, présents dans l'alimentation, mais également utilisés dans l'industrie agroalimentaire pour les produits transformés.

> "Identifier les Fodmaps dans chaque aliment est difficile."

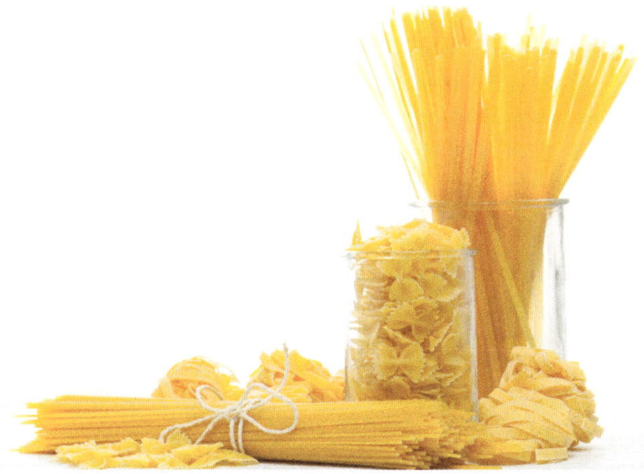

LES PÂTES SANS GLUTEN SONT À PRIVILÉGIER

Préférez les céréales complètes et limitez les additifs. Dans l'idéal, dans la liste des ingrédients, il ne devrait y avoir que des céréales comme du riz, du maïs et éventuellement du sel. À noter, les produits sans gluten sont deux à quatre fois plus chers que les autres. La Sécurité sociale prend en charge une partie de leur surcoût dans le cadre de la maladie cœliaque, mais pas si vous souffrez d'un syndrome de l'intestin irritable.

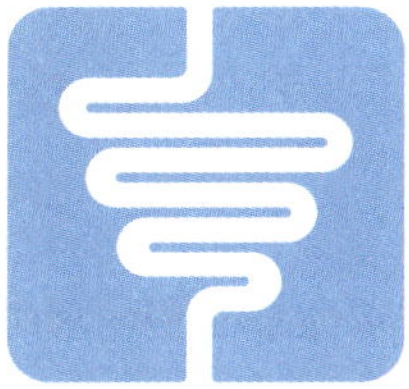

30 %

quasiment des Français souffrent de maux de ventre.

DES SUCRES VISÉS DANS LE SYNDROME DE L'INTESTIN IRRITABLE

Plusieurs études ont démontré qu'un régime alimentaire pauvre en Fodmaps (à raison de moins de 5 g par jour) effectué plusieurs semaines chez des patients souffrant du syndrome de l'intestin irritable diminuait les flatulences, les douleurs abdominales et la constipation.
À la lumière de ces résultats, d'autres recherches ont montré qu'environ un tiers des personnes souffrant de colopathie fonctionnelle seraient également intolérantes au fructose, ce sucre naturellement présent dans de nombreux fruits frais ou séchés.

DIMANCHE
22
MARS

Sainte Léa

IDÉE BRUNCH

Café, thé ou infusion sans sucre

80 g de pain aux céréales

10 g de beurre

2 œufs à la coque

1 tasse de potage de légumes

1 yaourt nature

1 orange en carpaccio avec 10 g de noisettes concassées

Je mange quelles céréales quand j'ai des troubles digestifs ?

Privilégiez le riz, le quinoa, l'avoine, le sarrasin, les pâtes sans gluten, le maïs et la polenta.

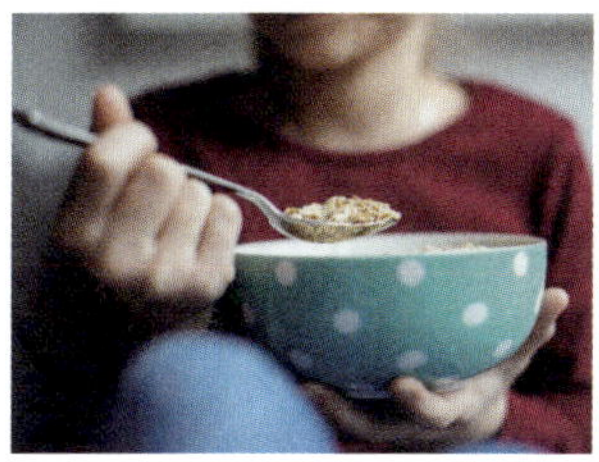

LUNDI

23

MARS

Saint Victorien

IDÉE DÉJEUNER

Radis roses en rondelles à la ciboulette et à l'huile combinée

Daurade royale en papillote à l'oseille

Haricots mungo poêlés au gingembre

Ricotta au lait demi-écrémé

Compote de fruits de saison

M COMME MARCHE

Les bienfaits de l'activité physique sur le système cardiaque dans son ensemble ne sont plus à démontrer. Une activité modérée de 30 à 40 minutes, dite d'endurance, sollicite le cœur d'une manière satisfaisante. Concernant la marche, il suffit de marcher plus ou moins vite par tranches de 5 à 10 minutes avant de changer de rythme, l'idéal étant d'être accompagné par un coach pour commencer. Le simple fait de marcher plus vite quotidiennement, de monter des escaliers au lieu de prendre l'ascenseur représente une augmentation de l'activité physique et de potentiels bénéfices sur le risque de maladie cardiaque.

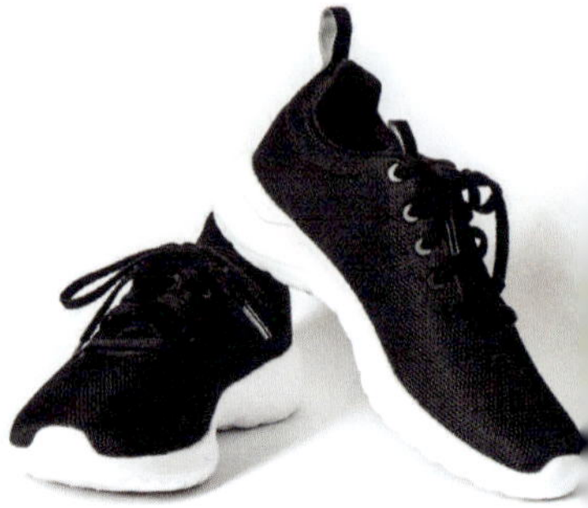

40 %

des Français n'atteignent pas les recommandations d'activité physique.

Changez **de rythme !**

En revanche, pour améliorer ses performances, il faut travailler sur les variations de rythme, en pratiquant ce que l'on appelle l'entraînement fractionné : on alterne des phases douces et des phases plus soutenues, en prévoyant aussi des périodes de récupération afin de moduler l'intensité cardiaque. On cherche à stimuler le cœur pour le renforcer, mais sans le pousser dans les extrêmes. Surtout, on s'abstient de dépasser sa fréquence cardiaque maximale.

"Une activité modérée de 30 à 40 minutes par jour suffit pour entretenir son corps et bénéficier des bienfaits de l'activité physique."

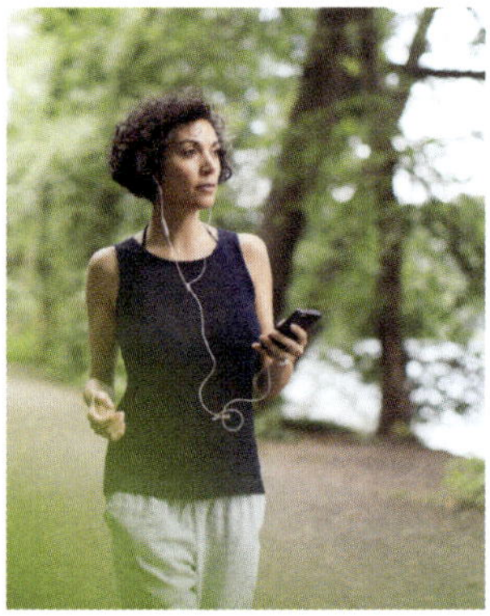

LES AMANDES : IDÉALES EN CAS DE BAISSE D'ÉNERGIE

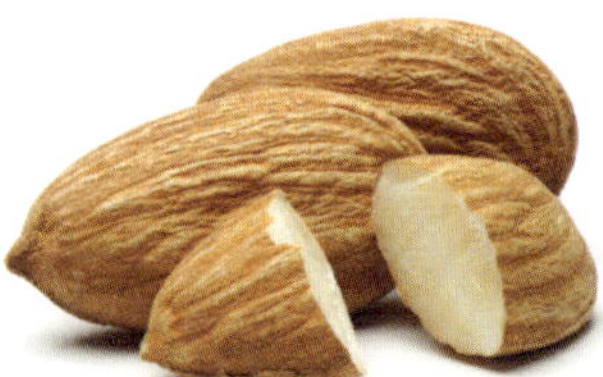

Elles sont riches en protéines, en glucides, en fibres. Leur contenu élevé en phytostérols, en acides gras mono-insaturés, en protéines végétales, en fibres solubles, en vitamines et en minéraux en fait un aliment de choix pour ses bénéfices santé. Choisissez des amandes séchées non grillées (pour préserver les nutriments) et sans additifs (ni sel, ni sucre). Après le sport, mangez 15 amandes et 1 banane.

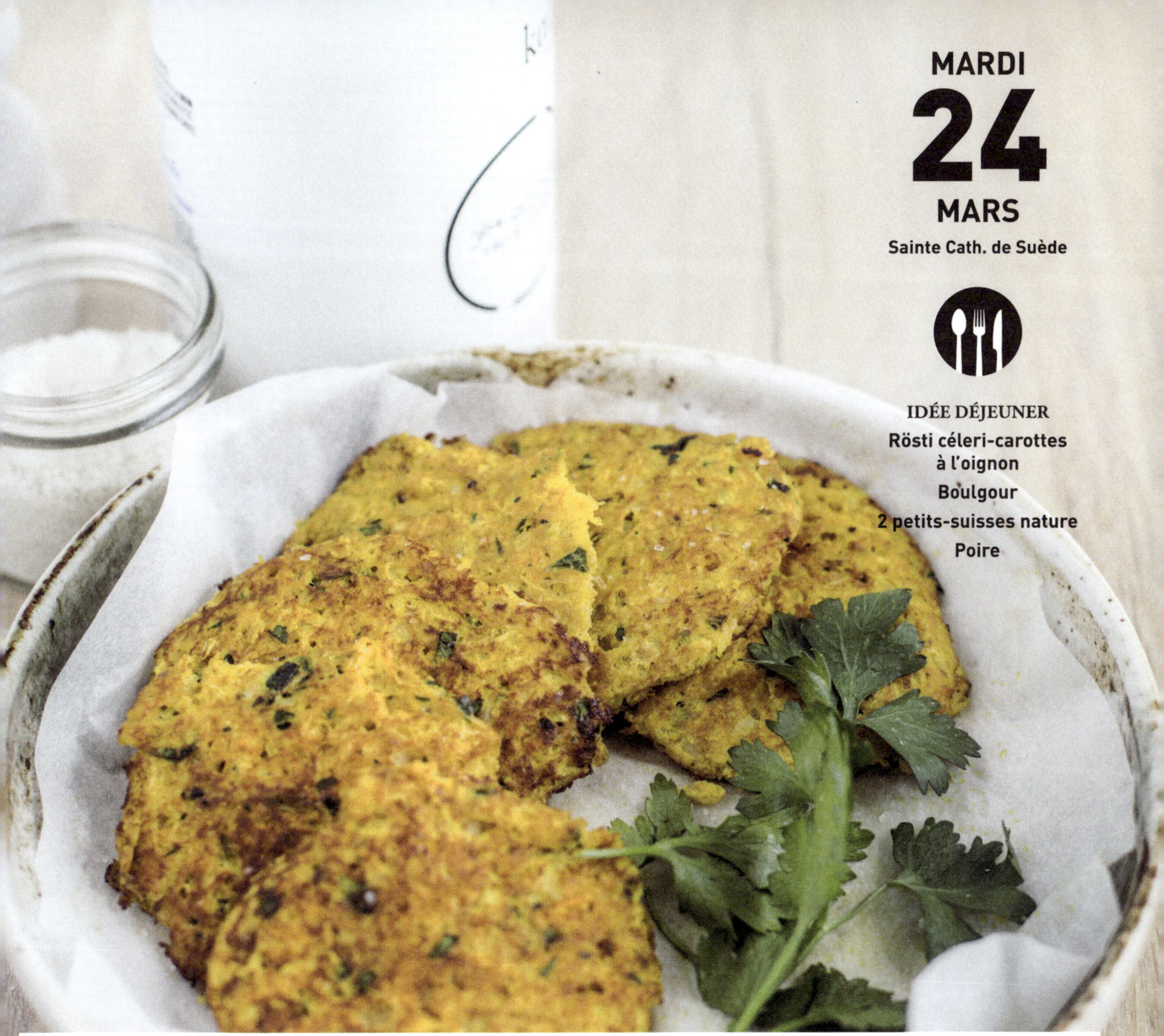

MARDI

24

MARS

Sainte Cath. de Suède

IDÉE DÉJEUNER

Rösti céleri-carottes à l'oignon

Boulgour

2 petits-suisses nature

Poire

Rösti céleri-carotte à l'oignon

POUR 1 PERSONNE

150 g de carottes
150 g de céleri-rave
½ oignon
1 œuf
1 c. à c. de curcuma
1 c. à s. de persil ciselé
1 c. à c. d'huile d'olive
Sel et poivre en grains

1. Laver, éplucher et râper les carottes et le céleri. Émincer l'oignon le plus finement possible.
2. Dans un bol, mélanger le céleri, les carottes, l'oignon, l'œuf, le curcuma, le persil, du sel et du poivre.
3. Faire chauffer une poêle avec l'huile, disposer des petits tas de légumes et les aplatir légèrement à l'aide d'une spatule ou d'une cuillère.
4. Laisser cuire d'un côté jusqu'à ce que chaque tas forme une petite galette, puis les retourner et laisser dorer de l'autre côté.
5. Servir immédiatement. Bon appétit !

MERCREDI

25

MARS

Annonciation

IDÉE APÉRO

Citronnade

Bâtonnets de carottes et concombre, feuilles d'endives

2 petits-suisses salés, poivrés, aux câpres et jus de citron

1 œuf dur et quelques lamelles de bresaola

Gressins

1 belle tranche d'ananas

Citronnade

POUR 1 PERSONNE

Quelques feuilles de menthe fraîche • 1 citron • 250 ml d'eau gazeuse riche en bicarbonate • 1 glaçon

1. Laver quelques feuilles de menthe, les ciseler finement.
2. Presser le jus de citron, ajouter l'eau gazeuse et les feuilles de menthe ciselées.
3. Placer au réfrigérateur au moins 1 h afin que les arômes se développent.
4. Verser dans un verre, ajouter un glaçon et servir immédiatement !

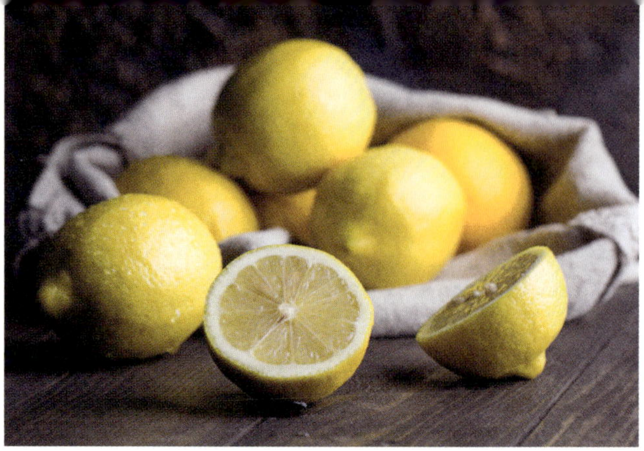

AU MARCHÉ TOUTE L'ANNÉE

LE CITRON

Le citron est un petit agrume qui possède une écorce plus ou moins épaisse jaune ou verte et une pulpe acide et très juteuse. Son jus sert d'assaisonnement aux mets salés, mais également en pâtisserie ou dans des boissons. L'arôme du citron provient en grande partie de ses essences et huiles essentielles qui sont abondantes dans l'écorce, d'où le parfum prononcé apporté par les zestes de citron.

> "Le citron est remarquable par sa teneur en vitamine C qui reste intacte après plusieurs semaines de récolte."

52 mg

pour 100 g, le citron est l'un des fruits les plus riches en vitamine C.

Que penser **du régime citron ?**

Boire de l'eau chaude citronnée à jeun le matin aurait des effets sur la digestion et la perte de poids. Concernant la digestion, le citron permet effectivement de saliver et peut favoriser la mise en route du système digestif et donc aider la digestion. Concernant la perte de poids, c'est une fantaisie qui découle de cette croyance qu'un aliment acide est brûle graisse. Le citron n'a aucun effet sur la perte de poids.

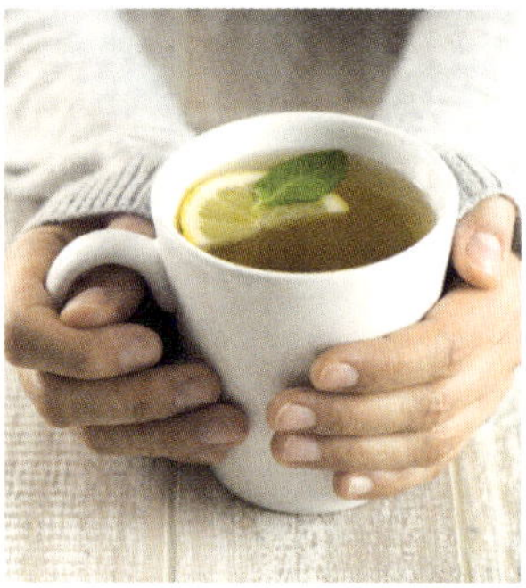

UN FRUIT AUX MILLE VERTUS !

Beaucoup moins riche en glucides que les autres fruits, sa teneur en acides organiques est, quant à elle, particulièrement élevée. Le principal, l'acide citrique, lui confère une saveur acidulée très marquée et stimule les sécrétions digestives. Riche en pectines, fibres solubles, le jus de citron est utilisé pour favoriser la gélification des confitures. Réputé pour avoir des propriétés antiseptiques, il est utilisé dans de nombreux traitements contre les maux de gorge.

JEUDI

26

MARS

Sainte Larissa

IDÉE DÎNER

Omelette aux champignons avec 3 œufs, ail et persil

Laitue au vinaigre de cidre et 1 c. à s. d'huile de noix

Pain complet

2 petits-suisses nature

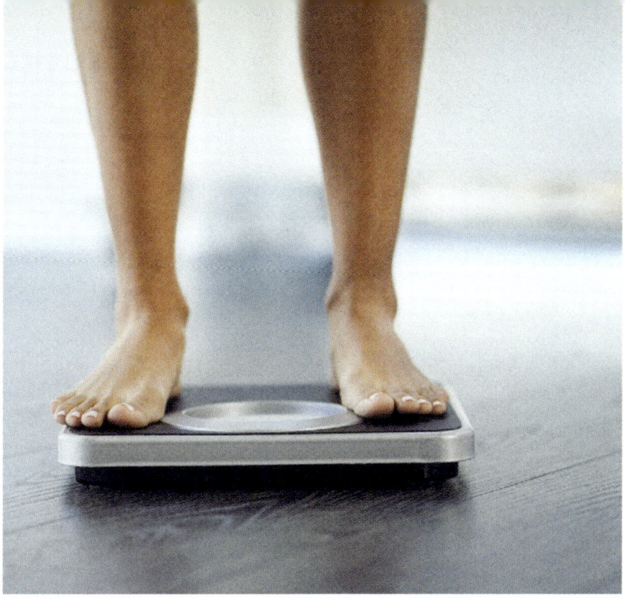

COMMENT DÉTERMINER MON POIDS SANTÉ ?

Rappelons d'abord qu'il n'existe pas de poids idéal. Cependant, le seul critère sérieux établit en réalité un « poids santé » fondé sur l'indice de masse corporelle (IMC). Les femmes enceintes ou qui allaitent, les personnes malades, les grands sportifs, les adolescents et les seniors ne doivent pas se référer à cette mesure. Normes d'indice de masse corporelle (IMC), pour l'adulte entre 20 et 65 ans :

Normal : IMC entre 18,5 et 24,9
Maigreur : IMC ↖ 18,5
Surpoids : IMC ↗ 25
Obésité : IMC ↗ 30

> "Le poids ne doit pas devenir une obsession !"

35

Un IMC de 35 indique une obésité grave.

QU'EST-CE QUE L'IMC ?

L'IMC calcule le rapport du poids (kg) sur la taille au carré (m^2) et définit ainsi un poids souhaitable pour un IMC compris entre 18,5 et 24,9 kg par mètre carré de peau, afin de limiter les risques de maladies liées à un surpoids (maladies cardiovasculaires) ou à un sous-poids (carences). Par exemple, pour une femme mesurant 1,65 mètre, la fourchette de poids santé se situe entre 50 et 67 kg, ce qui laisse une appréciation personnelle assez large, d'autant que l'IMC ne prend pas en compte la masse musculaire ni la masse osseuse.

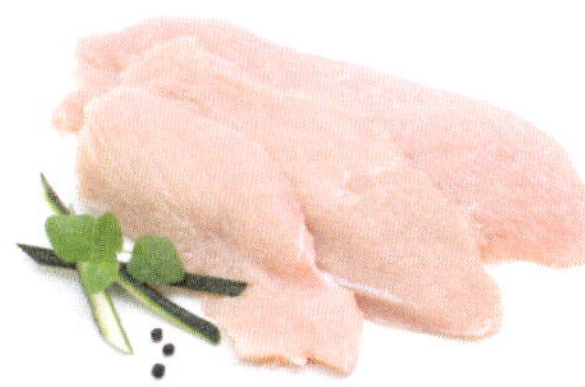

ESCALOPE DE DINDE

La viande blanche, moins grasse, est à privilégier lorsque l'on surveille son poids. Préférez une viande achetée chez le boucher en qui vous avez confiance et qui garantisse l'origine et la qualité de ses produits.

Je mange quelles matières grasses quand je fais un régime ?

Huiles de : colza, olive, sésame, noix, noisettes, tournesol ; graisse d'oie ou de canard ; margarine et beurre.

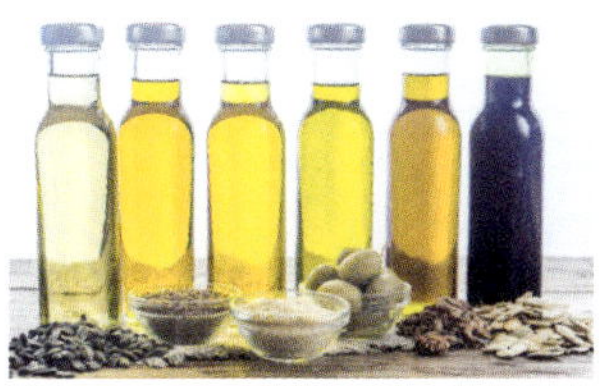

VENDREDI

27

MARS

Saint Habib

IDÉE PETIT DÉJEUNER

Café, thé ou infusion

Flocons d'avoine aux raisins secs

1 verre de boisson d'amande nature enrichie en calcium

Quelques noix à croquer

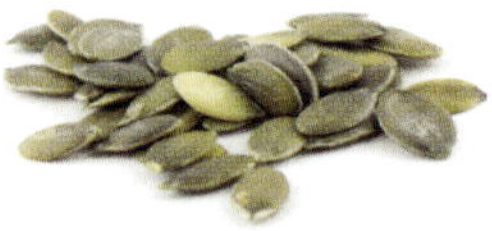

550 mg

c'est la teneur en magnésium de 100 g de graines de courge.

S COMME STRESS

Le stress peut être une bonne chose quand il tient un rôle de moteur, mais un stress trop intense et trop régulier peut vraiment nuire à la santé et faire augmenter les risques de maladies cardiovasculaires. Le lien n'est pas encore entièrement établi d'un point de vue scientifique, mais un stress trop intense ou sur une longue durée peut favoriser un rétrécissement de nos artères. On sait aujourd'hui qu'entretenir sa bonne forme physique, faire du sport régulièrement aide à réduire le stress. Le cerveau libère des endorphines, ces « hormones du bonheur » qui provoquent enthousiasme et pensées optimistes. D'autres neuromédiateurs, notamment la sérotonine, agissent aussi sur les effets négatifs du stress et contribuent à alléger nos pensées. Parallèlement aux facteurs externes, une carence peut engendrer aussi une fatigue qui peut générer du stress. Le magnésium, par exemple, un antistress naturel, peut être très utile dans ces cas-là.

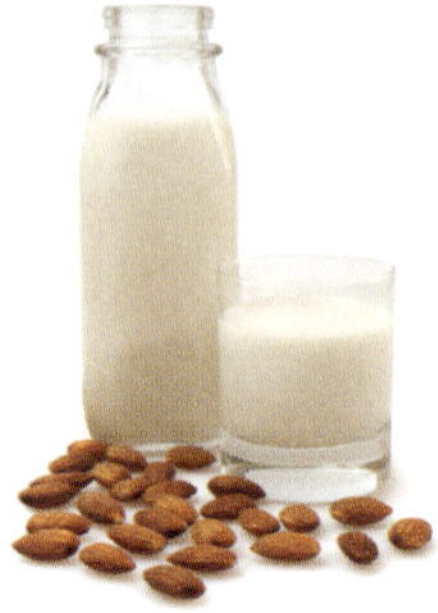

BOISSON À L'AMANDE

L'amande contient de nombreux nutriments comme le magnésium. Choisissez un produit avec le moins possible de sucre (voire aucun sucre ajouté), avec peu de sel et enrichi en calcium, car c'est souvent le minéral qui fait défaut dans les boissons végétales en comparaison avec le lait. Fuyez également la liste d'additifs trop longue !

"**Trouver des astuces** pour évacuer les tensions et vous détendre est essentiel pour votre santé !"

GÉRER SON STRESS POUR UNE MEILLEURE HYGIÈNE DE VIE

Le plus souvent, l'excès de stress provoque les symptômes suivants : on se sent tendu ou anxieux, on ressent une grande fatigue dès que la pression retombe, on a mal à la tête, à l'estomac ou à toute autre zone de fragilisation de notre corps. On peut même se dévaloriser, déprimer ou adopter des comportements inadaptés comme le tabagisme, l'alcoolisme ou une mauvaise alimentation. Gérer son stress facilitera la mise en place de vos nouvelles habitudes alimentaires et plus globalement une meilleure hygiène de vie. Un conseil : chaque jour, cherchez une occasion de sourire ; c'est un bon moyen d'atténuer son stress.

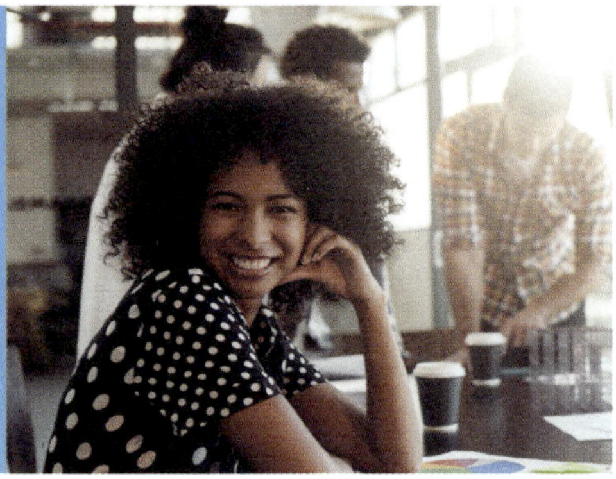

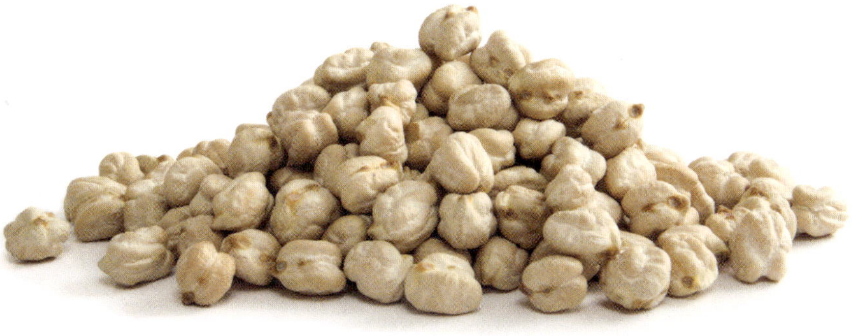

SAMEDI
28
MARS
Saint Gontran

8,9 g
de protéines pour 100 g de pois chiches cuits.

AU MARCHÉ DE JUILLET À OCTOBRE ET TOUTE L'ANNÉE EN CONSERVE

LE POIS CHICHE

Le pois chiche, comme toutes les légumineuses, est un aliment naturellement riche en protéines végétales très apprécié des végétariens. Ces dernières étant déficientes en méthionine, elles devront être complétées avec une céréale pour remplacer une viande au sein d'un repas : le couscous (semoule et pois chiches) est un excellent exemple de cette complémentation. Il apporte de plus des glucides complexes (18,7 g/100 g) à absorption progressive.

"Les protéines du pois chiche doivent être complétées avec une céréale pour qu'elles puissent remplacer une viande au sein d'un repas."

Salade de pois chiches et carottes à la menthe

POUR 1 PERSONNE

150 g de carottes • 100 g de pois chiches en conserve • 1 petit bouquet de menthe fraîche ciselée • 1 c. à c. d'huile d'olive • Le jus de ½ citron • 1 c. à c. de cumin en poudre • 1 pincée de cannelle en poudre • Sel et poivre

1. Laver, éplucher et râper les carottes.
2. Rincer les pois chiches à l'eau.
3. Rincer et ciseler la menthe. Mélanger tous les ingrédients. Réaliser une sauce avec l'huile, le jus de citron et les épices. Saler et poivrer.
4. Napper la salade de pois chiches et carottes de cette sauce et servir aussitôt.

IDÉE DÎNER

Salade de pois chiches et carottes à la menthe

Noix de Saint-Jacques poêlées au lait de coco et épices tandoori

Fondue de poireaux gratinée à l'emmental

1 orange

Que penser du végétarisme ?

Les végétariens entendent constamment des réflexions en tout genre. Or, un régime végétarien, quand il est équilibré, ne souffre pas de carences. C'est d'autant plus vrai si l'on conserve dans son alimentation des produits laitiers et des œufs.

EXCELLENT POUR LES FEMMES ENCEINTES ET LES ENFANTS

Le pois chiche est source de magnésium (53 mg/100 g), de fer (2,8 mg/100 g), de phosphore (132 mg/100 g) et de fibres (8,6 g/100 g). Il a des teneurs intéressantes en oligoéléments (manganèse, cuivre et zinc) et vitamines du groupe B. Il est d'ailleurs particulièrement riche en vitamine B9 ou acide folique (100 mg/100 g), nécessaire dans la division et le maintien cellulaires. Un apport est donc crucial pendant les périodes de croissance accélérée, comme l'enfance et la grossesse.

DIMANCHE

29

MARS

Sainte Gwladys

+1h

IDÉE DÉJEUNER

Betteraves rouges à la vinaigrette au jus de citron

Filet de julienne vapeur à la crème de riz

Endives braisées au bouillon de légumes

Riz basmati

Petits-suisses

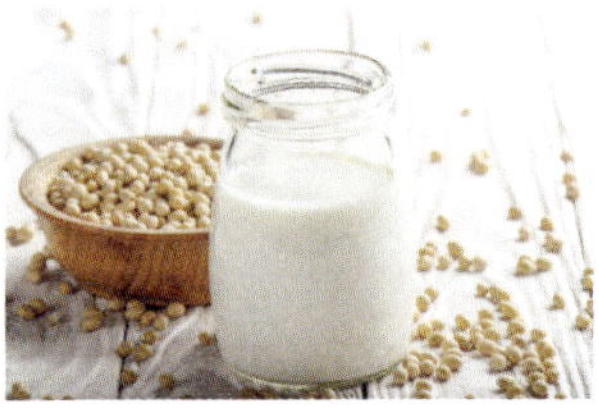

YAOURT SANS LACTOSE

Les yaourts sans lactose ou les substituts végétaux (comme le soja) sont intéressants pour les personnes qui ont des problèmes digestifs ou digèrent mal le lactose. Elles peuvent aussi vous permettre simplement de varier votre alimentation et de découvrir de nouvelles saveurs ! Choisissez un yaourt nature sans sucre ajouté avec une liste d'ingrédients la plus simple possible.

VENTRE QUI TIRE, ESTOMAC LOURD, COMMENT Y REMÉDIER ?

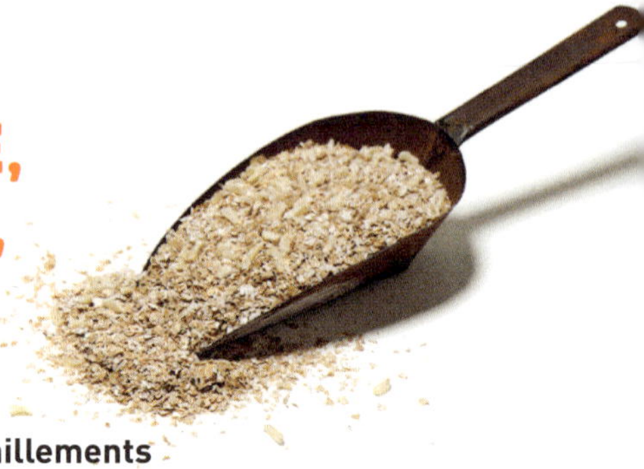

Sensation de pesanteur dans le ventre, tiraillements et douleurs pendant ou après les repas peuvent être le signe d'une digestion lente, difficile, ou « dyspepsie fonctionnelle ». Des repas trop riches, la consommation fréquente de boissons gazeuses sont souvent à l'origine de ces gênes. En l'absence de toute maladie organique diagnostiquée par votre médecin, il reste toujours préférable de limiter la prise d'aliments gras et sucrés, le café, l'alcool et les sodas ou boissons gazeuses. Le charbon végétal peut également être une aide efficace, ainsi que les produits spasmolytiques qui agissent sur une extrême motricité de l'intestin, provoquant des spasmes.

47,5 g

de fibres dans 100 g de son de blé.

Je mange quels fruits quand j'ai tendance à avoir mal au ventre ?

Les fruits à privilégier sont : la banane, le pamplemousse, le kiwi, l'orange, le citron, la fraise, la framboise, la myrtille, la mandarine, le melon, le raisin et la rhubarbe.

> "De mauvaises habitudes alimentaires sont souvent **la cause d'une mauvaise digestion.**"

COMMENT ÉVITER LES BALLONNEMENTS ?

Quand les gaz s'accumulent dans l'intestin, l'abdomen est gonflé et l'inconfort digestif vire parfois à la douleur. Ce symptôme fréquent peut être la conséquence de repas pris trop rapidement (grande quantité d'air dégluti lors de l'ingestion) ou d'aliments susceptibles de fermenter dans l'estomac (chou, féculents, lait…). Pour les éviter, mangez lentement, fractionnez les repas en ajoutant 1 ou 2 collations et évitez de mâcher du chewing-gum. Si vous y êtes sujet, n'abusez ni des crudités ni des fruits, dont le fructose mal absorbé peut être responsable d'excès de flatulences.

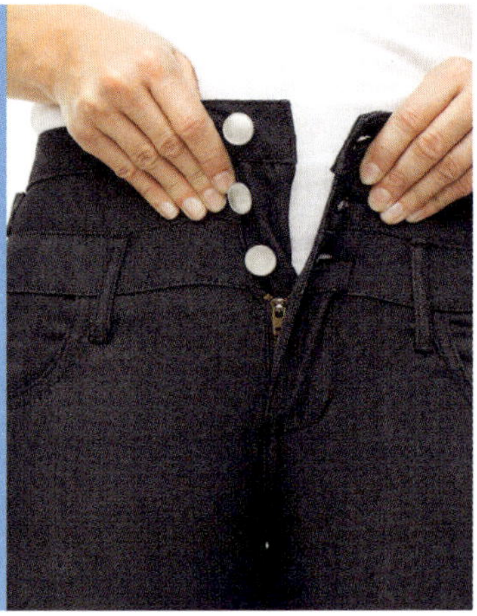

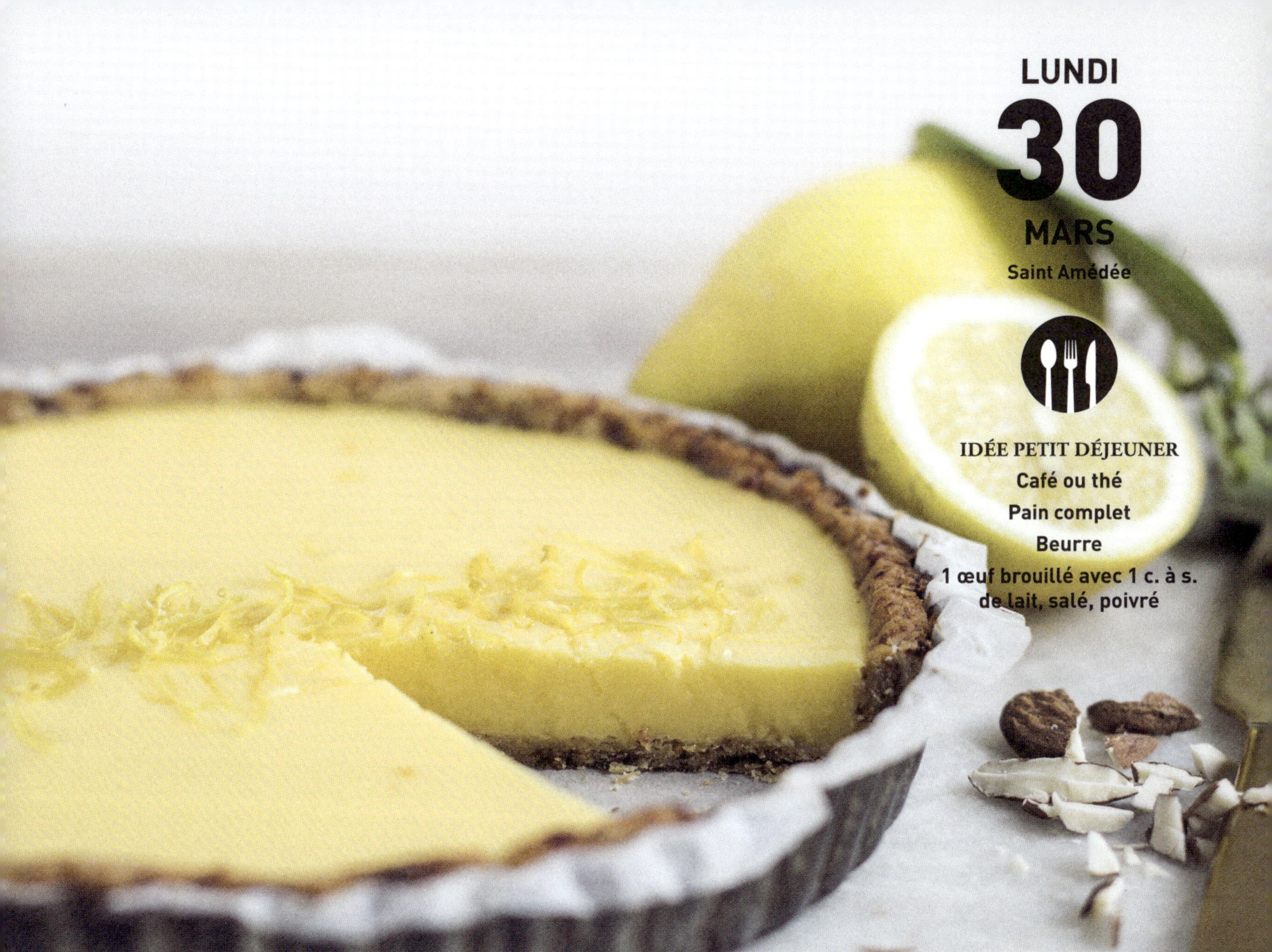

LUNDI

30

MARS

Saint Amédée

IDÉE PETIT DÉJEUNER

Café ou thé

Pain complet

Beurre

1 œuf brouillé avec 1 c. à s. de lait, salé, poivré

Tarte au citron légère

POUR 4 PERSONNES

2 citrons bio
1 feuille de gélatine (2 g) ou 1 c. à c. d'agar-agar
2 œufs entiers
10 g de beurre allégé
1 c. à s. de sucre

Pâte allégée :
60 g de farine
60 g de poudre d'amandes
50 g de dattes et de figues séchées
2 c. à s. bombées de fromage blanc nature
1 pincée de sel
1 à 2 c. à s. d'eau

1. Préparer la pâte en mixant la farine, la poudre d'amandes, les dattes et les figues et le fromage blanc. Ajuster avec l'eau pour obtenir une texture molle, mais non collante. Former une boule et l'envelopper de film alimentaire. Laisser reposer au frais au moins 1 h.
2. Récupérer les zestes d'un citron à l'aide d'un couteau Économe. Faire tremper la feuille de gélatine dans un petit bol d'eau froide. Presser les citrons.
3. Mélanger le jus de citron, les œufs, le beurre et le sucre dans une casserole et porter à ébullition en remuant continuellement. Hors du feu, ajouter la feuille de gélatine essorée, mélanger bien afin qu'elle soit totalement dissoute et laisser tiédir.
4. Préchauffer le four à 200 °C (th. 6-7). Fariner un plan de travail propre, sortir la pâte du réfrigérateur et l'étaler à l'aide d'un rouleau à pâtisserie. Chemiser un moule à tarte d'une feuille de papier sulfurisé et garnir le moule avec la pâte. Faire cuire à blanc 20 min. Laisser refroidir.
5. Verser la garniture au citron sur la pâte, répartir les zestes de citron dessus et laisser prendre 1 h au réfrigérateur. Servir bien frais.

MARDI

31

MARS

Saint Benjamin

IDÉE DÉJEUNER

Blancs de poireaux vapeur en vinaigrette à l'huile de noix

Chop suey de légumes au tofu

Pain complet + camembert

Ananas frais

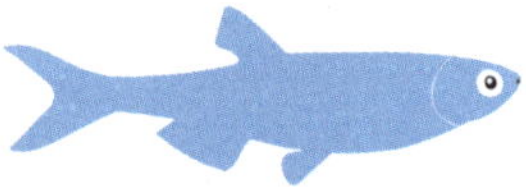

L'ANCHOIS : ACTIVATEUR DE MÉLATONINE

L'anchois fait partie des petits poissons gras riches en acides gras polyinsaturés, et en particulier en oméga 3, jouant un rôle important dans la gestion du stress, puisqu'ils favorisent la fabrication de mélatonine, une hormone qui régule le sommeil. Optez pour des anchois au naturel et de préférence à l'huile pour éviter qu'ils ne soient trop salés.

R COMME RESPIRATION

Le souffle exprime nos émotions : souffle coupé par la surprise, souffle court dû au trac, bouffée profonde de bien-être… Mais il peut aussi influencer notre état : plus il est court, plus le corps s'affole et a du mal à s'oxygéner, moins il s'oxygène, plus il panique et moins il respire profondément et sereinement. Et pourtant, on prend rarement le temps de conscientiser que l'on respire : cela se fait sans qu'on y pense, naturellement. Or, cette prise de conscience est capitale pour faire du souffle un puissant allié de notre épanouissement quotidien. On parle même de « respirations thérapeutiques » ou « respirations santé » tant « apprendre à respirer » a des vertus sur l'équilibre nerveux, le sommeil, l'éveil et même notre immunité et la santé de nos intestins via l'équilibre de la flore intestinale.

> "La respiration est **un véritable antistress,** tant physique que mental."

Que penser **des anxiolytiques ?**

On prescrit beaucoup (trop) d'anxiolytiques, qui ont tendance à endormir les sensations et rendent le retour à la normale difficile, de neuroleptiques et d'antidépresseurs qui assomment le patient plus qu'ils ne le traitent. Donc, en cas de petite forme morale et mis à part une maladie mentale grave diagnostiquée, je vous conseille d'essayer d'abord tout ce qui marche naturellement (comme le sport, la respiration abdominale, la méditation) avant d'entamer un de ces traitements.

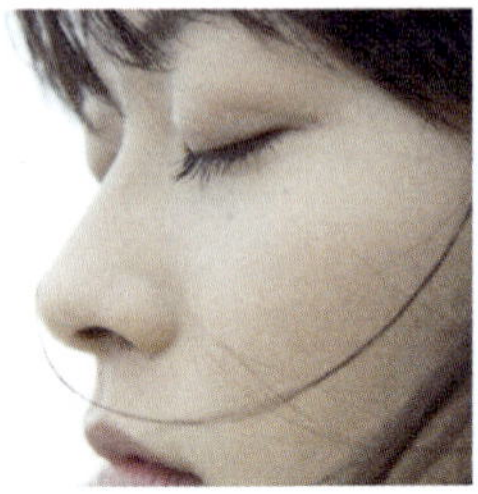

LA RESPIRATION ABDOMINALE, UN BON MOYEN POUR SE DÉTENDRE

Souvent, sans nous en rendre compte, nous respirons avec le haut des poumons, parfois en soulevant les épaules, de manière crispée, avec un souffle court, restreint et, pire, en sortant le ventre à l'expiration : l'inverse de ce qu'il faut faire. La respiration abdominale, elle, remplit la partie basse des poumons et gonfle le ventre à l'inspiration, puis creuse le ventre à l'expiration. Mettez une main à plat sur votre ventre et inspirez en gonflant le ventre, puis expirez en rentrant le bas du ventre, en l'aidant avec la main au besoin. À la clé, une meilleure digestion et moins de ballonnements.

10 %

de la valeur calorique d'un repas sert à son assimilation.

MERCREDI

1er

AVRIL

Saint Hugues

IDÉE COLLATION

Café, thé ou infusion sans sucre

30 g de pain

1 c. à c. de pâte à tartiner

C'EST QUOI L'INDEX GLYCÉMIQUE ?

L'index glycémique (IG) est un concept considérant que les aliments ont la capacité ou non d'augmenter le sucre dans le sang. Le glucose est le glucide de référence. Ainsi, la teneur en glucides affiche l'IG le plus élevé, le fructose l'IG le plus bas, et le saccharose l'IG intermédiaire. L'index glycémique de l'aliment dépend de sa composition en sucre simple, mais aussi en sucre complexe. Plus l'aliment contient de sucre lent, plus son index glycémique est bas.

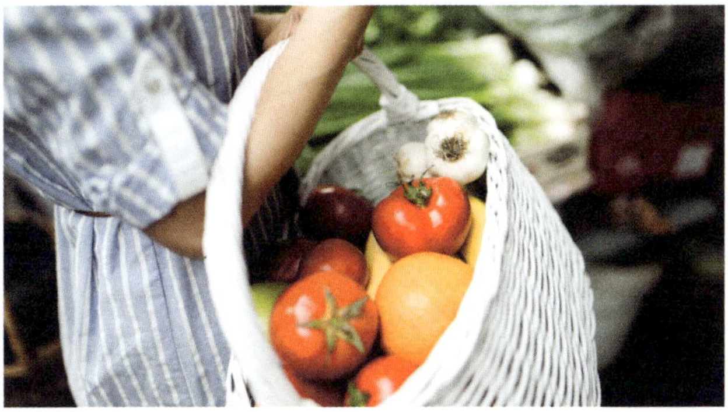

Le top 10 des légumes les moins sucrés (en g pour 100 g)

1. Chou chinois cru 0,95

2. Artichaut 0,99

3. Radis rouge 1,24

4. Céleri-branche 1,50

5. Fenouil 1,60

6. Chou chinois cuit 1,65

7. Concombre 1,63

8. Épinard cuit 1,90

9. Potiron 1,90

10. Blette 2

5

est l'index glycémique des crustacés considérés comme les aliments à l'index glycémique le plus bas.

> "L'indice glycémique peut varier en fonction des associations alimentaires, des modes de préparation et de cuisson."

PAIN AU LEVAIN

Cette panification ancestrale au levain est plus lente et contraignante mais elle génère des acides organiques qui ont plusieurs intérêts : un index glycémique moins important qu'un pain à la levure, une meilleure disponibilité des minéraux (zinc, magnésium), un goût puissant, une meilleure digestibilité du gluten, et enfin, une meilleure conservation naturelle du pain. Préférez un pain acheté chez un artisan boulanger et avec une farine complète.

Cet index est-il fiable ?

La notion d'index glycémique est à relativiser car plusieurs facteurs jouent sur sa diminution. La présence de graisse et de fibres dans un aliment limite par exemple l'augmentation du taux de sucre dans le sang, de même, la cuisson des aliments. Enfin, chaque individu a un système enzymatique digestif propre qui est susceptible de le modifier.

JEUDI

2

AVRIL

Sainte Sandrine

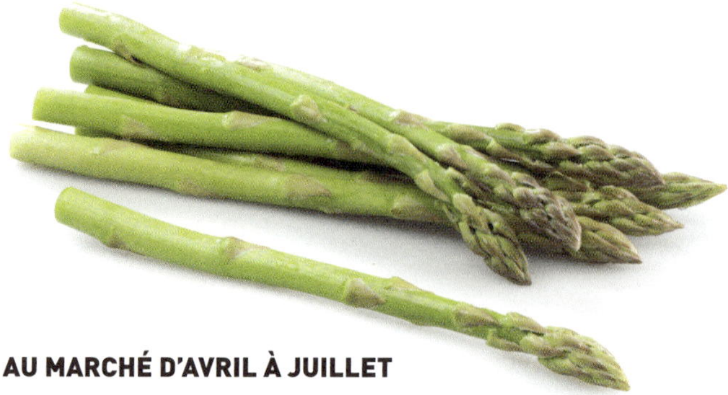

3 g

de sucre dans 100 g d'asperges.

IDÉE DÉJEUNER

1 bol de potage de légumes à la crème et croûtons de pain complet grillé frottés à l'ail

Roulés d'asperges mimosa au saumon fumé

Fraises à la menthe

AU MARCHÉ D'AVRIL À JUILLET

L'ASPERGE

L'asperge est une plante potagère dont on consomme la jeune pousse. Si on la laisse mûrir, la pousse devient toxique. Le bourgeon est la partie tendre la plus vitaminée, la tige est la partie fibreuse. Bien que l'on recense actuellement plus de 300 variétés d'asperges, les plus courantes demeurent les blanches, les vertes et les violettes. Les blanches sont cultivées à l'abri de la lumière pour éviter qu'elles ne verdissent. L'asperge fait partie des légumes les moins riches en sucre et les plus intéressants nutritionnellement. Ainsi, cette petite pousse verte est une source remarquable de vitamine C, A et E, de magnésium, de fer et de fibres.

"L'asperge est à la fois pauvre en calories et riche en qualités nutritionnelles."

Roulés d'asperges mimosa au saumon fumé

POUR 1 PERSONNE

- **200 g de pointes d'asperges vertes**
- **1 tranche de saumon fumé**
- **1 œuf dur**
- **500 g de fromage blanc**
- **¼ de citron**
- **1 pincée de safran**
- **1 c. à c. d'estragon**
- **Sel et poivre**

1. Cuire les pointes d'asperges à la vapeur. Faire durcir l'œuf, puis l'écaler et le laisser refroidir.

2. Mélanger le fromage blanc avec le jus de citron, le safran et l'estragon. Saler et poivrer. Réserver au frais.

3. Couper la tranche de saumon en lanières. Former de petits fagots avec les asperges et entourer chacun d'eux d'une lanière de saumon fumé.

4. Couper le blanc d'œuf finement et émietter le jaune. Répartir sur les asperges. Servir avec la sauce fraîche.

EXCELLENTE POUR LE SYSTÈME URINAIRE ET DIGESTIF

On trouve dans l'asperge différents composants capables de stimuler l'élimination rénale, en proportion relativement importante. Par ailleurs, le rapport potassium/sodium élevé contribue aussi à favoriser la diurèse. L'asperge possède donc une action diurétique importante, visible même lors d'une consommation modérée. Enfin, les fibres de l'asperge favorisent le bon fonctionnement des intestins : elles régularisent le transit intestinal tout en le stimulant.

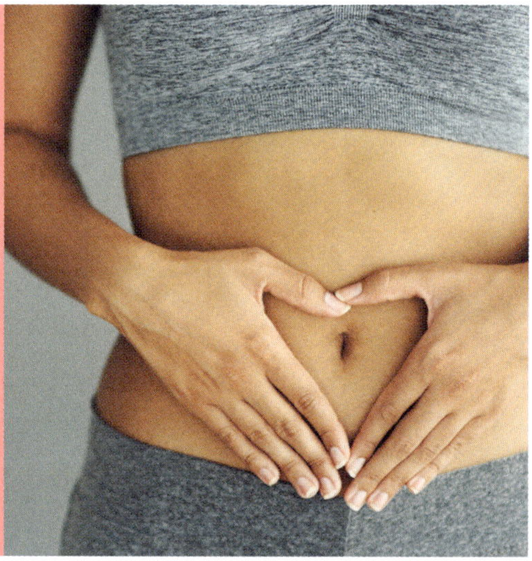

"**Le ronflement** peut entraîner un nombre incalculable de soucis liés au sommeil."

VENDREDI
3
AVRIL
Saint Richard

IDÉE DÎNER

Potage de légumes maison
Noix de Saint-Jacques grillées à la citronnelle
Purée de céleri-rave maison à la crème
Camembert + pain au levain
Fruit de saison

Que faire en cas de ronflements ?

Il existe trois solutions : aller voir un spécialiste (ORL) pour évaluer la forme de votre palais. Dormir sur le côté : pour s'y habituer, il suffit de coudre une balle de tennis dans le dos d'un vieux T-shirt pour rendre la position sur le dos inconfortable. Se faire examiner pour l'apnée du sommeil, qui peut aussi être responsable des ronflements.

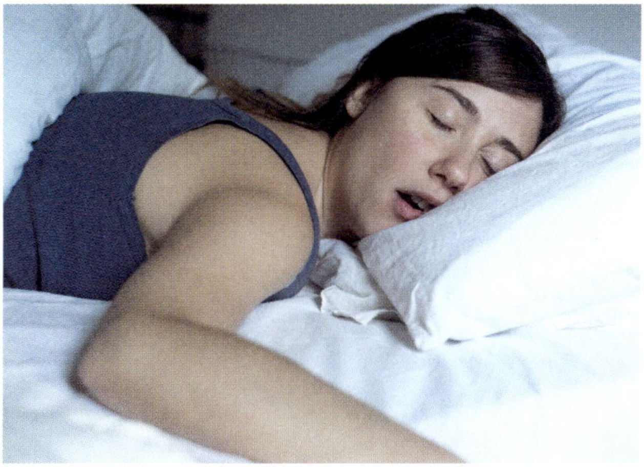

RONFLEMENTS, ATTENTION DANGER !

Dormir avec un ronfleur (majorité d'hommes !) est un problème pour le partenaire dérangé dans son sommeil, mais aussi pour le ronfleur lui-même dont le sommeil est perturbé à cause de ses propres ronflements. On distingue les ronflements ponctuels, dus à la consommation d'alcool, à un rhume ou à un surpoids (que l'on peut donc corriger), et les ronflements structurels. Dans ce dernier cas, le son vient la plupart du temps de la vibration du voile du palais sous l'effet du passage de l'air. Un palais trop long, trop lourd ou trop mou peut se mettre à vibrer de façon trop importante… et bruyante ! C'est pour cette raison que les femmes enceintes se mettent à ronfler car les hormones relâchent les tissus mous.

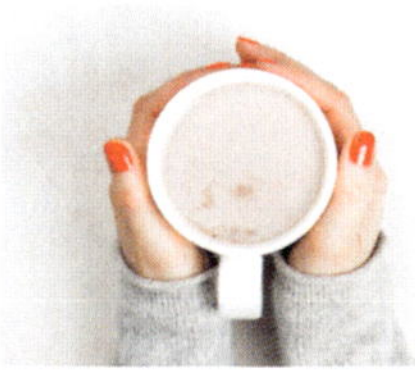

DU LAIT SUCRÉ AVANT DE SE COUCHER

Cette « recette » possède un effet relaxant démontré, lié au tryptophane du lait, cet acide aminé aidant à synthétiser la sérotonine qui favorise l'endormissement. Il serait dommage de s'en passer !

50 %

des sujets qui dorment 4 heures ou moins par nuit, ou 10 heures et plus, risquent de mourir d'une attaque cardiaque contrairement à ceux qui dorment une moyenne de 7 heures (étude japonaise datée de 2009).

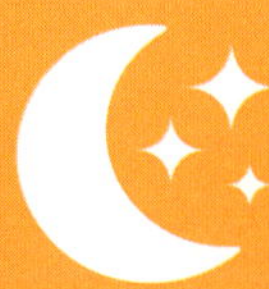

UNE ASTUCE DE GRAND-MÈRE : LE VINAIGRE DE CIDRE

Le vinaigre de cidre atténuerait les ronflements, car il évacue les mucus qui peuvent entraîner le ronflement. Si son goût ne vous repousse pas trop, vous pouvez tenter de boire un verre d'eau avec 1 c. à s. de vinaigre. Choisissez un vinaigre de cidre sans conservateur ajouté et non pasteurisé.

SAMEDI

4

AVRIL

Saint Isidore

IDÉE DÎNER

Salade de chou rouge émincé en vinaigrette

2 œufs mollets

Légumes de saison cuits à l'ail et à l'huile d'olive

3 fines tranches de pain complet

1 yaourt nature

1 pastille

de stévia équivaut à 1 morceau de sucre (4 g).

QUE PENSER DE LA STÉVIA ?

La stévia (rebaudiana) est une plante originaire d'Amérique du Sud dont on extrait une molécule responsable de son goût sucré : le rébaudioside A. La stévia édulcore sans aucune calorie. Cependant, l'organisme perçoit le goût sucré de ses composés chimiques avec un certain retard, au premier contact ils ont un goût amer et un arrière-goût de réglisse. L'amertume diminuant lorsqu'ils sont associés à des sucres classiques, les produits à la stévia ne sont donc pas totalement sans sucre, celui-ci est seulement diminué d'un tiers. C'est pourquoi il faut bien lire les étiquettes avant d'en consommer. Par ailleurs la stévia présente l'avantage de supporter les cuissons jusqu'à 200 °C.

"La stévia sucre plus que le sucre blanc et n'apporte aucune calorie."

Attention à **la qualité de la stévia !**

Il est important d'attirer votre attention sur le développement de la production mondiale de stévia, notamment dans les industries chinoises qui la cultivent et étudient sa production génétique ; à ce titre une stévia bio a un intérêt certain. On préférera aussi un produit naturel (poudre verte ou blanche, concentré de rébaudioside A) : les nouveaux produits sur le marché vous proposent des agents de charge, des additifs et un très faible pourcentage de rébaudioside A (à peine 1,35 % d'extrait de stévia), la feuille verte sur l'emballage n'a alors plus rien de naturel.

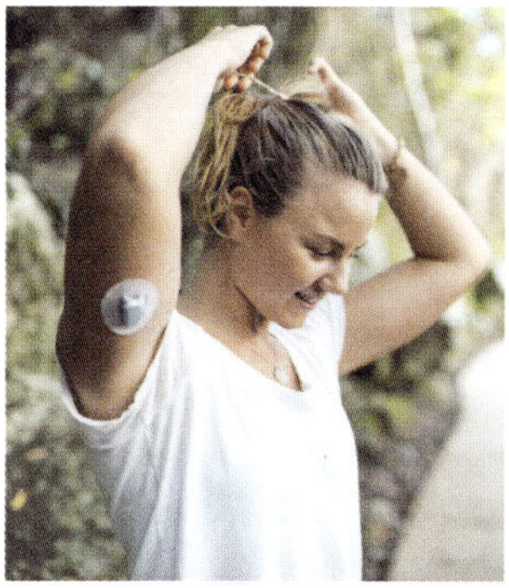

LA STÉVIA ET LE DIABÈTE

La stévia a sa place, à la fois dans la consommation courante chez le diabétique ou en cas de contrôle du diabète, et dans la préparation des repas. Il faut rappeler que la stévia a la capacité d'être stable à la chaleur et permet donc de réaliser des desserts à teneur réduite en glucides.

UNE BOISSON À LA STÉVIA

« Boisson à la stévia » ne veut pas dire sans aucune calorie. La stévia permet de diminuer la quantité de sucre mais ne la réduit pas entièrement. Très souvent la stévia est associée à du vrai sucre. Lisez bien les étiquettes et vérifiez la quantité de sucre qui ne devrait pas être supérieure à 5 g pour 100 g.

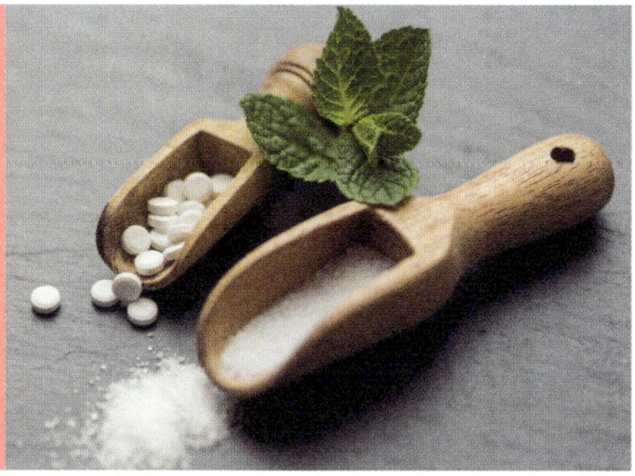

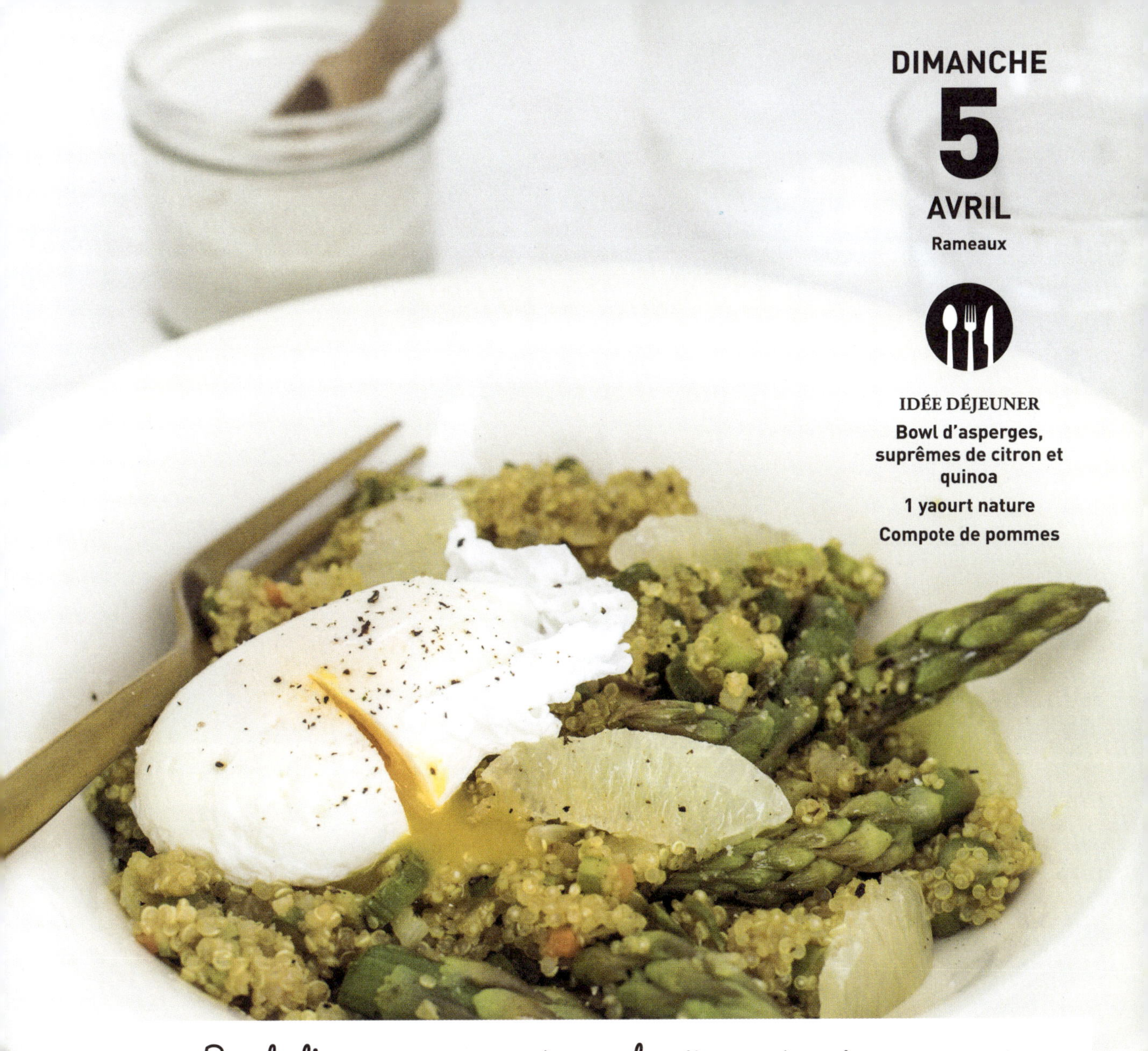

DIMANCHE 5 AVRIL

Rameaux

IDÉE DÉJEUNER

Bowl d'asperges, suprêmes de citron et quinoa

1 yaourt nature

Compote de pommes

Bowl d'asperges, suprêmes de citron et quinoa

POUR 1 PERSONNE

200 g d'asperges vertes fraîches
1 citron
¼ d'oignon
1 c. à s. d'huile d'olive
50 g de quinoa
200 ml de bouillon de légumes
1 pointe de curry
1 œuf
Sel

1. Laver les asperges et couper les pieds. Tailler les tiges en fines lamelles et conserver les têtes entières. Cuire ces dernières dans de l'eau bouillante salée pendant 4 min.
2. Pendant ce temps, peler le citron à vif et prélever les suprêmes.
3. Dans une casserole, faire revenir l'oignon émincé avec l'huile d'olive puis ajouter le quinoa. Verser ensuite progressivement le bouillon de légumes et le curry tout en mélangeant, et incorporer les asperges 5 min avant la fin de la cuisson.
4. Servir bien chaud avec les suprêmes de citron et un œuf mollet.

LUNDI
6
AVRIL
Saint Marcellin

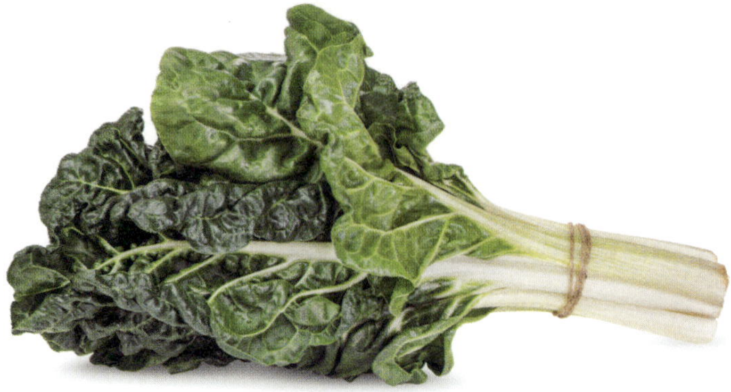

IDÉE DÎNER
Taboulé
1 cuisse de lapin rôtie au thym
Poêlée de blettes
1 fromage blanc nature
1 poire

AU MARCHÉ D'AVRIL À NOVEMBRE

LES BLETTES (OU BETTES)

La blette ou bette est une plante herbacée de la famille des chénopodiacées, comme la betterave, l'épinard ou le quinoa. Elle est cultivée pour ses grandes feuilles vertes qui se consomment comme des épinards et ses côtes larges et plates préparées en gratins et tourtes. Les blettes font référence à l'ensemble de la feuille alors que l'appellation « carde » ne concerne que la côte.
La blette ne dépasse pas les 3 % de glucides, ce qui est inférieur à la moyenne des légumes (5 %). Elle est riche en eau et en minéraux, notamment en magnésium (86 mg), potassium (510 mg), fer (2,3 mg) et calcium (80 mg), ce qui lui vaut des propriétés diurétiques.

20 kcal

C'est le nombre de calories pour 100 g de blettes.

"La blette est bien pourvue en **vitamine C qui sera toutefois réduite à la cuisson.**"

EXCELLENTE POUR LES FEMMES ENCEINTES

Côté vitamines, elle est particulièrement bien pourvue en provitamine A (4100 µg), aux propriétés antioxydantes et essentielles à la peau, aux tissus et à la vision. La blette est également bien pourvue en vitamine C (35 mg pour 100 g) (quand elle est consommée crue) et en vitamine B9, importante en période périconceptionnelle. Enfin, l'acide oxalique qu'elle contient peut gêner l'absorption de certains minéraux et favoriser l'apparition de calculs biliaires.

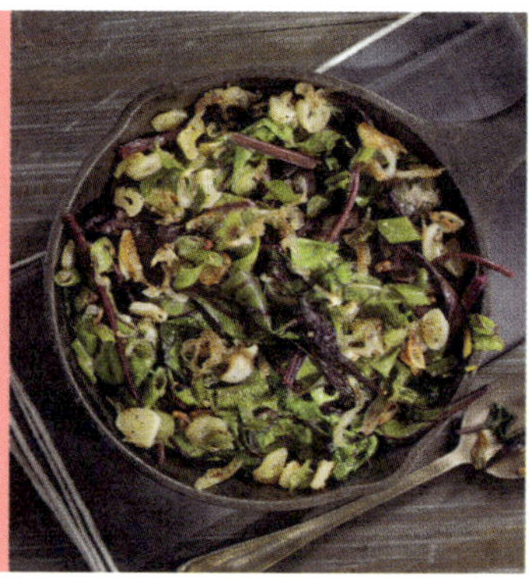

Poêlée de blettes

POUR 1 PERSONNE

½ botte de blettes • 1 oignon • 2 gousses d'ail • ½ boîte de tomates concassées • 1 pincée de thym • 1 feuille de laurier • Sel et poivre

1. Trier et laver les blettes. Les couper en morceaux et les faire cuire 10 min dans un autocuiseur. Bien les égoutter.
2. Dans une poêle à revêtement antiadhésif, faire fondre à feu doux sans matières grasses l'oignon et l'ail hachés finement.
3. Ajouter les tomates, saler, poivrer et compléter avec le thym et le laurier. Laisser mijoter et ajouter les blettes.

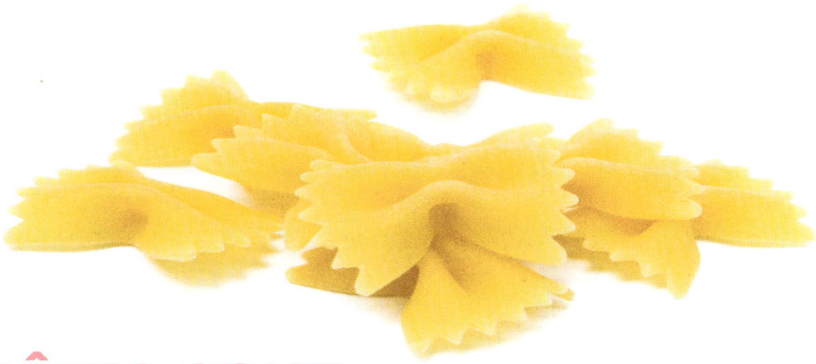

LES PÂTES SONT-ELLES BONNES POUR LA SANTÉ ?

Les pâtes sont des aliments glucidiques de la famille des féculents qui apportent près de 30 g de glucides pour 100 g de pâtes cuites, environ 5 g de protéines, et un peu plus pour les pâtes aux œufs. 100 g de pâtes cuites apportent environ 150 kcal.
Les pâtes enrichies en fibres (complètes ou intégrales) sont à favoriser pour leurs bénéfices sur le transit, mais aussi sur l'assimilation des glucides. Elles apportent également une quantité non négligeable de protéines végétales (13 %) et sont légèrement plus riches en lipides (2,5 %) issus du germe de blé, donc essentiellement des acides gras polyinsaturés de bonne qualité.

7 kg

C'est la quantité de pâtes consommée par les Français chaque année.

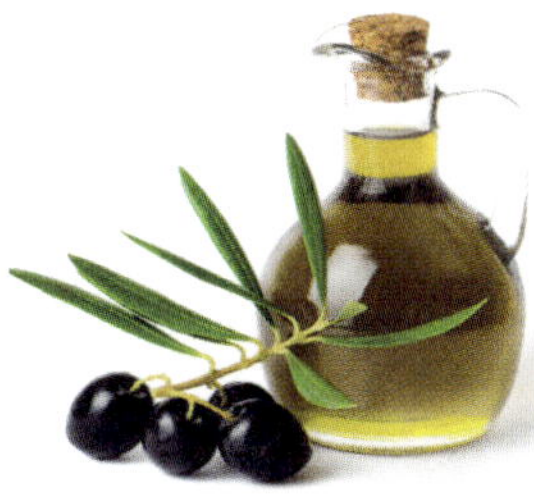

"Les pâtes complètes ou intégrales **favorisent la satiété.**"

Pourquoi **des pâtes complètes ?**

Les pâtes complètes ou semi-complètes sont intéressantes pour leur apport en fibres. Elles favorisent ainsi la satiété. Idéalement, choisissez des pâtes complètes bio afin de limiter les pesticides, puisque l'enveloppe externe du grain entier de blé est conservée. Pensez à alterner entre pâtes classiques et complètes selon vos goûts et votre tolérance. Les pâtes complètes auront également de meilleures teneurs en vitamines et minéraux, qui sont peu présents dans les versions classiques.

MARDI
7
AVRIL
Saint J.-B. de la S.

IDÉE DÉJEUNER

Carottes râpées en vinaigrette

1 cuisse de poulet rôti

Pâtes au beurre et parmesan

Compote de fruits de saison

QUELLE SAUCE POUR LES PÂTES ?

Mieux vaut préparer soi-même la sauce, avec de la sauce tomate toute prête par exemple à laquelle vous ajouterez de l'ail, du poivre, des aromates, du piment, des champignons, un légume de saison coupé en petits morceaux. Vous pouvez aussi ajouter du parmesan râpé et un filet d'huile d'olive, ce sera excellent et équilibré. Toutefois si vous manquez de temps, une sauce préparée est bien utile. Optez pour une recette simple comme l'arrabiata (90 % de tomates, piment, huile de qualité et moins de 1 g de sel).

MERCREDI
8
AVRIL
Saine Julie

IDÉE COLLATION

Café, thé ou infusion sans sucre

100 g de compote de fruits sans sucres ajoutés

1 yaourt nature

5

C'est le rapport idéal d'oméga 3 et 6 dans une margarine équilibrée.

PENSEZ AU RAPPORT OMÉGA 6/ OMÉGA 3 !

Une margarine équilibrée a un rapport oméga 6/ oméga 3 inférieur ou égal à 5 (maximum, cinq fois plus d'oméga 6 par rapport aux oméga 3). Par exemple, une margarine comportant 18 g d'oméga 6 et 3 g d'oméga 3 serait trop riche en oméga 6 et pas suffisamment en oméga 3. Pensez aussi aux margarines enrichies en stérols végétaux qui ont des effets bénéfiques sur le taux de cholestérol sanguin.

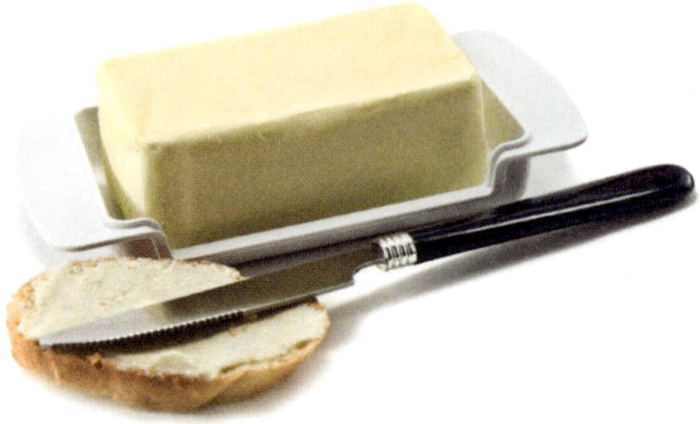

LA MARGARINE : UNE ALTERNATIVE AU BEURRE ?

On recommande souvent aux personnes qui surveillent leur cholestérol de consommer de la margarine à la place du beurre. Mais comment s'assurer qu'il s'agit d'une margarine bonne pour la santé ? Le plus important est de rester attentif à la qualité et l'état des huiles utilisées dans leur fabrication. En effet, beaucoup de margarines contiennent des huiles végétales partiellement hydrogénées pour assurer leur stabilité. Or ce processus d'hydrogénation, surtout partiel, contribue à la formation d'acides gras trans, avec des effets néfastes sur le système cardiovasculaire. En réaction, de plus en plus de produits sont désormais fabriqués sans hydrogénation, et il est spécifié « huiles non hydrogénées » dans la liste des ingrédients. Elles sont alors souvent constituées de matières grasses issues d'huile de palme (ce qui n'est pas l'idéal...) permettant la solidification de la margarine sans hydrogénation.

"Les margarines sont **un substitut du beurre intéressant** lorsque l'on doit surveiller son cholestérol."

Le top 10 des aliments anticholestérol

1. Le pain aux céréales et graines
2. Le pain complet
3. Le pain de seigle
4. Le pilpil
5. Le quinoa
6. Les châtaignes
7. Les épices et les aromates
8. Les flocons d'avoine
9. Les légumes secs
10. Les pâtes intégrales

Comment choisir **une margarine équilibrée ?**

La recette doit être simple : huiles et graisses végétales non hydrogénées (sans huile de palme de préférence), de l'eau, un émulsifiant (lécithine de tournesol généralement), du sel, parfois du jus de citron pour la conservation, et des ajouts en vitamine A et D qui peuvent être intéressants.

JEUDI
9
AVRIL
Saint Gauthier

“Le parmesan fait partie de **la famille des fromages à pâte pressée cuite,** les plus riches en protéines.”

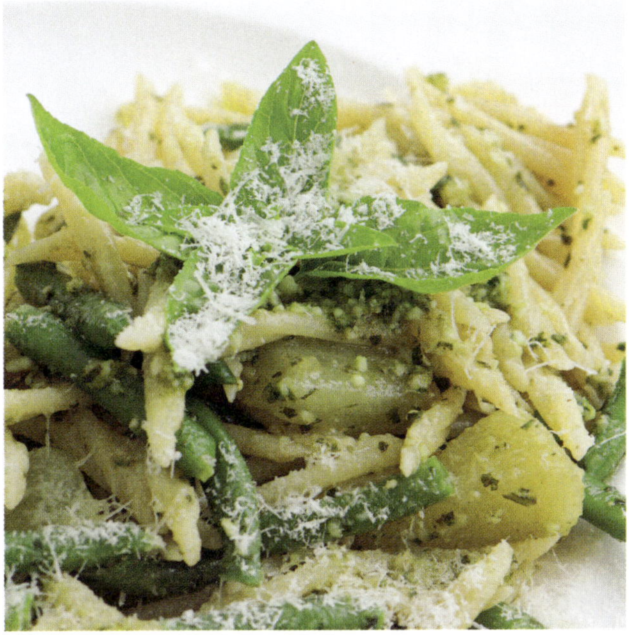

38,60 g

de protéines dans 100 g de parmesan.

IDÉE DÉJEUNER

Mâche au vinaigre balsamique et dentelle de parmesan

Grenadin de veau au thym, coulis de tomates et vin blanc

Spaghetti au basilic et poivrons

1 banane

LE PARMESAN

Le parmesan, *parmigiano reggiano*, est un fromage italien à la croûte jaune foncé, lisse et dure. Sa pâte apparaît granuleuse et friable et présente une saveur légèrement piquante. Le lait du parmesan provient de la région de Parme. Comme l'ensemble des fromages à pâte dure, le parmesan est très calorique, avec 392 kcal/100 g, et également très riche, avec plus de 25 % de lipides. Il n'en est pas moins un aliment santé au vu de ses apports bénéfiques en vitamines et minéraux. 100 g de parmesan offrent en particulier près de 25 % des apports nutritionnels conseillés en vitamines A et B2, plus de 50 % des ANC en vitamines B3 et B12. Côté minéraux, le parmesan est extrêmement bien pourvu en phosphore et en calcium. Une portion de 20 g seulement suffit à couvrir 18 % des ANC en phosphore et 33 % des ANC en calcium.

Dentelle de parmesan

POUR 1 PERSONNE

20 g de parmesan • 2 c. à c. de graines de sésame

1. Préchauffer le four à 180 °C (th. 6).

2. Râper le parmesan, le disposer en forme de cercle sur une feuille de papier cuisson. Saupoudrer de sésame. Enfourner pour 5 min, le temps que le parmesan fonde et dore légèrement.

3. Sortir la tuile du four, laisser refroidir pour qu'elle puisse se solidifier. L'utiliser en décoration !

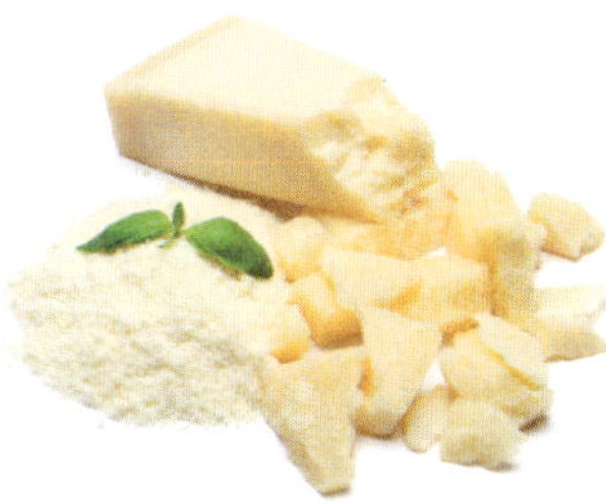

Riche en protéines !

Les fromages à pâte pressée cuite, comme le parmesan, font partie des fromages les plus riches en protéines animales. Selon l'ANSES, un adulte en bonne santé devrait consommer 0,83 g de protéines par jour et par kilo, c'est-à-dire pour quelqu'un pesant 56 kilos, 46 g environ de protéines. Cette quantité augmente pour les personnes âgées et les femmes enceintes. Le parmesan peut couvrir une partie de ces besoins, râpé cru sur des pâtes ou d'autres céréales, mais aussi sur des légumes en assaisonnement.

VENDREDI

10

AVRIL

Vendredi Saint

IDÉE DÉJEUNER

Salade de champignons de Paris à la ciboulette et à l'huile de noix

Filet de bœuf grillé au poivre

Endives braisées persillées à l'huile de tournesol

Chèvre frais + pain de seigle

Pomme

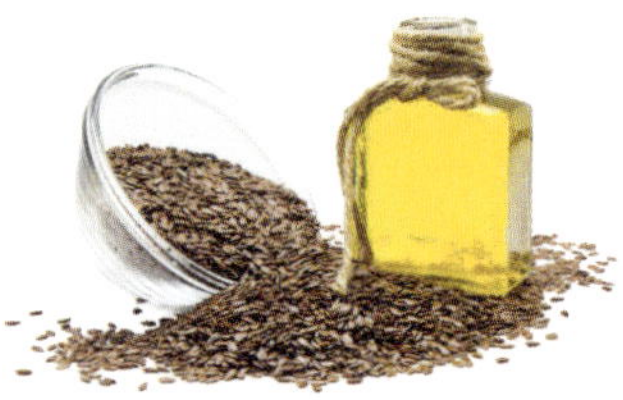

Que penser de **l'huile de lin ?**

Si cette huile est très riche en acides gras polyinsaturés, son mode d'extraction à chaud et les composés cyanogéniques des graines de lin ont conduit à l'interdire pendant quelques années. Sa vente est de nouveau autorisée en France, dans des conditionnements opaques pour la préserver de la lumière. Attention, elle ne supporte pas la cuisson et doit toujours être consommée crue.

LES HUILES IDÉALES POUR LA SANTÉ

Les huiles végétales que nous utilisons pour cuire ou assaisonner nos préparations sont une excellente source de bons acides gras, de vitamines et de minéraux. À condition de savoir les choisir et de les consommer sans excès ! Il n'existe pas d'huile légère. Toutes, sans exception, contiennent 100 % de lipides. Elles apportent donc toutes 900 kcal aux 100 g et constituent le produit alimentaire le plus calorique qui soit. Les meilleures huiles sont les huiles végétales riches en acides gras polyinsaturés. Il en existe deux, l'acide linoléique (famille des oméga 6), et l'acide alpha-linolénique (famille des oméga 3). On peut citer l'huile de colza, l'huile de noix et les huiles combinées qui associent plusieurs huiles végétales différentes pour obtenir la composition en acides gras la plus performante pour les besoins de l'organisme.

"Les huiles intéressantes pour la santé sont celles **riches en acides gras** dits essentiels."

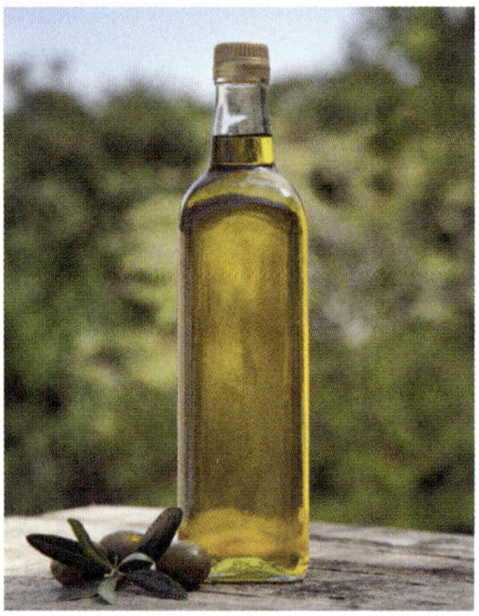

HUILE D'OLIVE : INCONTOURNABLE

C'est une huile nutritionnellement intéressante par la présence d'acides gras monoinsaturés, faisant un peu chuter le taux de mauvais cholestérol LDL et modérément augmenter le taux du cholestérol HDL. Mais il lui manque des acides gras de la série oméga 3 et elle contient peu de vitamine E. Préférez une huile d'olive conservée dans une bouteille en verre opaque et si possible d'une variété d'olives d'une zone géographique déterminée (Nyons, Kalamata, etc.), son prix sera plus élevé mais vous serez sûr de sa qualité gustative.

15 ml

soit 1 cuillerée à soupe d'huile de colza permet de couvrir la moitié des apports conseillés en vitamine E.

LES PROBIOTIQUES EN COMPLÉMENT ALIMENTAIRE

Ceux-ci jouant un rôle clé dans l'efficacité des défenses immunitaires, leur prise sous forme de complément alimentaire réduit la fréquence des rhumes et des infections pendant l'hiver. Ils sont très utiles aussi pendant la prise d'antibiotiques ou lors de diarrhées pour aider à reconstituer la flore intestinale.

SAMEDI

11

AVRIL

Saint Stanislas

IDÉE DÉJEUNER

Tartines au maquereau fumé

Salade de jeunes pousses

2 petits-suisses nature (3-4 % de MG)

Poire

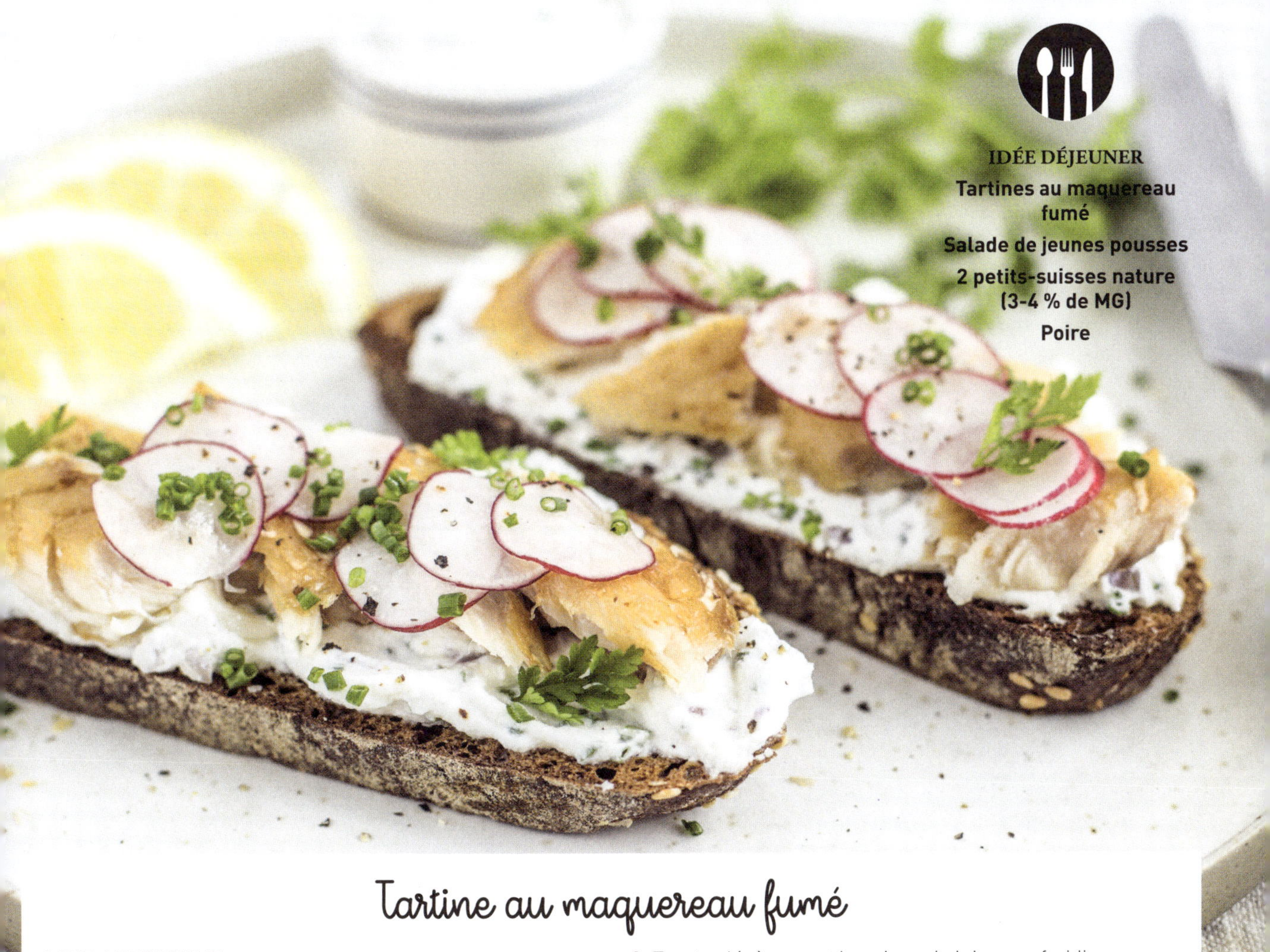

Tartine au maquereau fumé

POUR 1 PERSONNE

50 g de pain de seigle
80 g de maquereau fumé
½ échalote
Fines herbes
50 g de ricotta
¼ de citron
Radis roses

1. Toaster légèrement le pain, puis laisser refroidir.
2. Émincer l'échalote finement, rincer et ciseler les fines herbes. Travailler la ricotta avec quelques gouttes de jus de citron, l'échalote et les herbes (en réserver un peu pour le décor).
3. Tailler les radis en fines rondelles.
4. Tartiner le pain toasté du mélange à la ricotta. Répartir dessus les rondelles de radis, le maquereau et terminer avec les fines herbes réservées.

DIMANCHE

12

AVRIL

Pâques

IDÉE DÉJEUNER

1 tomate farcie au chèvre frais, basilic et menthe

1 truite entière en papillote au jus de citron

Purée de pois cassés à l'huile d'olive

Poire au four choco-amande

112 mg

C'est la quantité de magnésium contenue dans 100 g de chocolat noir.

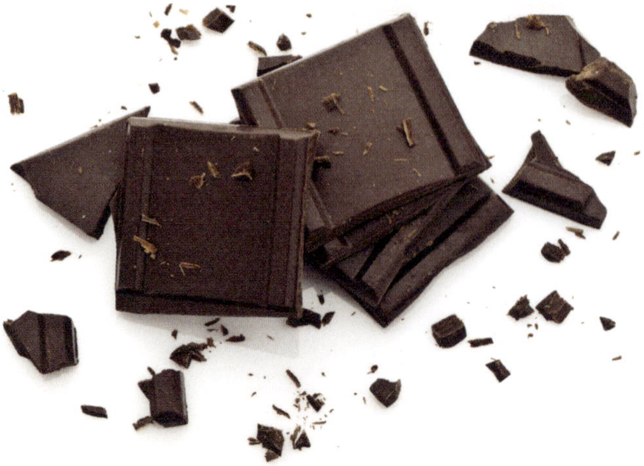

LE CHOCOLAT NOIR

Pour obtenir un chocolat noir, on mélange de la pâte de cacao (35 % minimum), du beurre de cacao et du sucre dans des proportions variables. On retrouve dans la fève de cacao une concentration intéressante en flavonoïdes associés à du zinc, du manganèse et du cuivre, qui agissent en synergie comme antioxydants. Ces propriétés ont également pour effet de diminuer l'oxydation du mauvais cholestérol (LDL) et la vitamine B3 contenue dans le chocolat permet de réduire l'encrassement des artères. Le chocolat noir contient également de la phényléthylamine, à la structure proche des amphétamines, et de l'anandamide, aux vertus euphorisantes.

Poire au four choco-amande

POUR 4 PERSONNES

4 belles poires conférence • 60 g de chocolat noir pâtissier corsé • 2 c. à s. de poudre d'amandes • 2 c. à s. de sucre cassonade

1. Préchauffez le four à 200 °C (th. 6-7). Laver les poires, les couper en deux et retirer les pépins.
2. Placer au centre de 4 demi-poires, 2 carrés de chocolat noir, de la poudre d'amandes et du sucre cassonade. Refermer les poires. Les placer dans un plat allant au four tapissé de papier cuisson.
3. Enfourner pour 30 min environ. Laisser tiédir avant de déguster.

"Plus le pourcentage de cacao est élevé, plus grand sera **son pouvoir antioxydant**."

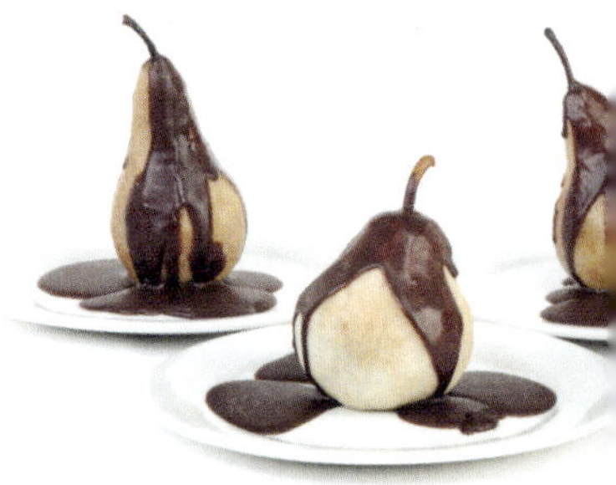

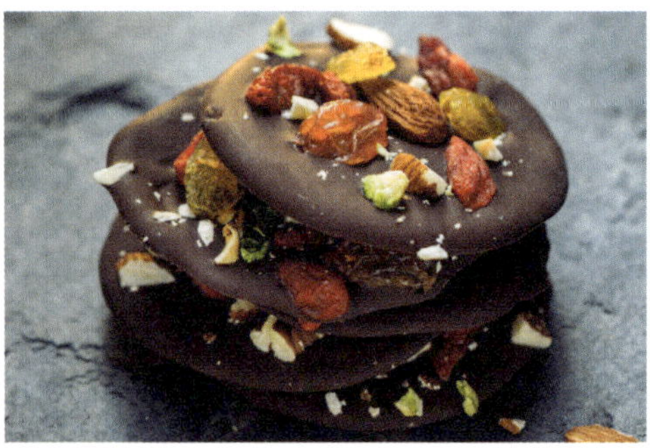

Le chocolat noir est-il moins calorique que celui au lait ?

Qu'ils soient noirs, au lait ou blancs, tous les chocolats sont aussi caloriques les uns que les autres (530 kcal/100 g en moyenne). Le chocolat noir est surtout moins sucré, et sa forte concentration en cacao sature plus rapidement les papilles, ce qui rend plus facile la gestion de sa consommation.

M COMME MINÉRAUX

Ce sont de tout petits éléments chimiques qui participent à l'ensemble des fonctions de l'organisme. L'eau, les végétaux, et la plupart des aliments contiennent toujours un ou plusieurs de ces composants. Les médecins dosent principalement le calcium, le phosphore, le sodium et le potassium, car ils sont probablement les plus indispensables à l'équilibre global du corps. Cependant, leur carence comme leur excès peuvent conduire à des problèmes !

"Pour préserver **les minéraux des légumes**, utilisez une cuisson douce à la vapeur."

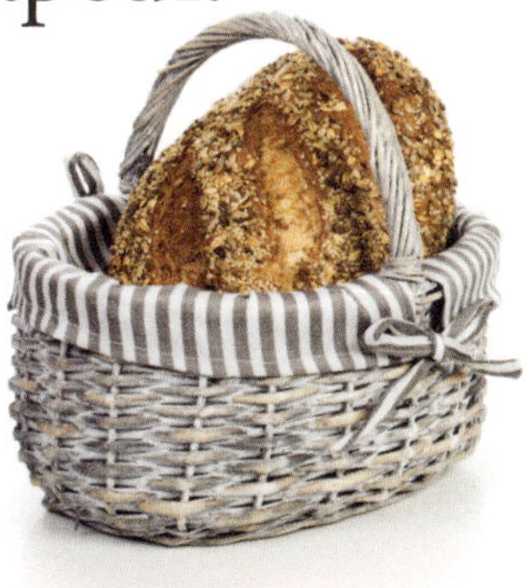

168 mg

C'est la teneur en potassium pour 100 g de pain aux céréales avec six graines.

LES SUCRES PERMETTENT L'ABSORPTION DES MINÉRAUX

Les sucres favorisent l'absorption des minéraux comme le calcium, le sodium, le fer, le magnésium, le zinc, le cuivre, le manganèse, etc. De nombreuses études ont montré que la consommation de glucides avait un effet positif sur l'absorption de calcium, particulièrement nécessaire chez l'enfant en croissance.

LUNDI 13 AVRIL

L. de Pâques

IDÉE DÎNER

Omelette aux champignons avec ail et persil

Laitue en vinaigrette saupoudrée d'algues en paillettes

Pain complet aux graines

2 petits-suisses nature

Que penser de **l'eau de mer ?**

L'eau de mer est intéressante pour sa haute concentration en sels minéraux. On peut en bénéficier lors d'une thalassothérapie par exemple. Puisée au large et chauffée, l'eau de mer provoque une détente immédiate tout en stimulant l'organisme : la mer contient en effet de nombreux électrons en dissolution provoquant l'absorption des ions négatifs par le corps, qui se charge – et se recharge – alors en sels minéraux par la peau. Ces ions vont ensuite se diffuser dans tout l'organisme : la fibre musculaire prendra le potassium, les os, le calcium, etc. Ils offrent ainsi une réelle régénérescence.

LES ALGUES SÈCHES POUR FAIRE LE PLEIN DE MINÉRAUX

Les algues fournissent plus de minéraux que les légumes et en particulier de l'iode. Saupoudrées sur des crudités ou des légumes cuits, elles donnent un petit goût iodé délicat à vos plats. Choisissez des algues séchées (non grillées) à réhydrater puis couper, ou en paillettes à saupoudrer directement sur les plats. Vous pourrez les conserver plus longtemps. La liste des ingrédients est très simple : 100 % d'algue, rien d'autre !

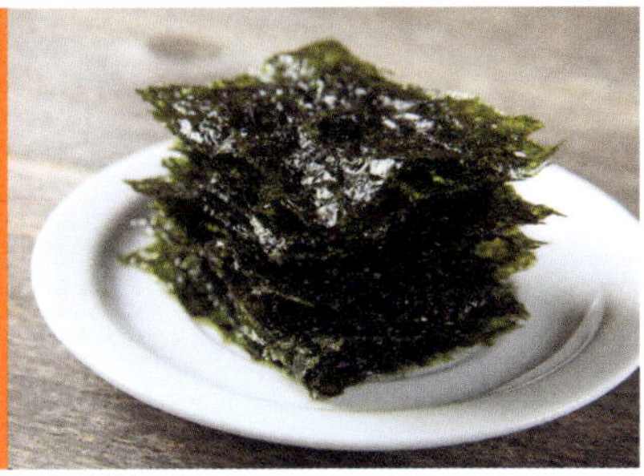

MARDI

14

AVRIL

Saint Maxime

IDÉE DÎNER

Filets de sardine à l'huile

Légumes de saison poêlés à l'ail et à l'huile de tournesol

Pain complet

Yaourt nature

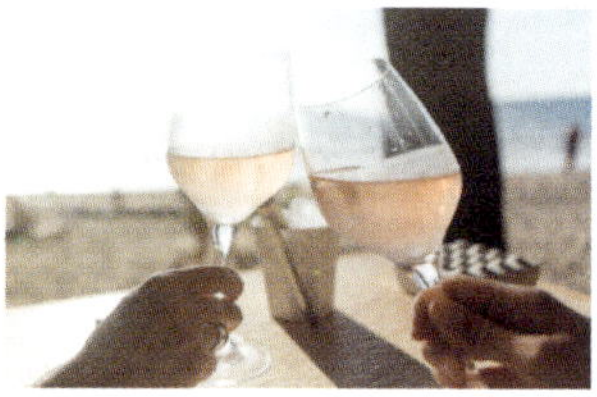

100 kcal

Ce sont les calories contenues dans un verre de vin.

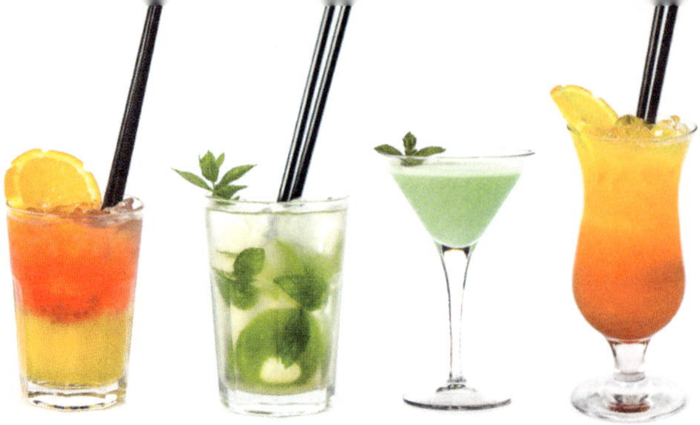

POURQUOI L'ALCOOL FAIT-IL GROSSIR ?

L'alcool présente trois problèmes majeurs. Le premier, c'est que 1 g d'éthanol apporte 7 kcal, ce qui le place juste derrière les lipides. Le deuxième, c'est que l'éthanol augmente la capacité à manger, car il a un effet désinhibant. Enfin, l'éthanol – contrairement aux sucres, qui sont dépensés par le muscle – ne se dépense que sous forme de chaleur, sauf quand il est transformé en lipides et en sucres. C'est pourquoi il est conseillé d'éviter le vin pendant toute la durée d'un régime (ou alors de l'envisager comme un écart à compenser). Quant aux cocktails alcoolisés, ils présentent l'inconvénient de rajouter encore un peu plus de sucre à ceux déjà apportés à l'organisme par l'éthanol.

L'alcool : **un peu ou jamais ?**

L'alcool est un aliment dans la mesure où il fournit de l'énergie, mais on oublie de dire que l'éthanol qu'il contient est l'une des premières drogues récréatives que l'homme ait inventées. Ceci étant, la médecine s'accorde aujourd'hui pour dire que le vin rouge, consommé en quantité limitée (un verre par jour), permet d'abaisser le mauvais cholestérol et de protéger le cœur.

"**Mieux vaut oublier le vin pendant un régime** ou alors l'envisager comme un écart à « gérer »."

L'ALCOOL ET LE CHOLESTÉROL

La consommation d'alcool est un facteur de risque cardiovasculaire. Dans tous les cas, celle-ci doit rester occasionnelle, ou du moins ne pas dépasser plus de trois verres de vin par jour chez l'homme et deux verres chez la femme. Quand on surveille son cholestérol et en particulier en cas de taux de triglycérides très élevé (supérieur à 4 g/l), il est conseillé d'arrêter complètement la consommation d'alcool. Sinon, privilégiez le vin, en évitant les vins sucrés, liquoreux, cocktails ou tout autre produit avec ajout de sirop, sucre, jus...

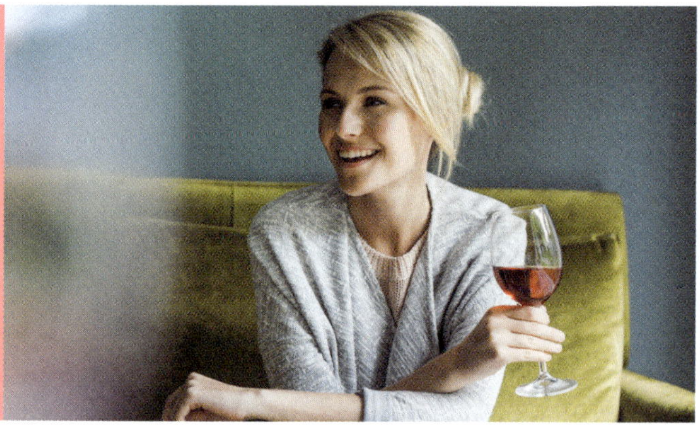

MERCREDI
15
AVRIL
Saint Paterne

80 %

des sujets ayant suivi un régime reprennent du poids après un an (ANSES, avis de 2011).

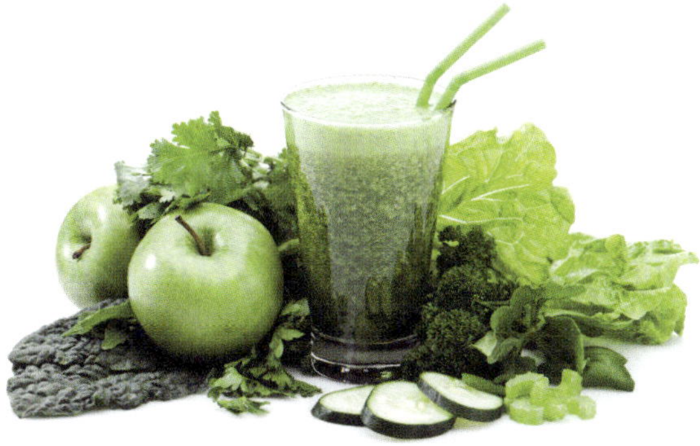

COMMENT RELANCER UN RÉGIME ?

Dans tous les régimes, il y a des phases, voire des paliers qui ralentissent le régime et peuvent démotiver. Que ce soit à cause d'un relâchement dans le programme, d'un ralentissement de la perte de poids, de plusieurs écarts, le résultat est le même : l'abandon. Pour dépasser ces phases critiques, on peut suivre un programme de relance court et efficace : une détox express ou « jeûne détox », qui ne doit pas dépasser 3 jours. Sans tomber dans l'excès d'un jeûne total, on prévoit une alimentation très réduite en conservant l'indispensable : viande ou poisson maigres cuits à la vapeur et légumes vapeur ou crus, fromage blanc 0 %, bouillon de légumes (eau de cuisson des légumes légèrement salée), tisane et eau à volonté.

> "Il suffit souvent d'une journée de détox pour relancer un régime."

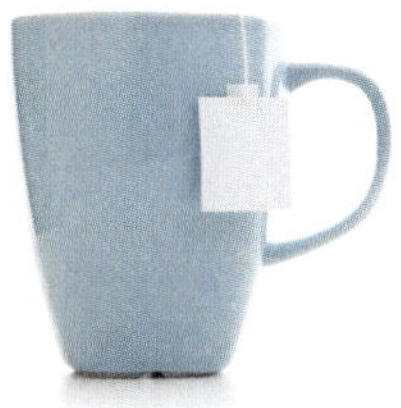

TISANE MINCEUR : EFFICACE OU NON ?

Ayez un œil critique sur les mentions « ventre plat », « détox » ou « brûle graisse », ce ne sont pas des tisanes miracles ! Cependant, elles peuvent accompagner une détox express ou un régime car, lorsqu'elles ne contiennent que des plantes (et aucun sucre ajouté), elles hydratent et peuvent atténuer la sensation de faim.

LA MOTIVATION, LA CLÉ DE LA RÉUSSITE

La motivation est le facteur essentiel de réussite qu'il faut entretenir. Pas question pour autant de culpabiliser si l'on fait un écart ou que l'on faiblit psychologiquement. Ces phases de « paresse » sont pourtant tout à fait normales. Et seule une motivation solide, avec un objectif clairement défini, peut nous aider à dépasser ces moments critiques, à aller de l'avant malgré tout.

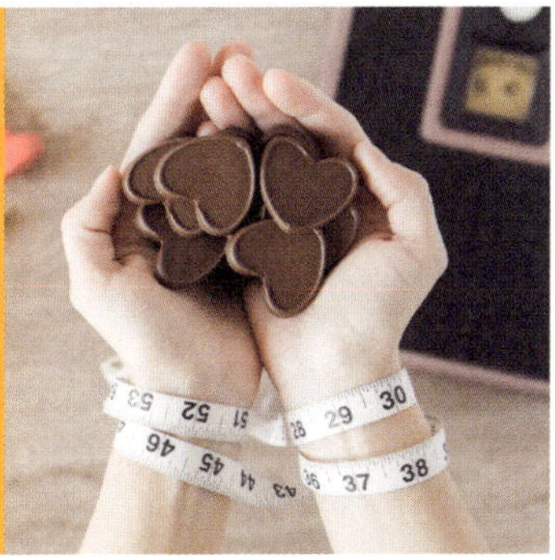

IDÉE PETIT DÉJEUNER DÉTOX !

Café, thé ou infusion sans sucre

Fromage blanc nature sans sucre

1 c. à c. de graines de lin

Que penser des jus détox ?

Les jus détox aideraient le corps à éliminer les toxines accumulées pour gagner en vitalité, en quelque sorte, cela aiderait les organes à se purifier. Il faut rappeler qu'il est tout à fait logique de faire un peu plus attention après les périodes fastes, quand on a un peu « abusé » des bonnes choses ou lorsque l'on fait des écarts lors d'un régime. Au lieu de boire ces jus souvent coûteux et peu intéressants nutritionnellement, privilégiez un simple potage après des repas gras.

JEUDI
16
AVRIL
Saint Benoît-J.

IDÉE DÎNER

Salade de poulet au vinaigre de framboise

30 g de camembert

Pain complet

Compote pomme-rhubarbe et amandes effilées

30 mg

de vitamine E pour 100 g d'huile de colza.

À CONSOMMER CRUE

C'est une huile à consommer crue de préférence car les oméga 3 et 6 et la vitamine E sont sensibles à la cuisson. De plus, lorsqu'elle est trop chauffée, elle risque de dégager une odeur de poisson perceptible pour certains, notamment aux températures dépassant 120 °C. Privilégiez cette huile pour les assaisonnements et autres préparations comme les vinaigrettes, mayonnaises, etc.

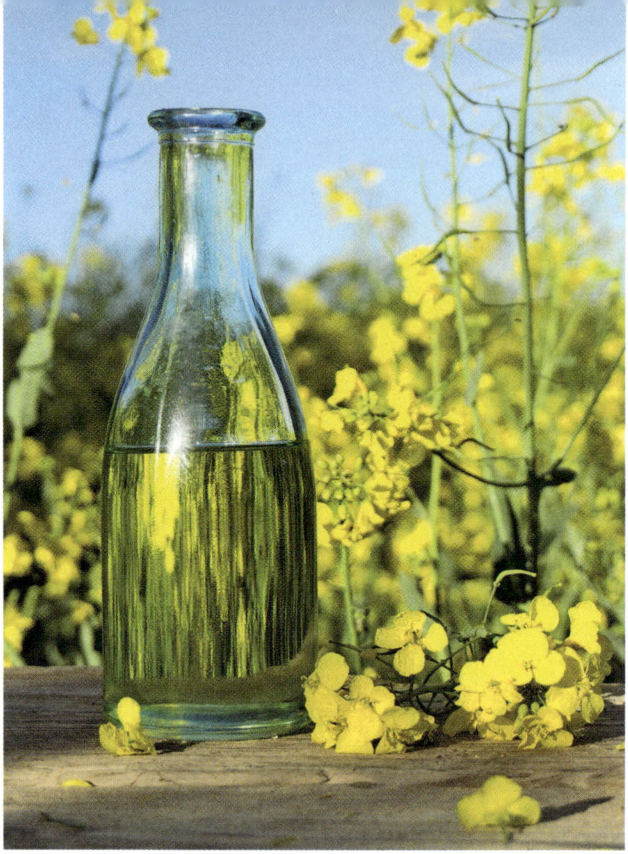

L'HUILE DE COLZA

Il s'agit de la seconde huile la plus consommée en France, après le tournesol ; elle est aussi utilisée dans la fabrication de la margarine. Comme toutes les autres huiles, l'huile de colza apporte 900 kcal/100 ml, sa différence tient à sa composition en triglycérides. Elle est très riche en acides gras monoinsaturés et polyinsaturés dont l'acide alpha-linolénique de la famille des oméga 3, et en vitamine E, un antioxydant qui agit contre le vieillissement cellulaire. Elle est donc très intéressante pour le bon fonctionnement cardiovasculaire et cérébral.

Poulet au vinaigre de framboise

POUR 4 PERSONNES

300 g de filets de poulet • 200 g de haricots verts • 4 œufs • 1 salade frisée • 2 betteraves rouges cuites • 1 oignon rouge • 2 c. à s. d'huile de colza • 2 c. à s. de vinaigre de framboise • 2 c. à s. d'eau • Sel et poivre

1. Équeuter les haricots verts et les laver sous l'eau froide. Les cuire à la vapeur pendant 5 min et les réserver.

2. Faire cuire les œufs dans un grand volume d'eau salée pendant 10 min. Puis les plonger dans de l'eau très froide afin d'arrêter la cuisson et faciliter l'écalage. Les réserver au frais.

3. Découper les filets de poulet en lanières et les faire dorer dans une poêle à revêtement antiadhésif à sec. Réserver.

4. Laver la salade frisée et l'effeuiller. Couper les betteraves en dés. Peler et hacher l'oignon rouge.

5. Dans un bol, mélanger l'huile de colza, le vinaigre de framboise et l'eau. Saler et poivrer.

"1 cuillerée à soupe d'huile de colza par jour permet de couvrir **la moitié des apports nutritionnels conseillés en vitamine E.**"

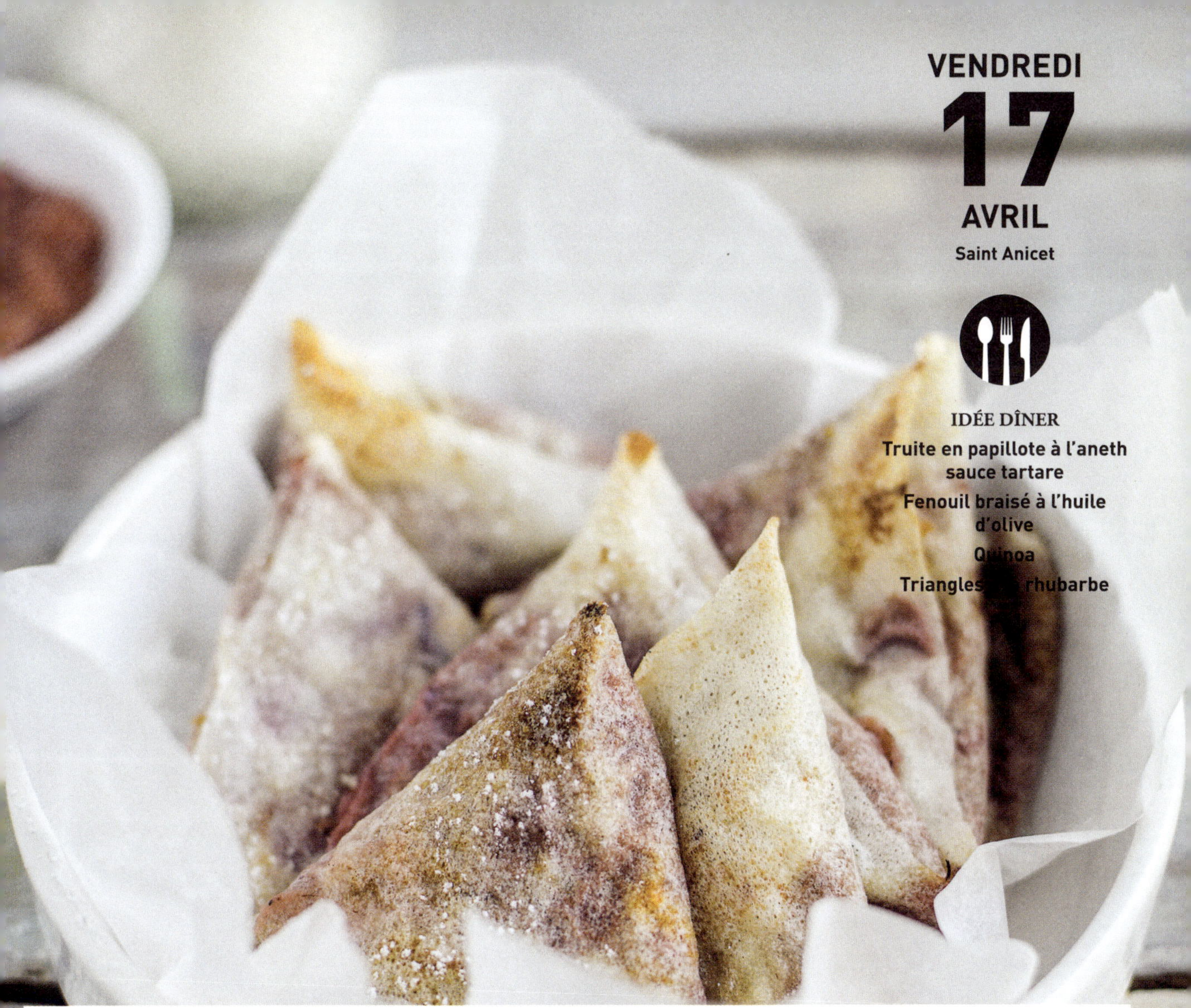

VENDREDI
17
AVRIL

Saint Anicet

IDÉE DÎNER

Truite en papillote à l'aneth sauce tartare

Fenouil braisé à l'huile d'olive

Quinoa

Triangles à la rhubarbe

Triangles à la rhubarbe

POUR 1 PERSONNE

200 g de rhubarbe
1 c. à c. de miel
15 g de poudre d'amandes
1/2 c. à c. de cannelle en poudre
1/2 c. à c. de cardamome en poudre
1 petit-suisse à 4 % de MG
2 feuilles de brick
Zestes d'orange

1. Laver et éplucher la rhubarbe et la couper en petits tronçons. Les faire dorer environ 5 min sur chaque face dans une poêle à revêtement antiadhésif bien chaude. Baisser le feu, ajouter le miel et un fond d'eau et laisser compoter. Retirer du feu et laisser tiédir.

2. Préchauffer le four à 180 °C (th. 6). Mélanger la poudre d'amandes dans une assiette creuse avec les épices et le petit-suisse.

3. Tartiner chaque feuille de brick du mélange au petit-suisse, puis ajouter la compotée de rhubarbe.

4. Parsemer des zestes et plier en triangle comme des samoussas.

5. Disposer les triangles sur du papier sulfurisé et enfourner pour 10 à 15 min en surveillant de très près la cuisson. La cuisson est parfaite lorsque le brick est doré !

SAMEDI

18

AVRIL

Saint Parfait

IDÉE DÎNER

Aiguillettes de poulet poêlées au curry

Blettes à l'ail à la vapeur

Quinoa

Fromage blanc nature

Poire

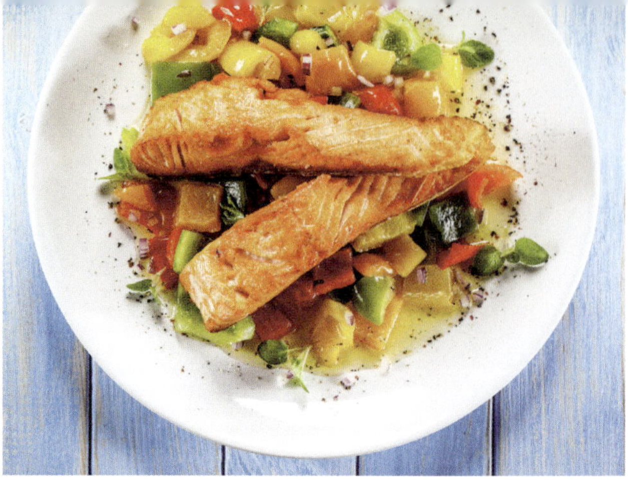

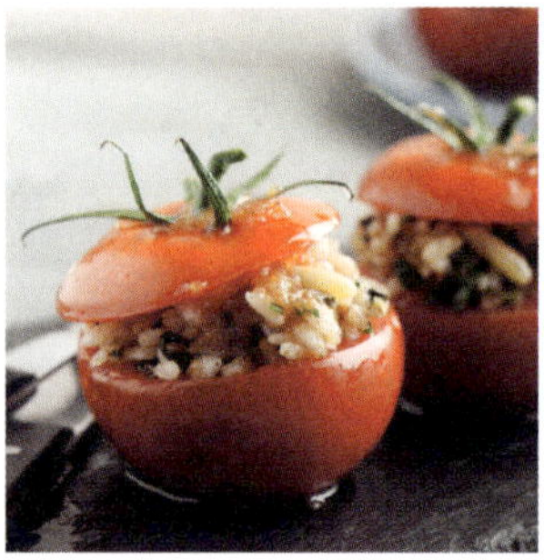

TOMATES FARCIES PRÉPARÉES

Veillez à la composition de la farce et, en particulier, à la qualité de la viande (origine France, et, dans l'idéal, bio) et à sa quantité afin que le plat soit suffisamment riche en protéines. Limitez au maximum les additifs. Enfin, préférez une préparation pauvre en sel, en matières grasses et en calories.

500 kcal

C'est la quantité maximum de calories qu'un plat cuisiné doit apporter.

LES PLATS CUISINÉS NE SONT PAS TOUS HORRIBLES !

Dans le quotidien chronométré, les petits plats maison longuement mijotés finissent par laisser une place plus ou moins importante aux plats préparés. L'astuce est de retourner la boîte ! Surveillez la liste des ingrédients : ils y sont classés par ordre décroissant. Les plus courtes sont souvent les meilleures en se rapprochant davantage de la recette maison et en évitant ainsi les nombreux additifs. Épaississants, acidifiants, émulsifiants... Il est important de se dire que plus il y en a, plus le plat que l'on va consommer relève de la chimie plus que de la cuisine.

À QUELLE FRÉQUENCE MANGER DES PLATS CUISINÉS ?

On peut consommer un plat préparé, une à deux fois dans la semaine, mais une consommation quotidienne est déconseillée.

"**Pensez à ne jamais resaler un plat cuisiné** et à surveiller votre consommation de sel lors des deux autres repas de la journée."

Contrôlez la qualité et la quantité !

Dans les plats cuisinés, il est essentiel de vérifier plusieurs choses avant achat. Tout d'abord, la qualité de la viande qui doit être maigre pour éviter que le plat soit trop gras. Ensuite, la taille de la portion est à contrôler. Elle doit être suffisante afin de vous rassasier. Si elle est trop importante, ayez le réflexe de ne pas consommer la totalité du plat et de conserver le reste au frais pour un futur repas.

DIMANCHE

19

AVRIL

Sainte Emma

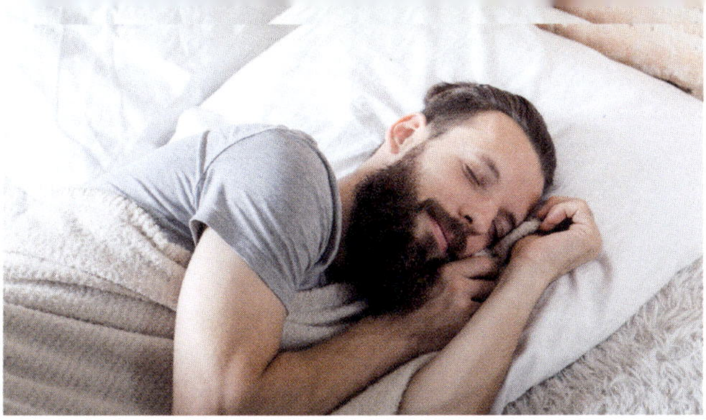

Comment connaître **mes besoins en sommeil ?**

Un test simple peut vous permettre de savoir quel type de dormeur vous êtes et d'évaluer le nombre d'heures de sommeil dont vous avez besoin. Pour cela, il faut pouvoir vous lever tard plusieurs jours de suite, sans contraintes matinales. Il suffit de se coucher à une heure normale mais de ne pas mettre son réveil le lendemain. Et ceci jusqu'à ce que se dégage une tendance. Le 1er jour ne compte pas. Regardez au bout du 2e, 3e, 4e jour quelle est l'heure à laquelle vous vous réveillez naturellement.

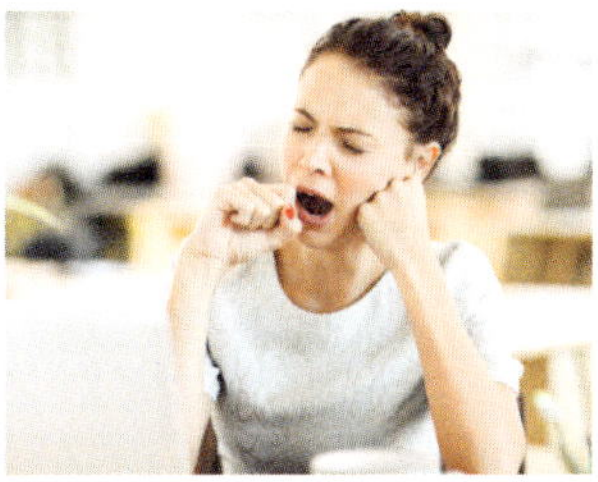

LES HEURES DE SOMMEIL AVANT MINUIT COMPTENT-ELLES DOUBLE ?

Souvent appelées les *golden hours*, les heures de sommeil avant minuit sont réputées présenter de nombreux bénéfices sur la qualité de récupération et le renouvellement cellulaire. En réalité, il faut surtout diviser la nuit en 2 parties et en cycles qui font se succéder sommeil léger, sommeil profond et sommeil paradoxal (moment où nous rêvons), dans une proportion qui change au fil de la nuit. Ainsi, en début de nuit et jusqu'à 3-4 h du matin, le sommeil est en effet plus profond, tandis que la 2e partie de la nuit jusqu'au réveil est plus riche en sommeil léger et en sommeil paradoxal. Si vous avez l'habitude de vous coucher à minuit, pas d'inquiétude, cette phase ne sera pas zappée : elle arrivera seulement entre minuit et 2 h. En revanche, si vous vous levez tôt en vous couchant à minuit, la fin de la nuit sera amputée si vous n'avez pas eu vos 7-8 heures de sommeil. Alors gare à la fatigue !

IDÉE BRUNCH

Café, thé ou infusion sans sucre

80 g de pain complet

20 g d'emmental

Feuilles d'endives à tremper avec rillettes de thon maison (2 petits-suisses nature salés, poivrés, citronnés et 125 g de thon émietté)

2 kiwis

20 °C est la température idéale qu'il doit faire dans la chambre à coucher.

> "Dès que l'on ressent **les premiers signes de fatigue**, il faut aller se coucher."

DE LA VANILLE AVANT DE SE COUCHER

La vanille est réputée pour ses vertus antidépresseurs, antistress, apaisantes et améliorerait le sommeil. Préférez la vanille en gousse car elle aura moins subi de traitements contrairement à l'extrait de vanille liquide. Vous pouvez également la consommer sous forme de tisane : dans une tasse chaude, mettez un morceau de gousse de vanille à infuser une dizaine de minutes.

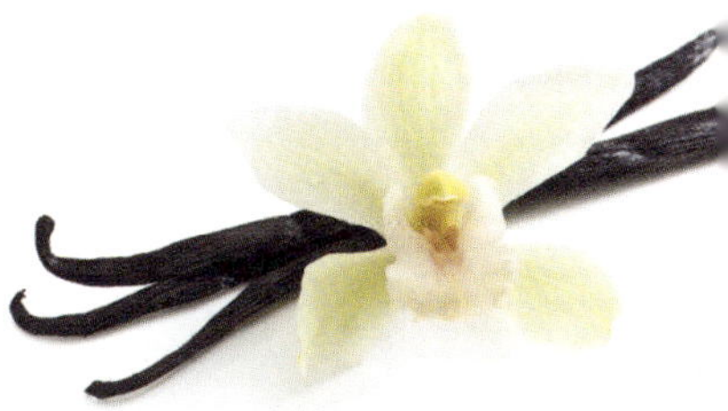

LUNDI

20

AVRIL

Sainte Odette

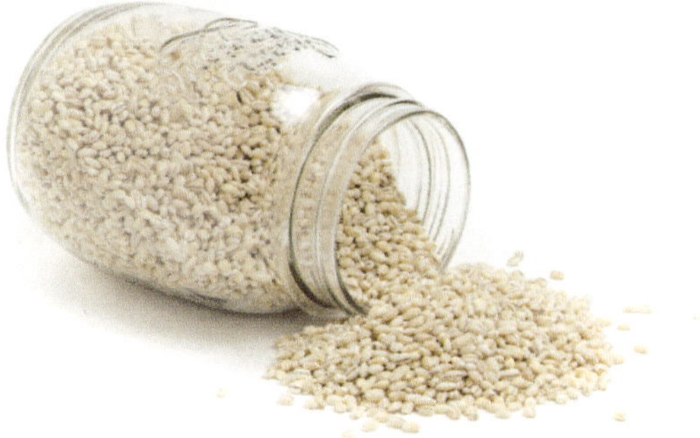

IDÉE DÉJEUNER

Salade de petit épeautre

Rumsteck poêlé à la fondue d'oignons

Pois gourmands vapeur à l'ail

100 g de fromage blanc

1/2 mangue

UNE CÉRÉALE À PART

Contrairement aux autres céréales, le petit épeautre contient de la lysine, un des acides aminés essentiels à l'organisme contenus dans les protéines. Généralement on la trouve dans la chair de poisson, l'une des meilleures sources de lysine. Elle participe entre autres à la production des hormones et des enzymes.

LE PETIT ÉPEAUTRE

Avant tout, il ne faut pas confondre le petit épeautre ou « engrain » avec le grand épeautre ou épeautre. Ces dénominations voisines appartiennent en fait à des produits très différents. Le grand épeautre est utilisé pour la fabrication du pain et en pâtisserie. L'engrain, lui, peut s'utiliser comme le riz, dans les préparations salées ou sucrées. Il est plus tendre que le premier. C'est une plante rustique très facile à cultiver et qui demande très peu d'entretien. Le petit épeautre se distingue des autres céréales par sa richesse en protéines mais aussi par son faible taux de gluten (environ 7 %). Ses lipides sont composés essentiellement d'acides gras polyinsaturés. Comme les autres céréales, il est riche en glucides complexes et en fibres. Il contient plus de minéraux que le blé en particulier du potassium, du magnésium et du phosphore. Enfin, le petit épeautre apporte des vitamines du groupe B (B1 et PP notamment).

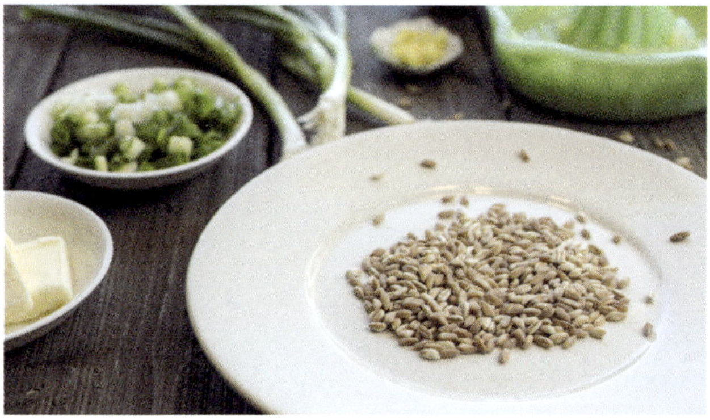

"Le petit épeautre a **un faible taux de gluten** ; idéal pour les intolérants."

420 mg

de phosphore dans 100 g de petit épeautre.

Salade de petit épeautre

POUR 1 PERSONNE

25 g de petit épeautre • 1 tomate • 150 g de concombre • Quelques feuilles de menthe fraîche • 1 gousse d'ail • 50 g de pois chiches (poids net égoutté) • ¼ de citron • 1 c. à c. d'huile d'olive • Sel et poivre

1. Laver le petit épeautre et le faire tremper dans un grand volume d'eau pendant toute une nuit.

2. Le lendemain, jeter l'eau de trempage, et replacer le petit épeautre dans une fois et demie son poids en eau. Porter à ébullition et laisser mijoter à feu très doux 20 à 30 min. Laisser ensuite gonfler hors du feu et égoutter.

3. Laver la tomate et le concombre. Les couper en dés. Ciseler les feuilles de menthe. Peler et hacher l'ail très finement.

4. Dans un saladier, mélanger le petit épeautre refroidi, les légumes, les pois chiches, la menthe et l'ail. Arroser de jus de citron, huile d'olive et enfin saler et poivrer à votre goût. Servir bien frais.

MARDI

21

AVRIL

Saint Anselme

IDÉE PETIT DÉJEUNER

Thé ou café léger

Flocons de céréales

Lait demi-écrémé avec 1 c. à s. de miel

12 kg

C'est la prise de poids moyenne conseillée en 9 mois lorsque l'on attend un seul enfant.

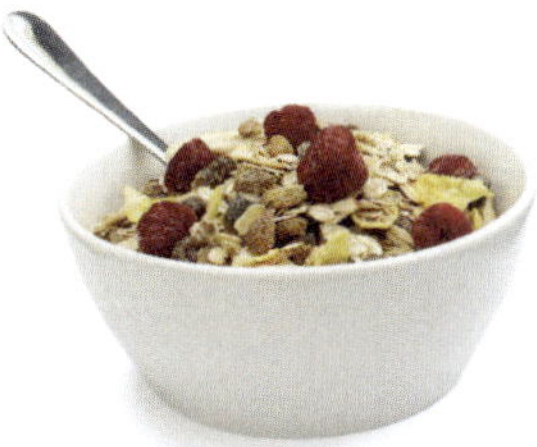

CÉRÉALES POUR LE PETIT DÉJEUNER

Quand on est enceinte, le petit déjeuner est très important, car il permet de redonner de l'énergie après une période de jeûne. Le meilleur choix est souvent le plus simple : on privilégie les flocons de céréales nature non sucrés dans lesquels on ajoutera, au moment du petit déjeuner, un fruit frais en morceaux et quelques fruits secs.

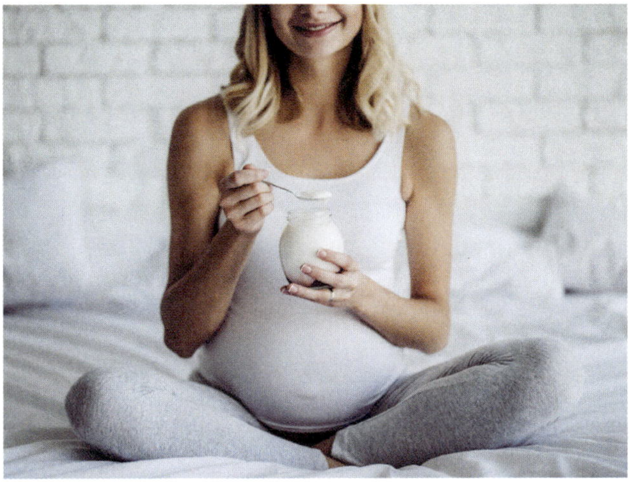

ÊTRE ENCEINTE NE VEUT PAS DIRE MANGER POUR DEUX !

La grossesse nécessite une alimentation équilibrée, saine et variée. Car une bonne alimentation vous permettra à la fois de couvrir vos besoins nutritionnels, mais aussi de favoriser le bon développement de votre bébé. Prendre du poids pendant la grossesse est normal et nécessaire, mais il ne s'agit pas de manger pour deux, mais de manger deux fois mieux. Pendant votre grossesse, votre organisme doit faire face à un travail supplémentaire. De nombreux organes de votre corps sont en effet sollicités et votre volume sanguin augmente. Votre alimentation doit couvrir vos propres besoins, mais aussi ceux de votre bébé, qui va ainsi prélever dans votre sang tous les nutriments et l'énergie indispensables à sa croissance et à son développement.

Je mange quoi quand j'entre **dans le 2e trimestre de grossesse ?**

Pendant cette période, vous augmentez légèrement votre apport calorique, de 350 kcal environ par jour. Par rapport au premier trimestre, la nécessité de consommer certains nutriments augmente : protéines, vitamine C et fer.

> "**Les besoins énergétiques de la femme enceinte sont quasi identiques à la normale** en début de grossesse et un peu plus élevés en avançant vers le terme."

MERCREDI

22

AVRIL

Saint Alexandre

IDÉE COLLATION

Café, thé ou infusion sans sucre

30 g de pain

1 c. à c. de purée d'amandes ou de noisettes

CETTE SEMAINE, JE PRENDS SOIN DE MOI

Manque de temps, trop de travail... On oublie parfois de penser à soi et de s'offrir des moments rien qu'à soi. Réservez quelques heures de la semaine ou quelques minutes chaque jour, rien qu'à vous, pour faire du do-in par exemple, vous en sentirez rapidement les bénéfices.

15 min

d'automassage suffisent pour détendre et soulager une douleur liée au stress.

"Le do-in procure une détente en régénérant les systèmes musculaires, nerveux et énergétiques."

VOUS CONNAISSEZ LE DO-IN ?

Le do-in est une technique d'automassage issue de la médecine traditionnelle chinoise. Basé sur le principe de digito ou acu « pression », il travaille sur la circulation du chi, l'énergie vitale qui traverse tout le corps, par la stimulation des points précis liés à des méridiens eux-mêmes associés à un organe du corps, comme en acupuncture. Cette méthode peut être pratiquée par tous, à tout âge et sans connaissance particulière, habillé, sans accessoire et partout : à la maison, dans les embouteillages, au bureau. Une séance complète sur tout le corps exige 30 minutes au minimum, mais 15 minutes suffisent pour soulager un problème précis : ventre noué par le stress, muscles contractés ou baisse de tonus.

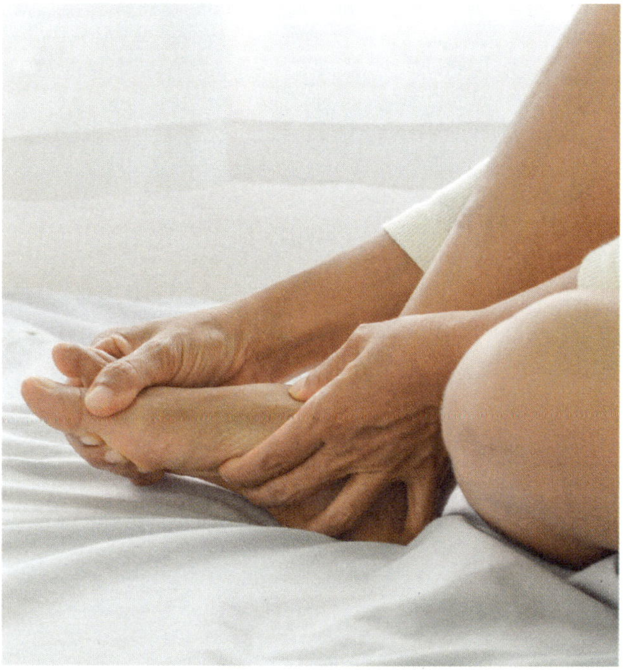

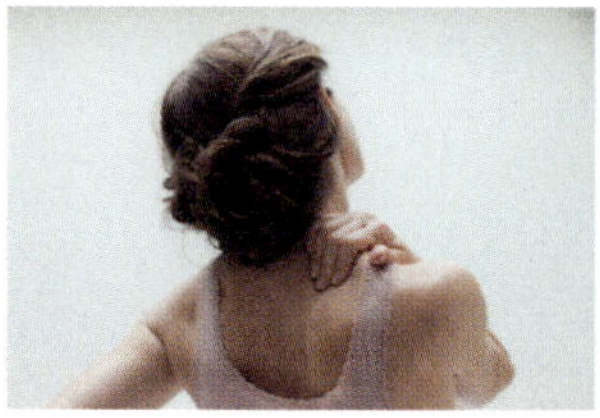

Comment pratiquer le do-in ?

On conseille de pratiquer tous les jours, le matin de préférence, car le do-in a un effet stimulant. On commence toujours par le haut du corps, en tapotant l'ensemble du visage du bout des doigts, puis on passe au cou, aux épaules avec des petits pincements. On frotte ensuite ses bras comme pour les réveiller puis ses mains comme quand on se les lave. On peut ensuite réchauffer le ventre par mouvements circulaires de la paume de la main avant de passer aux jambes et aux pieds que l'on peut frotter ou pincer, à l'instinct. Le do-in est en effet très spontané et on se laisse guider par son intuition pour savoir quels gestes prodiguer.

JEUDI
23
AVRIL
Saint Georges

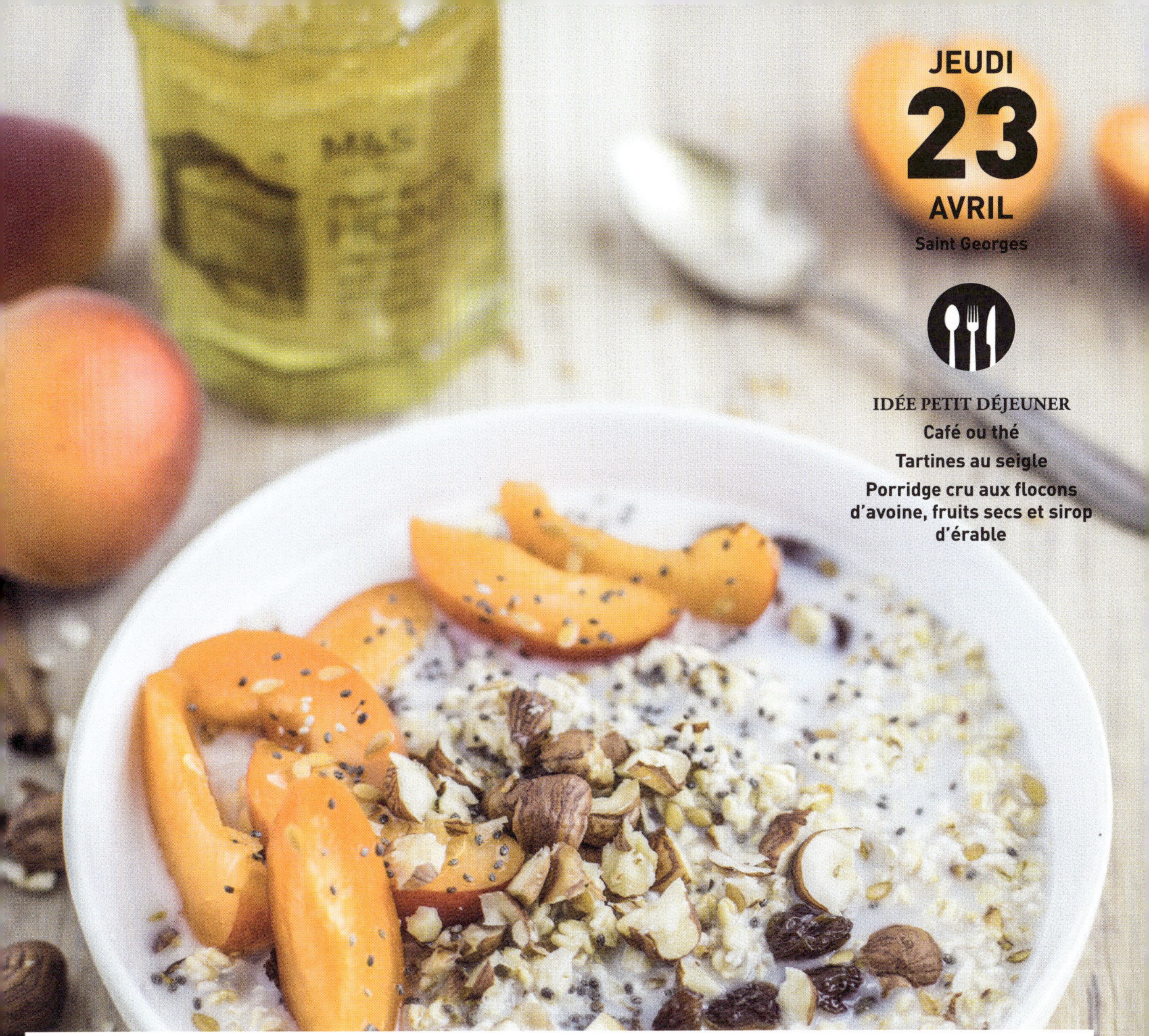

IDÉE PETIT DÉJEUNER

Café ou thé

Tartines au seigle

Porridge cru aux flocons d'avoine, fruits secs et sirop d'érable

Porridge cru aux flocons d'avoine, fruits secs et sirop d'érable

POUR 1 PERSONNE

30 g de flocons d'avoine
10 g de fruits secs (raisins, abricots, figues)
150 ml de lait demi-écrémé OU boisson végétale nature
10 g de graines : noix, noisettes, amandes, chia, lin
80 g de melon OU de fruits rouges OU d'abricot OU ½ pomme en dés
1 c. à c. de miel ou de sirop d'érable
Cannelle

1. Mélanger les fruits secs, le lait et la cannelle. Laisser réhydrater 30 min.
2. Mélanger tous les ingrédients restant coupés en dés ou concassés dans un bol ou une assiette creuse.
3. Ajouter les ingrédients réhydratés et laisser reposer au moins 1 h au frais pour obtenir une texture fondante. Vous pouvez aussi les ajouter au dernier moment pour garder une texture croquante.

VENDREDI

24

AVRIL

Saint Fidèle

IDÉE DÎNER

Soupe miso

1 galette sarrasin jambon fumé, mozzarella, basilic

Salade en vinaigrette à l'huile de lin

1 yaourt

1 pomme

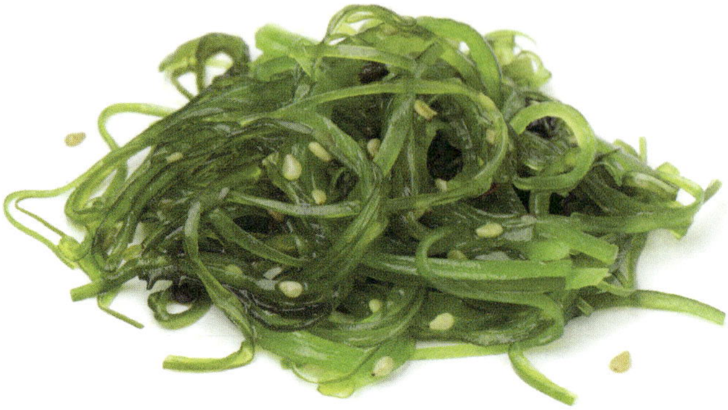

1300 mg

de calcium dans 100 g d'algue wakamé.

L'ALGUE WAKAMÉ

Le wakamé est une algue brune de la famille des laminariales. D'origine japonaise, elle est également cultivée en Bretagne. Très utilisée dans la cuisine japonaise, notamment dans la réalisation de la célèbre soupe miso, elle est appréciée pour sa texture tendre et douce. Si la nervure centrale est ferme, la partie feuille, très fine, peut être consommée crue en salade ou revenue avec une persillade pour réaliser un délicieux condiment. Généralement vendue sous forme coupée et déshydratée, elle nécessite une réhydratation avant consommation et triple alors de volume. La composition de l'algue wakamé révèle une grande richesse nutritionnelle en protéines végétales de bonne qualité, en vitamines et en minéraux. On lui prête des propriétés tonifiantes et reminéralisantes et un apport calorique négligeable. À noter, elle est particulièrement riche en iode, et déconseillée en cas de déséquilibre de la glande thyroïde et pourrait occasionner des dysfonctionnements si l'on en consomme plus de 8 g par jour.

L'ALGUE BÉNÉFIQUE POUR LE SYSTÈME DIGESTIF

Particulièrement riche en fibres solubles, elle booste en douceur les transits lents. Il semblerait qu'elle soit également utile pour détoxifier le système digestif des métaux lourds et des toxines grâce à l'alginate qu'elle contient. Le fucoïdane présent dans ses feuilles participerait par ailleurs à renforcer le système immunitaire.

Soupe miso

POUR 1 PERSONNE

15 g d'algue wakamé (poids cru) • 1 oignon • 1 c. à s. de pâte miso

1. Laver l'algue wakamé et la laisser tremper 1 h avant de la couper en morceaux.
2. Faire cuire, dans une quantité d'eau suffisante, l'algue et l'oignon coupé en lamelles, pendant ½ h.
3. Hors du feu, mélanger au miso, puis laisser mijoter encore 5 min à feu très doux.

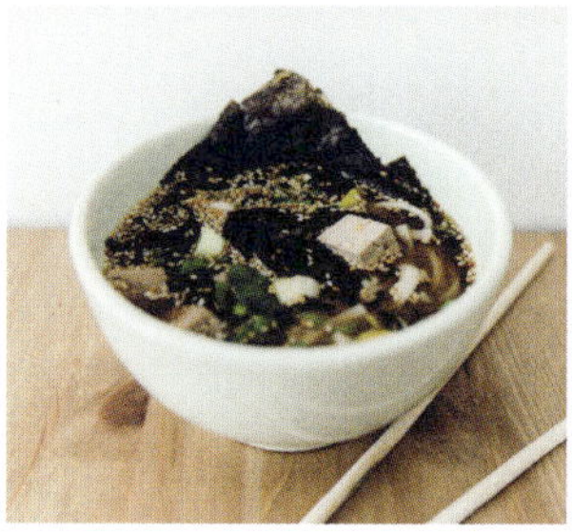

"Il est important de **ne pas trop prolonger la cuisson du wakamé** afin de conserver sa couleur et ses nutriments."

SAMEDI

25

AVRIL

Saint Marc

V COMME
VITAMINE C

La vitamine C ou acide ascorbique est un antioxydant qui soutient le système immunitaire et permet une bonne absorption du fer, en particulier celui contenu dans les végétaux. On la trouve dans les fruits et légumes, principalement crus (cassis, persil, poivrons, citrons, kiwis, litchis, fraises, papayes, choux, agrumes).

> "Nos besoins en vitamine C sont couverts par une alimentation riche en fruits et légumes crus."

Une vitamine **qui ne supporte pas la cuisson**

Lors de la cuisson, certains antioxydants tels que la vitamine C sont en partie détruits, alors que d'autres deviennent plus actifs ou plus facilement absorbables par le système digestif. C'est le cas du lycopène de la tomate, pour lequel la cuisson améliore la biodisponibilité.

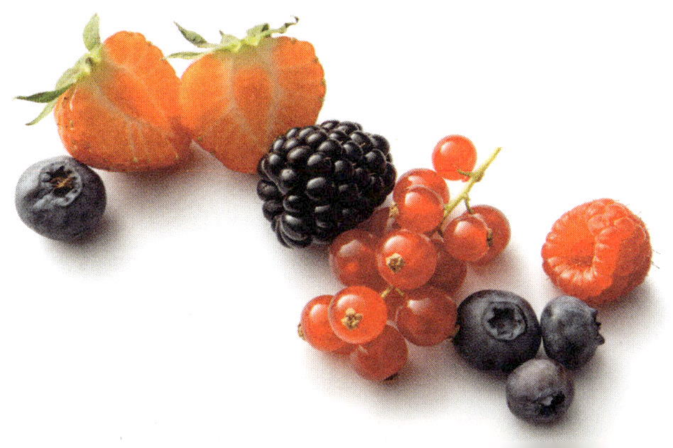

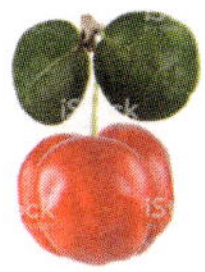

Le top 10 des aliments riches en vitamine C

1. Acérola
2. Fruits rouges
3. Poivron cru
4. Kiwi
5. Litchi
6. Agrumes
7. Chou
8. Persil
9. Raifort
10. Oseille

IDÉE DÉJEUNER

Pur jus de tomate sans sel ajouté

Tourteau avec de la mayonnaise maison à l'huile de colza

Fondue de poireaux à l'ail

Purée de patate douce

2 petits-suisses

Poire

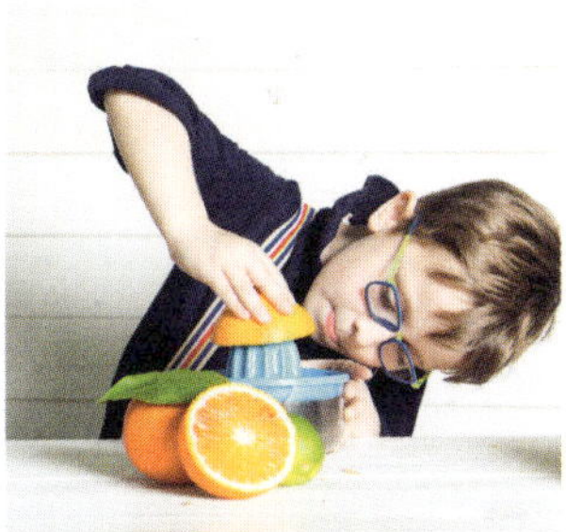

120 mg est la consommation quotidienne recommandée en vitamine C.

L'ACÉROLA : CE SUPER-FRUIT D'AMAZONIE

Cette petite cerise originaire d'Amérique latine est une véritable bombe énergétique : elle contient jusqu'à 30 fois plus de vitamine C que l'orange et 2 fois plus de magnésium, de vitamine B5 et de potassium. Elle mérite son surnom de super-fruit pour sa capacité à combattre les infections bactériennes et à stimuler le système immunitaire. En hiver ou lors des changements de saison, elle est donc très utile. Vous en trouverez facilement dans les magasins biologiques. Préférez-la en comprimés ou en poudre à diluer dans de l'eau selon les indications du fabricant.

DIMANCHE

26

AVRIL

Sainte Alida

IDÉE PETIT DÉJEUNER

Café, thé ou infusion

7 galettes de céréales

Purée de noisettes avec un peu de confiture

Yaourt nature

40 %

de la population est indisposée sur le plan digestif 30 minutes à 2 heures après avoir bu du lait.

Le top 10 des végétaux les plus riches en prébiotiques

1. Artichaut
2. Topinambour
3. Ail
4. Oignon
5. Asperge
6. Poireau
7. Pomme
8. Groseille
9. Raisin
10. Endives

L'INTOLÉRANCE AU LACTOSE

Le lactose est un glucide (ou sucre) spécifique, présent dans le lait de tous les mammifères. Il doit, pour pouvoir être assimilé par l'organisme, être dégradé par une enzyme, la lactase, qui le sépare en molécules plus petites. Or, après l'âge de 3 ans environ, l'activité de la lactase peut diminuer de 75 à 90 % selon les individus. Si certaines personnes ont su s'adapter pour maintenir une production de lactase suffisante, environ 40 % de la population est indisposée après avoir bu du lait. Cela peut être des troubles digestifs mais aussi des rhinites, des sinusites, de l'eczéma, des migraines, des troubles de la concentration, des douleurs articulaires, des mictions fréquentes. Scientifiquement, le lien entre ces troubles et le lactose n'est pas prouvé, mais la fréquence de tels témoignages devrait nous obliger à vérifier si la modification de la flore intestinale induite par cette malabsorption ne serait pas responsable de tels symptômes.

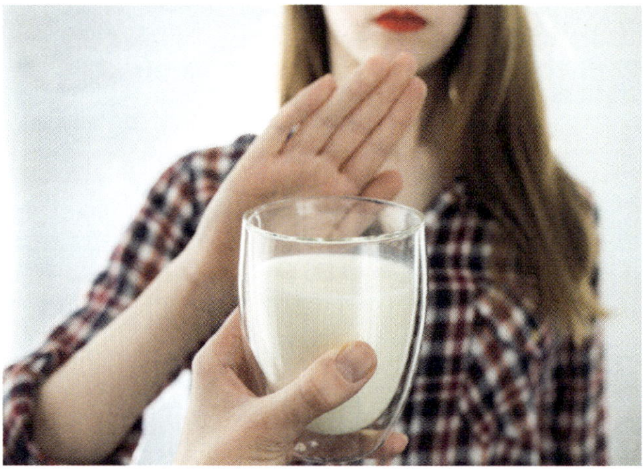

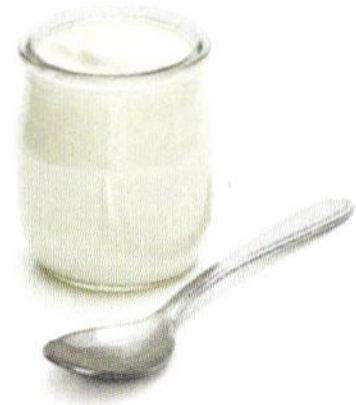

YAOURT NATURE

Choisissez un yaourt au lait écrémé ou entier en fonction de votre situation et sans sucre ajouté. Veillez aux additifs, dans la liste des ingrédients, il ne devrait y avoir que du lait et des ferments lactiques.

Peut-on **se passer de lait ?**

Le lait n'est pas indispensable pour l'adulte, mais les fromages ou les yaourts sont importants pour l'apport en calcium, et sont également une bonne source de probiotiques. Limitez toutefois les spécialités laitières, c'est-à-dire des crèmes et autres desserts à base de lait, qui ne contiennent pas de ferments lactiques.

"Si vous digérez mal le lait, un yaourt par jour et une petite portion de fromage suffiront à couvrir vos besoins en calcium et en probiotiques."

Boulettes de colin à la sauce pimentée

POUR 1 PERSONNE

180 g de filet de colin • 240 g de patates douces • 1 gousse d'ail • 1 pincée de cumin en poudre • ½ piment • 1 tomate • 1 c. à s. de persil ciselé • Sel et poivre en grains

1. Éplucher et écraser la gousse d'ail. Éplucher les patates douces et les faire cuire à la vapeur 15 min.
2. Faire cuire le filet de colin 10 min à la vapeur, puis l'émietter à la fourchette. Incorporer l'ail haché.
3. Réduire les patates douces en purée. Bien mélanger la purée, le colin et le cumin. Saler et poivrer. Former des boulettes à l'aide de deux cuillères et réserver au chaud.
4. Émincer finement l'oignon et le piment. Les faire revenir dans une poêle à revêtement antiadhésif à sec. Laver la tomate et la couper en dés, les ajouter dans la poêle. Verser 10 ml d'eau et laisser réduire. Ajouter l'oignon et le piment.
5. Faire dorer les boulettes dans une poêle à revêtement antiadhésif à sec en les retournant régulièrement, jusqu'à ce qu'elles soient bien dorées. Servir les boulettes nappées de la sauce tomate pimentée et décorer de persil ciselé.

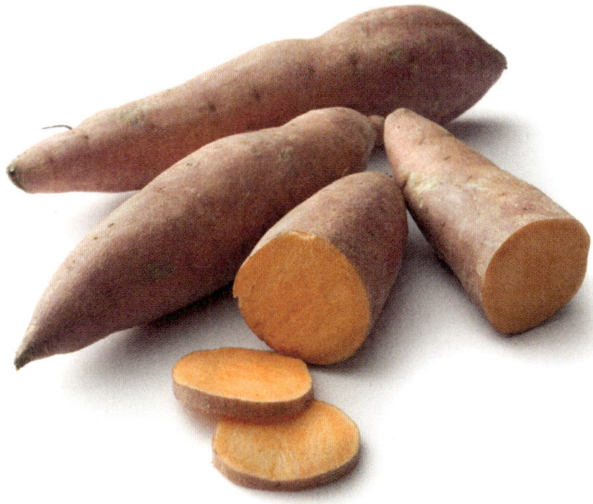

LUNDI
27
AVRIL
Sainte Zita

IDÉE DÎNER

Boulettes de colin à la sauce pimentée
Purée de patates douces
Pain complet
2 kiwis

AU MARCHÉ TOUTE L'ANNÉE

LA PATATE DOUCE

La patate douce est une plante grimpante dont les tubercules ont une chair comestible, rappelant la pomme de terre. C'est un aliment de base dans les régions tropicales. Ses feuilles peuvent également se consommer, à la manière des épinards, contrairement à celles de la pomme de terre (qui sont toxiques). Elle se cuisine comme cette dernière, bien que son utilisation soit plus variée parce que plus sucrée. La patate douce s'utilise donc aussi en pâtisserie.

300 mg
de potassium dans 100 g de patate douce.

> "Plus la couleur de sa chair est foncée, plus elle contient de provitamine A mais aussi d'anthocyanines, reconnues pour leurs propriétés antioxydantes."

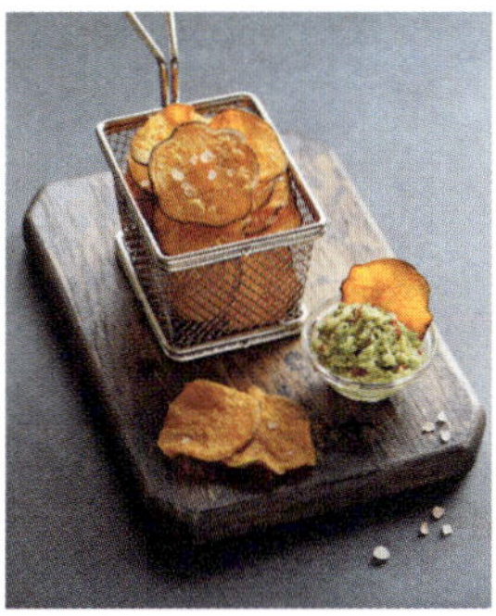

UN FÉCULENT EXCELLENT EN PÉRIODE DE CROISSANCE

La patate douce est riche en glucides complexes et source de fibres. C'est une excellente source de provitamine A (4 000 µg/100 g), qui a des effets bénéfiques sur le système immunitaire. Elle permet également la synthèse des pigments de l'œil et prévient ainsi différents troubles de la vue. La patate douce a une teneur intéressante en vitamine B9 (52 µg/100 g). Elle apporte enfin une quantité non négligeable de vitamine E.

MARDI

28

AVRIL

Sainte Valérie

IDÉE DÎNER

Potage avec des légumes de saison saupoudré de parmesan

2 tranches de rosbif

Purée de potiron à la crème

Pain complet

½ mangue

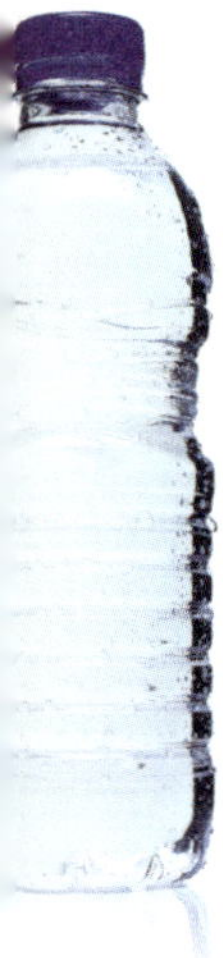

QUELLE EST LA DIFFÉRENCE ENTRE L'EAU MINÉRALE ET L'EAU DE SOURCE ?

Nos supermarchés proposent deux types d'eaux embouteillées : les eaux de source et les eaux minérales. Les eaux de source sont issues de nappes souterraines non polluées, profondes ou protégées des rejets dus aux activités humaines et sont naturellement propres à la consommation humaine. Les seuls traitements qu'il est permis de leur appliquer, afin d'éliminer les éléments instables que sont les gaz, le fer et le manganèse, sont l'aération, la décantation et la filtration. Les eaux naturellement gazeuses, qui contiennent du gaz carbonique dissous, peuvent aussi être regazéifiées avant embouteillage. Les eaux minérales, sont des eaux de source qui ont une composition stable dans le temps et des teneurs en minéraux et en oligoéléments susceptibles de leur conférer des vertus thérapeutiques.

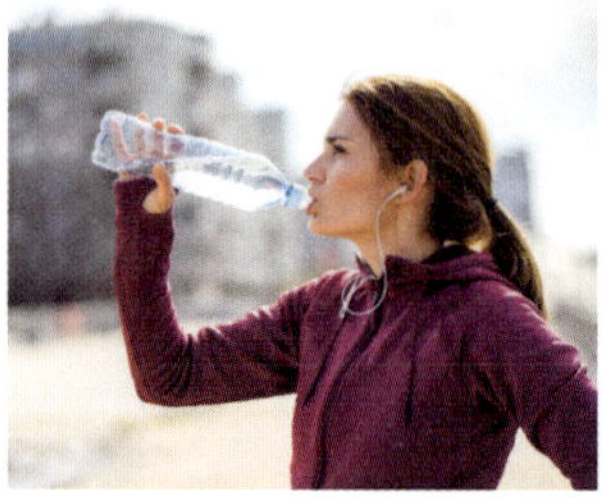

1,5 litre

est la quantité d'eau conseillée à boire par jour.

> "Une eau est dite minérale si elle a été **reconnue comme étant bénéfique pour la santé** par l'Académie nationale de médecine."

Quelle est **la meilleure eau pour la santé ?**

La variété est de mise : alternez les eaux faibles en minéraux pour la vie courante et les eaux riches en minéraux pour des cures temporaires de magnésium ou de calcium – selon votre état de santé. Si l'on recherche un effet thérapeutique précis, il faut noter que les eaux minérales les plus minéralisées favorisent l'excrétion rénale. Pendant les repas l'eau nature doit être la seule boisson. Inutile que ce soit de l'eau minérale en bouteille, l'eau du robinet fait l'objet de contrôle strict et bénéficie d'un véritable équilibre minéral sans contre-indications pour la santé. Pour les nourrissons, il est recommandé de choisir de l'eau peu minéralisée pour ne pas solliciter leurs reins encore immatures. Il faut également surveiller la teneur en nitrates. Aussi, évitez les eaux dites « minceur » pour drainer ou éliminer, c'est de la poudre aux yeux et de simples produits marketing : l'eau n'a aucun effet amincissant.

QUE PENSER DES EAUX AROMATISÉES ?

Les eaux aromatisées sans sucre ni édulcorant sont à préférer au quotidien, les édulcorées devant rester des boissons « plaisir ». Privilégiez les arômes naturels, fuyez les conservateurs et les additifs à rallonge (colorants, édulcorants en tout genre...) sinon l'eau aromatisée se rapprochera plus du soda.

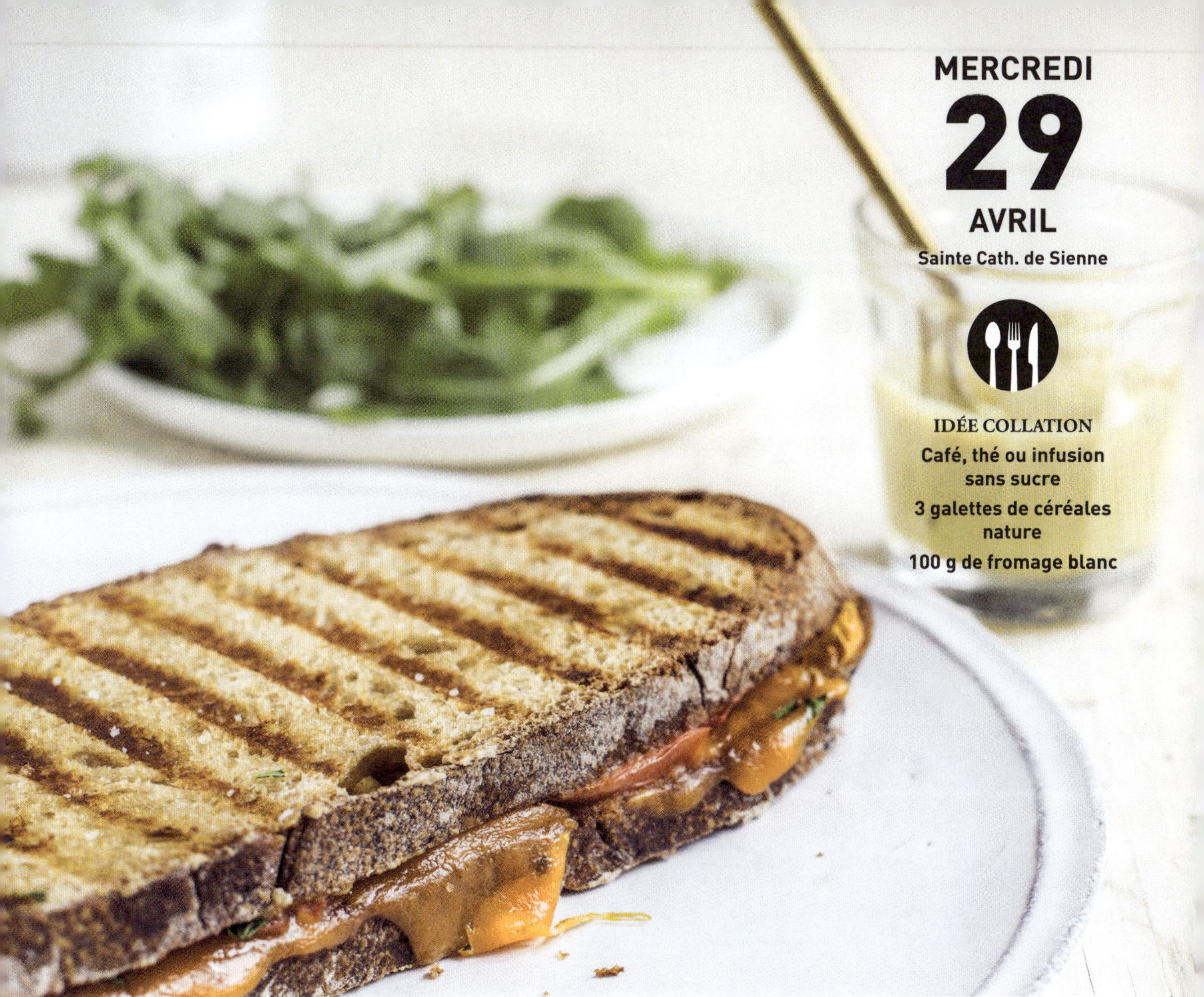

MERCREDI

29

AVRIL

Sainte Cath. de Sienne

IDÉE COLLATION

Café, thé ou infusion sans sucre

3 galettes de céréales nature

100 g de fromage blanc

Croque-monsieur au cheddar

POUR 1 PERSONNE

2 longues tranches de pain mi-complet/seigle (Moisan dans les supermarchés, par exemple)
1 grande tranche de cheddar rouge (ou environ 50 g râpé)
1,5 c. à s. de moutarde forte de Dijon
1 tomate lavée et coupée en rondelles
1 c. à s. de persil lavé et haché finement (ou des feuilles de basilic)
1 poignée de roquette lavée
1 c. à c. de pâte de miso japonais
2 c. à s. de jus de citron vert
1 c. à s. d'huile d'olive
Sel et poivre

1. Tartiner les tranches de pain avec la moutarde, déposer la tranche de fromage puis les rondelles de tomate sur une tranche. Parsemer avec le persil haché, recouvrir avec l'autre tranche et faire griller dans un appareil à panini/croque-monsieur ou à la poêle pendant environ 5 min.
2. Dans un bol, verser les feuilles de roquette puis dans un autre petit récipient mélanger la pâte de miso avec le jus de citron vert et l'huile d'olive. Goûter et assaisonner selon votre goût. Verser ensuite sur la salade.
3. Surveiller la cuisson de temps en temps, quand le fromage a fondu et que le pain est joliment doré, retirer le croque-monsieur et déguster aussitôt avec la salade.

JEUDI

30

AVRIL

Saint Robert

IDÉE DÉJEUNER

Salade de chou blanc à l'huile de noix

Steak haché de bœuf grillé

Haricots verts poêlés à l'ail

Pommes de terre vapeur

Yaourt nature

Kiwi

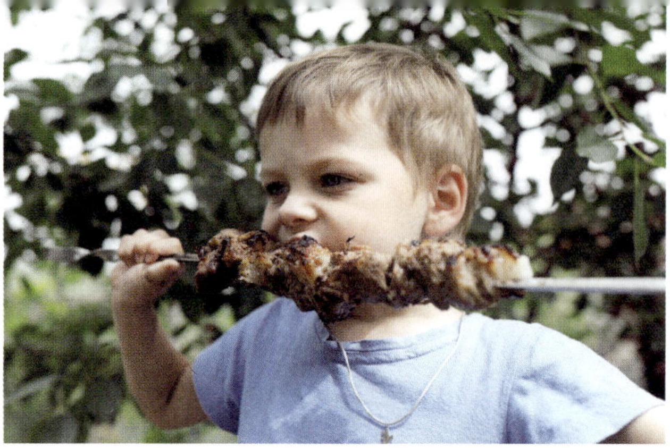

FAUT-IL MANGER MOINS DE VIANDE ?

La viande souffre de plus en plus d'une mauvaise réputation, conséquence du militantisme d'une partie de la population qui lutte contre la souffrance animale et les conditions souvent mauvaises d'élevage et d'abattage dans l'industrie agroalimentaire. Une tendance qui se propage assez rapidement et touche de plus en plus de personnes dans toutes les classes d'âge. L'Organisation mondiale de la santé (OMS) préconise désormais de limiter sa consommation de viande afin de réduire les risques de cancer. Pour combler les besoins en protéines, il paraît judicieux de manger de la viande rouge 2 à 3 fois par semaine sans dépasser 500 g et de ne pas dépasser 200 g de viande blanche par jour pour une consommation raisonnable de protéines animales.

STEAK HACHÉ

Privilégiez une viande hachée préparée par le boucher dont la qualité de la viande est sûre. Sinon, optez pour une viande hachée avec un assaisonnement léger maximum de 10 % de lipides (graisses de qualité : huile de tournesol, d'olive). On limite les ajouts de sucres, qui sont loin d'être indispensables avec une viande. On privilégie un salage modeste (1 % maximum) et on opte de préférence pour une viande française.

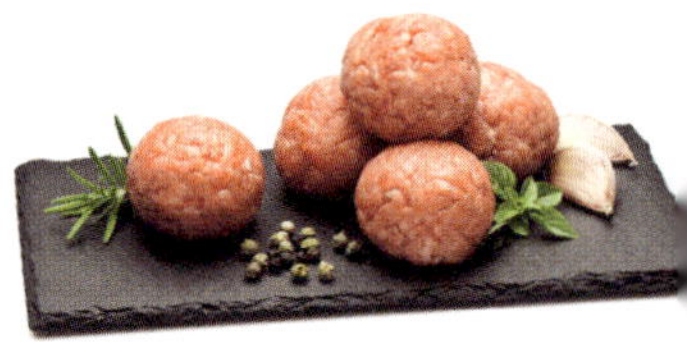

70 g

C'est la quantité de viande à ne pas dépasser par jour selon l'Agence française de sécurité sanitaire des aliments.

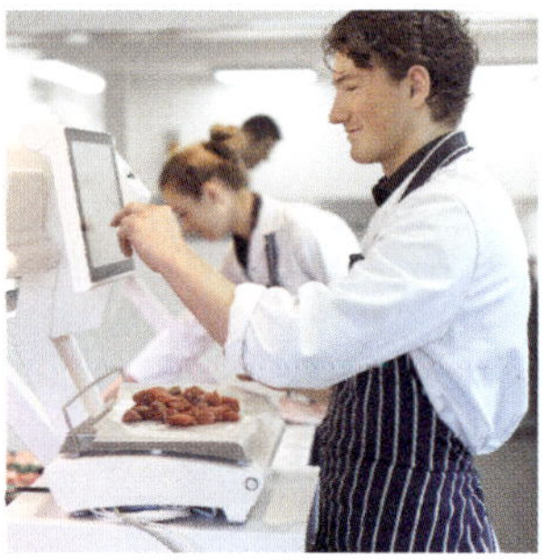

"Le mode de cuisson de la viande et sa qualité pourraient être particulièrement néfastes."

La viande est-elle **cancérigène ?**

Les choses ne sont pas aussi simples qu'on l'imagine. Plusieurs études ont affirmé que manger de la viande tous les jours multipliait fortement le risque de cancer du côlon, mais elles ont souvent été contestées, ce que l'on ne dit que rarement. Une étude portant sur des végétariens et des omnivores a même montré que si le risque d'infarctus du myocarde était augmenté chez les seconds, il n'y avait pas de différence significative entre les deux groupes dans la probabilité de déclencher un cancer du côlon. Plus que la viande elle-même, c'est plutôt la manière de la cuire et surtout sa qualité (antibiotiques, pesticides ingérés par l'animal, conditions d'élevage, etc.) qui pourraient causer des maladies et être nocives pour notre santé.

VENDREDI

1er

MAI

Fête du travail

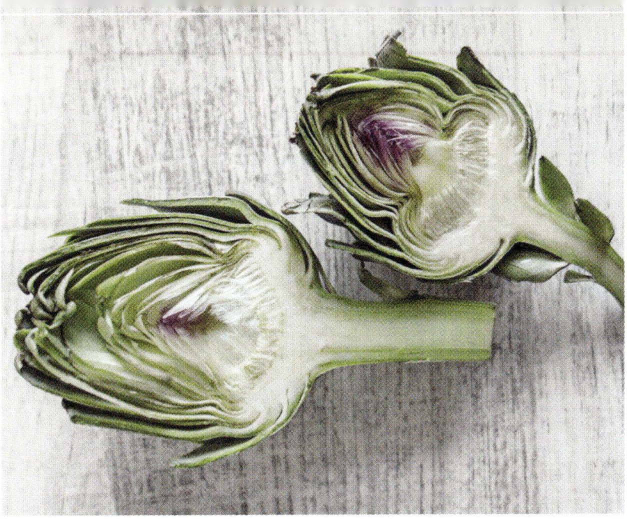

47 mg

de calcium dans 100 g d'artichauts.

AU MARCHÉ DE MARS À SEPTEMBRE

L'ARTICHAUT

L'artichaut est un chardon domestiqué et cultivé dont on consomme l'inflorescence avant que les fleurs ne se développent. Les gros artichauts ou « Camus de Bretagne » sont cultivés principalement dans le Finistère et les Côtes-d'Armor. Dans le Bassin méditerranéen, les petits artichauts violets sont consommés entiers, crus marinés ou bien légèrement poêlés. Riche en potassium, l'artichaut favorise l'élimination rénale et représente également une source intéressante de fer, de calcium, de magnésium et de cuivre. Les folates (B9) sont présents en quantité intéressante. Ils aident à lutter contre les anomalies de fermeture du tube neuronal pendant le premier trimestre de grossesse.

RICHE EN PRÉBIOTIQUES

Plus riche en glucides que la moyenne des légumes avec 7,6 %, l'artichaut apporte environ 40 kcal/100 g. Une partie des glucides sous forme d'inuline, non assimilable, agit comme une fibre et est fermentée par la flore bactérienne du côlon. On qualifie l'inuline de prébiotique avec une action bénéfique sur le transit, mais, en trop grande quantité, elle peut provoquer des désordres intestinaux.

Crème d'artichaut

POUR 1 PERSONNE

200 g d'artichauts, frais ou surgelés, selon la saison • 1 oignon blanc • 1 c. à s. de crème fraîche • 1 c. à s. de persil ciselé • Sel et poivre

1. Éplucher l'oignon et le couper en fines lamelles.
2. Le faire fondre dans une grande casserole à revêtement antiadhésif. Couper les artichauts en morceaux, les ajouter avec les oignons.
3. Une fois dorés, ajouter 300 ml d'eau, porter à ébullition et assaisonner. Laisser cuire pendant 15 min environ.
4. Mixer, rectifier l'assaisonnement, ajouter la crème en quenelle et parsemer de persil.

IDÉE DÎNER

Crème d'artichaut

Carpaccio de bœuf aux câpres

Roquette à l'huile d'olive et vinaigre balsamique et camembert rôti sur toast

Salade de fraises au basilic

Le top 10 des légumes riches en fibres (en g pour 100 g)

1. **Petits pois cuits** 6
2. **Artichaut** 5,4
3. **Avocat** 5,1
4. **Maïs en épis** 3,56
5. **Épinard** 3,55
6. **Poireau** 3,2
7. **Céleri-rave** 3,2
8. **Chou de Bruxelles** 3,2
9. **Haricots verts** 3
10. **Patate douce** 2,9

> "L'artichaut est **excellent pour le transit**, l'élimination rénale et agit contre la rétention d'eau."

SAMEDI

2

MAI

Saint Boris

IDÉE DÎNER

Concombres râpés à la crème et à l'aneth

1 cuisse de poulet au paprika

Boulgour

Fruit de saison

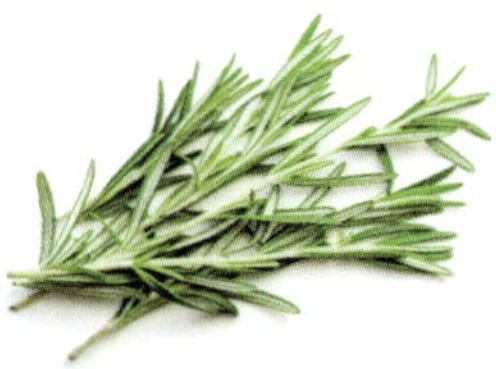

Fraîches ou lyophilisées ?

Les herbes fraîches sont bien sûr à favoriser en termes de saveur, mais également en termes d'apports en vitamines et minéraux. Les herbes aromatiques lyophilisées sont toutefois intéressantes pour la praticité de leur conservation et ne présentent aucune adjonction de produits. Vous pouvez donc les consommer sans souci, même si les apports en vitamines, minéraux et substances antioxydantes seront fortement diminués.

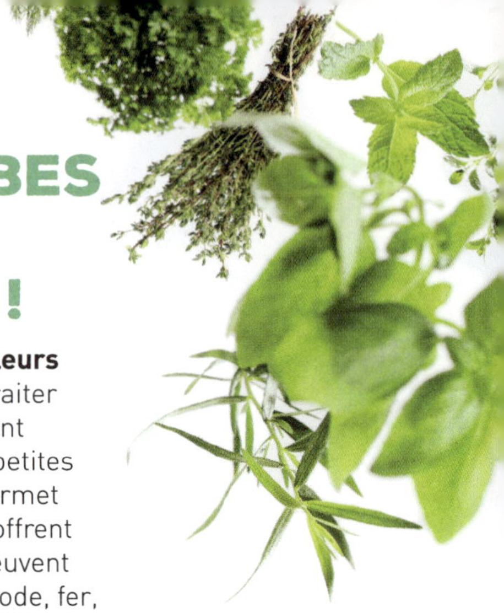

PENSEZ AUX HERBES AROMATIQUES DANS VOS PLATS !

On y pense plus pour leurs arômes que pour leurs atouts santé. Pourtant, elles peuvent aider à traiter de très nombreuses pathologies. Leur goût étant souvent très prononcé, on les utilise plutôt en petites touches. C'est donc leur emploi régulier qui permet de bénéficier au mieux de leur richesse. Elles offrent un concentré d'oligoéléments, dont certains peuvent faire défaut dans une alimentation classique : iode, fer, cuivre, zinc, sélénium, chrome (dont l'insuffisance peut générer un trouble du fonctionnement de l'insuline), molybdène (dont la carence pourrait entraîner des troubles neurologiques), bore (anti-ostéoporotique, anti-inflammatoire, hypolipémiant, anticoagulant et antinéoplasique).La teneur en calories des herbes et des épices est négligeable, on peut donc en consommer autant que l'on souhaite. Il est même conseillé d'en ajouter quotidiennement à ses préparations pour bénéficier de leurs qualités nutritionnelles et de leur richesse en antioxydants. De plus, l'usage des herbes et des épices permet de limiter celui du sel : un atout incontestable pour relever toutes vos préparations naturellement. Vous pouvez aussi les laisser infuser dans de l'eau pour en faire une boisson bienfaisante.

5 %

C'est la teneur en huile des herbes surgelées.

> "Il est important d'**ajouter des herbes aromatiques régulièrement dans ses plats.**"

DES HERBES SURGELÉES : ATTENTION AUX ADDITIFS

Les herbes surgelées contiennent souvent de l'huile qui agit comme antiagglomérant, afin de « rester saupoudrables ». La teneur en huile est minime, inférieure à 5 %, cependant veillez dans ce cas à privilégier les marques qui utilisent des huiles de tournesol ou de colza plutôt que de l'huile de palme.

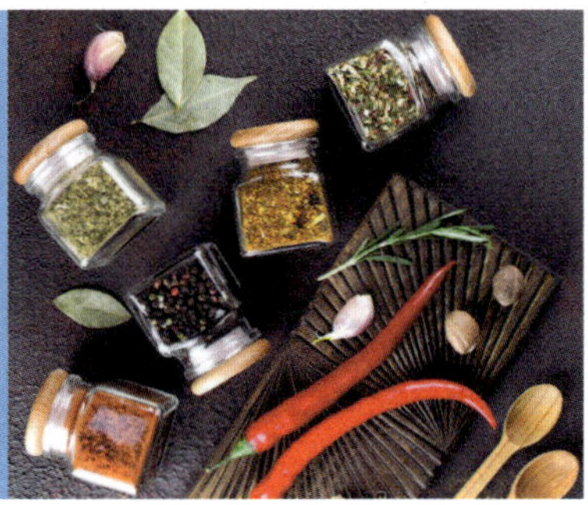

DIMANCHE

3

MAI

Saints Philippe, Jacques

IDÉE PETIT DÉJEUNER

Café, thé ou miso aux algues

Pain de seigle

Beurre

Lait demi-écrémé

Banane

234 mg

de fer non héminique dans 100 g d'algue nori.

LA THALASSO : DE L'EAU DE MER ET DES ALGUES

Une cure de thalasso est basée sur les bienfaits de soins par l'eau de mer, des algues et des enveloppements. L'eau de mer est intéressante pour sa haute concentration en sels minéraux, que la peau reçoit pendant les soins (douche à jets, bain hydromassant…). Ils sont connus pour leurs bénéfices sur les articulations et l'oxygénation des tissus. Les enveloppements d'algues (qui concentrent les oligoéléments, minéraux et plancton présents dans l'eau de mer), d'argile ou de boue agissent de la même manière, avec en supplément des vertus antalgiques et anti-inflammatoires largement plébiscitées contre les douleurs rhumatismales et articulaires. Et pour les plus sceptiques, l'eau possède un côté rassurant, identique au liquide amniotique dans lequel chacun d'entre nous a vécu 9 mois avant sa naissance.

"Outre la **détente mentale, grâce à la thalassothérapie**, le corps profite des vertus des algues, de l'eau de mer et de l'air marin."

Le top 10 des végétaux riches en fer non héminique

(en g pour 100 g)

1. **Algue nori** 234
2. **Basilic** 100
3. **Thym** 100
4. **Wakamé** 61,5
5. **Spiruline** 28,5
6. **Chocolat noir** 22,80
7. **Gingembre** 19,8
8. **Graines de lin** 10,2
9. **Lentilles sèches** 9,4
10. **Tomates séchées** 9

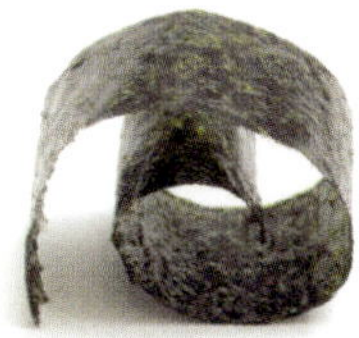

ALGUE NORI

Choisissez une algue déshydratée, elle se conservera plus longtemps et sera plus facile d'utilisation. Évitez les additifs, le produit ne devra contenir que l'algue séchée.

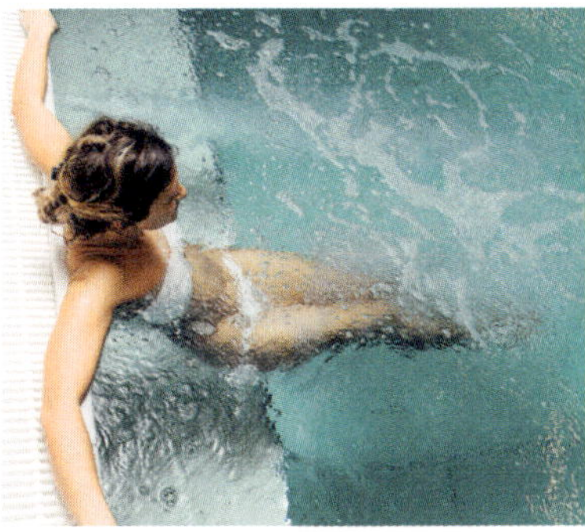

POUR UNE PEAU REMINÉRALISÉE

La mer contient de nombreux électrons en dissolution provoquant l'absorption des ions négatifs par le corps, qui se charge – et se recharge – alors en sels minéraux par la peau. Ces ions vont ensuite se diffuser dans tout l'organisme : la fibre musculaire prendra le potassium, les os, le calcium, etc. Ils offrent ainsi une réelle régénérescence, amplifiée par les gestes de soins eux-mêmes.

LUNDI

4

MAI

Saint Sylvain

IDÉE DÎNER

Gaspacho

1 tranche de thon mi-cuit, jus et zestes de citron

Spaghetti aux brocolis

Mangue

Spaghetti aux brocolis

POUR 1 PERSONNE

50 g de spaghetti • 200 g de brocolis • 10 g de pignons de pin • ½ gousse d'ail • Quelques feuilles de basilic frais • 20 g de parmesan • Sel, poivre

1. Cuire les fleurettes de brocoli à la vapeur.
2. Pendant ce temps, cuire les spaghetti dans de l'eau bouillante salée jusqu'à ce qu'ils soient *al dente*.
3. Torréfier les pignons de pin à sec dans une poêle en remuant sans arrêt. Les concasser.
4. Peler et écraser l'ail, ciseler le basilic, et mélanger avec les pignons.
5. Sur une assiette, servir les spaghetti, les brocolis et napper de sauce au pesto. Saupoudrer de parmesan, saler, poivrer.

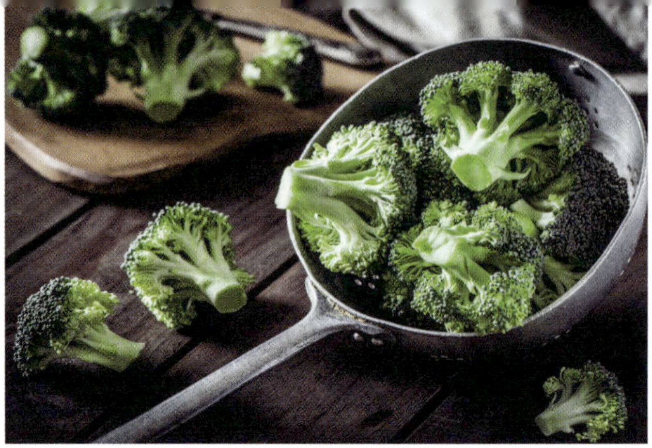

AU MARCHÉ DE MAI À NOVEMBRE

LE BROCOLI

Le brocoli est un ensemble de jeunes pousses d'un chou formant un bouquet de boutons floraux verts. Il apparaît comme une variété de chou à part entière. Bien qu'il en existe différentes sortes, le légume que l'on trouve sur nos marchés est un brocoli aux branches courtes et à la « pomme » bien compacte. Concentrée en vitamines et minéraux, une portion de 200 g (en accompagnement) suffit à couvrir plus de 100 % de l'apport nutritionnel conseillé en vitamines C et K, près de 50 % en vitamine B9, 20 % en vitamines B2, B5, B6 et en calcium, 15 % en vitamine E et 10 % en magnésium et en fer. À tout ceci s'ajoute une source de fibres intéressante (3 %).

"Très peu énergétique, le brocoli est une **source remarquable de vitamines et minéraux.**"

25 kcal dans 100 g de brocolis.

Le top 10 des légumes riches en vitamine B9 (en µg pour 100 g)

1. Épinard cru 175
2. Choux de Bruxelles cuits 110
3. Brocoli cuit 102
4. Poireau cuit 91
5. Chou-fleur cru 80,50
6. Céleri cru 80,50
7. Asperge cuite 76
8. Betterave rouge cuite 76
9. Blette cuite 43,2
10. Haricots verts cuits 33

UN LÉGUME ANTI-CANCER

Le brocoli (comme la plupart des légumes de la famille des crucifères) contient deux phytonutriments, l'indole 3-carbinol et le di-indolylméthane, qui semblent capables de modifier le métabolisme des œstrogènes et de réduire le risque de cancer. Ces substances ont une action probable sur tous les cancers hormono-dépendants, avec cependant une réserve pour le cancer du sein. Une consommation hebdomadaire d'au moins 3 portions de crucifères diminuerait de presque 50 % le risque de cancer de la prostate.

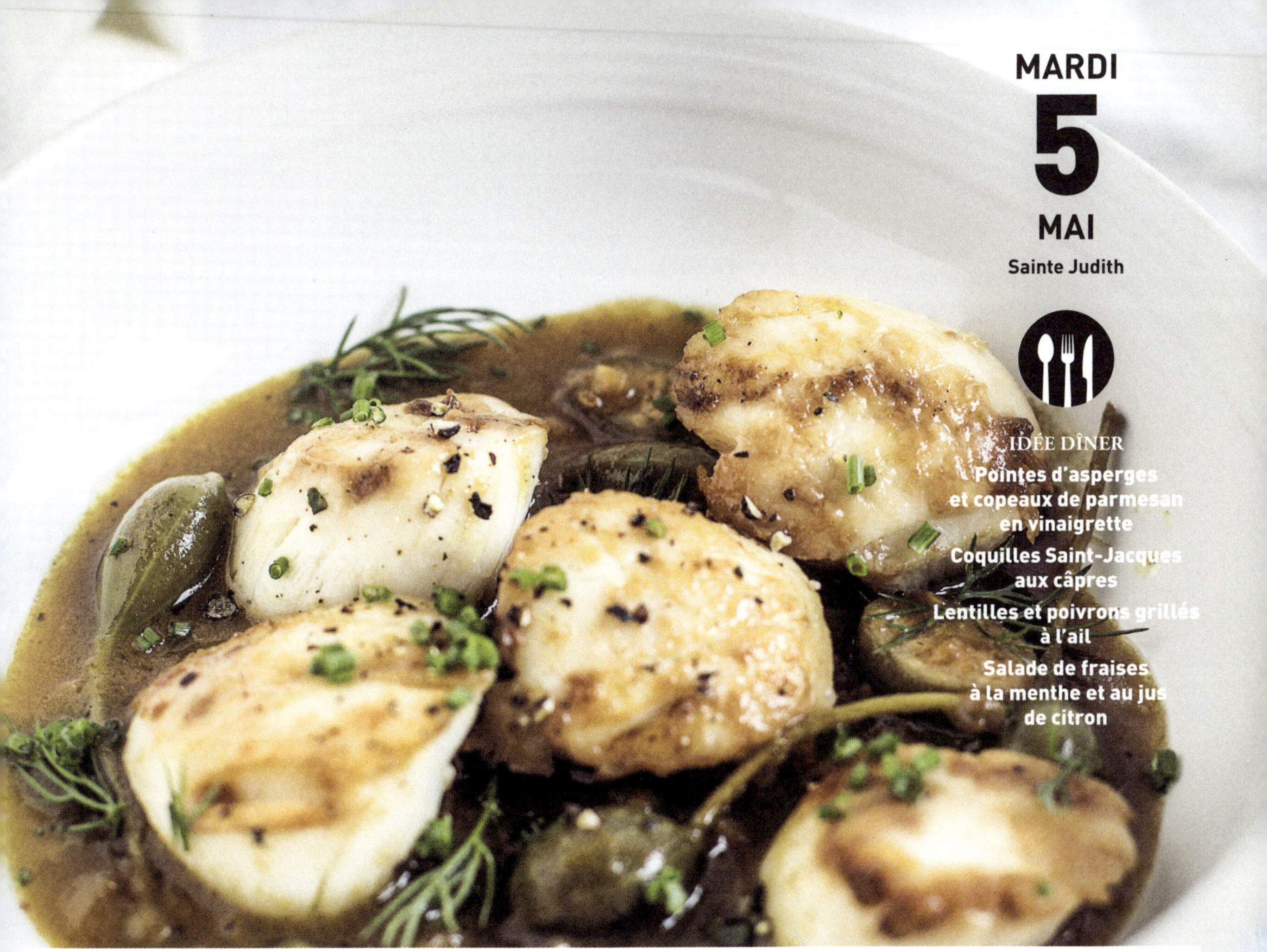

MARDI

5

MAI

Sainte Judith

IDÉE DÎNER

Pointes d'asperges et copeaux de parmesan en vinaigrette

Coquilles Saint-Jacques aux câpres

Lentilles et poivrons grillés à l'ail

Salade de fraises à la menthe et au jus de citron

Coquilles Saint-Jacques aux câpres

POUR 1 PERSONNE

5-6 petites noix Saint-Jacques sans le corail
10 grosses câpres
1 c. à s. d'huile d'olive
1 petite gousse d'ail émincée
200 ml de bouillon de poule
2 c. à s. de jus de citron fraîchement pressé
1 c. à s. de jus d'orange fraîchement pressé
1 c. à s. de moutarde de Dijon
Quelques petits brins d'aneth frais
1 c. à s. de ciboulette lavée et finement ciselée
Sel et poivre

1. Rincer les noix de Saint-Jacques déjà décortiquées sous l'eau puis les sécher soigneusement avec un torchon propre ou du papier absorbant.
2. Chauffer une poêle à feu moyen, ajouter l'huile d'olive et faire colorer les Saint-Jacques 2 min sur chaque face. Les réserver sur une assiette et garder la poêle sur le feu.
3. Dans la poêle, ajouter l'ail et 1 c. à soupe d'eau et faire mijoter environ 2 min, puis verser le bouillon, le jus de citron, le jus d'orange, les câpres, du sel et du poivre. Laisser réduire le liquide pour obtenir une belle sauce onctueuse et épaisse. Ajouter la moutarde et bien fouetter la sauce. Remettre les Saint-Jacques dans la poêle avec la sauce et réchauffer 1 à 2 min. Saler et poivrer.
4. Saupoudrer avec des petits brins d'aneth et de la ciboulette puis déguster aussitôt.

Ce plat gourmand peut être servi seul ou avec du riz semi-complet ou des pâtes semi-complètes.

MERCREDI

6

MAI

Sainte Prudence

IDÉE COLLATION

Café, thé ou infusion sans sucre

1 milk-shake à la banane (1 yaourt, 90 g de banane, vanille ou cannelle)

CRÈME FRAÎCHE

Optez pour une crème à la recette très simple sans aucun additif. Si vous choisissez une crème pasteurisée du rayon frais, il y a généralement une DLC de 1 mois. Si c'est une crème du rayon épicerie, c'est généralement 3 mois. Une fois ouverte, conservez-la au frais et avant de l'utiliser, goûtez-la.

48 heures

C'est la durée de conservation en général des produits ouverts avec une DLC.

“Surveillez les dates limites de consommation et conservez vos aliments entamés au frais.”

LES FAMEUX ACIDES GRAS ESSENTIELS

Pour utiliser le jargon médical, nous dirons que les acides gras essentiels, qui sont des acides gras polyinsaturés, sont en quelque sorte les « bons » acides gras. Ce sont les fameux oméga 3 et oméga 6. Comme nous ne sommes pas capables de les fabriquer, nous devons les puiser dans notre alimentation. Ces acides gras pénètrent dans toutes les membranes cellulaires pour assurer la régulation du passage des nutriments à l'intérieur de celles-ci. Ils participent aussi aux phénomènes de croissance et de renouvellement de la peau. Chez les enfants, une carence en acides gras essentiels peut ralentir leur croissance et limiter le développement cognitif. On a même découvert récemment que les oméga 3 pouvaient diminuer le risque de troubles cardiovasculaires après un infarctus du myocarde.

Peut-on consommer un yaourt 1 mois après sa DLC ?

Le yaourt est un produit ensemencé en deux bactéries non pathogènes. Ces deux bactéries vont en effet limiter le développement d'autres bactéries potentiellement pathogènes, aussi bien par la conservation au frais que par le conditionnement en pots hermétiques. Cette constatation est en faveur d'une consommation possible de yaourts une fois la date limite de consommation dépassée. Toutefois, cela implique que le produit ait été conservé au frais, sans rupture de la chaîne du froid, et que le pot ne soit en rien altéré.

QUE PENSER DU LAIT FERMENTÉ ?

Les ferments lactiques contenus dans cette boisson permettent de la conserver plus longtemps et lui donnent ses vertus médicinales sous la forme de probiotiques. Ces derniers améliorent l'équilibre du système digestif en combattant les mauvaises bactéries présentes dans les intestins au profit de la multiplication des « bonnes bactéries ». Le lait fermenté est aussi une excellente source de calcium pour les personnes qui ne digèrent pas le lait classique, tout en renforçant l'immunité.

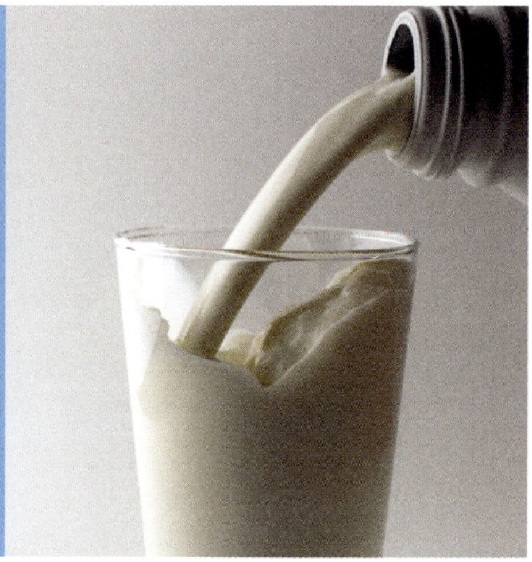

JEUDI

7

MAI

Sainte Gisèle

COMMENT MANGER ÉQUILIBRÉ PENDANT LA GROSSESSE ?

Première règle, ne sautez pas de repas (et sûrement pas le petit déjeuner !) et tâchez de manger varié et équilibré tous les jours. Pour cela, puisez quotidiennement dans chaque famille d'aliments : consommez au moins cinq fruits et légumes par jour et ne délaissez pas les féculents (pâtes, riz, pommes de terre, céréales, légumes secs...). N'oubliez pas non plus de consommer trois produits laitiers au cours de la journée et optez pour du poisson, de la viande ou des œufs, une à deux fois par jour. Enfin, n'oubliez pas les matières grasses en privilégiant celles d'origine végétale, type huile d'olive, tournesol, noix, colza et huile combinée, en les variant, et de préférence ajoutées crues à vos préparations.

"Pour apporter à votre corps l'énergie dont vous avez besoin, **l'idéal est de prendre trois repas complets par jour,** en y ajoutant une ou deux collations."

EXCELLENTE SOURCE EN VITAMINE D

Avec 250 µg de vitamine D pour 100 g, l'huile de foie de morue couvre une bonne partie des besoins recommandés pour la femme enceinte. En effet, une supplémentation en vitamine D (10 µg par jour), prescrite uniquement par le médecin et la sage-femme, est recommandée pendant les mois d'hiver et chez les femmes n'ayant aucune exposition solaire. On peut la trouver en bouteille ou sous forme de gélules plus faciles à consommer étant donné son goût très fort.

IDÉE DÉJEUNER

Maïs doux, persil, ail et vinaigrette

Mélange de légumes pour couscous

Semoule

Fromage blanc

Ananas

50 mg

c'est la quantité de fer qu'une femme enceinte doit consommer par jour.

Quel est le **bon équilibre nutritionnel ?**

Pour que notre alimentation soit équilibrée, la répartition doit être comme celle-ci :

- Protéines : 12 à 15 % des apports énergétiques totaux ;
- Lipides : 30 à 35 % des apports énergétiques totaux ;
- Glucides : 50 à 55 % des apports énergétiques totaux, pouvant atteindre jusqu'à 58 % pendant la grossesse.

Que penser **de la viande pendant la grossesse ?**

Évitez la viande peu ou mal cuite et les charcuteries artisanales (rillettes, pâtés, foies gras, produits en gelée). Privilégiez l'achat de charcuteries préemballées et évitez les produits à la coupe, les manipulations humaines maximisant le risque de contamination. Oubliez les tartares, carpaccios et la viande saignante. Les bactéries étant sensibles à la chaleur, réchauffez suffisamment vos plats et vos restes.

VENDREDI

8

MAI

Victoire 45

“La moutarde, cela ne doit être que du vinaigre, des graines de moutarde, de l'eau et du sel !”

IDÉE DÎNER

Asperges vapeur en vinaigrette à l'huile de sésame

Filet mignon sauce aigre-douce

Poêlées de champignons à l'ail

1 faisselle au coulis de fruits rouges

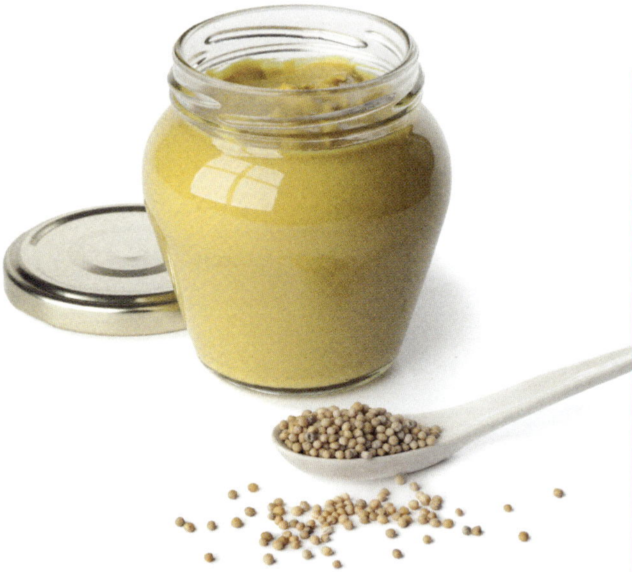

91,20 mg

de calcium dans 100 g de moutarde.

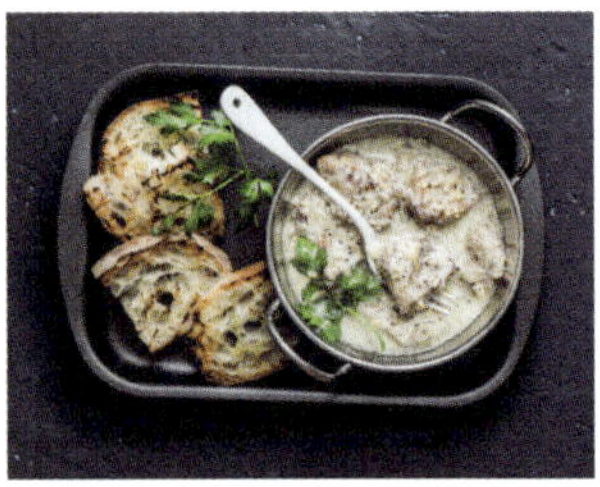

LA MOUTARDE

Il existe environ une quarantaine d'espèces de moutardes. Suivant sa composition (moutarde forte, mi-forte, à l'ancienne), la moutarde contient de 120 à 165 kcal/100 g, ce qui est très modéré pour un condiment. Elle est bien pourvue en magnésium, en calcium, mais est riche en sodium et déconseillée en cas de régime pauvre en sel. Enfin, la moutarde apporte une quantité non négligeable de vitamine E.

Filet mignon sauce aigre-douce

POUR 4 PERSONNES

500 g de filet mignon de porc • 2 échalotes • 2 c. à s. de moutarde • 2 c. à s. de coulis de tomate • ½ c. à c. de cannelle • Sel et poivre

1. Éplucher et émincer les échalotes. Les faire revenir à sec dans une poêle à revêtement antiadhésif, puis baisser le feu et ajouter le miel, la moutarde, le coulis de tomate et la cannelle. Laisser réduire 5 min et rectifier l'assaisonnement. Préchauffer le four à 220 °C (th. 7-8).

2. Déposer le filet mignon sur une feuille de papier cuisson suffisamment grande pour pouvoir la refermer.

3. Badigeonner la viande avec la sauce aigre-douce. Saler et poivrer. Refermer la feuille de papier cuisson hermétiquement en papillote et entourer le tout d'une feuille de papier d'aluminium bien fermée. Enfourner pour environ 45 min. Déguster bien chaud.

Peut-on manger tous les jours de la moutarde ?

Si elles ne contiennent ni huile ni sucre, vous pouvez en consommer quotidiennement. Attention toutefois à leur acidité en cas de soucis gastriques et à leur teneur en sel toujours très élevée, qui impose une limitation en quantité, mais également de surveiller le contenu en sel du reste du repas. Les moutardes sucrées, les chutneys et les moutardes aux goûts variés, riches en huile, sont à consommer occasionnellement lors de repas festifs, à raison de 1 cuillerée à soupe au maximum par repas.

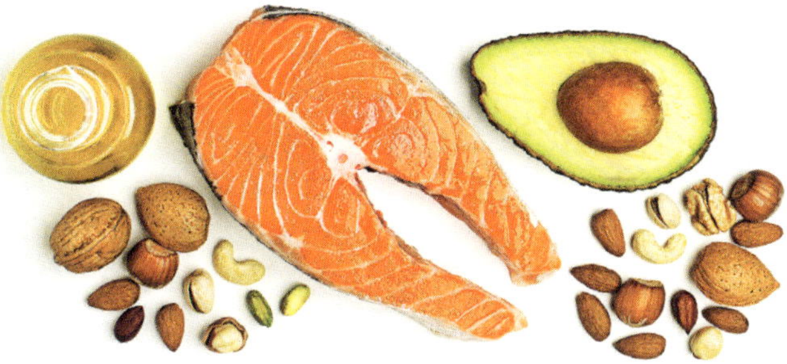

60 %

de la matière cérébrale est constituée de lipides.

SAMEDI
9
MAI
Saint Pacôme

IDÉE DÉJEUNER

Pousses de soja, dés d'ananas à l'huile de sésame

1 côte de veau poêlée au fromage, ail et fines herbes

Semoule

Ratatouille

Framboises

POURQUOI LES LIPIDES SONT INDISPENSABLES À NOTRE SANTÉ ?

Les lipides servent au stockage de l'énergie dans le tissu adipeux. Ils sont les constituants majeurs des membranes et du système nerveux. Les oméga 3 et les oméga 6 participent à la formation des neurones par exemple. Enfin, les lipides ont un rôle fonctionnel car ils interviennent dans le bon fonctionnement de la cellule nerveuse. Ils font également office de messagers au niveau des cellules, contribuent aux apports en certaines vitamines liposolubles (vitamines A, D, E et K) et en acides gras essentiels.

LES ACIDES GRAS ESSENTIELS

Si vous devez suivre un régime, même restrictif, il vous faudra malgré tout conserver des apports en acides gras essentiels. Les restrictions se porteront plutôt sur les graisses cachées : viandes grasses, fromages gras, pâtisseries... Les graisses cachées apportent surtout des acides gras saturés qui déséquilibrent votre ration lipidique.

Le beurre : tout est question de quantité !

Outre les huiles végétales, le beurre consommé cru est un bon pourvoyeur en lipides et c'est une bonne source en vitamine A. Nul besoin de choisir un produit allégé, un dosage quantitatif suffit ! Optez pour une version classique sans dépasser 10 à 20 g par jour. Hors régime hyposodé, il n'est pas nécessaire de diaboliser le beurre demi-sel si l'on respecte bien les 10 à 20 g de beurre par jour. On ne dépasse alors pas 0,4 g de sel apporté par le beurre.

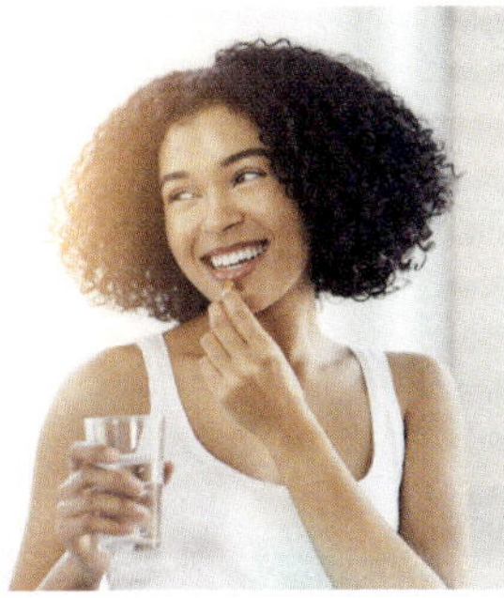

LES COMPLÉMENTS ALIMENTAIRES EN OMÉGA 3

Les compléments en oméga 3 sont une vraie fumisterie, dans la mesure où 1 cuillerée à café d'une huile de bonne qualité (par exemple, huile de colza vierge de première pression à froid) suffit à procurer la dose qui nous est nécessaire.

> "Il ne faut pas trop consommer de lipides, car le surplus sera stocké, mais tous les lipides méritent leur place dans notre régime alimentaire."

DIMANCHE

10

MAI

Sainte Solange

IDÉE DÎNER

Salade composée (chair de crabe ; 1 c. à c. de mayonnaise ; avocat + laitue ciselée + pomelo en quartiers pelé à vif ; huile de colza)

Pain pumpernickel

Fromage blanc nature

Pastèque

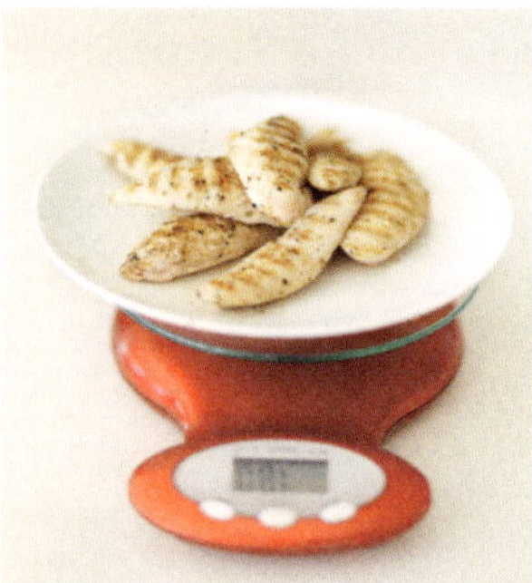

30 %

Lorsque l'on demande à des personnes quelle quantité alimentaire ils ont consommé dans une journée, il y a souvent un écart de 30 % avec la réalité !

Cette semaine, je chasse les micro-stress et les pensées négatives

Le principe est que, en se répétant des phrases positives, on finit par s'en persuader en les gravant dans notre subconscient afin d'en faire de nouvelles vérités. Il faudrait une vingtaine de jours pour inscrire ainsi une nouvelle pensée et faire perdre à la croyance opposée sa crédibilité. Il faut impérativement y croire, ne pas se contenter de réciter sans intention. C'est la force de votre intention mentale qui donnera un résultat concluant. Voici quelques exemples de phrases : « J'ai confiance en moi, je vais y arriver », « J'ai le droit de décider pour moi-même », « Je suis fort, je peux tout faire si je le décide », « Je suis beau/belle et je le serai encore plus ».

POURQUOI LE STRESS FAIT-IL GROSSIR ?

En cas de mal-être, de stress, nous usons de systèmes qui viennent combler notre manque : pour certains, c'est l'augmentation de la cigarette ; pour d'autres, la consommation d'alcool pour s'anesthésier ; pour quelques-uns, la prise de médicaments pour lutter contre des angoisses. La prise alimentaire se révèle finalement la forme de traitement « légère » de nos petits états de mal-être. Soulignons que, à ce stade, je parle de mal-être, pas de dépression, qui est un terme trop générique. La compensation alimentaire sert donc à lutter contre ce mal-être et les micro-stress vécus chaque jour (difficultés au travail, dans son couple, avec ses enfants, soucis financiers, etc.). On peut d'ailleurs observer souvent une perte de poids pendant les vacances, le moment où les soucis sont mis de côté et où l'on ne mange que lorsque l'on a vraiment faim.

"Notre cerveau cherche souvent à compenser la frustration et le stress avec des plaisirs gourmands."

LA DÉPRESSION : LA CONSÉQUENCE DU SURPOIDS ET NON L'INVERSE !

On a longtemps pensé que la dépression ou les troubles psychologiques étaient responsables de la prise de poids, mais on s'est rendu compte qu'une augmentation du poids pouvait entraîner des dépressions, en particulier quand les personnes prenaient beaucoup de kilos et sortaient ainsi des « normes » esthétiques actuelles.

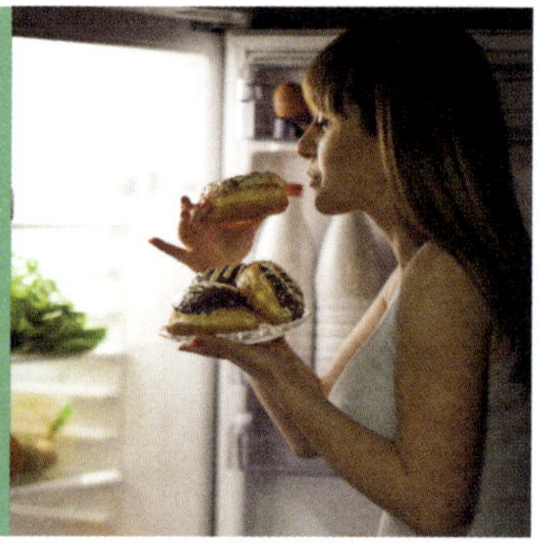

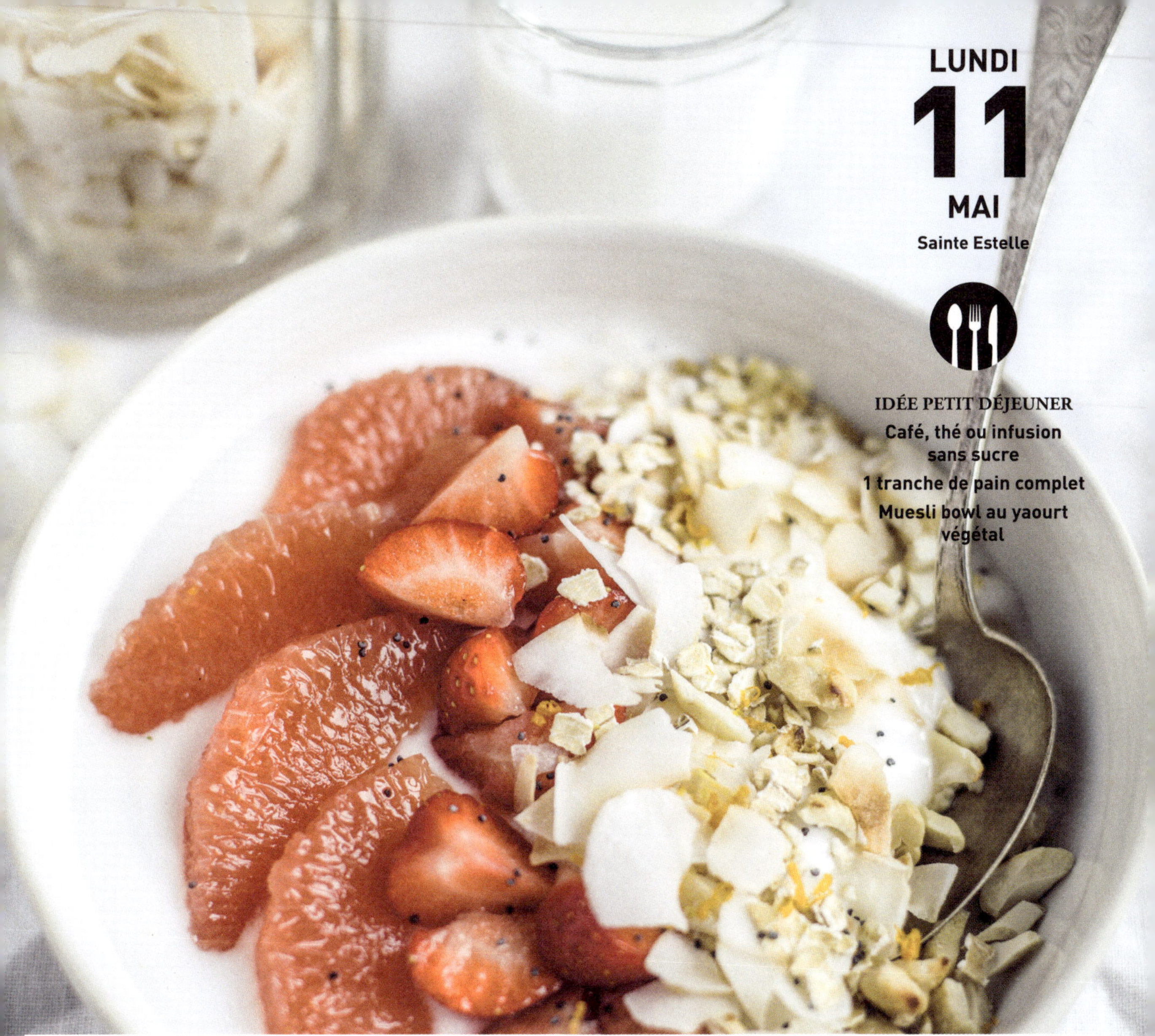

LUNDI

11

MAI

Sainte Estelle

IDÉE PETIT DÉJEUNER

Café, thé ou infusion sans sucre

1 tranche de pain complet

Muesli bowl au yaourt végétal

Muesli bowl au yaourt végétal

POUR 1 PERSONNE

2 pots de yaourt végétal (coco fermenté)
2 c. à s. de copeaux de noix de coco
1 c. à s. de noix de cajou grossièrement hachées
½ petit pamplemousse rose coupé en suprêmes
4 fraises lavées et équeutées, coupées en quartiers
2 c. à s. de flocons d'avoine
¼ c. à c. de graines de pavot
Quelques zestes d'orange fraîchement râpés (bio)

1. Griller les copeaux de noix de coco à la poêle à feu moyen. Remuer souvent, puis retirer du feu quand les copeaux sont bien dorés. Procéder de même pour les noix de cajou.
2. Dans un bol, verser les yaourts, ajouter les suprêmes de pamplemousse et les fraises.
3. Saupoudrer avec les flocons d'avoine, les noix de cajou, les graines de pavot et les copeaux de coco puis, à la fin, râper les zestes d'orange directement dans le bol.

MARDI

12

MAI

Saint Achille

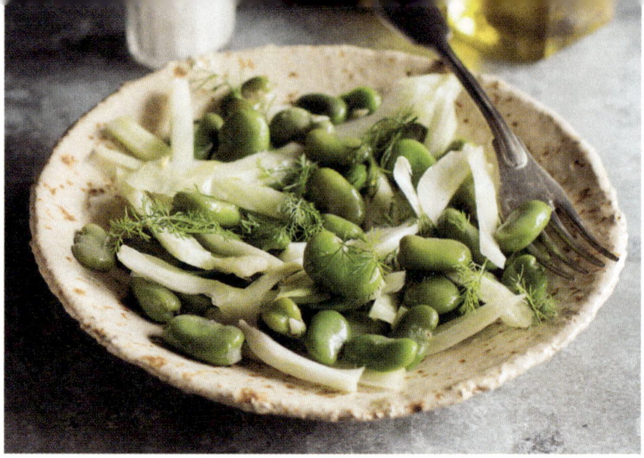

IDÉE DÉJEUNER

Concombre râpé à la menthe et ricotta

Tajine de lotte aux fèves

Banane rôtie aux amandes et à la vanille

210 mg

de potassium dans 100 g de fèves fraîches.

AU MARCHÉ DE MAI À JUIN

LA FÈVE

La fève désigne à la fois le nom de la plante herbacée et de ses graines, de la famille des légumineuses. Elles sont récoltées de mars à juillet à différents moments de leur maturité : précoces, elles peuvent être consommées crues, à condition de bien retirer leur peau épaisse ; presque matures, elles sont fraîches et cuisinées ; tardives, elles sont séchées. Les fèves ont une consistance farineuse et un petit goût de noisette. Les fèves fraîches contiennent 10 % de glucides, pour majorité de l'amidon. Elles font donc partie des féculents. Elles sont pauvres en lipides (0,6 g/100 g), constitués essentiellement d'acides gras insaturés. Source de protéines, vous améliorerez leur qualité en les complétant avec une portion de céréales.

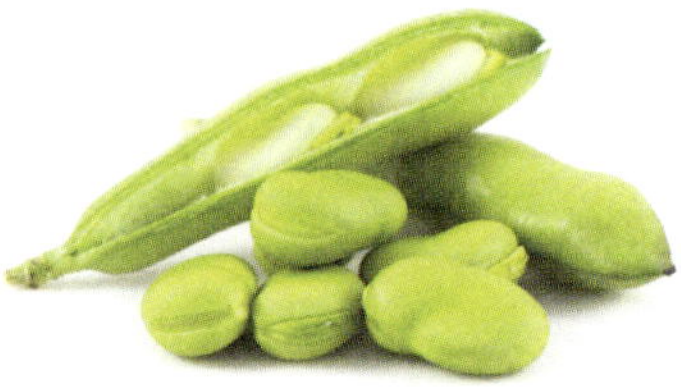

"Les protéines contenues dans les fèves sont encore mieux assimilées si on les consomme avec une portion de céréales."

EXCELLENTES POUR LES VÉGÉTARIENS !

Les fèves fraîches sont source de fibres favorisant la satiété, surtout si vous les préférez crues. Elles sont aussi riches en vitamines du groupe B et notamment en vitamine B9. Elles apportent enfin une quantité non négligeable de minéraux comme le potassium et le phosphore. Notons enfin que crues, elles couvrent près d'un tiers des besoins journaliers en vitamine C. Les fèves sèches sont un concentré de ces bienfaits, grâce à leur perte d'eau. Cependant, elles sont plus caloriques : 340 calories/100 g contre 60 calories/100 g de fèves fraîches.

Tajine de lotte aux fèves

POUR 1 PERSONNE

150 g de lotte sans arêtes • 2 pincées de gingembre • 2 pincées de cumin • 2 pincées de ras-el-hanout • 1 c. à c. d'huile d'olive • ¼ de gousse d'ail pressée • 200 g de tomates pelées • 240 g de fèves fraîches surgelées • 1 c. à c. de coriandre fraîche • Sel et poivre.

1. Couper la lotte en tronçons réguliers, la faire revenir avec les épices et l'huile d'olive dans une cocotte à revêtement antiadhésif.
2. Retirer les morceaux de lotte, réserver et les remplacer par la gousse d'ail.
3. Lorsque l'ail est devenu translucide, ajouter à nouveau les tronçons de lotte, les tomates pelées avec un peu de leur jus et les fèves décongelées préalablement au four à micro-ondes. Couvrir et laisser mijoter à feu doux pendant 20 min.
4. Saupoudrer de coriandre fraîche, saler et poivrer avant de servir bien chaud.

F COMME FIBRES

Ce groupe d'aliments devrait constituer la base de tous nos repas. Il apporte l'essentiel des fibres nécessaires à une bonne santé ainsi que des vitamines (dont beaucoup d'antioxydants) et des nutriments en quantité importante. En France, la consommation de fibres (11 g en moyenne) est très loin des recommandations officielles. Pourtant, les fibres aident à réduire les maladies cardiovasculaires et intestinales et pourraient aussi, en modifiant la flore intestinale (ou microbiote), agir sur bien d'autres maladies : cancers digestifs, maladies cardiovasculaires, diabète, hypercholestérolémie et surpoids. En limitant le cholestérol et le taux de sucre dans le sang, les fibres réduisent en effet l'obstruction des artères ainsi que des vaisseaux en général, donc du cerveau, et participent ainsi à sa bonne santé. Les progrès de la recherche semblent ainsi associer une consommation insuffisante de fibres à certaines perturbations des fonctions cérébrales (maladie d'Alzheimer, par exemple) ou à des maladies auto-immunes comme la sclérose en plaques.

Je pense aux fibres quand **je souffre de constipation**

Des fibres, des fibres et buvez de l'eau ! Par exemple, mangez des crudités, des légumineuses, des céréales complètes et du pain complet. Pensez aussi aux pruneaux et aux abricots secs.

> "Par leur richesse en nutriments et en vitamines, les fibres devraient constituer **la base de tous nos repas.**"

LES BIENFAITS DES FIBRES SUR LE SYSTÈME DIGESTIF

Il existe deux types de fibres : des solubles et des insolubles. Les insolubles augmentent le transit intestinal et améliorent le renouvellement de la surface de l'intestin, d'où la protection contre certaines maladies. Les solubles rendent visqueuse la substance, facilitant le transit. Leur action au niveau du tube digestif ralentit le passage du sucre dans le sang, et permet un bon transit, une meilleure évacuation intestinale et, surtout, limite le passage dans le corps des substances toxiques issues de notre environnement ainsi que du cholestérol.

MERCREDI 13 MAI

Sainte Rolande

IDÉE COLLATION

Café, thé ou infusion sans sucre

1 crêpe

100 g de compote de fruits sans sucres ajoutés

30 g

Il est recommandé de consommer 30 g de fibres par jour pour une alimentation équilibrée.

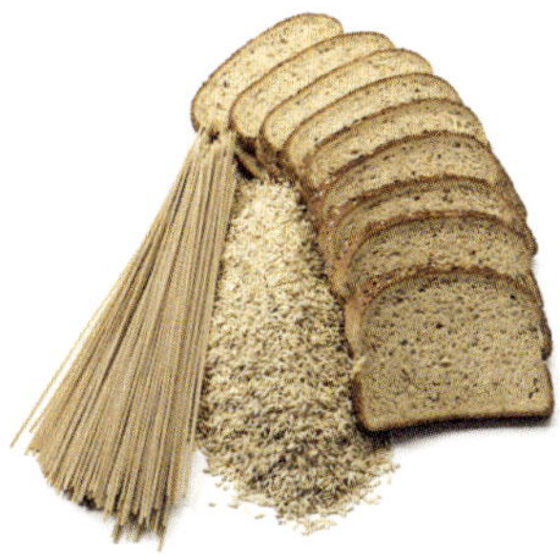

LES GRAINES DE CORIANDRE : UNE ÉPICE TRÈS RICHE EN FIBRES

Extrêmement riches en antioxydants et en vitamine K, importante pour la fabrication des protéines permettant la coagulation du sang, les graines de coriandre facilitent la digestion et auraient aussi une action anticancéreuse en protégeant la dégradation de l'ADN des cellules. Préférez les graines de coriandre entières plutôt qu'en poudre pour leur conservation. Il vous suffira de moudre les graines pour les saupoudrer sur les plats.

JEUDI

14

MAI

Saint Matthias

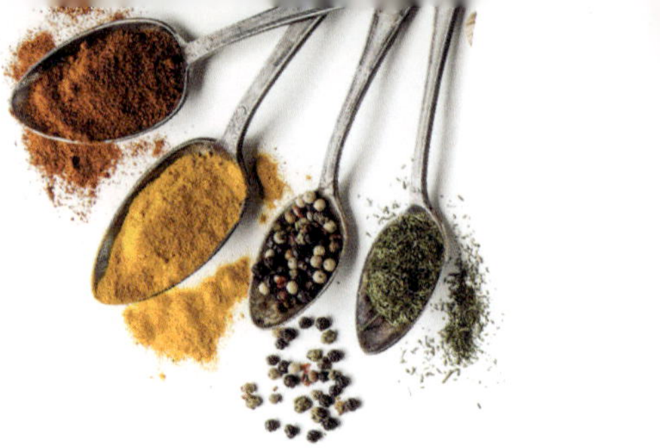

E COMME ÉPICES

Les épices peuvent être issues d'écorces (cannelle), de fleurs (safran, clou de girofle), de feuilles (thé, laurier), de fruits (poivre, aneth, moutarde), de bulbes (gingembre) ou de graines (fenouil, coriandre). Elles contiennent des substances organiques volatiles, souvent appelées arômes. Ces substances organiques appartiennent à des groupes chimiques tels que les alcools ou les aldéhydes, et stimulent les perceptions olfactives et gustatives. Elles sont donc responsables des odeurs, des arômes et des saveurs et sont utilisées en petite quantité en cuisine comme conservateur, assaisonnement ou colorant naturel (exemple du curcuma). On peut en consommer au quotidien et les varier selon ses goûts et ses envies pour bénéficier de leurs propriétés tonifiantes et antioxydantes.

IDÉE DÎNER

Soupe de légumes de saison

Poêlée de courgettes à l'ail

Lentilles corail à l'ail et au persil

Yaourt nature

Fruit de saison

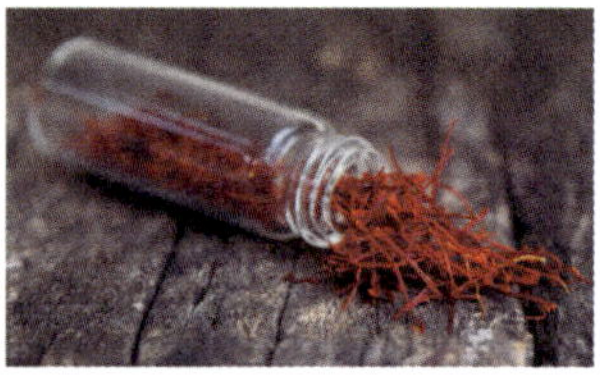

LE SAFRAN : LA PLUS PRÉCIEUSE DES ÉPICES

Cette épice (la plus chère au monde) provient de la partie jaune et plumeuse du Crocus sativus. Ses propriétés médicinales sont connues depuis des millénaires : anti-inflammatoire, hémostatique et antiallergique, elle stimule en outre le système immunitaire. Les chercheurs se penchent aujourd'hui sur ses effets potentiels pour prévenir la maladie d'Alzheimer, la dépression et le stress. Attention aux contrefaçons de safran, veillez toujours à l'acheter sous forme de filaments et non de poudre.

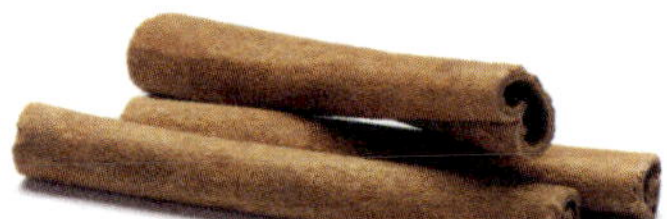

43,5 g

de fibres contenues dans 100 g de cannelle, qui est l'épice qui en renferme le plus.

UNE ASTUCE POUR MIEUX DIGÉRER LES LÉGUMES SECS

La plupart des épices ont une action favorable sur les sécrétions digestives, particulièrement sur celle de la salive, et stimulent les fonctions intestinales. Toutefois, il est possible que certains intestins fragiles supportent assez mal les plats très épicés ! Le mieux pour améliorer la digestion des légumes secs reste le trempage et de commencer par introduire des petites quantités d'épices pour s'habituer en douceur.

Cette semaine, j'ajoute **des épices à chacun de mes repas !**

Pour les absorber sans forcément les inclure dans un plat cuisiné, pensez à les mixer (par exemple du gingembre frais dans un jus), ou à les consommer crus en salade ou sauce froide.

> "Faciles à ajouter dans un plat, **les épices enrichissent tous les aliments** de leurs saveurs variées et de leurs nombreux micronutriments."

VENDREDI
15
MAI

Sainte Denise

IDÉE DÉJEUNER

Salade de tomate et chou-fleur cru râpé en vinaigrette à l'huile de lin

Saumon-fenouil braisé à l'orange

30 g de bûche de chèvre au miel

Pain aux céréales

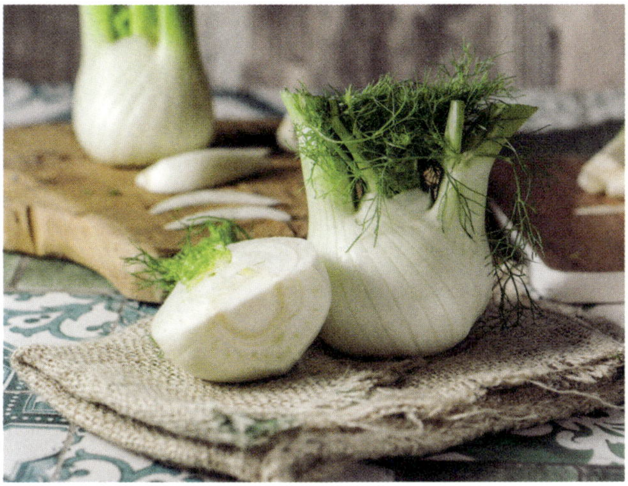

AU MARCHÉ DE MAI À DÉCEMBRE

LE FENOUIL

Le fenouil, contrairement à ce que sa forme pourrait laisser penser, n'est pas un bulbe (organe souterrain), mais la base renflée et charnue des feuilles de la plante, consommée comme légume. Les graines servent, elles, d'aromate en cuisine. Le fenouil est peu calorique et riche en eau. De nombreux minéraux sont dissous dans cette eau de constitution dont une majorité de potassium, mais également du calcium ainsi que du phosphore et du magnésium. La provitamine A et la vitamine E, aux propriétés antioxydantes, sont bien représentées, ainsi que les vitamines du groupe B et surtout la vitamine B9. Le fenouil contient également du fer et de la vitamine C qui potentialise l'absorption de celui-ci.

> "Le fenouil fait partie des légumes les plus riches en fer."

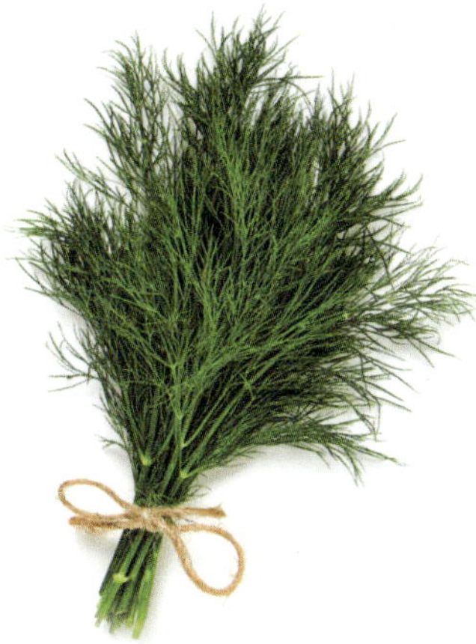

100 mg

de calcium dans 100 g de fenouil frais.

Saumon-fenouil braisé à l'orange

POUR 1 PERSONNE

125 g de pavé de saumon • 250 g de fenouil • 1 orange non traitée • ½ oignon • 1 c. à c. d'huile d'olive • 1 pincée d'aneth • Sel et poivre en grains

1. Prélever le zeste d'une moitié de l'orange, le hacher finement. Presser l'orange et diluer le jus avec 3 cuillerées à soupe d'eau.
2. Éplucher et émincer l'oignon. Laver le fenouil et le couper en fines tranches. Faire chauffer une sauteuse à revêtement antiadhésif avec l'huile, y faire revenir l'oignon et le fenouil.
3. Ajouter les zestes d'orange et le jus, puis couvrir et laisser mijoter 25 min à feu moyen. Ajouter éventuellement un peu d'eau en cours de cuisson si nécessaire. Saler et poivrer.
4. Pendant ce temps, couper le saumon en cubes, les faire dorer de chaque côté dans une poêle à revêtement antiadhésif à sec.
5. Dresser les légumes puis les cubes de saumon poêlés sur une assiette. Décorer avec l'aneth.

À limiter en cas de régime **hyposodé**

Son apport en sodium relativement élevé implique une limitation du fenouil (surtout lorsqu'il est cuit) dans les régimes hyposodés stricts.

SAMEDI

16

MAI

Saint Honoré

IDÉE PETIT DÉJEUNER

Thé ou café léger

5 tranches de pain complet

Beurre

2 petits-suisses nature

Chocolat noir

DES RÉCEPTEURS SENSORIELS

La peau possède des terminaisons nerveuses permettant de répondre aux différents stimuli (toucher, contact, température, douleur). Ces minuscules récepteurs sensitifs (2 500 par cm² pour la seule pulpe des doigts) transmettent les « informations » reçues par le toucher au cerveau, qui déclenche différentes réactions dans tout l'organisme, comme la libération d'endorphine, d'ocytocine et de dopamine, des hormones aux effets apaisants qui réduisent le stress et inhibent la peur, mémoire du sentiment de sécurité in utero.

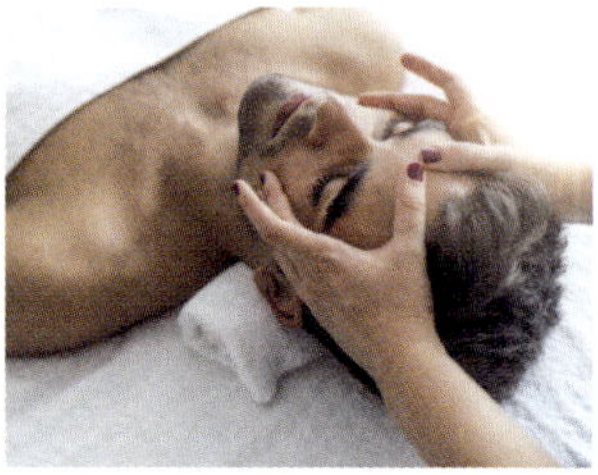

Que penser des **massages corporels** ?

Appliquer une crème hydratante, se faire un gommage, se masser ne sont peut-être pas des soins au même titre que ceux que l'on reçoit dans un hôpital, mais parfois ils soignent tout autant ! Consacrer du temps à son corps est tout sauf superflu et futile : c'est au contraire inestimable, car cela touche aux profondeurs et à la complexité de la psyché d'une manière très subtile. Pourquoi s'en priver ?

2 m²

c'est la quantité de peau qui couvre notre squelette.

LA PEAU EST… UN ORGANE !

C'est d'ailleurs le plus grand que nous possédions. Même si elle est très fine et fragile, la peau nous protège des agressions extérieures, comme les microbes, les chocs ou encore les rayons solaires. Mais ses autres fonctions sont nombreuses : rôle immunitaire, régulation thermique, synthèse hormonale et des vitamines… Mais au-delà de ce rôle physiologique, la peau a une forte dimension psychosociale et relationnelle. Limite entre soi et le monde, lien sensoriel avec l'autre, premier lien entre la mère et l'enfant, cet organe absorbe, refuse, réagit et exprime de très nombreuses choses. La peau est à la fois un contenant (sans elle, le corps se disloquerait) et une porte entre le monde et nous. Elle exprime aussi sous forme de maux des messages que l'on ne parvient pas à verbaliser. Les maladies de peau ont la plupart du temps un caractère psychologique qu'il faut savoir déchiffrer, souvent en rapport avec soi et l'autre, ou avec le stress.

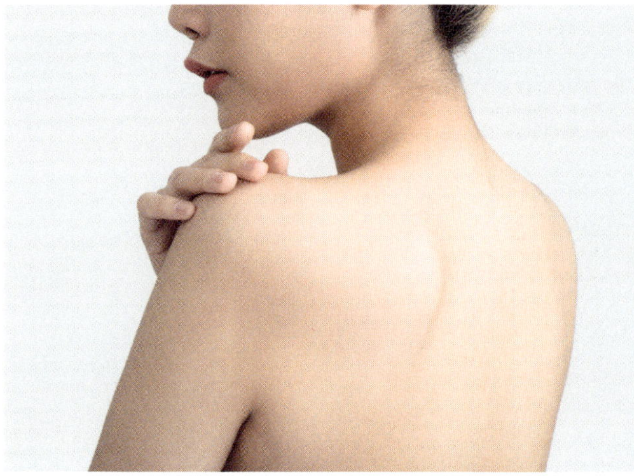

"La peau nous protège des agressions extérieures et transmet, par le toucher, des informations sensorielles au cerveau."

DIMANCHE

17

MAI

Saint Pascal

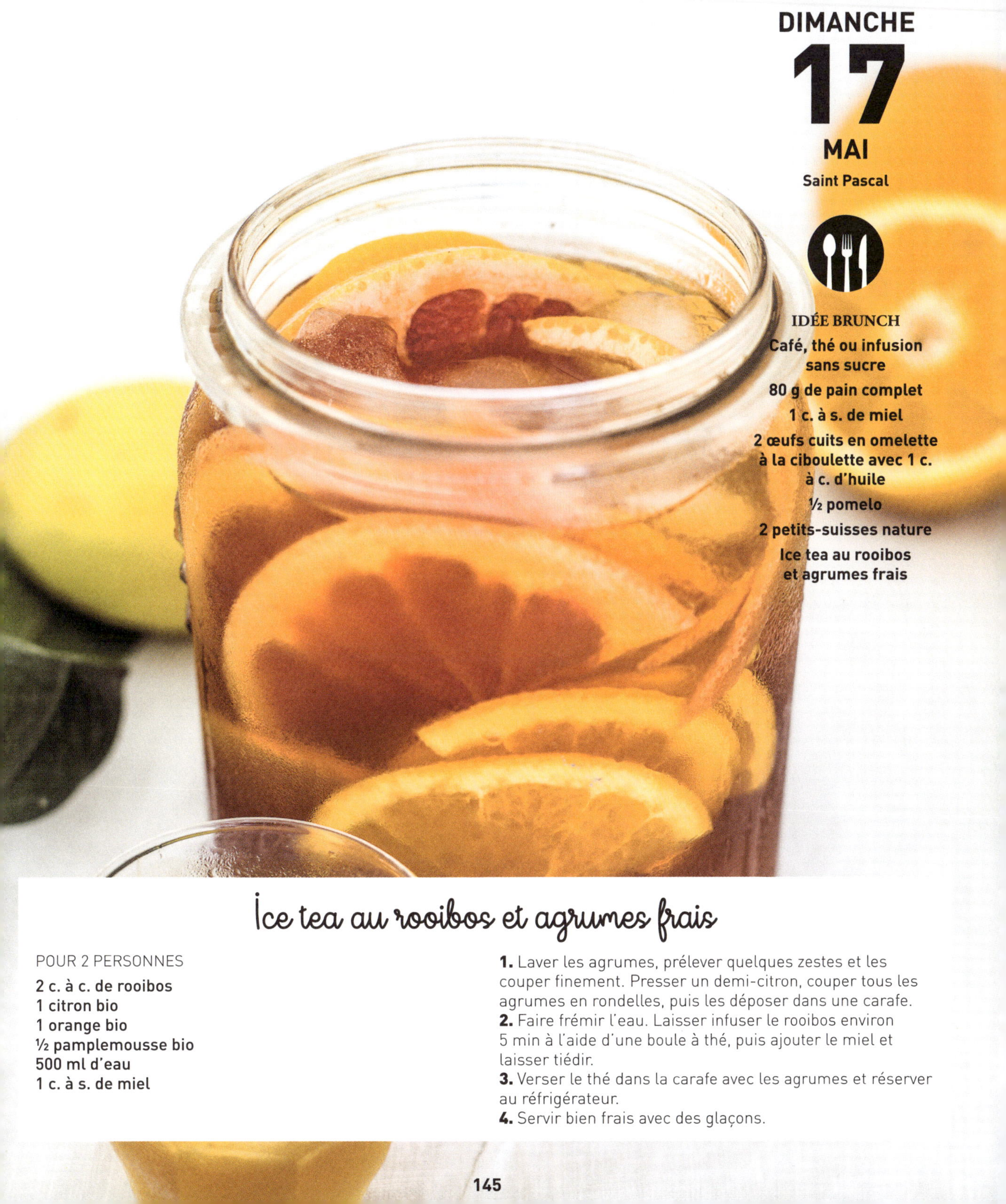

IDÉE BRUNCH

Café, thé ou infusion sans sucre

80 g de pain complet

1 c. à s. de miel

2 œufs cuits en omelette à la ciboulette avec 1 c. à c. d'huile

½ pomelo

2 petits-suisses nature

Ice tea au rooibos et agrumes frais

Ice tea au rooibos et agrumes frais

POUR 2 PERSONNES

2 c. à c. de rooibos
1 citron bio
1 orange bio
½ pamplemousse bio
500 ml d'eau
1 c. à s. de miel

1. Laver les agrumes, prélever quelques zestes et les couper finement. Presser un demi-citron, couper tous les agrumes en rondelles, puis les déposer dans une carafe.
2. Faire frémir l'eau. Laisser infuser le rooibos environ 5 min à l'aide d'une boule à thé, puis ajouter le miel et laisser tiédir.
3. Verser le thé dans la carafe avec les agrumes et réserver au réfrigérateur.
4. Servir bien frais avec des glaçons.

LUNDI
18
MAI

Saint Éric

IDÉE DÉJEUNER

½ pamplemousse

Gambas au curry, légumes verts et mangue poêlée

Soba (nouilles de sarrasin)

2 petits-suisses cacaotés

AU MARCHÉ D'AVRIL À JUILLET ET EN DÉCEMBRE

LA MANGUE

La mangue est le fruit d'un grand arbre tropical appelé manguier. De forme ovale ou en haricot, elle se compose d'une écorce jaune, verte, rouge ou bicolore qui recouvre une chair adhérente à un noyau large et assez plat. La chair très serrée de couleur jaune orangé est onctueuse, juteuse et très sucrée. La mangue se consomme le plus souvent crue en dessert, mais également sous forme de nectar ou de coulis. Avec 14 % de glucides sous forme de saccharose essentiellement, la mangue est légèrement plus sucrée et plus calorique que la moyenne des fruits. L'apport en fibres de la mangue reste moyen, mais augmente en fonction du degré de maturité, pouvant la rendre fibreuse. Enfin, son contenu en polyphénols, sous forme d'acide gallique principalement, est maximal à pleine maturité.

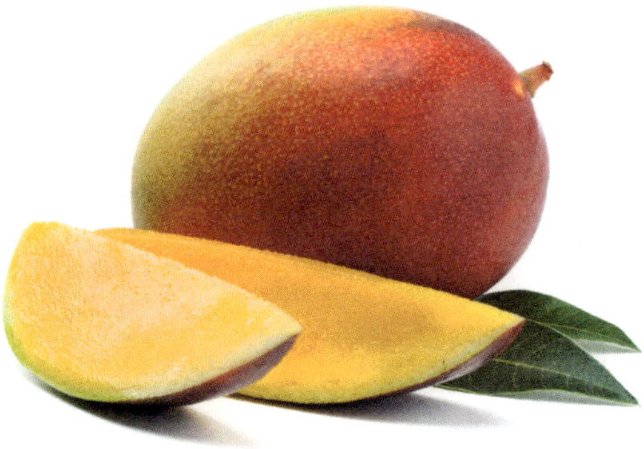

1 200 µg

de bêtacarotène dans 100 g de mangue.

> "La mangue est riche en bêtacarotène, ce précurseur de la vitamine A qui **agit sur la vision nocturne et favorise le bronzage.**"

UN FRUIT VITAMINÉ

La mangue est riche en bêtacarotène, mais aussi en vitamine E, antioxydante, dont l'action est potentialisée par la vitamine A, qui est également bien représentée. La mangue est une source intéressante de vitamine C, comparable aux agrumes. Une partie des pigments (anthocyanes) possède des propriétés assimilées à la vitamine P, et agit positivement sur les capillaires sanguins et la circulation.

Gambas au curry, légumes verts et mangue poêlée

POUR 1 PERSONNE

160 g de gambas • 100 g de brocolis • 75 g de pois gourmands • ½ mangue • 75 g de poivron rouge • ¼ de gousse d'ail • ½ c. à c. de curry • 3 c. à s. de jus d'oranges • 50 ml de coulis de tomate • 2 c. à s. de lait de coco • 1 c. à c. de coriandre ciselée • Sel et poivre

1. Nettoyer et couper les brocolis et les pois gourmands. Peler la mangue, la couper en fines tranches. Hacher le poivron.

2. Presser la gousse d'ail, la faire revenir à sec dans une poêle à revêtement antiadhésif. Ajouter les gambas, le poivron haché et le curry, faire revenir quelques minutes.

3. Ajouter ensuite le jus d'orange, les tranches de mangue et laisser mijoter 2 min.

4. Baisser le feu et ajouter le coulis de tomates et le lait de coco, laisser réduire légèrement. Mettre tous les légumes dans la poêle, terminer la cuisson. Saler, poivrer, ajouter la coriandre. Servir bien chaud.

MARDI
19
MAI
Saint Yves

CONNAISSEZ-VOUS LES CRÈMES VÉGÉTALES ?

Les crèmes végétales sont des substituts à la crème laitière, qui tentent de se rapprocher de sa texture tout en conservant un goût le plus neutre possible. Les recettes contiennent en général un ajout d'huile qui s'avère le plus souvent de bonne qualité (colza, tournesol), ce qui en fait une source d'acides gras intéressante pour zéro cholestérol. Les apports caloriques ne se valent pas du tout d'un produit à l'autre : de 6 % de lipides pour la crème d'avoine à 18 % pour la crème de soja.

190 kcal

dans 100 ml de crème de soja qui en font l'une des crèmes végétales les plus caloriques.

"Les crèmes végétales sont des substituts intéressants pour les intolérants ou les allergiques aux protéines de lait de vache."

LA CRÈME DE RIZ : UN GOÛT VRAIMENT NEUTRE

La crème de riz, contrairement à celle de soja, possède un goût particulièrement neutre ce qui permet de l'utiliser facilement à la place de la crème fraîche traditionnelle. Choisissez un produit avec le moins possible d'additifs, une huile végétale de qualité, un épaississant naturel (caroube, algue) et aucun ajout de sucre.

ET LES CRÈMES D'OLÉAGINEUX ?

La crème de coco est par nature riche en graisses saturées. Les crèmes d'amandes ou de noisettes sont intéressantes pour leur composition en acides gras majoritairement insaturés et l'absence de cholestérol. Toutefois leur goût étant assez marqué, on ne peut pas vraiment les utiliser en remplacement de la crème fraîche dans des recettes traditionnelles, à moins de vouloir donner une saveur différente au plat.

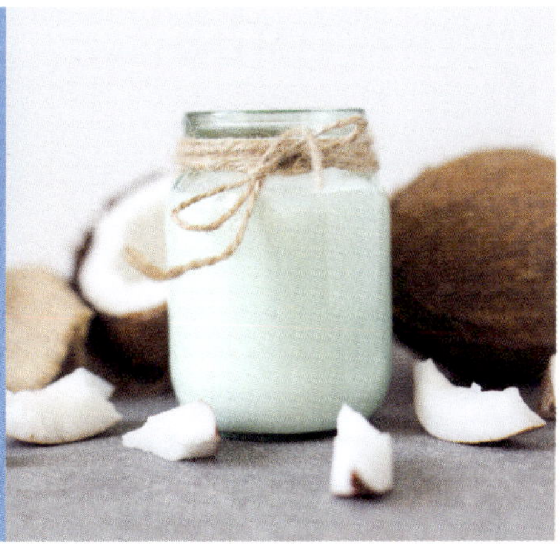

IDÉE DÎNER

Salade de chou rouge râpé à la crème d'amandes

Seitan grillé au thym

Blancs de poireaux vapeur

Petits-suisses

Fraises

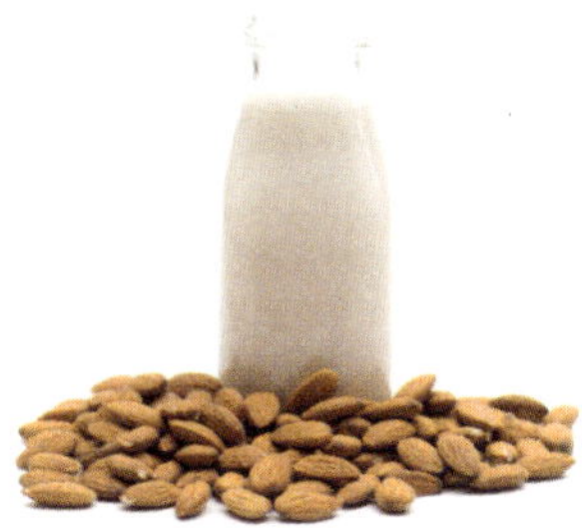

Quel est leur **intérêt** ?

Les substituts végétaux sont intéressants dans le cadre d'un régime hypocholestérolémiant ou pour les personnes allergiques aux protéines de lait de vache ou intolérantes au lactose. Elles peuvent aussi vous permettre simplement de varier votre alimentation et de découvrir de nouvelles saveurs !

MERCREDI

20

MAI

Saint Bernardin

IDÉE COLLATION

Café, thé ou infusion sans sucre

30 g de pain

1 c. à s. de confiture ou de miel

QUE PENSER DES PRODUITS ENRICHIS EN STÉROLS VÉGÉTAUX ?

La consommation de ces produits reste une aide dans le cadre d'un régime hypocholestérolémiant. Ils ne remplacent en rien le traitement éventuel mis en place par votre médecin. Par ailleurs, respectez bien les recommandations. Dépasser la dose de 1,6 à 2 g par jour serait inutile. D'autre part, la prise de phytostérols est exclusivement réservée aux personnes ayant un excès de cholestérol et surtout pas aux autres membres de la famille (enfants et adolescents, femmes enceintes ou allaitantes qui ont des besoins spécifiques en cholestérol).

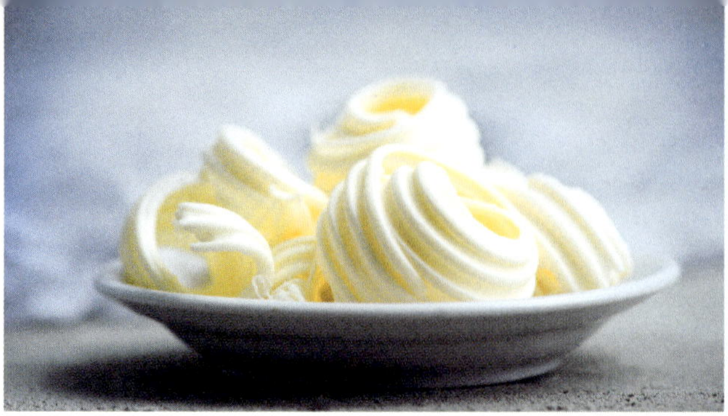

QU'EST-CE QUE LES PHYTOSTÉROLS OU LES STÉROLS VÉGÉTAUX ?

Les phytostérols, ou stérols végétaux, sont des molécules présentes naturellement dans la composition des membranes cellulaires de tous les végétaux. Ils ont la particularité d'avoir une forme chimique très proche du cholestérol. Au niveau intestinal, ils entrent ainsi en compétition avec le cholestérol, limitent son absorption et donc son passage dans le sang. Pour obtenir une baisse significative de 10 % du cholestérol dans le sang, il faudrait consommer entre 1,6 et 2 g par jour de stérols végétaux. Dans cet objectif, les industriels ont créé des produits alimentaires enrichis en phytostérols, dits « alicaments » (contraction de « aliment » et de « médicament »).

UNE MARGARINE ENRICHIE EN STÉROLS VÉGÉTAUX

Les margarines enrichies en stérols végétaux ont prouvé des effets bénéfiques sur le taux de cholestérol sanguin. Pensez à rester objectif sur la qualité et l'état des huiles utilisées dans leur fabrication. Évitez les margarines à base de graisses hydrogénées ou partiellement hydrogénées et/ou d'huile de palme.

2 g

par jour, c'est la quantité de stérols végétaux qu'il faudrait consommer.

Où trouve-t-on des **stérols végétaux** ?

Les stérols végétaux sont présents dans notre alimentation quotidienne (brocolis, pain complet, avocat…) et doivent être consommés à raison de 500 mg par jour en moyenne dans le cadre d'une alimentation équilibrée, et près du double pour les végétariens. Cette quantité reste toutefois trop faible pour avoir un effet significatif sur l'absorption du cholestérol, et donc pour avoir un impact positif sur la réduction du taux sanguin des personnes en hypercholestérolémie.

> "Les phytostérols sont des molécules qui réduisent significativement **le taux de cholestérol dans le sang.**"

JEUDI

21

MAI

Ascension

“La courgette est composée essentiellement d’eau et est **très riche en fibres, en potassium, en magnésium et en vitamine B.**”

IDÉE DÉJEUNER

Brochette de bœuf au sésame, poivron et oignons,

Purée froide de courgettes à la provençale

Pain complet

Fromage blanc et framboises fraîches

Purée froide de courgettes à la provençale

POUR 1 PERSONNE

250 g de courgettes fraîches • ½ oignon • ½ gousse d’ail • Le jus de ½ citron • 1 c. à c. d’herbes de Provence • Sel et poivre en grains

1. Laver et couper les courgettes en petits dés, peler et ciseler l’oignon et presser la gousse d’ail.

2. Faire revenir l’ail et l’oignon dans une casserole antiadhésive, ajouter ensuite les dés de courgettes. Ajouter ensuite très peu d’eau et laisser mijoter 10 min environ. Ajouter le jus de citron à la fin. Si la compotée est trop liquide, la faire dessécher quelques minutes sur le feu.

3. Mixer ensuite l’ensemble, ajouter les herbes de Provence, saler et poivrer. Laisser refroidir, puis mettre au réfrigérateur jusqu’au service. Déguster bien frais !

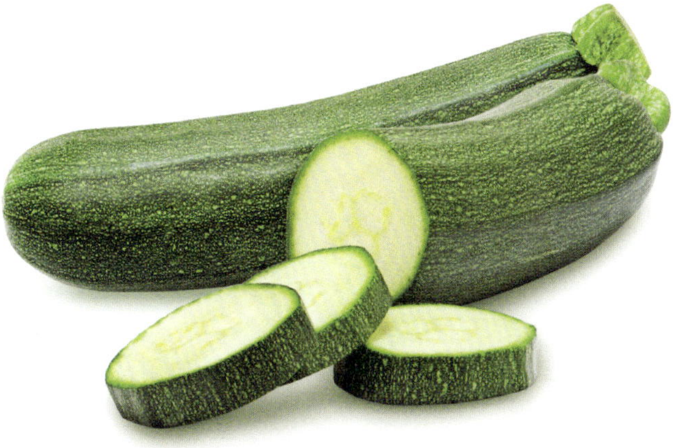

AU MARCHÉ DE MAI À SEPTEMBRE

LA COURGETTE

La courgette est une variété de courge et le fruit d’une plante herbacée grimpante que l’on consomme comme légume à l’état jeune (avant maturité). De forme allongée ou ronde, à la peau verte comestible, elle possède une chair blanc crème très juteuse avec quelques pépins. Comme l’ensemble des légumes verts, la courgette est composée essentiellement d’eau et est par conséquent très pauvre énergétiquement. La richesse de la courgette en potassium (230 mg/100 g) est intéressante pour la santé cardiovasculaire : une alimentation riche en potassium possède des effets antihypertenseurs reconnus. Par ailleurs, grâce à sa très faible teneur en sodium, la courgette peut parfaitement s’intégrer à un régime sans sel. Enfin, la courgette est d’autant plus digeste qu’elle est consommée jeune : elle est alors plus riche en fibres tendres, moins chargée en cellulose fibreuse et pratiquement dépourvue de petites graines centrales.

15 kcal

dans 100 g de courgette, qui est l’un des légumes les moins caloriques.

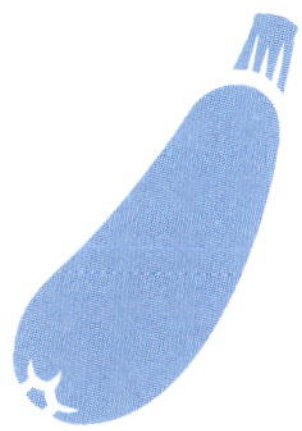

RICHE EN EAU, MAIS AUSSI EN NUTRIMENTS !

300 g de courgettes couvrent 10 % des apports recommandés en fibres, près de 15 % du magnésium, 10 % de la vitamine B1 et 50 % de la vitamine B9.

VENDREDI

22

MAI

Saint Émile

IDÉE DÉJEUNER

Artichaut en vinaigrette à l'huile de noix

Sauté de légumes de saison au tofu fumé

Lentilles corail

Pain complet

Fruit de saison

V COMME VÉGAN

Le terme « végan » a été conçu à partir des premières et dernières lettres du mot anglais *vegetarian*, en 1944 par le cofondateur de la Vegan Society, Donald Watson. Aux États-Unis, la première Vegan Society a été fondée en 1948. En France, c'est en 2010 qu'elle fut créée. Le terme véganisme figure dans le dictionnaire Hachette 2013, et depuis 2015 dans le Larousse. Les végans, tout comme les végétaliens, ne consomment pas de chair animale ni de produit issu de l'exploitation animale (lait, œufs, miel...). La différence est qu'ils étendent cela à la vie en général : pas de vêtements en laine ou en cuir, refus des tests scientifiques sur les animaux et tout ce qui nécessite l'exploitation des animaux (visite d'un zoo, tour en calèche etc.).

"Les végans refusent de consommer quoi que ce soit en provenance de l'animal, mais aussi de porter quoi que ce soit impliquant la mort ou la souffrance de l'animal."

LE RÉGIME VÉGAN EST À ÉVITER CHEZ L'ENFANT

Le régime végétalien ou végan est déconseillé pour la petite enfance car incompatible avec la croissance. En effet, exclure tout produit d'origine animale (œuf, lait, beurre, fromage) peut exposer l'enfant à des carences en fer et vitamine B12. Il risque également de manquer de calcium et de protéines de bonne qualité. Ces carences ayant pour effet de retarder la croissance physique de l'enfant, mais également son développement cérébral.

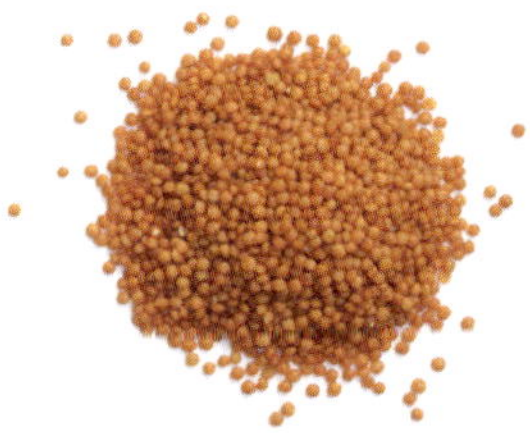

24 %

de protéines dans les lentilles, les légumineuses les plus protéinées.

DU TOFU FUMÉ À LA PLACE DES LARDONS !

Très consommés par les végétariens et les végétaliens, le soja et ses dérivés apportent des protéines proches de celles des protéines animales et sont dépourvus de cholestérol. Le tofu fumé permet de remplacer de façon bluffante les lardons classiques. Par exemple, pour réaliser une carbonara végane, remplacez les lardons par de petits morceaux de tofu fumé et les jaunes d'œuf par de la crème de soja. Choisissez un tofu fumé sans OGM, ne contenant d'autres additifs que du tamari, des épices et du sel.

Qu'est-ce que l'antispécisme ?

La France a récemment découvert un nouveau mot : « antispéciste », mis en avant par le journaliste Aymeric Caron. Un antispéciste met sur un pied d'égalité les hommes et les animaux, dont il ne différencie pas les espèces. Pour lui, il n'y a pas d'espèces « amies » (animaux domestiques) et « ennemies » (animaux justes bons à être exploités et mangés).

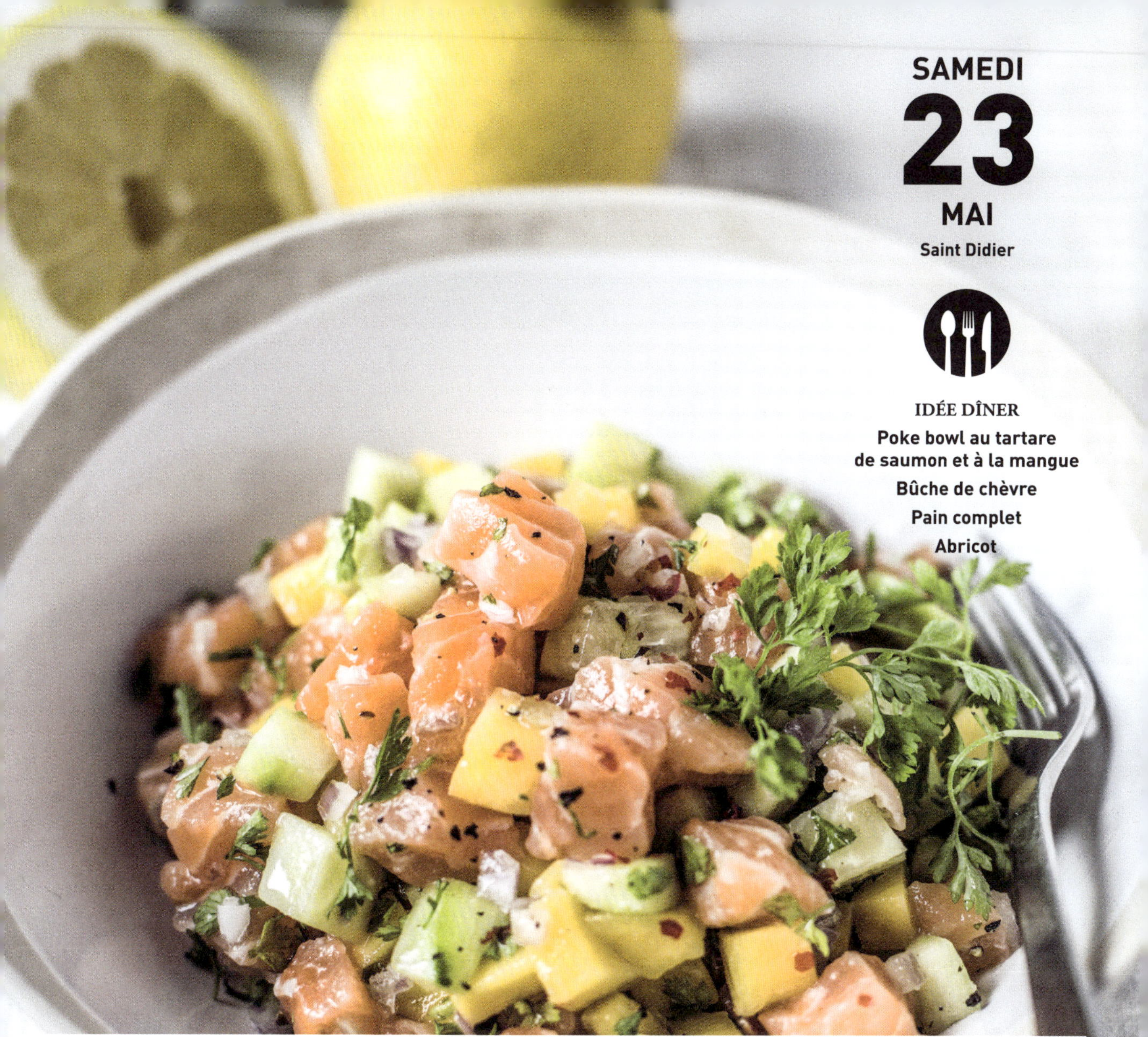

SAMEDI

23

MAI

Saint Didier

IDÉE DÎNER

Poke bowl au tartare de saumon et à la mangue

Bûche de chèvre

Pain complet

Abricot

Poke bowl au tartare de saumon et à la mangue

POUR 2 PERSONNES

250 g de filet de saumon extra-frais sans arête
300 g de concombre
½ mangue
1 échalote
1 citron
1 brin d'estragon
1 c. à s. d'huile de sésame
Cerfeuil pour décorer
Sel et mélange de poivre en grains et baies roses

1. Couper le filet de saumon cru en tout petits dés et les réserver au frais dans un saladier filmé.
2. Laver et peler le concombre, le couper en petits dés. Prélever la chair de la mangue et la couper en petits dés. Peler et émincer l'échalote. Presser le citron.
3. Mélanger le saumon, le concombre, la mangue, l'échalote et l'estragon avec l'huile et le jus de citron. Assaisonner. Laisser mariner au moins 1 h au frais.
4. Servir le tartare décoré d'un peu de cerfeuil ciselé.

DIMANCHE

24

MAI

Saint Donatien

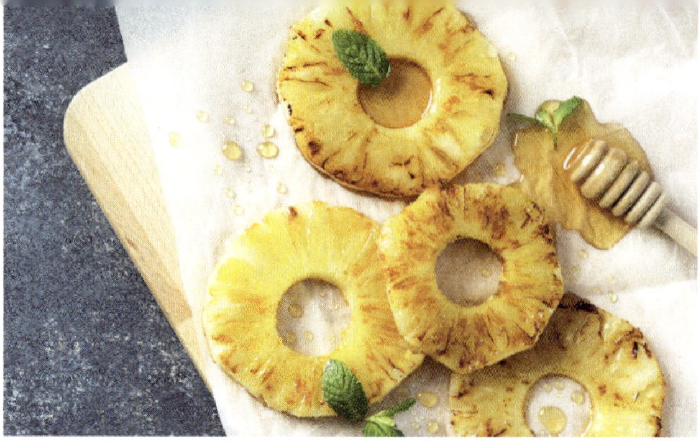

IDÉE DÉJEUNER

Salade de tomates, jeunes pousses, cœurs d'artichaut, zestes de citron et ciboulette, œuf poché, croûtons maison frottés à l'ail, vinaigrette à l'huile de noisette

1 yaourt nature

Gâteau allégé à l'ananas

AU MARCHÉ TOUTE L'ANNÉE
PLEINE SAISON D'OCTOBRE À AVRIL

L'ANANAS

L'ananas, fruit tropical par excellence, est disponible toute l'année dans nos supermarchés. Très parfumé, il pèse de 1 à 2,5 kg et ressemble à une grosse pomme de pin avec une écorce rousse qui recouvre une chair jaune et juteuse. L'ananas frais est un fruit modérément calorique. Il est bien pourvu en vitamine C et cette dernière est protégée de l'oxydation par l'écorce épaisse du fruit et par son acidité. Notez que la consommation d'ananas provoque la libération d'histamine dans l'organisme, comme c'est le cas pour les fraises notamment, pouvant provoquer une réaction allergique chez les personnes sensibles.

45

C'est l'index glycémique moyen d'un ananas frais.

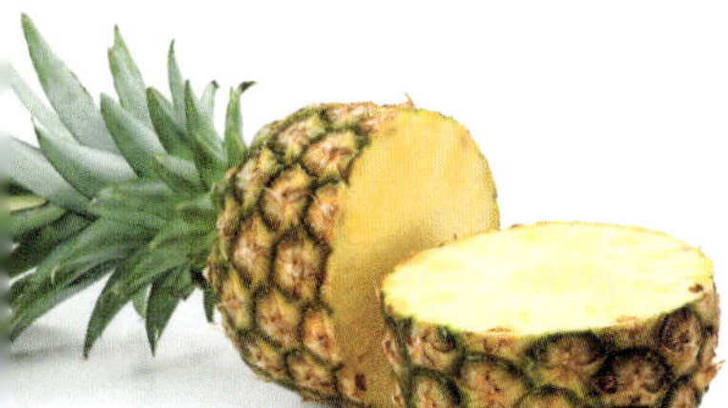

"Le parfum que dégage un ananas est un **bon indicateur de son degré de maturité** et de sa teneur en sucre."

LE FRUIT IDÉAL LORS D'UN RÉGIME

La caractéristique principale de l'ananas vient de la présence de broméline, une enzyme qui aide à la digestion des protéines et aurait également une action anti-inflammatoire, antitumorale, antiœdémateuse et améliorerait les systèmes circulatoire et cardiovasculaire. Contrairement à la croyance populaire, cette substance ne brûle pas les graisses. L'ananas frais et le jus d'ananas sont d'excellentes sources de manganèse, oligoélément qui entre en action dans de nombreuses réactions enzymatiques.

Gâteau allégé à l'ananas

POUR 8 PERSONNES

440 g d'ananas en tranches au sirop léger • 4 œufs • 50 g de farine • 50 g de fécule de maïs • 1 sachet de levure • 80 g de sucre en poudre • 1 c. à s. de crème fraîche

1. Préchauffer le four à 210 °C (th. 7). Égoutter les tranches d'ananas. Dans un moule à manqué, déposer les tranches d'ananas dans le fond.

2. Dans un récipient, verser les jaunes d'œufs. Monter les blancs en neige dans un autre récipient avec un peu de sel et réserver. Ajouter la farine tamisée, la fécule de maïs, la levure et le sucre. Mélanger le tout.

3. Ajouter ensuite la crème, mélanger. Ajouter les blancs en neige, mélanger. S'il vous reste des tranches d'ananas, les couper en morceaux et les verser dans la pâte. Verser la préparation dans le moule et enfourner pour 35 min.

4. À la sortie du four, laisser refroidir. Démouler avant de servir.

LUNDI

25

MAI

Sainte Sophie

QU'EST-CE QUE LES COMPULSIONS ALIMENTAIRES ?

On les confond fréquemment avec la boulimie. Mais contrairement à cette dernière, la compulsion alimentaire cible des produits pour lesquels nous avons de l'appétit et du goût. C'est plutôt l'anxiété, qui a pu être générée par n'importe quel événement, qui est à l'origine des compulsions alimentaires. Ainsi, la simple vision d'une scène de guerre au journal télévisé peut nous rendre anxieux, de la même façon que l'hospitalisation dramatique d'un proche. Mais ce qu'il faut retenir, c'est que la compulsion traduit une anxiété, alors que la boulimie est le reflet d'un mal-être beaucoup plus profond. On les traite donc différemment.

52 %

des femmes mangent compulsivement pour calmer leurs émotions selon l'ANSES.

IDÉE DÉJEUNER

Salade de lentilles au tofu fumé

2 petits-suisses nature

Pain complet

Fruit de saison

> "La compulsion alimentaire répond à une anxiété plus ou moins importante et cible toujours des produits pour lesquels nous avons du goût."

UNE TISANE À LA CAMOMILLE POUR VOUS RELAXER

La camomille a des vertus relaxantes. Instaurer le rituel de la tisane après le dîner, à prendre dans le salon loin des placards, permet de clore le repas et de donner un sentiment de satiété. Choisissez une tisane avec pour seuls ingrédients des fleurs de camomille séchées : pas de sucre ni d'arômes ajoutés.

CETTE SEMAINE, JE PRENDS MES REPAS DANS LE CALME ET LA SÉRÉNITÉ

Pour cela, évitez de regarder le journal télévisé porteur d'informations souvent anxiogènes et, d'une manière générale, éteignez les écrans. Vous pouvez mettre de la musique ou tout simplement manger dans le silence, ou dehors en écoutant le chant des oiseaux. Savourez chaque bouchée en essayant de laisser passer vos pensées positives ou négatives sans les juger ni les ruminer.

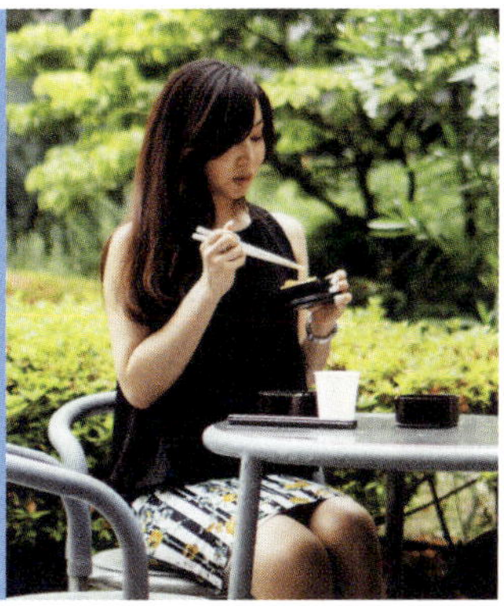

Comment les **gérer** ?

Pour mieux prévenir les compulsions alimentaires, il faut déjouer l'anxiété qui les provoque. Pour y parvenir, une approche comportementaliste permet de détourner la pensée de la cause de l'anxiété. On impose par exemple de manger assis, de déguster chaque bouchée portée à la bouche, de s'arrêter 1 minute entre deux bouchées, de ne pas finir son assiette… Des techniques de relaxation comme l'hypnose sont aussi très efficaces, de même que la pratique du yoga. Pour dépasser la période anxiogène, des anxiolytiques peuvent aussi être prescrits.

MARDI

26

MAI

Saint Bérenger

IDÉE DÎNER

Soupe de courgettes, fenouil et vermicelles

Jambon de Bayonne

Comté

Pain complet

Fruit de saison

CONNAISSEZ-VOUS L'ALIMENTATION ACIDO-BASIQUE ?

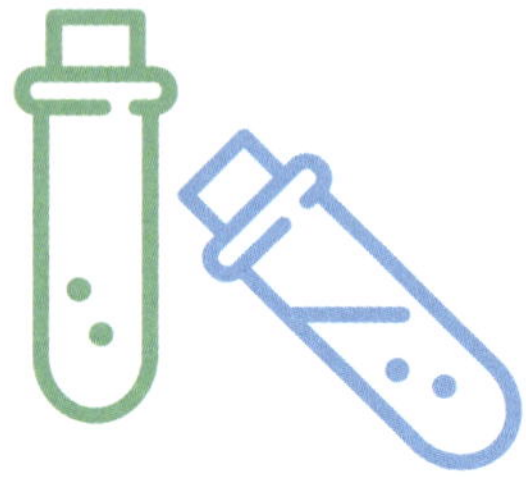

Cette alimentation controversée, appelée aussi régime alcalin, part du constat que le corps humain contiendrait trop d'acidité, ce qui engendre fatigue, stress, douleurs, ostéoporose (l'acidification pousserait à utiliser le calcium de l'os)… et prise de poids. On considère ainsi que tous les aliments que nous mangeons, selon qu'ils appartiennent à la famille des acides ou à celle des bases (de nature alcaline), ont un effet sur le pH de l'organisme, mesurable dans le sang ou les urines. Le but est d'atteindre l'équilibre acido-basique pour prévenir les risques cardiovasculaires et garder un bon état de santé générale. Les adeptes de ce régime classent les aliments en deux catégories : acidifiants ou alcalinisants, en tenant compte de leur teneur en protéines et en certains minéraux, mais aussi de la nature de leurs déchets métaboliques. L'objectif est de manger deux tiers d'aliments alcalinisants et un tiers d'acides à chaque repas.

550 mg

de potassium pour 100 g d'avocat.

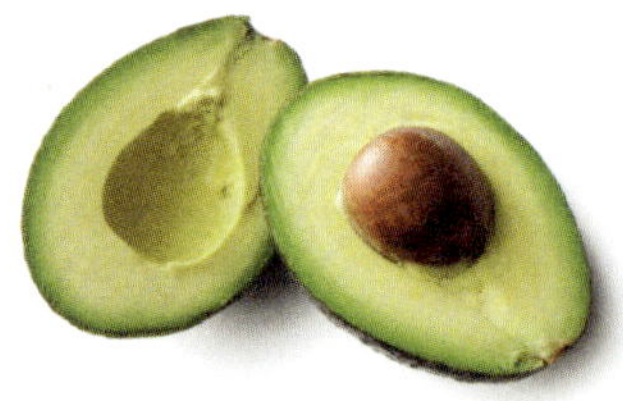

Le top 10 des aliments les plus acidifiants

1. Les plats préparés
2. Les viandes
3. Les poissons
4. Les œufs
5. Les boissons sucrées
6. Les pâtisseries
7. Les glaces
8. Les boissons alcoolisées
9. Les boissons caféinées
10. Les céréales raffinées

> "Cette alimentation repose sur le principe que le corps doit atteindre **un équilibre acido-basique dans le sang** pour favoriser un bon état de santé générale."

Que penser de ce régime ?

Cette alimentation est en soi tout à fait pertinente, mais tout cela n'a pas grand-chose à voir avec le pH. Il s'agit de recommandations traditionnelles, que l'on retrouve dans tous les régimes hypocaloriques. Il faut en outre savoir que notre corps bénéficie de mécanismes pour rétablir l'équilibre acide-base, grâce à l'excrétion rénale ou même par la respiration : le pH normal du sang et des liquides cellulaires est en réalité très stable, sauf dans certaines circonstances pathologiques. Parler d'alcalinité ou d'acidité ne rime donc à rien, car si vous ne disposez pas des moyens physiologiques pour maintenir spontanément l'équilibre entre acide et alcalinité dans votre corps, c'est en général que vous devez être en réanimation ou en train de mourir…

Mousse aux herbes

POUR 1 PERSONNE

¼ de concombre • 100 g de faisselle nature • 2 c. à s. de persil haché • 2 c. à s. de ciboulette ciselée • Le jus d'¼ de citron

1. Laver le concombre, l'éplucher et l'épépiner. Égoutter la faisselle.
2. Mixer ensemble le concombre, la faisselle, les herbes et le jus de citron. Réserver au frais et servir.

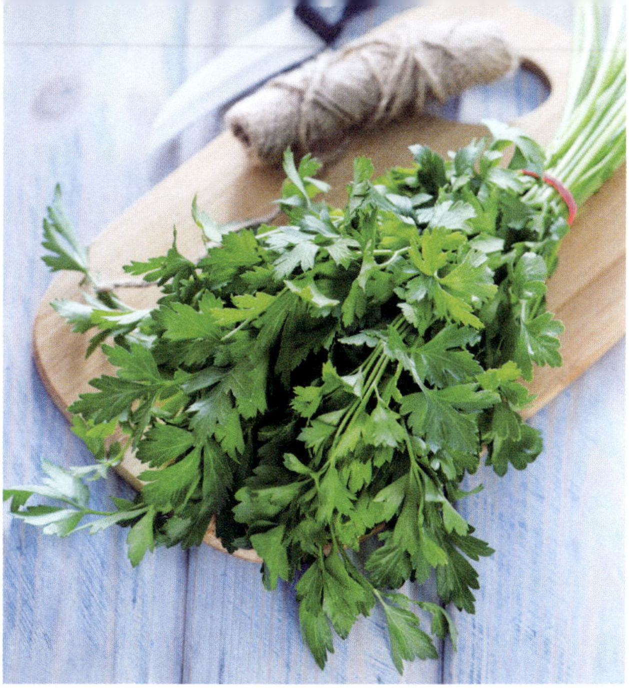

MERCREDI
27
MAI
Saint Augustin

IDÉE COLLATION

Café, thé ou infusion sans sucre

2 madeleines longues

150 ml de lait demi-écrémé

AU MARCHÉ D'AVRIL À NOVEMBRE

LE PERSIL

Le persil est une plante de la famille des ombellifères. Il en existe trois espèces principales : le persil frisé composé de feuilles très vertes, le persil plat aux feuilles lisses, qui sont tous deux utilisés comme condiment, et le persil bulbeux cultivé pour ses racines blanches, qui est consommé comme légume.
Le persil est très riche en vitamine C. Il a aussi des teneurs intéressantes en bêtacarotène (ou provitamine A), en vitamines du groupe B, qui sont toutes présentes avec des apports notables de B2, B3 et B9, et enfin en vitamine E, le persil étant l'un des « légumes » les plus riches en cette vitamine. Il contient enfin une bonne quantité de minéraux. Il est riche en potassium (800 mg/100 g), en calcium (200 mg/100 g) et apporte une bonne quantité de fer, même s'il s'agit de fer non héminique (5,5 mg/100 g).

Comment **bien conserver** le persil ?

Conseils : après achat, conservez le persil frais en bouquet dans un verre d'eau. Sachez aussi qu'il se congèle parfaitement : il vous suffit de bien le laver, de ciseler ses feuilles et de les placer dans un sac hermétique.

200 mg

de vitamine C dans 100 g de persil, ce qui est plus que dans les agrumes.

PROTECTEUR DU SYSTÈME CARDIO-VASCULAIRE

Le persil est donc une herbe à parsemer sur tous vos plats, qui aidera à la couverture de vos besoins quotidiens. Il a un effet diurétique grâce à sa teneur en flavonoïdes et à sa forte concentration en potassium. Ses flavonoïdes, antioxydants, sont reconnus pour leur effet protecteur sur le système cardiovasculaire.

“Le persil est très **riche en minéraux et en vitamine C.** Cependant, celle-ci est détruite à la cuisson. Il faut donc, de préférence, l'utiliser cru et frais.”

JEUDI
28
MAI

Saint Germain

IDÉE DÎNER

Cœurs d'artichaut en vinaigrettes

Fèves poêlées à l'huile d'olive et persillées

Gésiers de volaille

Fromage frais ail et fines herbes

Pain complet

Fruit de saison

2

c'est le nombre de cuillerées à soupe d'huile à consommer par jour.

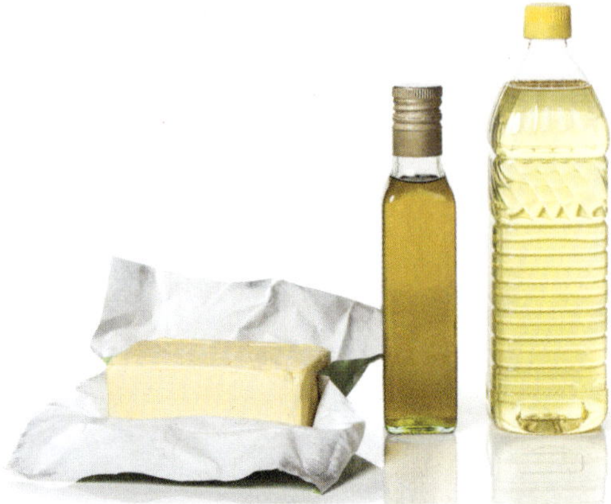

QUELLES SONT LES MEILLEURES MATIÈRES GRASSES POUR LA CUISSON ?

On privilégie les huiles aux points de fumée (température à laquelle l'huile commence à fumer) les plus élevés pour la cuisson, mais dans tous les cas on évite de surchauffer et donc de faire fumer l'huile dans la poêle. Les huiles de tournesol, d'olive et les huiles combinées sont parfaites, à condition toujours d'éviter qu'elles fument. L'huile d'olive, typique du régime méditerranéen, est plus riche en acides gras monoinsaturés et en antioxydants. L'huile de tournesol est plus riche en oméga 6 déjà fortement présents dans notre alimentation, mais c'est une source intéressante de vitamine E qui manque à l'huile d'olive.

"Plus une huile est **riche en acides gras saturés et monoinsaturés**, plus son point de fumée sera élevé et plus celle-ci sera résistante à la chaleur."

ET LA CUISSON AU BEURRE ?

La cuisson au beurre peut être indigeste, mais n'est pas réellement nocive si l'on veille à le faire chauffer sans le laisser brûler. Cela doit toutefois rester occasionnel.

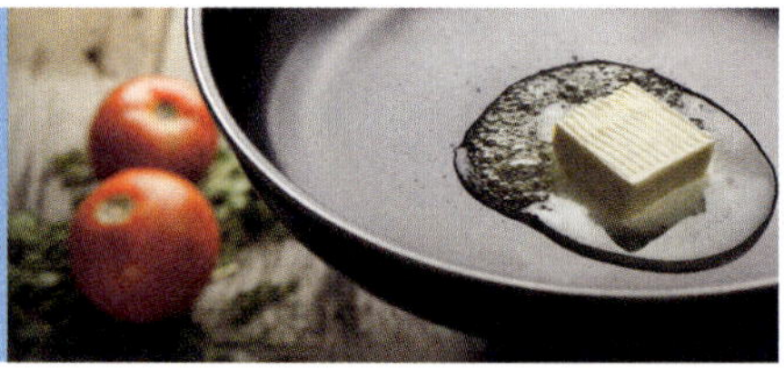

UNE HUILE SPÉCIALE CUISSON : HUILE DE TOURNESOL OLÉIQUE

Il existe une variante de l'huile de tournesol avec beaucoup plus d'acides gras monoinsaturés oléiques, environ 75 %, et qui résiste mieux aux hautes températures. C'est l'huile de tournesol oléique, que l'on rencontre seule ou en mélange avec d'autres huiles. Préférez une huile conditionnée dans une bouteille en verre opaque.

Que penser **des fritures ?**

La friture demeure, même avec une huile adaptée, un mode de cuisson à limiter à 2 fois par semaine. Les huiles utilisées en friture impliquent une surveillance particulière, car les triglycérides se dégradent au cours des cycles d'utilisation. Un filtrage après chaque usage et un changement toutes les cinq utilisations sont conseillés.

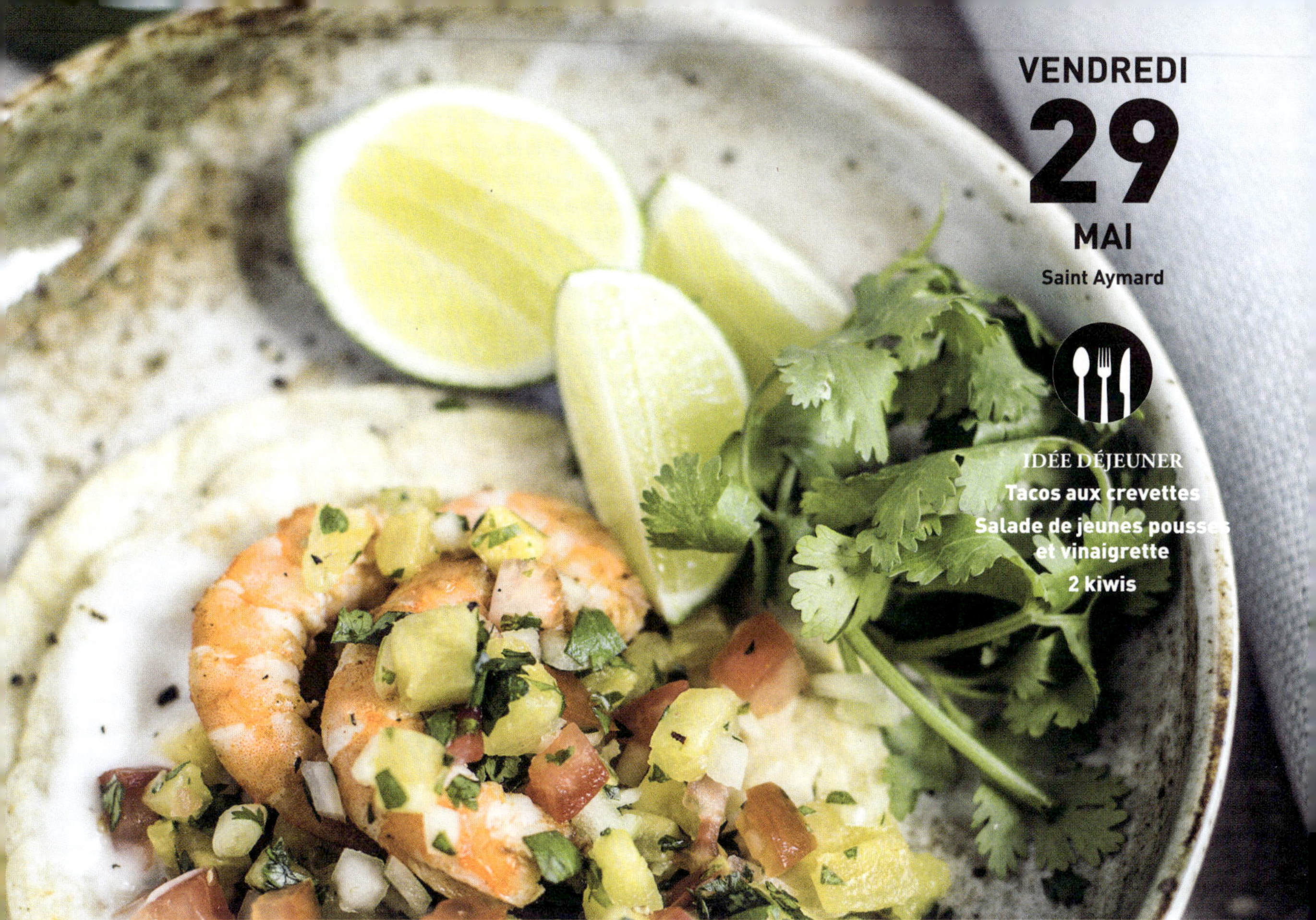

VENDREDI

29

MAI

Saint Aymard

IDÉE DÉJEUNER

Tacos aux crevettes

Salade de jeunes pousses et vinaigrette

2 kiwis

Tacos aux crevettes

POUR 1 PERSONNE

Tacos :
2 tacos de maïs (environ 15 cm)
5 grosses crevettes fraîches
1 c. à s. d'huile d'olive
½ c. à c. de piment fort moulu
¼ de gousse d'ail pressée
Quelques gouttes de Tabasco vert (facultatif)

Salsa :
½ petit oignon jaune
1 petite tomate
1 tranche d'ananas épluchée
Le jus de ½ citron vert
3. c. à s. de persil lavé et haché finement
3 c. à s. de coriandre lavée et hachée finement

Sauce blanche :
1 yaourt grec (ou végan)
½ petite gousse d'ail épluchée et pressée
Le jus de ¼ de citron vert
Sel et poivre

1. Préparer les tacos. Décortiquer les crevettes et enlever le boyau noir à l'aide d'un couteau.
2. Chauffer une poêle à feu moyen, ajouter un filet d'huile d'olive, le piment et l'ail et les faire rissoler 1 min avant d'ajouter les crevettes. Poêler les crevettes environ 1 min de chaque côté et les retirer du feu quand elles ont une jolie couleur.
3. Préparer la salsa. Émincer l'oignon finement et détailler la tomate et l'ananas en petits dés. Mélanger le tout avec le jus de citron vert, le persil et la coriandre dans un bol.
4. Chauffer les tacos 1 min de chaque côté dans une poêle ou quelques minutes au four à 180 °C (th. 6).
7. Préparer la sauce blanche. Dans un petit bol, verser le yaourt grec, l'ail pressé et le jus de citron vert puis mélanger. Saler et poivrer.
8. Dans les tacos chauds, répartir un peu de sauce blanche, des crevettes puis le mélange d'ananas aux herbes, quelques gouttes de Tabasco vert et du jus de citron.

SAMEDI

30

MAI

Saint Ferdinand

IDÉE DÉJEUNER

Betteraves à l'huile de noix

1 cuisse de poulet rôtie au paprika

Riz safrané aux poivrons et petits pois

Soupe de fraises

Le top 10 des fruits les moins sucrés
(sucre en g pour 100 g)

1. Citron jaune
1,69

2. Citron vert
2,25

3. Fraise
4

4. Framboise
4,20

5. Mûre
6

6. Pamplemousse
6,20

7. Coing
6,30

8. Melon
6,50

9. Kiwi
8,44

10. Nectarine
8,90

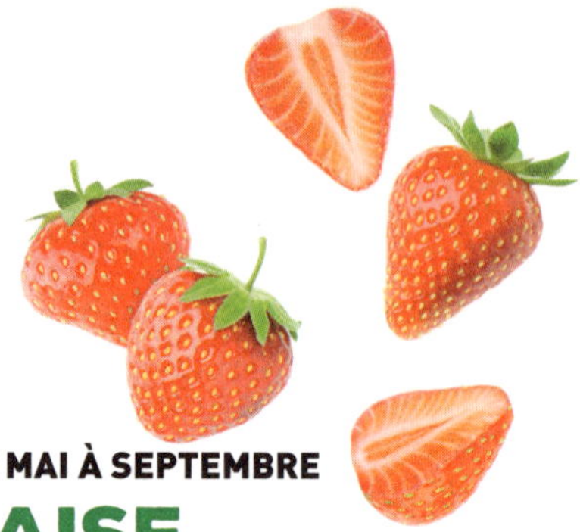

AU MARCHÉ DE MAI À SEPTEMBRE

LA FRAISE

Petit fruit du fraisier la fraise fait partie des fruits rouges. Modérément sucrée et légèrement acide, elle se consomme le plus souvent crue ou sous forme de confiture. La fraise ne mûrit plus après avoir été cueillie, d'où l'importance de l'acheter à point, sauf si vous souhaitez en faire des confitures car le taux de pectine permettant une bonne gélification diminue avec la maturation. Avec 6 à 9 % de glucides la fraise est faiblement énergétique. C'est une bonne source de vitamine C, mais aussi de flavonoïdes, ces antioxydants responsables de sa couleur rouge. Même si elle est moins riche que la framboise, la fraise contient de l'acide ellagique, composé phénolique de la famille des tannins également reconnu pour ses propriétés antioxydantes. La cuisson des fraises engendre une perte de 15 % à 20 % du contenu en antioxydants, mais ces substances restent tout de même présentes, y compris dans la confiture.

LES AKÈNES : LES ALLERGÈNES DE LA FRAISE

Les petits grains secs présents sur la surface de la fraise portent le nom d'akènes et sont souvent à l'origine des réactions allergiques. En effet, la fraise fait partie des aliments à histamino-libérateurs à surveiller chez les personnes allergiques. Chez certains individus, les akènes peuvent également irriter l'intestin.

60 mg

de vitamine C dans 100 g de fraises.

Soupe de fraises

POUR 1 PERSONNE

250 g de fraises • ½ citron jaune non traité • 1 pincée de gingembre en poudre • Quelques feuilles de menthe

1. Laver le citron puis prélever le zeste. Le couper finement, le presser et réserver le jus.
2. Laver, équeuter, puis mixer les fraises. Y ajouter le jus de citron et le gingembre en poudre. Placer la soupe au réfrigérateur pendant 20 min au moins.
3. Laver puis sécher les feuilles de menthe à l'aide d'un papier absorbant. Les ciseler.
4. Servir la soupe bien fraîche, décorée des zestes de citron et des feuilles de menthe ciselées.

"La fraise est **faiblement énergétique, riche en vitamine C** et surtout en flavonoïdes, antioxydants à l'origine de sa couleur."

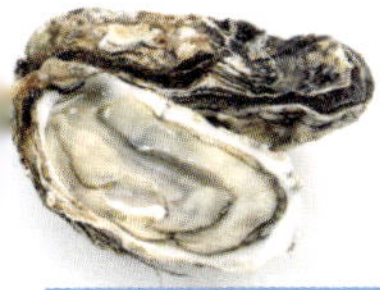

LES GLUCIDES SIMPLES ET LES GLUCIDES COMPLEXES ?

Les sucres complexes, ou lents, sont les sucres de réserve. Ils sont constitués de plusieurs molécules et mettent donc plus longtemps à être assimilés par l'organisme. Ils contribuent à une satiété durable. Apportés par l'alimentation, ils sont transformés en glucose pour être utilisés par l'organisme. Ils se trouvent dans le pain, les pommes de terre, les féculents d'origine céréalière (blé, pâtes, riz…) et les légumes secs (lentilles, haricots blancs ou rouges, pois chiches), qui assurent une quantité d'énergie durable, indispensable au bon déroulement de la grossesse. Les glucides complexes sont des sucres de digestion plus lente qu'il convient de privilégier et de bien répartir au cours des différents repas.

"Au même titre que les protéines ou les lipides, les glucides sont des **nutriments indispensables.**"

IDÉE DÉJEUNER

Chou-fleur cru, échalote ciselée et huile de colza

Rôti de veau à la moutarde et pâtes intégrales

Fromage blanc nature à la fleur d'oranger

DES PÂTES INTÉGRALES, RICHES EN GLUCIDES COMPLEXES

Elles sont fabriquées à partir de blé dur non tamisé et contenant le germe et le son du blé. En plus de l'impact positif sur le transit, la présence des fibres rend l'assimilation des glucides plus lente, ce qui favorise la satiété. Le produit choisi ne doit contenir que du blé dur et de l'eau.

Le top 10 des aliments à indice glycémique faible

1. **Crustacés** 5
2. **Épices** 5
3. **Avocat** 10
4. **Fruits oléagineux** 15
5. **Asperge** 15
6. **Brocoli** 15
7. **Céleri-branche** 15
8. **Céréales germées** 15
9. **Champignon** 15
10. **Chou** 15

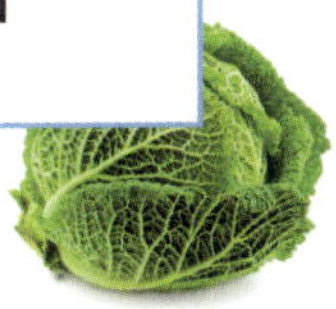

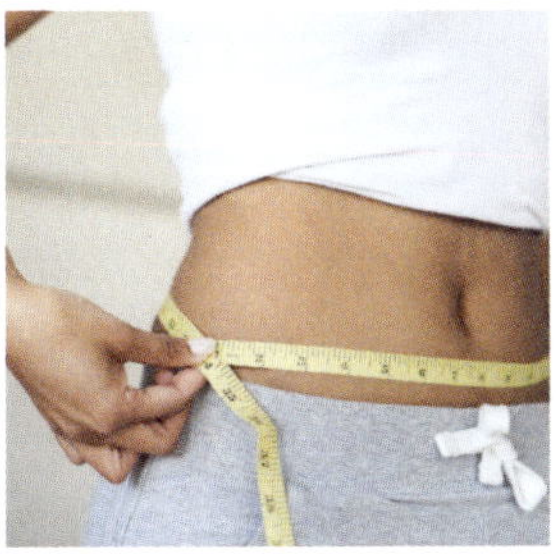

Quels glucides complexes dans **le cadre d'un régime ?**

On peut trouver des sucres complexes compatibles avec un régime dans le pain complet ou intégral, les légumineuses ou les céréales à faible valeur calorique ou à indice glycémique bas. Conserver un minimum de sucres complexes aide à maintenir ses réserves musculaires. Et en misant de préférence sur les légumineuses (leur index glycémique est moins élevé que celui des céréales), on augmente les apports en fibres (pour améliorer la satiété) et on limite l'impact calorique.

LUNDI

1er

JUIN

L. de Pentecôte

IDÉE DÎNER

Concombre, tomates et feta à l'huile d'olive

Riz complet safrané

Purée de carottes et pois cassés à la noix de muscade et huile de noix

Abricots

Pourquoi se méfier des sels nitrités ?

Lors de la digestion, les molécules de nitrite contenues dans la charcuterie peuvent réagir et se transformer en nitrosamines.
Le sel nitrité est soupçonné, de par cette réaction, de favoriser le développement du cancer colorectal. Cela impose, pour ne pas en consommer en quantité trop importante, de limiter sa consommation de charcuteries, surtout pour les jeunes enfants.

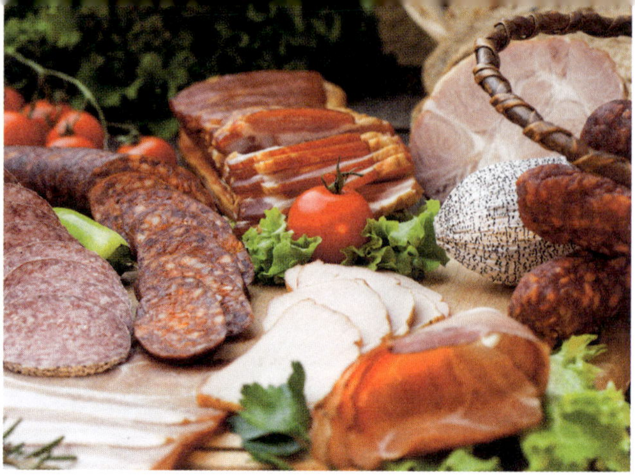

CONNAISSEZ-VOUS LES SELS NITRITÉS ?

Les sels nitrités (nitrite de sodium ou de potassium et nitrate de sodium ou de potassium désignés sous les codes E249, E250, E251, E252) font partie des additifs utilisés traditionnellement en charcuterie. Ils ont une action antibactérienne, notamment sur la toxine botulique ; ils donnent la coloration rouge finale de la charcuterie, et rose du jambon cuit ; ils donnent le goût et l'odeur caractéristiques des salaisons ; ils permettent une bonne tenue à la fabrication. Il existe des charcuteries bio sans nitrite, mais encore faut-il accepter un jambon qui ne soit pas rose ! La norme légale en sel nitrité est de 150 mg maximum par kilo de produit pour les charcuteries classiques, tandis qu'elle est de 80 mg pour les normes bio.

150 mg

c'est la dose maximale en sels nitrités autorisée par kilo de charcuterie.

JAMBON CUIT SANS NITRITES

Pour savoir si le jambon que vous achetez contient des nitrites, il suffit de lire les étiquettes. Si vous voyez la mention « nitrite de sodium », vous êtes fixés ! Un jambon cuit sans nitrites contient le jambon, les arômes du bouillon qui a servi à le cuire et du sel.

> "Soupçonnés d'être cancérigènes, il est conseillé de ne **pas trop consommer de sels nitrités.**"

QUE PENSER DE LA CHARCUTERIE VÉGÉTALE ?

Face au nombre croissant de végétariens et de végans anciens mangeurs de charcuterie, les fabricants ont développé des gammes de « charcuterie » sans viande. De grandes marques de saucisse lancent même des versions végétales de leurs produits. Ces produits ont l'avantage d'avoir un goût très proche des versions carnées et de ne pas contenir de nitrites ! Ils permettent donc de diminuer voire d'arrêter d'ingérer de la charcuterie nitritée ! Toutefois, pour parvenir au goût fumé ou s'approchant de la viande, les fabricants utilisent de nombreux additifs, alors mieux vaut bien lire les étiquettes !

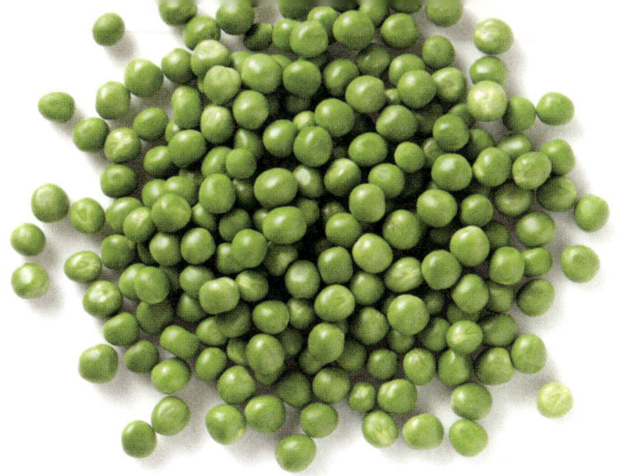

70 kcal

dans 100 g
de petits pois.

MARDI
2
JUIN
Sainte Blandine

AU MARCHÉ D'AVRIL À JUILLET

LES PETITS POIS

Les petits pois, légumes printaniers par excellence, apparaissent sur les étals à partir du mois d'avril. On consomme en réalité les petites graines encore immatures de la plante, qui sont vertes, rondes et tendres. Parfois, les graines et la cosse sont préparées ensemble et ils portent alors le nom parlant de pois « mange-tout ». Moins riches en eau que la moyenne des légumes frais, ils contiennent plus de matière sèche et notamment en glucides. La nature de ces glucides évolue également en cours de maturation, avec une diminution des sucres simples et une augmentation de la proportion d'amidon. Les protéines atteignent 6 %, ce qui est particulièrement élevé pour un légume. Par ailleurs, les petits pois contribuent activement à la reminéralisation de l'organisme, notamment en potassium, phosphore et magnésium. Les vitamines du groupe B sont abondantes et la vitamine C est intéressante avec environ 15 mg/100 g après cuisson.

"Les petits pois restent **riches en fibres, en vitamines et en minéraux** même après cuisson."

Crème de petits pois au curry et petits oignons

POUR 1 PERSONNE

140 g de petits pois frais • 2 petits oignons nouveaux • 10 g de fécule de maïs• 75 ml de lait demi-écrémé • ½ c. à c. de curry • Sel et poivre du moulin

1. Préchauffer le four à 180°C (th. 6).
2. Laver et éplucher les oignons nouveaux. Les émincer et les faire revenir quelques minutes à sec dans une poêle à revêtement antiadhésif.
3. Égoutter les petits pois et les passer au moulin à légumes afin d'obtenir une purée lisse et éliminer les peaux.
4. Délayer la fécule de maïs dans le lait froid. Ajouter le curry, saler, poivrer et porter à feu doux en remuant afin que la crème épaississe.
5. Ajouter alors la purée lisse de petits pois, bien mélanger.
6. Rectifier l'assaisonnement si nécessaire, ajouter les oignons nouveaux et enfourner pour 20 min.

IDÉE DÉJEUNER

Crème de petits pois au curry et petits oignons

Foie de veau poêlé à la fondue d'échalotes

Haricots verts et flageolets

Abricots

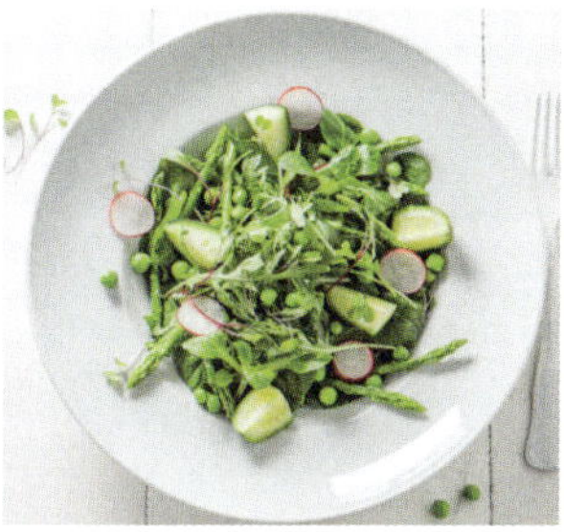

POUR FAIRE LE PLEIN DE FIBRES !

Les petits pois sont riches en fibres avec près de 6 g pour 100 g. Ils stimulent ainsi le transit en douceur lorsqu'ils sont jeunes. En vieillissant, les fibres solubles se transforment en partie en lignine, plus difficilement tolérée par les intestins fragiles.

MERCREDI

3

JUIN

Saint Kévin

IDÉE COLLATION

Café, thé ou infusion sans sucre

2 madeleines longues

150 ml de lait demi-écrémé

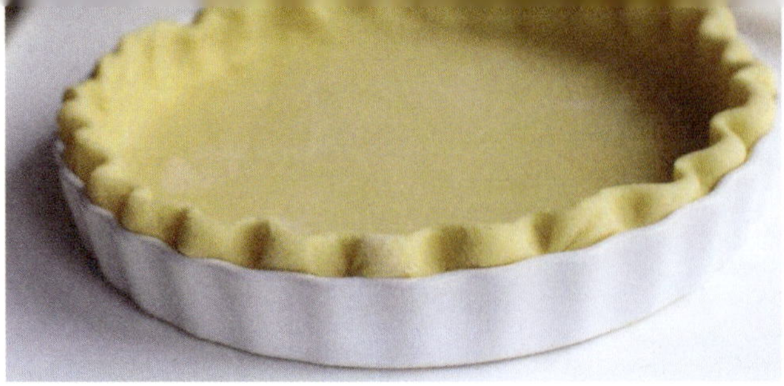

QUE PENSER DES PÂTES À TARTE TOUTES PRÊTES ?

Les pâtes à tarte prêtes à l'emploi se sont largement développées au rayon traiteur. L'intérêt principal de ce type de produits est le gain de temps. Même si une pâte brisée, par exemple, est rapide à réaliser, on gagne le temps de pétrissage et d'étalage. Et pour des recettes plus élaborées, comme celle de la pâte feuilletée, le bénéfice temps est encore plus intéressant, ce qui n'est pas négligeable au quotidien. Les pâtes toutes prêtes se composent de farine, d'eau ou de lait, de sel, de matières grasses (beurre ou graisse végétale) mais aussi d'additifs plus ou moins nombreux. Quand on choisit une bonne pâte à tarte, elle peut permettre de réaliser une recette qui au final sera « maison », avec une garniture bien choisie, qui sera toujours meilleure qu'une tarte garnie du commerce.

20 %

de lipides, c'est une quantité raisonnable de graisse pour une pâte à tarte prête à l'emploi.

COMMENT CHOISIR UNE PÂTE À TARTE ÉQUILIBRÉE ?

On surveillera : la qualité des ingrédients en privilégiant l'utilisation de beurre ou d'huile de bonne qualité non hydrogénée ; le taux de matières grasses (évitez l'huile de palme) ; le nombre d'additifs (le moins possible sera le mieux).

Que penser **des pâtes à gâteau** prêtes à l'emploi ?

C'est pratique, certes, mais de l'huile en premier ingrédient, puis de l'eau, du sucre et des additifs... On est très loin d'une recette de gâteau maison. On oublie !
De plus, les gâteaux étant des préparations festives, mieux vaut privilégier une recette maison réalisée de façon ludique en famille !

> "Il faut veiller à **la qualité des produits utilisés et aux additifs ajoutés** lors de la sélection des pâtes prêtes à l'emploi."

PÂTE FEUILLETÉE TOUTE PRÊTE

Voici une pâte à tarte qu'il est intéressant d'acheter prête à l'emploi car elle est particulièrement contraignante à réaliser soi-même. Si elle est de qualité, elle doit contenir de la farine, de l'eau, du beurre, du sel et un conservateur naturel comme le vinaigre. Rien de plus ! Fuyez les colorants, l'huile de palme, les agents de traitement de la farine, etc.

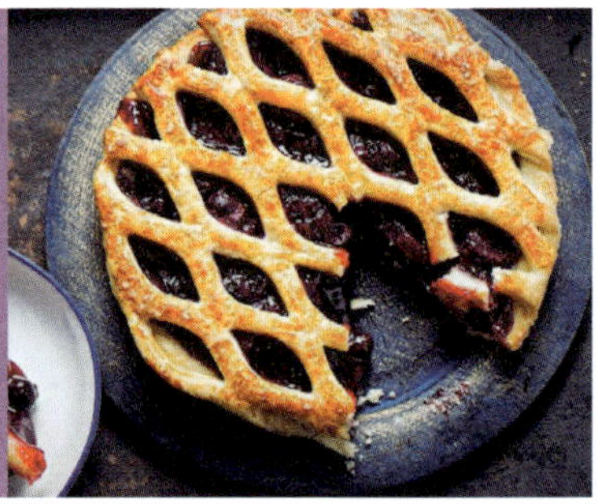

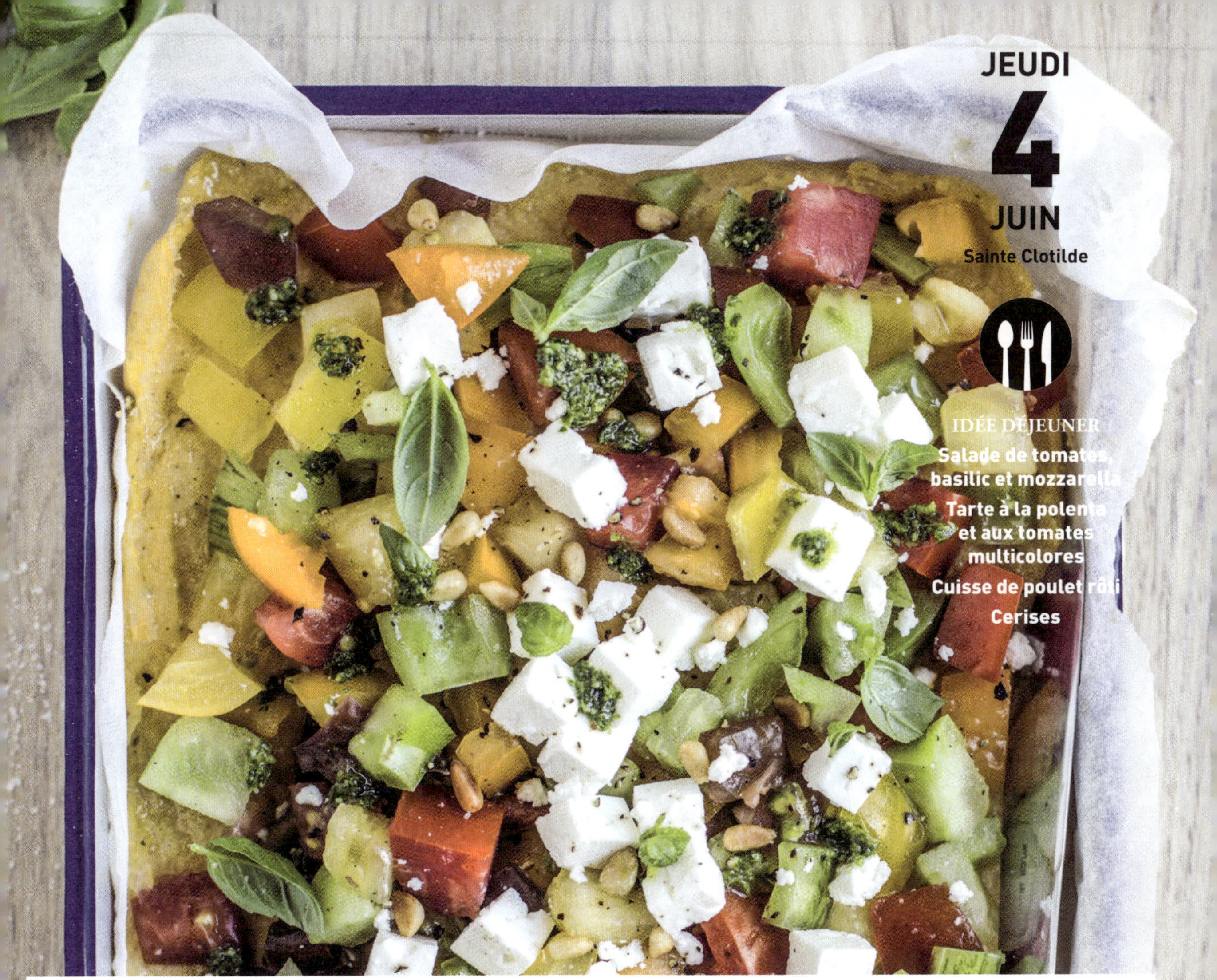

JEUDI

4

JUIN

Sainte Clotilde

IDÉE DÉJEUNER :

Salade de tomates, basilic et mozzarella

Tarte à la polenta et aux tomates multicolores

Cuisse de poulet rôti

Cerises

Tarte à la polenta et aux tomates multicolores

POUR 4 PERSONNES

120 g de polenta crue
400 g de tomates variées multicolores : green zebra, cœur de bœuf, ananas, noire de Crimée
1 cube de bouillon de légumes dégraissé
160 g de feta
20 g de pignons de pin
1 bouquet de basilic
1 poignée de roquette
1 gousse d'ail
2 c. à s. d'huile d'olive
Sel et poivre

1. Préchauffer le four en position gril.
2. Porter 3 verres d'eau à ébullition, ajouter le cube de bouillon de légumes, puis baisser le feu pour laisser juste frémir. Verser la polenta en pluie dans le bouillon tout en remuant jusqu'à épaississement. Continuer à tourner 1 à 2 min pour bien homogénéiser la polenta.
3. Étaler la polenta dans le fond d'un plat à tarte recouvert de papier sulfurisé. Enfourner pour 15 min à 200 °C (th. 6-7) afin que le fond de tarte soit bien sec.
4. Pendant ce temps, laver les tomates et les couper en dés. Laisser égoutter. Couper la feta en dés. Faire griller les pignons à sec dans une poêle.
5. Rincer le basilic et la roquette. Peler l'ail. Mixer les herbes, l'ail et l'huile d'olive.
6. Sortir le fond de tarte du four, répartir les tomates sur la polenta, puis parsemer de dés de feta. Saler et poivrer. Napper de pesto et terminer avec les pignons grillés.

VENDREDI

5

JUIN

Saint Igor

IDÉE DÉJEUNER

½ avocat à la chair de crabe, crème végétale et paprika

Poêlée d'épinards, pommes de terre au bacon

Diplomate léger aux framboises

Un fruit **bon pour le transit**

Ses petits grains caractéristiques sont riches en cellulose qui aide à accélérer le transit, mais peuvent également s'avérer irritants. Pour les personnes fragiles ou souffrant de diverticules, il est donc préférable de consommer les framboises en coulis passé au chinois. Sachez aussi que la framboise est connue pour être le fruit le plus riche en acide ellagique, un polyphénol aux propriétés antioxydantes.

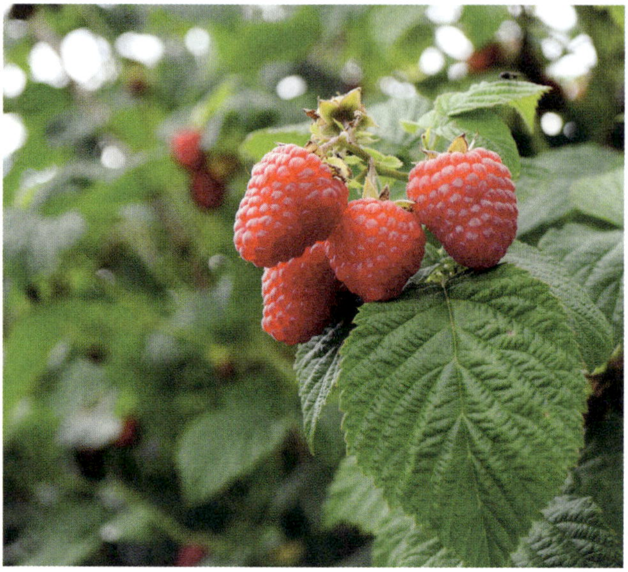

AU MARCHÉ D'AVRIL À NOVEMBRE

LA FRAMBOISE

La framboise est le fruit d'un petit arbuste appelé framboisier. Chaque fruit, de petite taille et de couleur rouge framboise, est constitué de plusieurs petits carpelles remplis d'une pulpe juteuse et contenant chacun une graine. La face externe du fruit est recouverte de poils microscopiques qui donnent à la framboise son aspect velouté. Elle se déguste en dessert, entière ou sous forme de coulis. Lorsqu'elle atteint sa pleine maturité et une coloration bien marquée, sa teneur en vitamine C est alors maximale et très intéressante (25 mg/100 g). Il s'agit toutefois d'un fruit fragile qu'on ne peut conserver plus de 2 ou 3 jours après la cueillette.

"À pleine maturité, la framboise est **un fruit peu sucré**, riche en vitamine C et en antioxydant."

5,5 %

de glucides dans 100 g de framboises, ce qui la classe parmi les fruits peu sucrés.

Diplomate léger aux framboises

POUR 1 PERSONNE

200 g de framboises • ¼ de citron • 2 c. à c. de sucre en poudre • 2 cm de gousse de vanille • 1 yaourt nature à base de lait demi-écrémé • 1 boudoir

1. Réserver 2 framboises entières. Écraser le reste des framboises avec le jus du citron et la moitié du sucre.
2. Fendre la gousse de vanille et récupérer les graines à l'aide de la pointe d'un couteau.
3. Mélanger le yaourt, les graines de vanille et le reste de sucre.
4. Dans le fond d'un verre, déposer le boudoir grossièrement émietté. Ajouter les framboises et le citron, puis la préparation au yaourt par-dessus. Terminer en disposant sur le dessus les 2 framboises entières. Servir rapidement.

SAMEDI

6

JUIN

Saint Norbert

IDÉE DÎNER

Épinards crus en vinaigrette avec 1 œuf dur

Blettes poêlées à l'ail et au persil

5 tranches de filet de bacon émincées

1 yaourt nature

Pain complet

Fraises

QU'EST-CE QUE LE GLUTAMATE ?

Le glutamate de sodium ou glutamate monosodique (E621) est dérivé de l'acide glutamique biosynthétisé à partir de micro-organismes (potentiellement transgéniques). Il est utilisé dans l'industrie agroalimentaire et dans la cuisine de la plupart des pays d'Asie comme additif alimentaire et agit comme exhausteur de goût. Dans l'organisme, l'acide glutamique existe naturellement. Cet acide aminé agit comme neurotransmetteur du système nerveux. En tant qu'additif alimentaire, le glutamate est associé depuis longtemps au « syndrome du restaurant chinois », qui se manifeste par des maux de tête, nausées, oppression thoracique, rougissement du visage, du cou... à la suite d'une surdose au cours d'un repas.

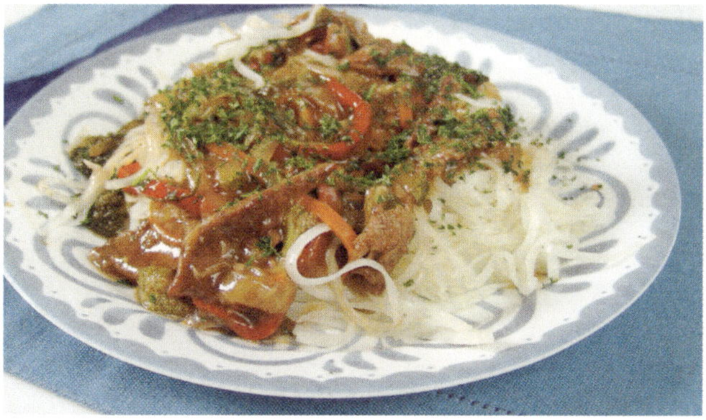

3 g

C'est la dose maximale de glutamate à ne pas dépasser au courant d'un repas si l'on ne veut pas risquer une surdose.

POURQUOI FAUT-IL S'EN MÉFIER ?

Sur le long terme, on soupçonne le glutamate d'impacts importants sur le cerveau : dérèglement de la faim et de la satiété, mais également développement de maladies neurodégénératives notamment. Par principe de précaution, on évitera les excès, d'autant plus en cas de terrain allergique, chez les enfants, les femmes enceintes et en cas d'intolérance au glucose !

"Le glutamate est **un exhausteur de goût** très utilisé par l'industrie agroalimentaire et dans la cuisine de la plupart des pays d'Asie."

Cette semaine, je cherche le glutamate dans les sauces salées de mes placards.

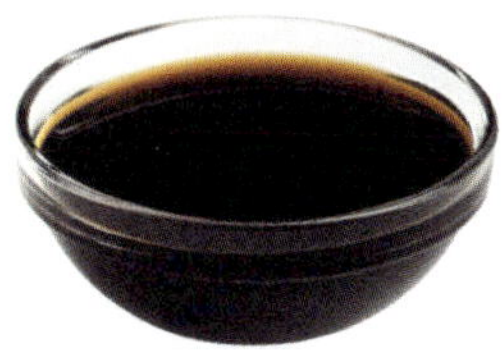

LA SAUCE SOJA

Aujourd'hui, le choix ne manque pas parmi les sauces soja, alors autant choisir la meilleure ! Ce condiment indispensable dans la cuisine chinoise ou japonaise contient souvent du glutamate... Lisez les étiquettes et privilégiez les listes d'ingrédients les plus courtes. Évitez aussi le sirop de glucose-fructose, les colorants et autres additifs.

DIMANCHE
7
JUIN
Fête des Mères

IDÉE DÎNER

Melon

Escalope de veau roulée à la sauge, grillée

Fondue de poireaux nouveaux

Fromage blanc

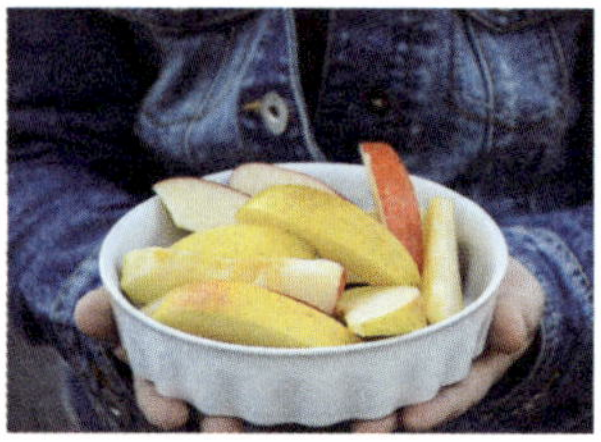

UN COUPE-FAIM NATUREL

La pectine a la particularité de gonfler dans l'estomac au contact de l'eau. Ainsi, on a l'impression d'être plus vite rassasié quand on consomme des fruits qui en contiennent, comme c'est le cas de la pomme. C'est aussi pour cette raison qu'il est préférable de consommer ces fruits à distance des repas. Ils sont donc excellents lorsque l'on a un creux pour pouvoir combler sa faim sans succomber aux sucreries.

P COMME PECTINE

La pectine est une fibre soluble contenue dans les végétaux et en quantité plus importante dans certains fruits. Elle se loge plus particulièrement dans les pépins et la peau. Au contact de l'eau, elle se transforme en gel ce qui a intéressé les industriels qui l'ont synthétisée pour s'en servir comme gélifiant pour les confitures ou comme épaississant pour créer des gélules de médicament. Mais surtout la pectine a de nombreuses vertus pour la santé. Lors de son passage dans le tube digestif, elle a la capacité d'emprisonner les substances toxiques, en particulier les métaux lourds contenus dans certains aliments, pour les éliminer dans les selles. Elle semble aussi pouvoir limiter une irritation de l'intestin provoquée par certains toxiques absorbés avec l'alimentation, comme les substances radioactives, effet particulièrement intéressant dans le contexte actuel des maladies liées à l'environnement.

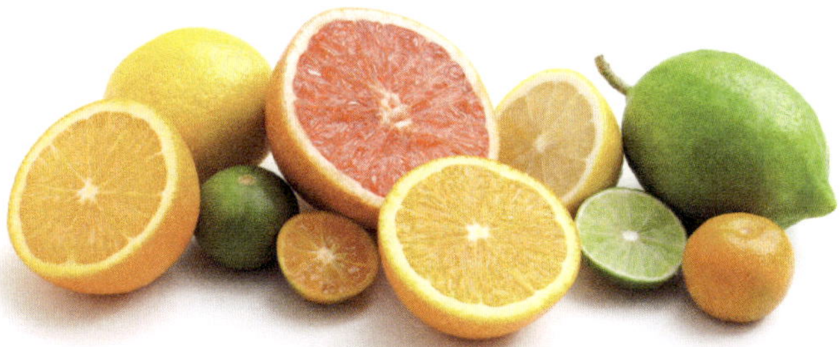

"La pectine est une fibre soluble qui **protège et emprisonne les substances toxiques ingérées** et donne en plus une sensation de satiété."

E440

C'est le nom donné par les industriels à la pectine (issue de pomme ou de fruits) utilisée comme agent de texture.

Le top 10 des fruits les plus riches en pectine (en g pour 100 g)

1. **Citron** 2,5
2. **Pamplemousse** 1,14
3. **Orange** 1,12
4. **Pomme** 1,1
5. **Poire** 1
6. **Fraise** 0,94
7. **Prune** 0,9
8. **Banane** 0,9
9. **Coing** 0,7
10. **Myrtille** 0,69

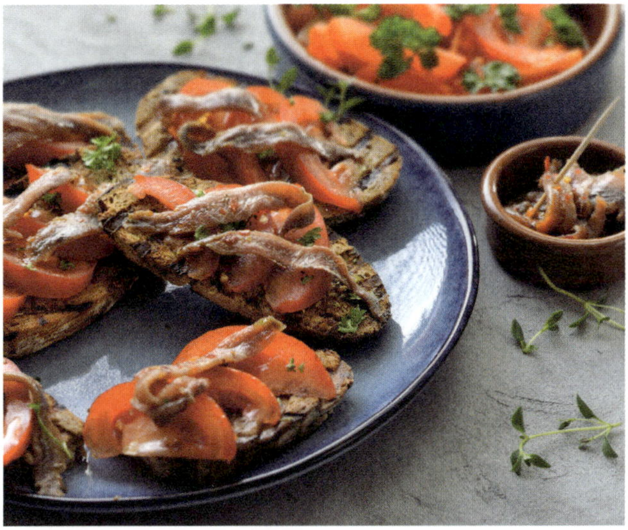

L'ANCHOIS

L'anchois est un petit poisson de mer au corps bleuté et au ventre argenté. Sa chair contient une arête centrale et on le consomme fréquemment comme condiment car il a une saveur très forte. Il est le plus souvent vendu en conserve, sans arêtes. L'anchois est relativement calorique pour un poisson et appartient à la catégorie des poissons gras avec 10 % de lipides dont un cinquième d'acides gras polyinsaturés. C'est une source intéressante de vitamines du groupe B et tout particulièrement de vitamine B3 (100 g d'anchois couvrent 181 % des apports nutritionnels conseillés). Il est également source de vitamine K. C'est un concentré de minéraux avec un apport intéressant en phosphore, calcium, magnésium, fer, zinc, cuivre et sélénium. Attention, il est en revanche souvent très salé à cause de son mode de conservation.

"L'anchois contient des acides gras polyinsaturés et a une teneur intéressante en vitamines B et K."

160 kcal
pour 100 g d'anchois.

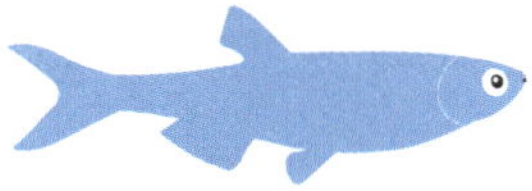

Purée de pommes de terre aux olives et anchois

POUR 1 PERSONNE

150 g de pommes de terre • 1 gousse d'ail • 2 olives noires • 2 filets d'anchois • 1 pincée de thym • Quelques gouttes de vinaigre de Xérès • 1 c. à c. d'huile d'olive • 100 g de roquette • Sel et poivre

1. Éplucher les pommes de terre et les cuire à la vapeur.
2. Peler et écraser l'ail, hacher finement les olives et les anchois.
3. Dès que les pommes de terre sont cuites, les écraser à la fourchette avec l'ail, le thym, le vinaigre et l'huile d'olive.
4. Ajouter les olives et les anchois. Bien mélanger. Rectifier l'assaisonnement. Servir encore tiède sur un lit de roquette.

IDÉE DÎNER

Purée de pommes de terre aux olives et anchois
Salade de roquette
Saint-nectaire
Pain nordique
1 pêche

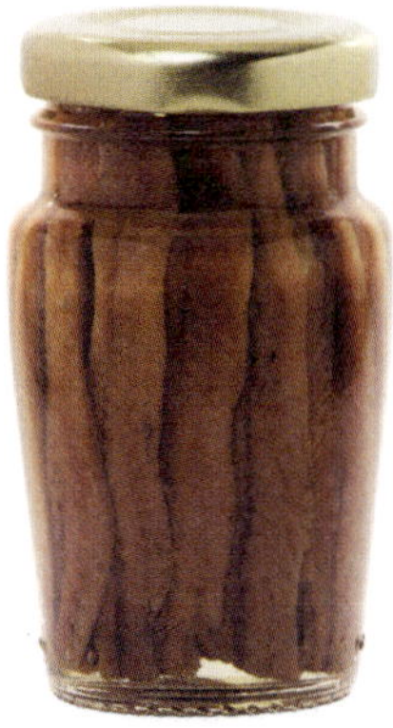

UNE SOURCE INTÉRESSANTE EN OMÉGA 3

L'anchois, comme les espèces les plus grasses, fait partie des poissons les plus riches en oméga 3 comme le saumon, la sardine, le maquereau et le hareng.

MARDI

9

JUIN

Sainte Diane

“Les boissons énergisantes contiennent de la caféine et de la taurine **qui irritent l’appareil digestif et provoquent de l’hypertension.**”

IDÉE DÎNER

Gaspacho

Boulgour aux pois chiches et coulis de tomates

Yaourt

Pomme

1,25 litre

C’est la dose maximale par jour de boisson énergisante qui, au-delà peut être nocive.

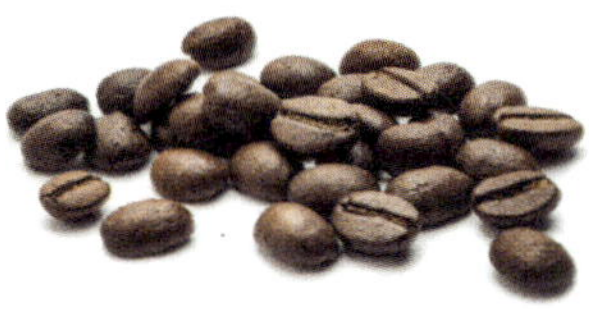

DU CAFÉ EN GRAINS

Rien de tel qu’un bon café, fraîchement moulu, pour se redonner du tonus. Si vous le buvez sans sucre, il sera moins calorique que les boissons énergisantes. Choisissez un café pur arabica plus ou moins corsé en fonction de vos goûts. Veillez toutefois aussi à ne pas trop en consommer !

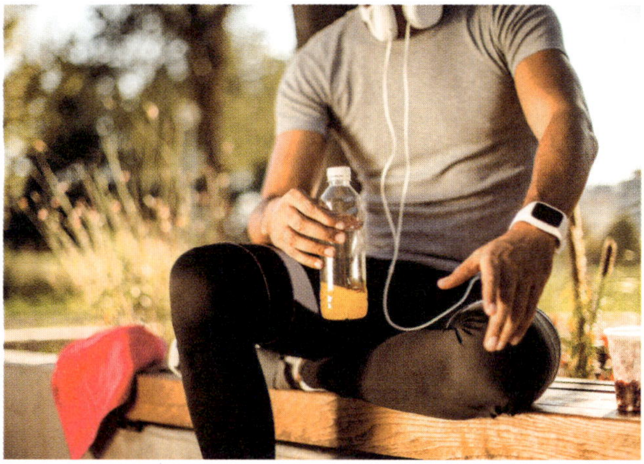

LES BOISSONS ÉNERGISANTES, À CONSOMMER AVEC MODÉRATION !

De plus en plus de boissons énergisantes prennent place au rayon sodas ces dernières années, avec des gammes variées, avec ou sans sucre. La base de ces boissons repose sur un apport en sucre (sauf version zéro), associé à de la caféine (comme c’est le cas dans le cola, mais ici en dose plus élevée de 80 à 150 mg pour 25 cl), mais en plus un complexe de vitamines et un acide aminé particulier : la taurine (environ 0,4 %). La taurine joue un rôle dans l’utilisation du glucose et la synthèse de glycogène. Elle agit ainsi en augmentant la vigilance, d’autant plus couplée à la caféine. La taurine est naturellement présente dans notre corps et dans certains aliments. Aux doses alimentaires normales, les effets secondaires de la consommation de taurine sont inexistants.

QUELS SONT LES RISQUES DE SURDOSAGE EN TAURINE ?

À dose élevée (au-delà de 5 g par jour, soit 1,25 litre de boisson énergisante), des irritations de l’appareil digestif ont été rapportées, en plus d’un effet hypertenseur. La consommation de ces boissons devrait donc absolument être évitée au quotidien, en quantité importante, et encore plus couplée à de l’alcool !

Cette semaine je réduis ma consommation d’excitant (boisson énergisante, café) et j’essaye de me coucher plus tôt.

MERCREDI
10
JUIN
Saint Landry

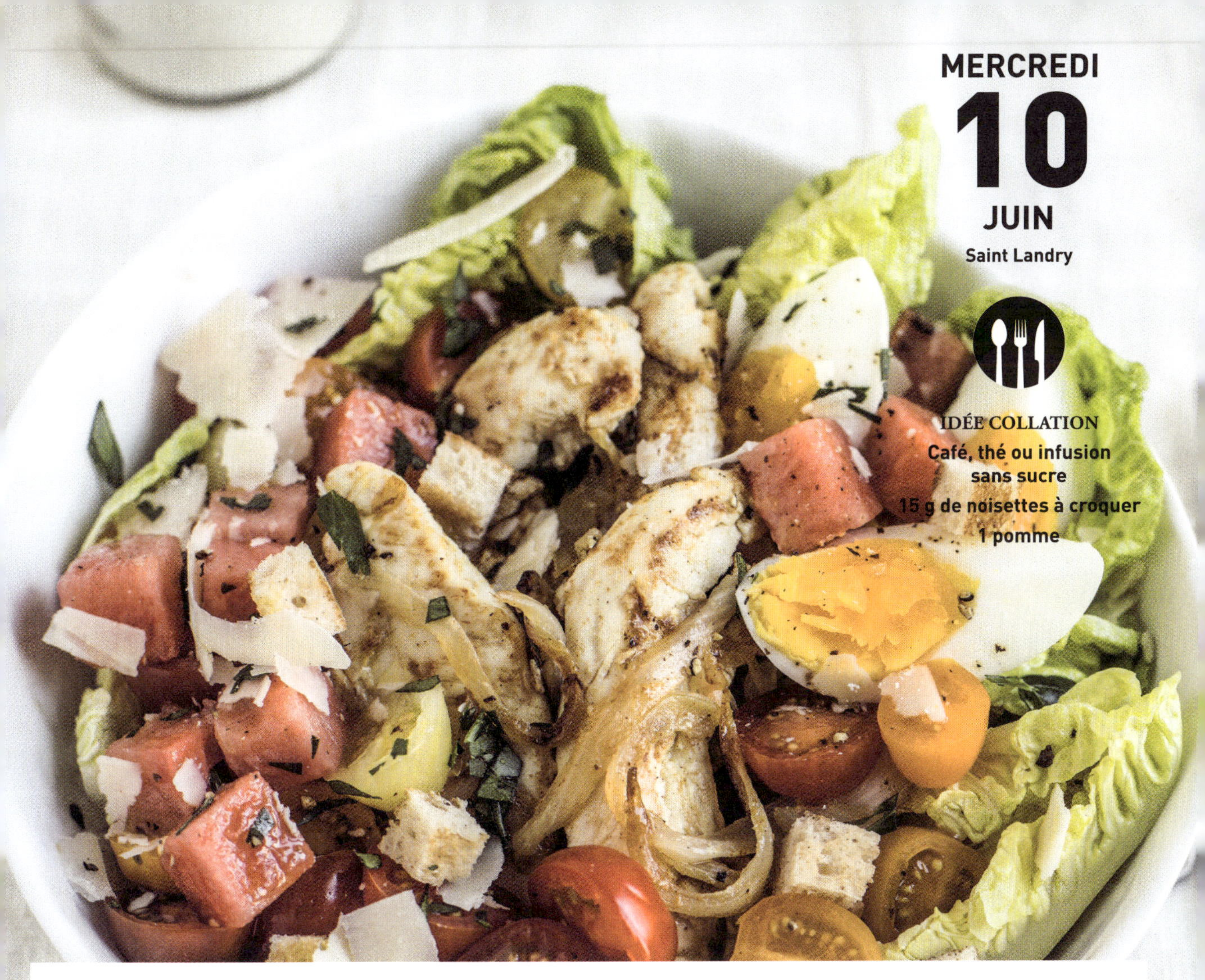

IDÉE COLLATION
Café, thé ou infusion sans sucre
15 g de noisettes à croquer
1 pomme

Salade César au poulet

POUR 1 PERSONNE
80 g d'escalope de poulet
½ oignon
1 c. à c. de moutarde
½ c. à c. de paprika
1 pointe de sauce pimentée
40 g de pain complet
¼ de gousse d'ail
20 g de parmesan
1 œuf dur
Sucrine (à volonté)
200 g de tomates cerises multicolores
150 g de pastèque en dés
1 c. à s. de persil ciselé
1 c. à s. d'huile d'olive
1 c. à s. de vinaigre de Xérès
Sel, poivre

1. Émincer l'escalope de poulet en grosses lamelles. Peler et émincer l'oignon finement.
2. Badigeonner le poulet de moutarde, saupoudrer de paprika et de 1 à 2 gouttes de sauce pimentée.
3. Faire griller le pain au grille-pain, le frotter avec la gousse d'ail, et couper en petits morceaux pour obtenir des croûtons. Réaliser des copeaux de parmesan à l'aide d'un Économe. Couper l'œuf dur en petits quartiers.
4. Faire revenir l'oignon émincé à sec, dans une poêle à revêtement antiadhésif, jusqu'à ce qu'il soit translucide. Faire dorer le poulet dans la poêle avec les oignons. Assaisonner.
5. Dresser l'assiette en déposant la sucrine, les tomates cerises et les dés de pastèque. Répartir les lamelles de poulet dorées, les copeaux de parmesan et les quartiers d'œuf dur.
6. Parsemer de persil, napper d'huile et de vinaigre.

JEUDI

11

JUIN

Saint Barnabé

IDÉE DÉJEUNER

Gaspacho de betterave à l'ail et crème à l'aneth

Cuisse de dinde rôtie

Blettes poêlées à la tomate et aux olives noires

Polenta

Prunes

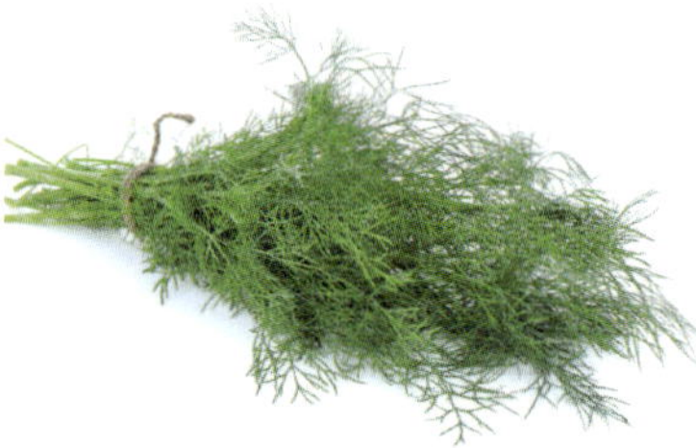

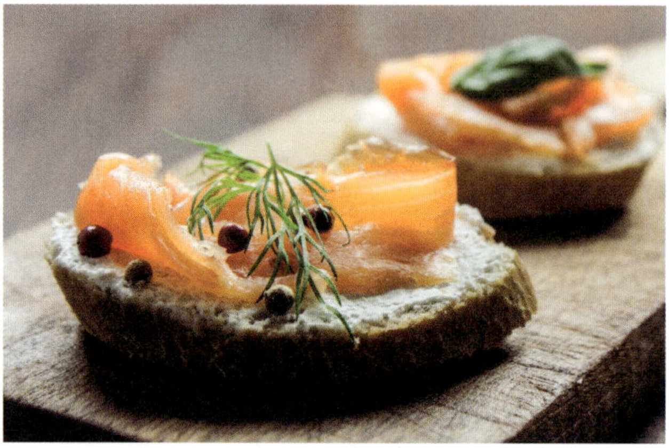

AU MARCHÉ DE JUIN À SEPTEMBRE

L'ANETH

L'aneth est une plante aromatique de la famille des apiacées dont l'origine provient du Bassin méditerranéen et de l'Asie occidentale. Elle est souvent confondue avec le fenouil qui lui est apparenté. Ses fleurs, jaune pâle, sont regroupées en ombelles. Ce sont elles qui renferment les graines. Les feuilles ciselées parfument les poissons, les salades, les sauces, etc. Elles se congèlent facilement pour en profiter toute l'année. L'aneth frais a un apport calorique modéré de 43 kcal/100 g. Une cuillerée à soupe suffit à parfumer un plat, lui donnant une saveur anisée et épicée.

"L'aneth aromatise subtilement les poissons et les sauces, et apporte de nombreuses vitamines et des minéraux comme le potassium."

UN AROMATE RICHE EN ANTIOXYDANTS

Il participe activement à la couverture des besoins de notre organisme en certaines vitamines, notamment en vitamine B9 (folates) avec une teneur de 150 µg/100 g, vitamine E ou tocophérol (1,7 mg/100 g) et vitamine C (85 mg/100 g), qui sont deux vitamines antioxydantes. Cette dernière étant détruite à la cuisson, il sera préférable d'ajouter l'aneth frais sur vos préparations. Il est aussi riche en potassium à l'effet diurétique et en calcium.

738 mg

de potassium dans 100 g d'aneth.

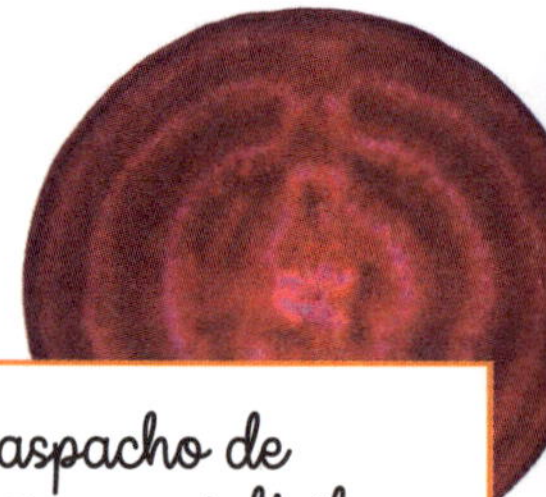

Gaspacho de betterave à l'ail et crème à l'aneth

POUR 1 PERSONNE

100 g de betterave rouge cuite • ½ gousse d'ail épluchée • 100 g de fromage blanc nature 20 % de MG • 2 branches d'aneth • Le jus de ¼ de citron • Sel et poivre en grains

1. Mixer la betterave, l'ail et la moitié du fromage blanc.
2. Assaisonner et verser la préparation dans un petit bol.
3. Effeuiller l'aneth, mélanger avec le reste de fromage blanc et le jus de citron.
4. Dresser une quenelle de fromage blanc à l'aneth à l'aide de deux cuillères à soupe et déposer sur le gaspacho à la betterave.

VENDREDI
12
JUIN

Saint Guy

PEUT-ON SE PASSER DU SUCRE ?

Si l'on considère sous le terme de sucre l'ensemble des sucres en y incorporant les sucres complexes, pour reprendre un terme simple, tels que les produits céréaliers, les féculents et autres, il est quasiment impossible de vivre sans sucre. Non seulement, il s'agit de la part des aliments la plus importante à notre disposition, mais de plus si, pour fournir de l'énergie à notre corps, nous nous contentions de ne consommer que des graisses ou que des protéines, notre organisme subirait de graves altérations, comme une augmentation forte du poids associée à des troubles métaboliques conduisant aux mêmes maladies cardiovasculaires qu'avec des graisses en excès, mais également à des problèmes rénaux et digestifs graves. De plus, les sucres favorisent l'absorption des minéraux, comme le calcium, le sodium, le fer, le magnésium, le zinc, le cuivre, le manganèse, etc. De nombreuses études ont montré que la consommation de glucides avait un effet positif sur l'absorption de calcium, particulièrement nécessaire chez l'enfant en croissance.

"Le sucre ne se contente pas de nourrir notre corps sur le plan énergétique, **il nous contente également sur le plan cérébral.**"

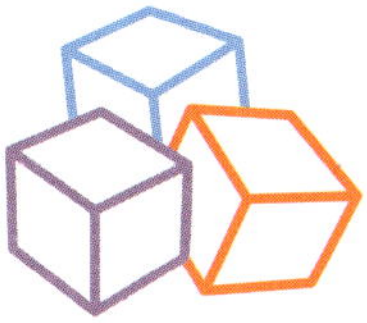

LES ASPECTS POSITIFS MÉCONNUS DES SUCRES

Ses bienfaits sur la mémoire sont incontestables. Diverses expériences ont démontré que les performances à des tests de mémoire étaient plus élevées chez les sujets qui venaient d'absorber du sucre que chez ceux qui n'en avaient pas consommé. De même, l'attention semble améliorée par le sucre. Cependant, en excès, le sucre produit exactement les effets inverses. Voilà pourquoi il faut insister sur le fait que, même chez un diabétique, l'arrêt total du sucre n'est pas nécessairement intéressant, de même que l'élimination complète d'un type d'aliments, les produits laitiers par exemple.

IDÉE DÉJEUNER

Carottes râpées en vinaigrette

Cuisse de poulet rôti

Chou frisé cuit au bouillon de légumes

Pâtes complètes au beurre et parmesan

1 fruit de saison

50 %

C'est l'apport nutritionnel journalier recommandé en glucides.

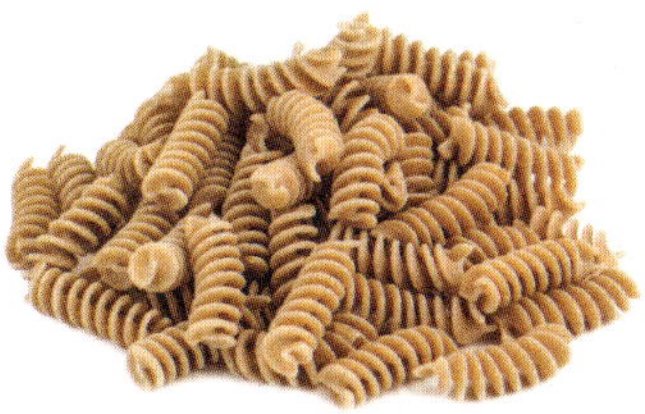

PÂTES COMPLÈTES : DE BONS SUCRES LENTS

Les pâtes complètes ou semi-complètes sont intéressantes pour leur apport en fibres. Ces dernières aident les bactéries de la flore intestinale à digérer les glucides. Elles favorisent ainsi la satiété. Idéalement, choisissez les pâtes complètes bio afin de limiter les pesticides, puisque l'enveloppe externe du grain entier de blé est conservée.

SAMEDI

13

JUIN

Saint Antoine de P.

IDÉE DÎNER

Potage de légumes du soleil

Calamars au court-bouillon et coulis de tomates

Coquillettes complètes au beurre

2 petits-suisses

Framboises

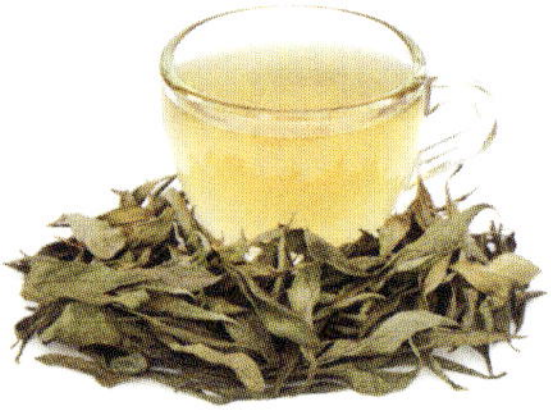

TISANE AYURVÉDIQUE

L'ayurveda est la médecine traditionnelle de l'Inde d'où vient le yoga. Celui-ci fait d'ailleurs partie des méthodes de soins employées par les médecins ayurvédiques. Chaque tisane convient à un type de constitution déterminée par l'ayurveda. Évitez les tisanes avec des arômes artificiels et ajout de sucre. Une bonne tisane ne devrait contenir que des plantes séchées.

Y COMME YOGA

Le yoga, quel qu'il soit (car il en existe plusieurs), possède un nombre incroyable d'avantages. Non seulement il peut être pratiqué par tous, à n'importe quel âge et à n'importe quel niveau, mais c'est surtout une discipline qui associe des bienfaits d'ordre physique, mental, émotionnel et spirituel en ciblant différentes actions : respiration, concentration, étirements, équilibre, méditation ou encore relaxation. Basée sur l'enchaînement de postures toujours identiques, c'est une activité où il est possible de progresser très vite mais aussi de ressentir des bienfaits rapidement. Car le principe de ces postures est d'agir sur les organes internes par le massage ou la compression qu'elles induisent et de revitaliser le corps dans son entier en faisant circuler l'énergie de la tête aux pieds.

> "Le yoga est une discipline accessible à tous et qui apporte **de nombreux bienfaits** tant physiques que psychiques."

JE MANGE QUOI APRÈS UN COURS DE YOGA ?

Après un cours de yoga, il est possible d'avoir un petit creux. Premier conseil, le même que pour toute activité physique : buvez de l'eau. Ensuite, quelques fruits secs ou un fruit frais peuvent rapidement combler la faim sans apporter trop de calories.

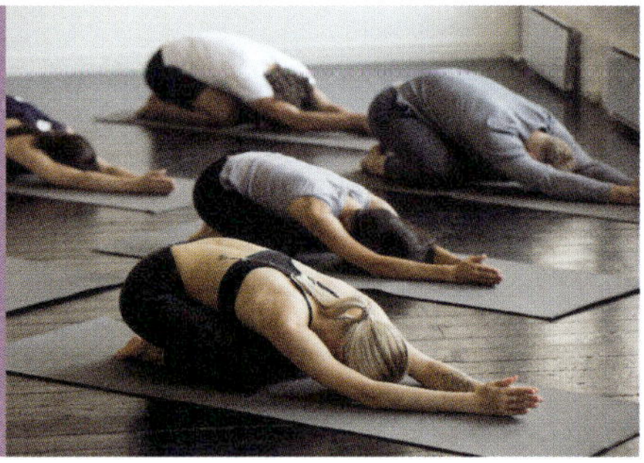

30

minutes de yoga par semaine suffisent pour ressentir ses bienfaits.

Quels sont les bienfaits du yoga ?

Les exercices de yoga, basés sur le souffle, améliorent les fonctions digestives, la circulation sanguine et développent la cage thoracique en favorisant l'oxygénation et une meilleure gestion du stress. Le yoga est aussi une des rares pratiques qui permettent de se muscler en profondeur. On est souvent en sueur à la fin d'exercices qui semblent relativement statiques, parce que les postures ont mobilisé des muscles invisibles à l'œil nu. La dépense d'énergie de notre organisme est due à la consommation d'oxygène par le muscle – quelle que soit sa position.

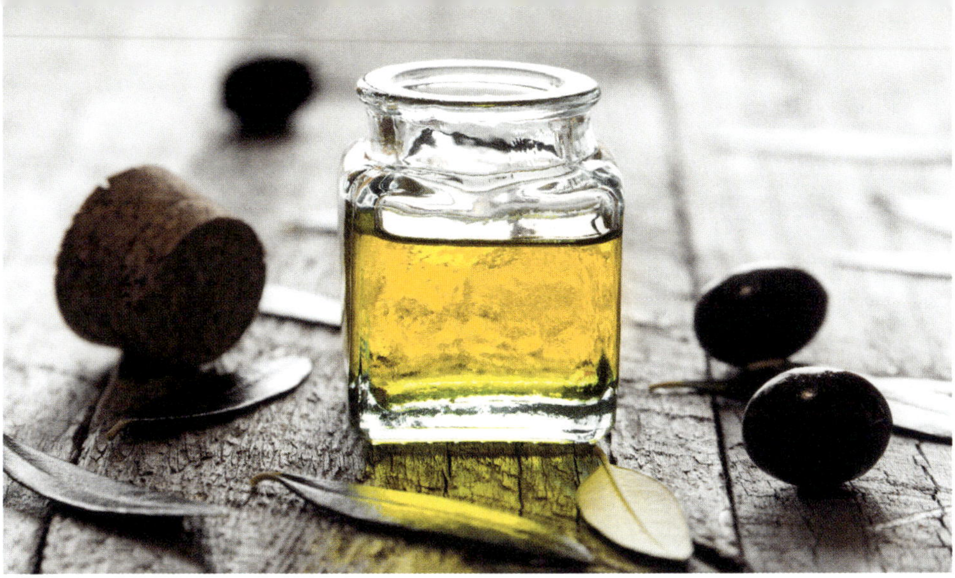

L'HUILE D'OLIVE

L'huile d'olive est utilisée en cuisine depuis l'Antiquité par les Grecs et les Romains. Elle est extraite des olives préalablement broyées soit par pression, soit par centrifugation. Pour obtenir 1 l d'huile, 4 à 10 kg d'olives sont nécessaires suivant leur variété et leur niveau de maturité. L'un des grands avantages de cette huile est qu'elle peut être utilisée à la fois crue et cuite. À noter cependant qu'elle ne doit pas être portée à trop haute température (température critique : 210 °C), au-delà de laquelle elle se détériore. L'huile d'olive est très intéressante nutritionnellement, car elle est riche en acides gras monoinsaturés et notamment en acide oléique, l'un des composants fondamentaux de cette huile. Attention cependant, l'huile d'olive, comme les autres huiles, est fortement énergétique et apportera 9 kcal/g.

30 mg
de vitamine E dans 100 ml d'huile d'olive.

"L'huile d'olive, outre ses qualités gustatives, fait partie des huiles **riches en acides monoinsaturés** et en antioxydants."

UNE BONNE SOURCE DE VITAMINE E

Elle a la propriété de diminuer le taux de cholestérol sanguin et d'augmenter le taux de « bon » cholestérol (HDL). L'huile d'olive présente également des antioxydants naturels : les polyphénols permettant de lutter contre la formation de radicaux libres et le vieillissement cellulaire. Enfin, il est admis qu'une cuillerée à soupe (15 ml) permettrait de couvrir la moitié des apports nutritionnels conseillés en vitamine E. À noter que celle-ci est un puissant antioxydant.

DIMANCHE
14
JUIN
Sainte Élisée

IDÉE BRUNCH

Café, thé ou infusion sans sucre

Pain perdu (80 g de pain rassis, 1 œuf, 75 ml de lait, 1 c. à c. de sirop d'érable, 1 c. à c. d'huile)

Radis roses avec 5 g de beurre et 1 tranche de jambon

1 petit-suisse avec 5 g d'amandes à croquer et 100 g de fruits rouges

Carpaccio de bœuf

POUR 1 PERSONNE

125 g de filet de bœuf nature tranché en carpaccio • 6 feuilles de basilic frais • 1 c. à c. d'huile d'olive • Fleur de sel et poivre en grains

1. Répartir les tranches de viande en rosace sur une assiette, parsemer de basilic.
2. Arroser avec l'huile d'olive, ajouter une pincée de fleur de sel et poivrer. Placer 30 min au frais.
3. Retirer les feuilles de basilic et déguster sans attendre !

LUNDI

15

JUIN

Sainte Germaine

IDÉE DÉJEUNER

Pointes d'asperges, filets de bacon et copeaux de parmesan en vinaigrette à l'huile de noix

1 côte d'agneau grillée au curcuma

Lentilles corail

Poivrons grillés à l'ail

Salade de fraises à la menthe et au jus de citron

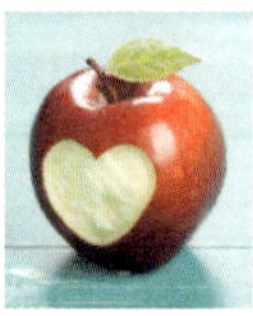

UN SUJET SENSIBLE

Les expressions similaires employées dans le domaine de la sexualité et de la nourriture soulignent l'importance et la variété des liens qui peuvent exister entre les prises alimentaires et la sexualité. C'est un point qu'il faut toujours aborder très délicatement, car il touche à l'intime et peu de personnes arrivent à se livrer sur ce sujet, même avec leur médecin.

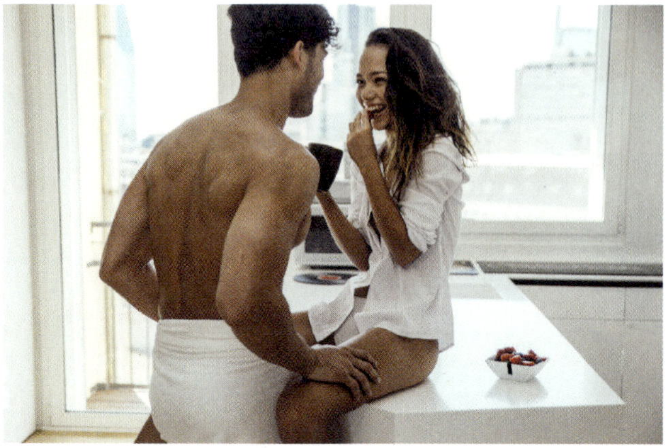

PLAISIR DE MANGER ET SEXUALITÉ, UNE RELATION MÉCONNUE

On évoque souvent la relation entre psychologie et prise de poids. Souvent, le mal-être résultant des troubles de la conjugalité ou de la sexualité entraîne des prises ou des pertes de poids. Or il faudrait davantage tenir compte du lien entre plaisir de manger et sexualité. On parle d'ailleurs du « plaisir de manger » quand on emploie le mot « jouissance » pour l'acte sexuel. Il ne faut pas oublier que la bouche est une zone érotique dans l'acte amoureux, mais également dans l'acte de manger. De même, la graisse a une fonction caressante, par son côté enveloppant. Un remplissage de l'estomac correspond à une forme de « remplissage » qui rappelle l'acte sexuel – et peut s'y apparenter pour combler un manque.

> "Le parallèle entre la sexualité et la façon de manger pourrait aider à comprendre certains troubles alimentaires."

80 kcal

sont en moyenne dépensées lors d'une relation sexuelle, ce qui est moins que 30 min de jogging ! (étude canadienne, Université de Montréal, 2013).

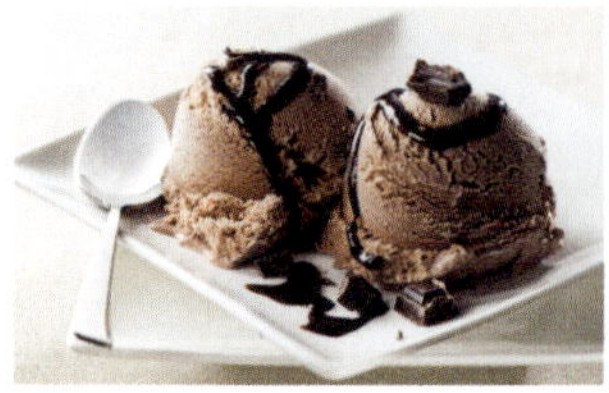

UNE GLACE AU CHOCOLAT, POUR FONDRE DE PLAISIR

Encore une expression commune à la nourriture et à la sexualité !
La chaleur arrivant, on peut s'offrir ce petit plaisir à condition bien sûr de choisir une glace de qualité. Le parfum chocolat résonne avec le thème du jour, puisqu'on lui prête des vertus aphrodisiaques... Choisissez une glace se rapprochant du fait maison avec du vrai chocolat noir et le moins d'additifs possible. La composition idéale : du lait entier, du chocolat noir, du sucre, du jaune d'œuf, du cacao, du lait écrémé en poudre. Surveillez l'apport calorique, soit environ 220 kcal pour 100 g.

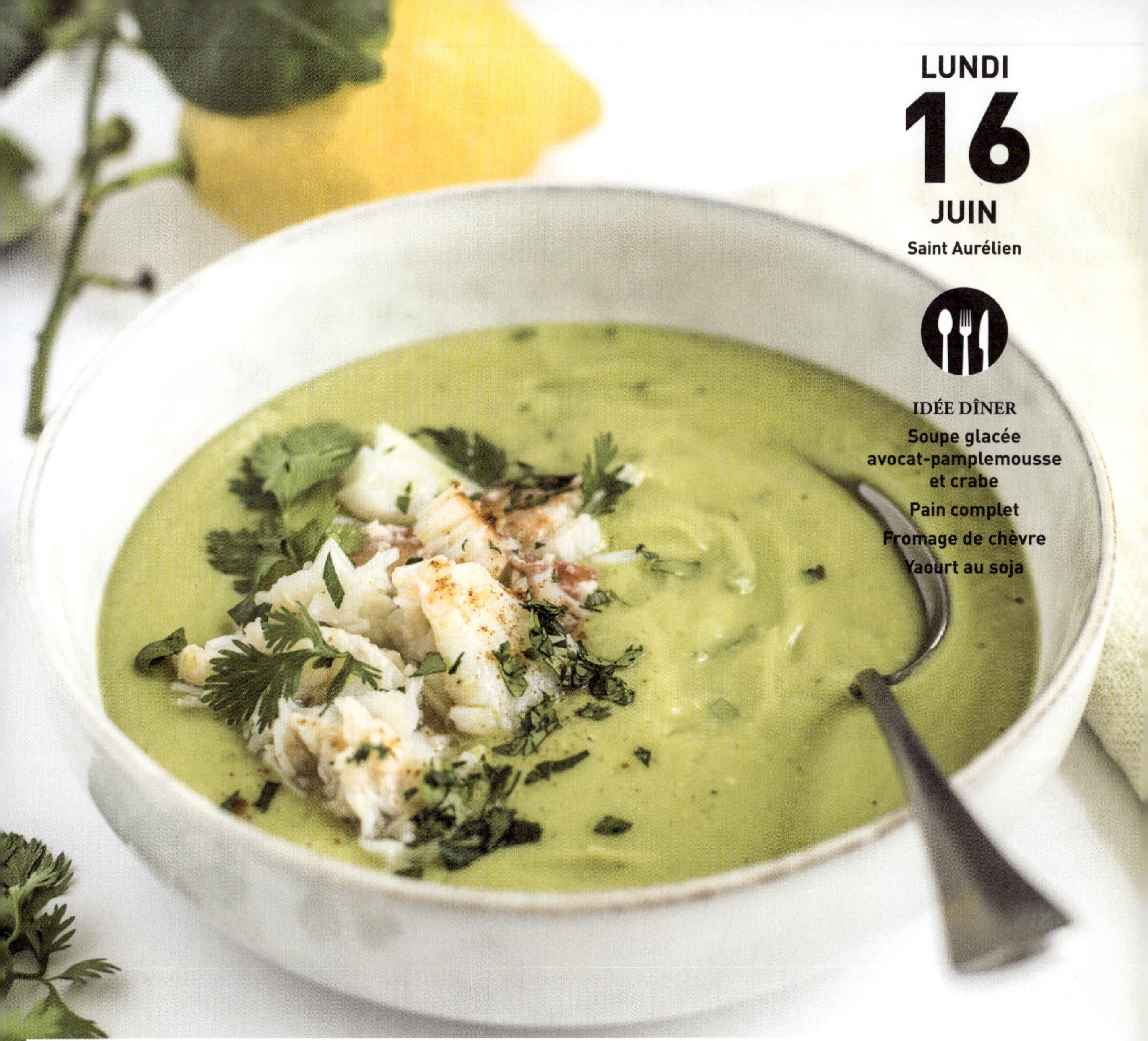

LUNDI

16

JUIN

Saint Aurélien

IDÉE DÎNER

Soupe glacée avocat-pamplemousse et crabe

Pain complet

Fromage de chèvre

Yaourt au soja

Soupe glacée avocat-pamplemousse et crabe

POUR 1 PERSONNE

½ avocat
¼ de gousse d'ail
100 ml de pur jus de pamplemousse sans sucres ajoutés
100 g de chair de crabe
1 pincée de paprika
1 c. à c. de persil haché
1 c. à c. de coriandre hachée
Sel et poivre

1. Prélever la chair de l'avocat, la mixer légèrement avec la gousse d'ail pressée et le jus de pamplemousse. Saler et poivrer.

2. Dresser dans une assiette creuse, ajouter la chair de crabe, les herbes ciselées et saupoudrer de paprika. Bon appétit !

MERCREDI

17

JUIN

Saint Hervé

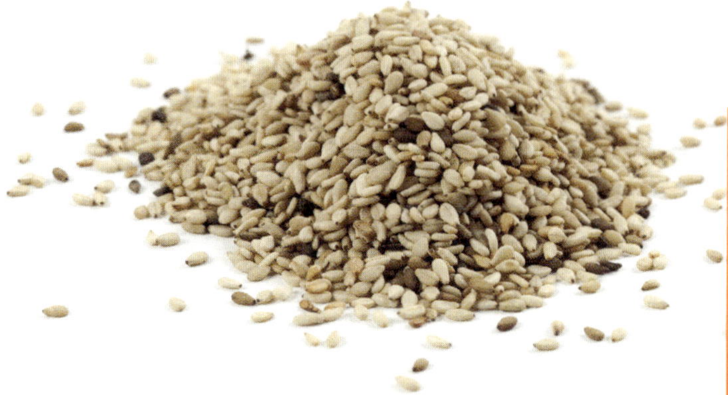

IDÉE COLLATION

Café, thé ou infusion sans sucre

2 gressins au sésame

100 g de fromage blanc

LES GRAINES DE SÉSAME

Le sésame est une plante essentiellement cultivée pour sa graine. Elle est très utilisée en cuisine pour sa saveur proche de la noisette, plus particulièrement au Moyen-Orient pour la préparation du « tahini » (crème de sésame). Il est aussi répandu dans les pâtisseries européennes et la fabrication de pains biologiques. On tire de ses graines une huile très répandue dans les plats asiatiques (fondue, wok notamment). Les graines de sésame sont très riches en lipides avec un apport de près de 50 % dont 26 % d'acides gras polyinsaturés, 18 % monoinsaturés et seulement 6 % saturés. Elles contiennent essentiellement de l'acide linoléique, précurseur de la famille des oméga 6.

400 mg

de phytostérols dans 100 g de graines de sésame.

> "La graine de sésame concentre de nombreux minéraux et oligoéléments et **contient le plus de lignanes aux propriétés antioxydantes.**"

UN CONCENTRÉ D'ANTIOXYDANTS ET DE FIBRES

Les graines de sésame sont riches en minéraux et oligoéléments et plus particulièrement en calcium (plus de 100 % des besoins), en phosphore, magnésium, fer, zinc, cuivre et sélénium. De plus, la graine de sésame a une teneur élevée en phytostérols. Elle est riche en tocophérols et en lignanes dont la sésamine, aux propriétés antioxydantes. Enfin, elle apporte près de 10 g/100 g de fibres, bénéfiques pour le transit intestinal.

Brochette de crevettes au sésame

POUR 1 PERSONNE

160 g de crevettes roses entières • 1 c. à s. de graines de sésame • 50 g de tomates cerises • 1 petit oignon nouveau • 150 g de sucrine • 1 c. à c. d'huile de sésame • 1 filet de jus de citron • 1 pincée de paprika • 1 pincée de gingembre en poudre • Sel et poivre

1. Décortiquer les crevettes en ne conservant que l'extrémité de la queue. Les piquer sur une brochette en bois et les rouler dans le sésame sur les deux faces.

2. Laver les tomates et les couper en deux. Éplucher et émincer l'oignon nouveau. Rincer et émincer la sucrine. Dresser ce mélange sur assiette.

3. Préparer une vinaigrette avec l'huile de sésame, le jus de citron, le paprika et le gingembre. Saler et poivrer. Napper les crudités.

4. Faire griller la brochette de crevettes au sésame sur les deux faces sous le gril du four, à la poêle sans matières grasses ou au barbecue. Déposer la brochette sur les crudités et servir aussitôt.

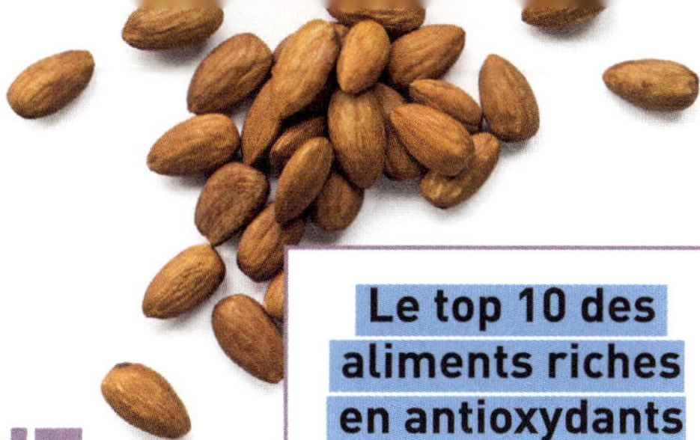

JEUDI
18
JUIN
Sainte Léonce

A COMME ANTIOXYDANT

Un antioxydant est par définition une molécule qui diminue ou empêche l'oxydation (réaction avec l'oxygène) d'autres substances chimiques. Le fonctionnement normal de l'organisme entraîne, par oxydation, la formation de composés instables appelés radicaux libres. Leur production est également augmentée par la pollution, le tabac, l'exposition prolongée au soleil... Les antioxydants apportés par l'alimentation, comme les vitamines C et E, le bêtacarotène (un précurseur de la vitamine A) ou les polyphénols, permettent alors de lutter contre le phénomène d'oxydation, de protéger les cellules, et de nombreuses études ont prouvé qu'ils réduisaient le risque de cancer et de maladie cardiovasculaire.

Le top 10 des aliments riches en antioxydants

1. **Amande**
2. **Avocat**
3. **Carotte**
4. **Citron**
5. **Gingembre**
6. **Mâche**
7. **Oignon rouge**
8. **Pomme**
9. **Thé vert**
10. **Tomate**

IDÉE DÉJEUNER

½ avocat au jus de citron

200 g de côte de veau grillée aux herbes de Provence

320 g de fèves fraîches et petits pois poêlés avec 1 c. à c. d'huile combinée

100 g de fromage blanc nature

"**La cuisson détruit** certains antioxydants comme la vitamine C."

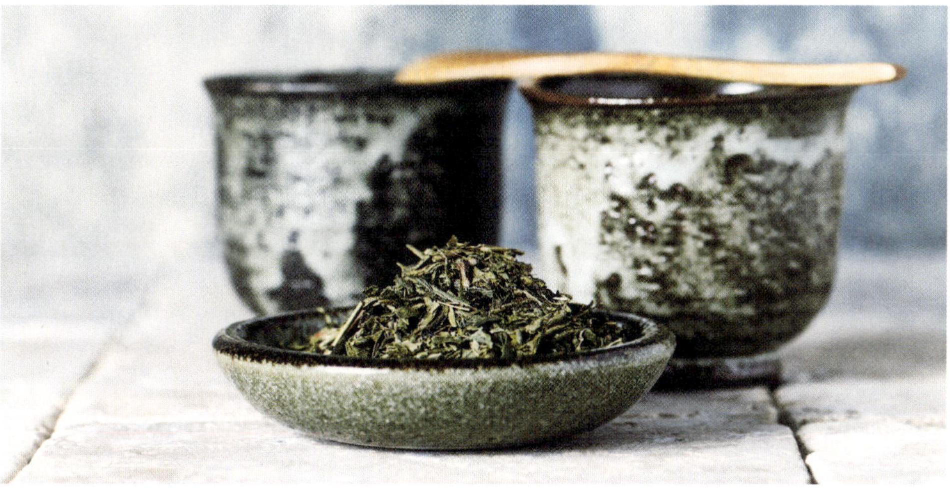

LE THÉ VERT

Choisissez un thé en vrac pur, sans additifs tels que des arômes, de l'huile essentielle, de l'huile végétale, du sucre, du dextrose ou des acidifiants.

LEUR IMPACT SUR LE CHOLESTÉROL

Quand le cholestérol est trop élevé dans le sang, il circule moins vite et a tendance à s'oxyder. Le cholestérol oxydé est extrêmement toxique pour nos artères. Ainsi, une déficience en antioxydants entraîne, à long terme, un stress oxydatif pouvant endommager ou détruire les cellules.

175 mg

d'antioxydants (flavonoïdes et catéchines) dans 180 ml de thé vert.

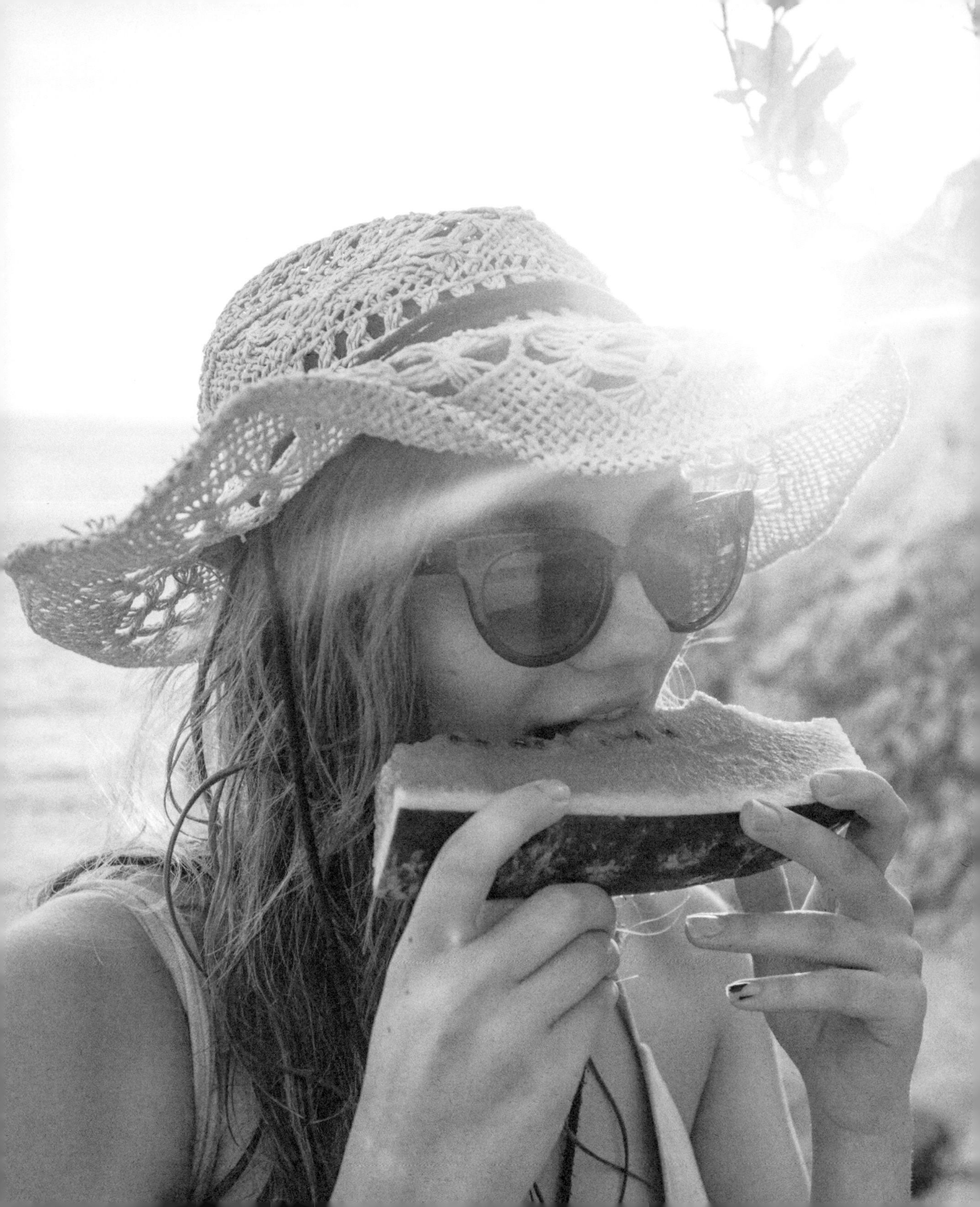

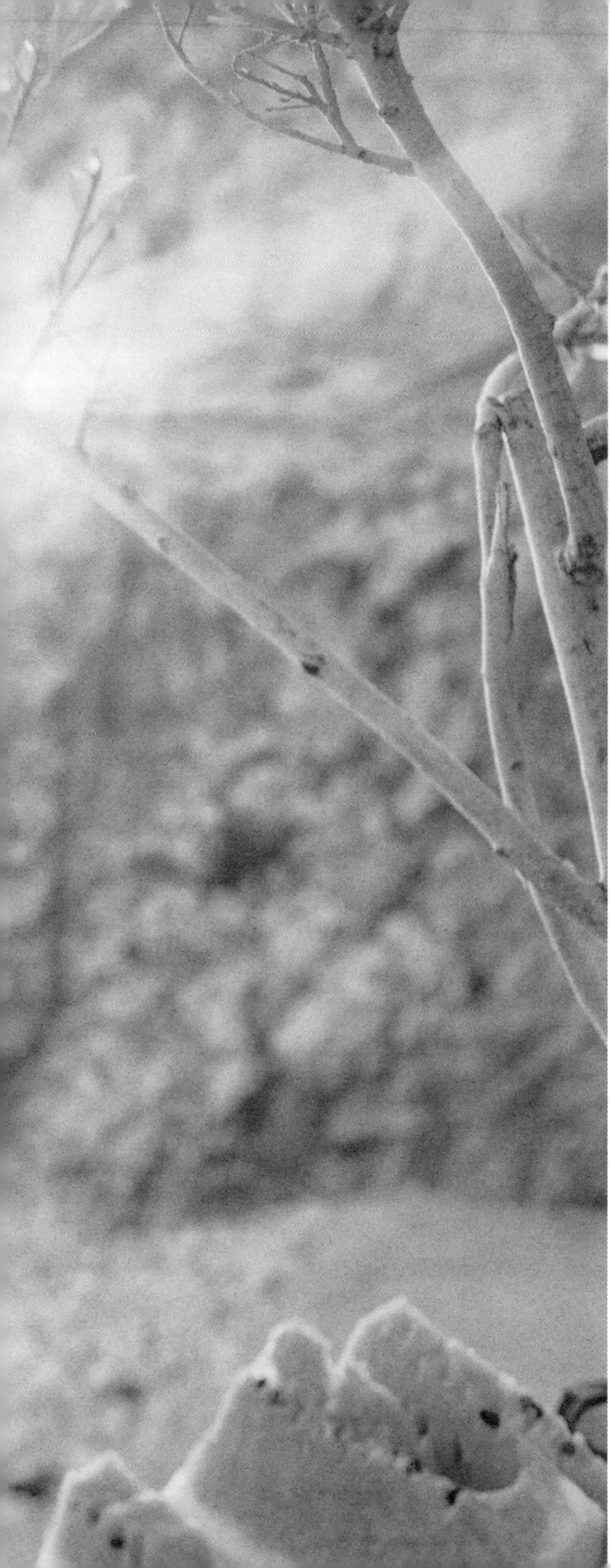

ÉTÉ

L'été arrive, la balance affiche quelques kilos en trop et nous souhaitons les perdre rapidement. Alors qu'il y a tellement de réceptions, de cocktails, de pots de départ, d'apéritifs… Tout cela va-t-il nous empêcher d'avoir la silhouette que nous espérons ?
À cette période de l'année, les produits sont les plus sains, la plupart du temps les plus maigres et, de surcroît, nous sommes naturellement attirés vers eux. En effet, notre besoin principal est l'hydratation et les fruits et légumes contiennent entre 80 et 97 % d'eau. C'est donc le moment de consommer tous ces produits, qui apporteront des vitamines, des minéraux et relativement peu de calories. Apprenez à les connaître au fil de ces pages.
Bon été !

Docteur Jean-Michel Cohen

VENDREDI

19

JUIN

Saint Romuald

IDÉE DÎNER

Laitue à l'huile combinée

Rôti de veau cuit au four au cumin

Courgettes poêlées à la menthe

Comté

Cerises

UN BON RÉGIME NE DOIT PAS ÉCARTER LE PLAISIR

La vie est suffisamment importante pour que nous essayions de l'aborder avec un esprit optimiste tout en nous accordant du plaisir, même dans une situation contraignante comme peut l'être un régime. Les plaisirs de la table et de la convivialité resteront toujours au cœur de nos préoccupations et doivent le rester pour tous ceux qui s'engagent dans un programme amincissant. Cela veut donc dire aucun produit allégé, fini les laitages à 0 % de matières grasses ou allégés en sucre. En effet, il faut accepter de consommer des matières grasses, mais uniquement des bonnes. Il faut en effet tenir compte du fait que le goût, donc le plaisir, compte beaucoup dans la réussite d'un régime.

"La clé pour perdre du poids est justement de faire que le repas soit toujours un bon et savoureux moment."

5 %

de matières grasses est un bon pourcentage pour les produits laitiers dans le cadre d'un régime.

ANTICIPER SES MENUS

Jusque dans les années 1970, on avait l'habitude, le dimanche, d'établir les menus de la semaine, à la fois pour prévoir les courses à faire et pour organiser le budget hebdomadaire. Cette méthode a trois avantages : d'abord, vous pouvez élaborer des menus équilibrés qui vous font vraiment plaisir (donc vous offrir la perspective de moments savoureux, ce qui compte encore plus dans un régime !) ; ensuite, cela vous évite de stocker trop de réserves chez vous ; enfin, vous n'avez pas besoin d'ouvrir le réfrigérateur ou les placards (au risque d'être tenté !) en vous demandant ce que vous allez bien pouvoir manger. En anticipant les menus, vous garantissez équilibre et plaisir.

Que penser des **sites culinaires spécial régime** ?

Internet regorge de sites proposant des recettes avec le détail des apports caloriques. C'est aussi une mine d'informations pour trouver des accommodements savoureux pour les ingrédients que vous devez consommer en priorité. Cela peut vous donner des idées pour que le régime soit aussi source de plaisir et pas seulement motif de frustrations.

SAMEDI

20

JUIN

Été

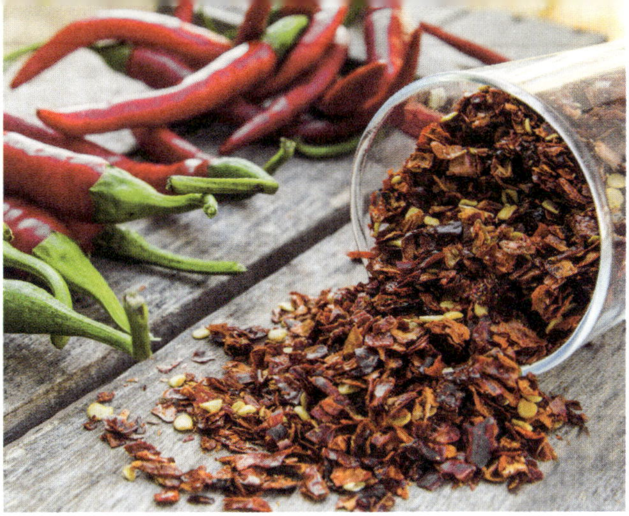

120 mg

de vitamine C pour 100 g de piment.

LE PIMENT

Le terme piment est utilisé pour désigner le fruit des plantes du genre Capsicum, de la famille des solanacées. Il est originaire d'Amérique du Sud et centrale. La taille, la forme, la couleur et le goût du piment varient selon l'espèce. Les nombreuses variétés peuvent se classer de doux à très fort. Outre leurs qualités piquantes, les piments ont chacun une saveur ou un parfum particulier. Un habanero n'a pas le même goût qu'un piment thaï.

> "**Manger une petite quantité de piment** aiderait à diminuer les maux de tête provoqués par les sinusites ou les grippes."

LE PIMENT A TOUT POUR PLAIRE

Le piment est peu calorique avec seulement 30 kcal/100 g en moyenne. D'autant plus que de petites quantités suffisent à donner du goût à vos préparations. Sa richesse en vitamine C favorise notamment l'absorption du fer contenu dans les végétaux et accélère la cicatrisation. Il apporte aussi une bonne quantité de vitamine A (937 UI/100 g). Ces deux vitamines voient leur quantité encore augmenter avec le séchage de la plante. Les piments contiennent également de la capsaïcine, alcaloïde extrêmement puissant qui fait saliver et active la digestion. Celle-ci enfin aiderait à faire baisser votre taux de cholestérol : le taux global de cholestérol, le taux de triglycérides et le taux de mauvais cholestérol. Attention ! Boire de l'eau ne permet pas « d'éteindre le feu » des piments. Cependant, la caséine du lait atténue l'action de la capsaïcine sur les récepteurs de la douleur.

Gaspacho pimenté poivron-tomate

POUR 2 PERSONNES

1 poivron rouge • 1 poivron jaune • ½ oignon • 1 c. à c. de vinaigre balsamique • 3 tomates • ½ c. à c. de piment • 1 gousse d'ail • Sel et poivre

1. Laver les poivrons et les couper en deux. Enlever les pépins et détailler en lamelles.
2. Peler et couper l'oignon.
3. Faire revenir le poivron rouge et l'oignon à sec dans une casserole environ 10 min.
4. Ajouter ensuite le vinaigre balsamique, les tomates coupées en morceaux et le piment.
5. Laisser cuire environ 15 min, puis mixer avec la gousse d'ail. Couper le poivron jaune en petits dés. Servir le gaspacho parsemé de dés de poivrons jaunes crus.

IDÉE DÎNER

Gaspacho pimenté poivron-tomate

Jambon de parme, parmesan

Frites de patate douce à l'huile d'olive et aux herbes de Provence

Melon

DIMANCHE

21

JUIN

Fête des Pères

IDÉE PETIT DÉJEUNER

Café, thé ou infusion

Pains suédois complets

Beurre classique

Lait demi-écrémé

Pêche

10 000

c'est le nombre de pas en moyenne par jour recommandé par l'OMS pour un adulte.

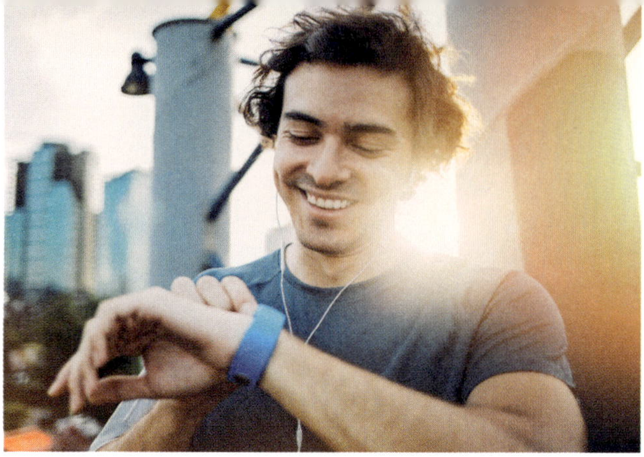

LE PODOMÈTRE, L'OUTIL PRATIQUE

Puisqu'il est établi que la marche, et le nombre de pas par jour, est un véritable marqueur de l'activité physique au quotidien, le podomètre sera l'outil indispensable pour mesurer votre dynamisme. Ce petit appareil, que l'on trouve à présent dans les smartphones mais qui peut aussi se porter à la taille chaque fois que l'on sort ou même dans la maison, comptabilise le nombre de pas. Les résultats sont intéressants pour comparer ses journées, celles où on ne pense pas à « marcher activement » et celles où on marche parfois beaucoup sans s'en rendre compte ! Des chercheurs ont même mené une étude sur des sujets obèses et diabétiques qui s'engageaient à faire 10 000 pas par jour, comptabilisés par un podomètre, et se sont rendu compte qu'ils se prenaient tellement au jeu qu'ils avaient presque doublé leur nombre de pas.

Cette semaine, je marche (ou je prends mon vélo) plutôt que de prendre un moyen transport.

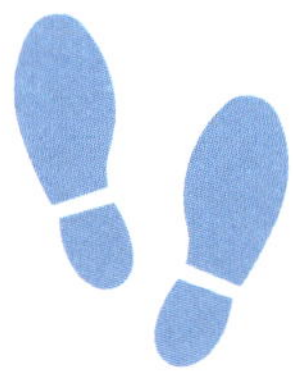

"**L'activité physique la plus naturelle** de l'homme est la marche, or, du fait de la multiplication des moyens de transport, on ne marche plus suffisamment."

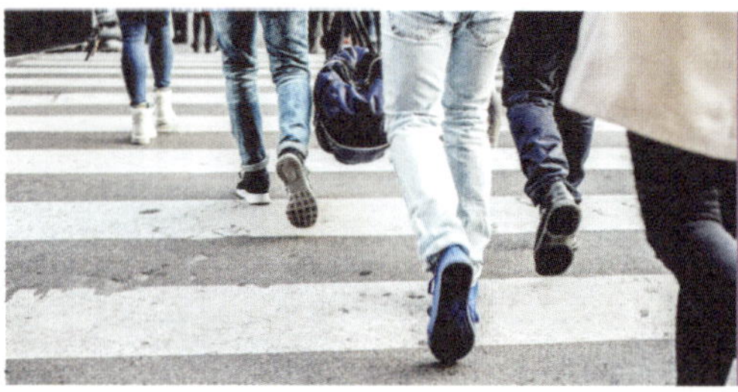

LES ADULTES NE MARCHENT PLUS ASSEZ !

Lors d'une journée ordinaire, un enfant de 10 ans effectue spontanément 12 000 à 16 000 pas, contre 7 000 à 13 000 pour un adulte. Une récente enquête de l'OMS prétend que l'on ne marche plus que 300 m par jour alors qu'on couvrait 7 km en moyenne il y a 50 ans ! Le podomètre, un accessoire très stimulant, aide à visualiser cette réalité.

LUNDI

22

JUIN

Saint Alban

IDÉE DÉJEUNER

Concombre à la menthe en vinaigrette

Féroce d'avocat

Tomme de brebis

Pain complet

Pastèque

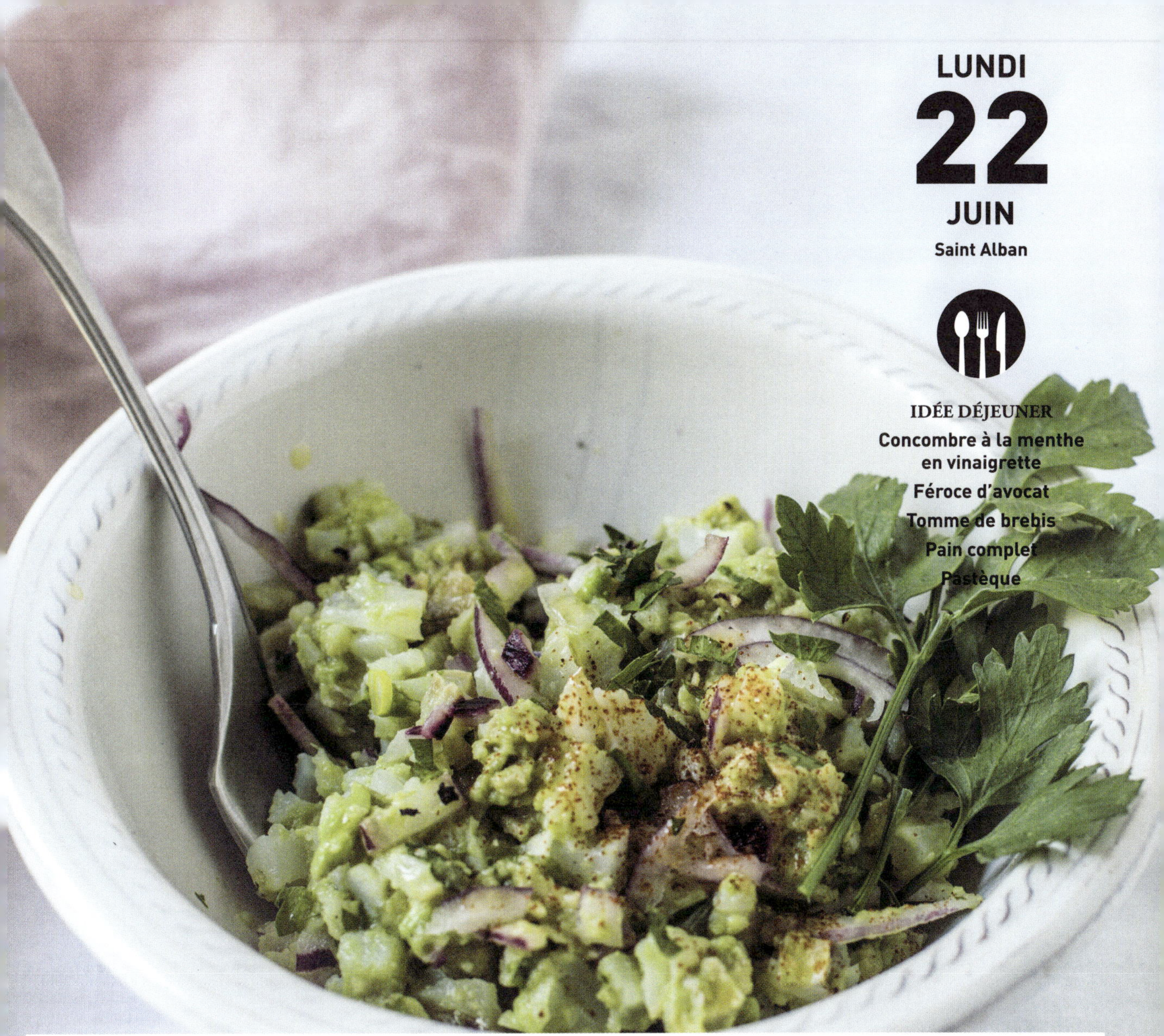

Féroce d'avocat

POUR 1 PERSONNE

½ avocat
150 g de morue dessalée
½ oignon rouge
½ citron vert
2 gouttes de sauce pimentée
2 pincées de paprika en poudre
Persil haché
Poivre

1. Effeuiller la morue dessalée. Ciseler l'oignon rouge finement.
2. Prélever la chair de l'avocat et conserver la peau intacte. Écraser l'avocat grossièrement et l'arroser avec le jus du citron vert.
3. Mélanger tous les ingrédients ensemble et les écraser à l'aide d'une fourchette pour obtenir une purée grossière.
4. Dresser le mélange dans la peau de l'avocat, saupoudrer de paprika, parsemer de persil haché et réserver au frais jusqu'au service.

MARDI
23
JUIN

Sainte Audrey

IDÉE DÎNER

Salade de lentilles à l'échalote

Maïs poêlé façon chili

Saint-félicien

Pain nordique

Mélange de fruits rouges

200 mg

de potassium dans 100 g de maïs doux.

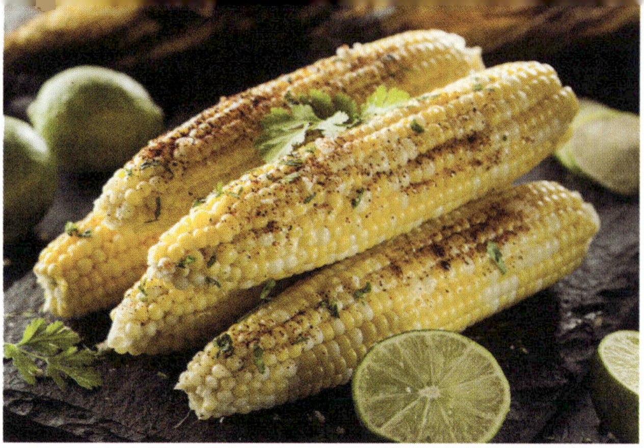

AU MARCHÉ DE JUILLET À OCTOBRE

LE MAÏS DOUX

C'est en 1492 que Christophe Colomb découvre l'épi de maïs originaire d'Amérique du Sud et le rapporte en Europe. Il y a différentes variétés de maïs : le grain de maïs qui est la seconde céréale cultivée en France après le blé, le maïs de fourrage et enfin celui que l'on consomme en grains, le maïs doux. Cette variété a une peau fine et une saveur sucrée. Il est vendu frais en épi, surgelé ou en conserve. Le maïs doux est trois fois moins calorique que les céréales et plus riche en eau. Il est cependant plus calorique que les légumes frais (97 kcal/100 g). Il apporte 18 % de glucides et est source de fibres (4 %). Les glucides qu'il fournit seront ainsi assimilés progressivement par l'organisme. Il contient enfin une quantité non négligeable de protéines (3,3 %).

Maïs poêlé façon chili

POUR 1 PERSONNE

100 g de maïs doux • ½ oignon rouge • ½ poivron rouge • ½ c. à c. d'épices à chili • 200 g de pulpe de tomate en conserve • 1 c. à c. de basilic ciselé • 1 c. à c. d'huile d'olive

1. Peler et émincer l'oignon.

2. Laver et couper le poivron en deux, éliminer les pépins et les parties blanches. Le couper en petits dés.

3. Faire chauffer l'huile dans une poêle. Ajouter l'oignon émincé et les dés de poivrons.

4. Dès qu'ils sont bien dorés, ajouter le maïs doux égoutté, les épices et poursuivre la cuisson 5 min.

5. Verser la pulpe de tomate, ajouter le basilic et laisser mijoter 10 min. Servir bien chaud !

"Le maïs doux est beaucoup moins calorique que la plupart des céréales mais il contient **plus de glucides que les légumes frais.**"

EXCELLENT EN CAS D'OSTÉOPOROSE

Le maïs doux contient d'importantes teneurs en minéraux et en particulier en potassium, phosphore et magnésium. Il apporte aussi une bonne quantité d'oligoéléments comme le manganèse, le cuivre, le nickel, l'iode et le sélénium. Tout comme les céréales, il contient des vitamines du groupe B (3 fois plus que les légumes frais) et notamment de la vitamine B9 (33 mg/100 g).

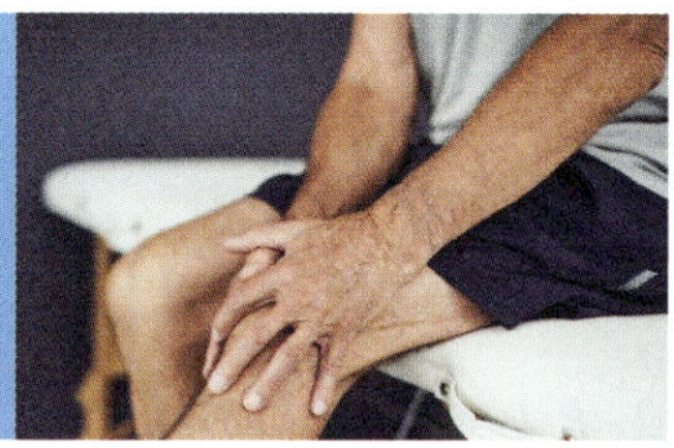

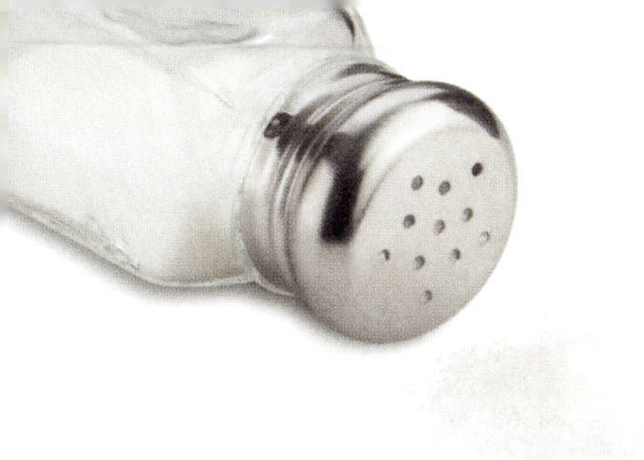

MERCREDI 24 JUIN

Saint Jean-Baptiste

4 g

est la quantité de sel par jour à ne pas dépasser.

POURQUOI FAUT-IL SE MÉFIER DU SEL ?

Le sel est en réalité du chlorure de sodium. 1 g de sel contient 400 mg de sodium. Ce dernier intervient dans la régulation de l'eau dans le corps et une surconsommation est une cause d'augmentation de la pression artérielle. Le sel est essentiel au bon fonctionnement du corps mais, encore une fois, c'est l'excès qui devient néfaste. En France, la consommation moyenne en sel est de 8 g par jour, et jusqu'à 14 g pour certains, ce qui est largement au-dessus des apports recommandés. On oublie souvent qu'il faut prendre en compte le sel d'ajout en plus de celui contenu dans les aliments.

"Le sel est essentiel au bon fonctionnement de notre organisme, mais son excès entraîne **une rétention d'eau et une augmentation de la pression artérielle.**"

Comment **réduire sa consommation de sel** ?

Lisez bien les étiquettes, et chaque fois que vous le pouvez, évitez les produits transformés, ils sont la plupart du temps plus salés que le même plat préparé à la maison. Dans la législation actuelle, la mention « pauvre en sodium » ou « faible teneur en sodium » est autorisée pour les aliments contenant moins de 120 mg de sodium pour 100 g ou 100 ml de produit. La mention « très faible teneur en sodium » est autorisée pour les aliments contenant moins de 40 mg de sodium pour 100 g ou 100 ml de produit.

DU SEL ALLÉGÉ EN SODIUM

Si vous devez réellement manger sans sel, il existe dans le commerce des sels allégés en sodium, à base de chlorure de potassium, qui représentent une réelle aide pour limiter sa consommation, et ce sans modifier le goût. Attention toutefois à la qualité du produit, choisissez un produit sans additifs ni glutamate. Certains fabricants proposent même une combinaison intéressante de légumes et herbes aromatiques en plus du chlorure de potassium.

IDÉE COLLATION

Café, thé ou infusion sans sucre

150 ml de boisson végétale avec 1 c. à c. de graines de chia et 1 c. à s. de flocons d'avoine + cannelle (laisser reposer au moins 1 h au frais)

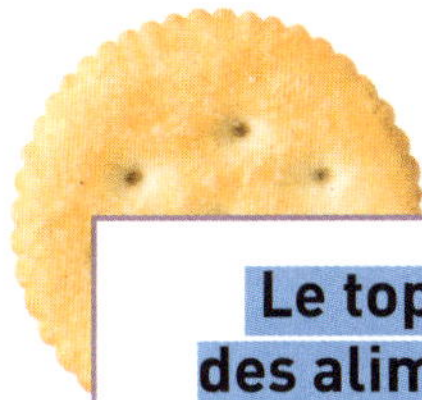

Le top 10 des aliments les plus salés

1. Les biscuits apéritifs
2. Les plats préparés
3. La viande
4. Le poisson
5. La charcuterie
6. Les fruits de mer
7. Le pain
8. Le fromage
9. Les sauces du commerce
10. Les aides culinaires (bouillon cube, etc.)

JEUDI

25

JUIN

Saint Prosper

IDÉE DÉJEUNER

Salade de brocoli cuit froid en vinaigrette à l'huile de colza

Rougail de tofu fumé

Épinards poêlés à l'ail

Yaourt nature classique

Abricots

PRODUITS LAITIERS ENTIERS OU ALLÉGÉS

Les produits laitiers allégés ont été débarrassés de leurs matières grasses par un processus industriel et ne contiennent plus que des protéines et un peu de glucides sous la forme de lactose (un sucre dont le goût est moins prononcé que le sucre de table, mais qui reste quand même du sucre !). Mais la différence avec des produits entiers est finalement très faible : un yaourt nature (125 g) ne compte que 90 kcal, contre 40 kcal pour un yaourt à 0 %. Dans le cadre d'un régime, ou si l'on surveille sa ligne, autant préférer les yaourts nature classiques, surtout qu'il faut un peu de matières grasses dans un régime pour renforcer l'effet de satiété des aliments.

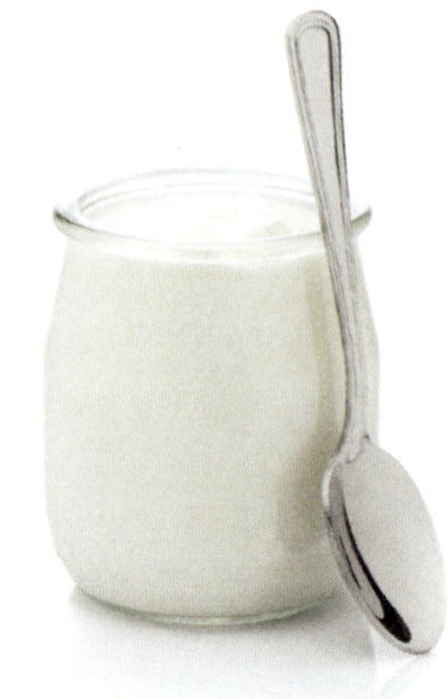

90 kcal

dans un pot de yaourt nature au lait entier (125 g).

> "Il y a très peu de différence calorique entre un produit laitier allégé ou non. Alors, autant **choisir le goût !**"

Le fromage blanc 0 %, pourquoi autant de succès ?

L'immense succès du régime Dukan a été en partie lié au fait qu'il préconisait une consommation massive de fromage blanc à 0 %. Le conseil est d'ailleurs pertinent, car les fromages blancs et yaourts à 0 % de matières grasses, très riches en protéines et contenant beaucoup d'eau, provoquent un bon rassasiement, avec une valeur calorique relativement faible.

LES PETITS-SUISSES

Préférez les produits à 4 % de matières grasses (et non à 0 %, car la différence est minime). Il faut quand même savoir qu'au-delà de 5 % de matières grasses, il s'agit d'un produit relativement gras et peu comparable à un produit laitier traditionnel. Il faudra rééquilibrer soigneusement le repas pour éviter de le rendre trop riche. Il doit contenir du lait écrémé pasteurisé, de la crème pasteurisée, des ferments lactiques, pas plus. Fuyez les conservateurs comme le sorbate de potassium contenu dans le papier traité.

LES POURCENTAGES EN MATIÈRES GRASSES DES PRODUITS LAITIERS

Le pourcentage en matières grasses des produits laitiers est aujourd'hui donné par rapport au produit fini. Sur certains produits, un double étiquetage persiste, montrant un pourcentage exprimé par rapport à l'extrait sec, c'est-à-dire après extraction de l'eau du produit. Par exemple, un fromage blanc à 4 % de MG sur produit fini apporte 4 g de lipides par pot de 100 g. Ceci correspond à 20 % de MG sur extrait sec, selon l'ancien étiquetage.

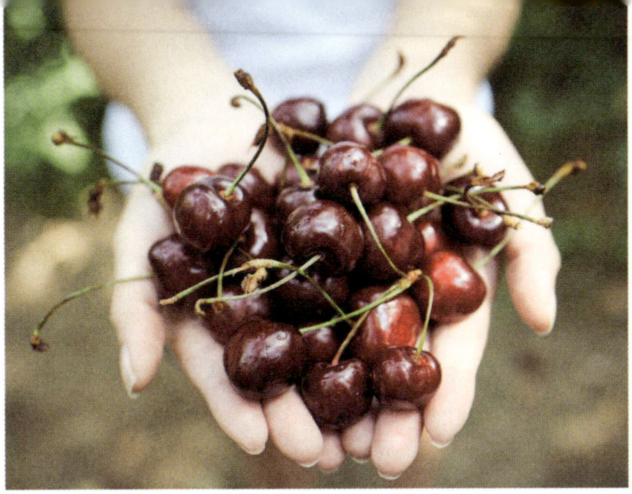

68 kcal

dans 100 g de cerises.

VENDREDI

26

JUIN

Saint Anthelme

IDÉE DÎNER

Salade de pommes de terre à la ciboulette et à l'huile de noisette

Aiguillettes de canard et sauce sucrée-salée de cerises aux épices

Écrasé de carottes au beurre

2 petits-suisses

AU MARCHÉ DE MAI À JUILLET

LA CERISE

La cerise est le petit fruit à noyau du cerisier. Elle est le plus souvent rouge, ou presque noire, mais peut être jaune ou même bicolore. Son goût varie selon les variétés avec une dominante de saveur sucrée ou acide, la variété des bigarreaux étant la plus appréciée. La cerise est le plus sucré des fruits rouges. Les cerises douces apportent 15 % de sucres dans 100 g et les cerises acides 12 %. Les variétés les plus colorées sont une source intéressante de bêtacarotène, avec une action vitaminique. En plus de cela, les pigments anthocyaniques contribuent à son activité antioxydante. Les cerises acides sont cinq fois plus riches en antioxydants que les variétés plus douces. Si l'on élimine la cerise acérola, star de la vitamine C, les teneurs varient de 5 à 20 mg/100 g, ce qui reste modeste.

"**Riche en antioxydants**, la cerise contient aussi des minéraux et des fibres qui en font une bonne alliée du transit."

POUR ÉLIMINER EN DOUCEUR

Riches en eau et en potassium (250 mg/100 g), les cerises ont des propriétés diurétiques reconnues. Les fibres, à hauteur de 1,7 g/100 g, sont constituées par des pectines qui stimulent le fonctionnement intestinal en douceur.

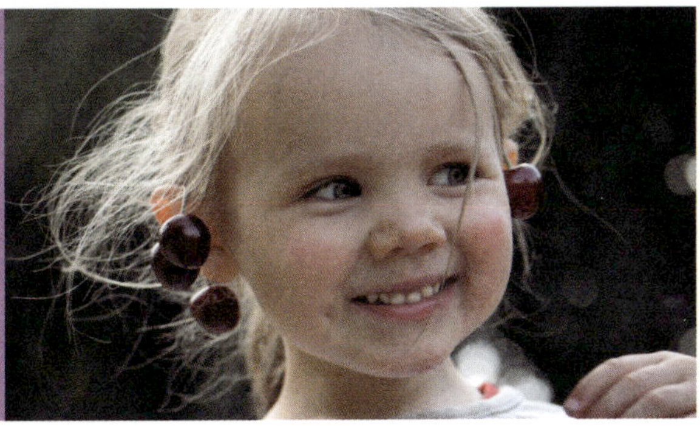

Sauce sucrée-salée de cerises aux épices

POUR 1 PERSONNE

70 g de cerises en conserve nature • 5 cl de jus de cerise (provenant du bocal) • ½ échalote • 1 c. à c. d'épices à pain d'épices • Sel

1. Émincer l'échalote, puis la faire revenir à sec dans une poêle à revêtement antiadhésif jusqu'à ce qu'elle soit translucide.

2. Ajouter les épices, les cerises, laisser mijoter quelques minutes, puis déglacer avec un peu de jus réservé provenant du bocal des cerises. Saler.

3. Cuire jusqu'à obtenir la texture d'une compote épaisse.

SAMEDI

27

JUIN

Saint Fernand

IDÉE DÉJEUNER

Omelette aux épinards et à l'ail

Blé au coulis de tomates

Milk-shake à la banane et à la fraise (½ banane, 1 verre de lait demi-écrémé, vanille)

LES RÉSEAUX SOCIAUX : UNE IMAGE SOUVENT DÉFORMÉE DE LA RÉALITÉ

Les réseaux sociaux présentent un danger pour l'équilibre mental et la perception de soi. Ils forment un miroir déformant qui piège les plus sensibles en leur renvoyant une image peu flatteuse d'eux-mêmes. Par le jeu de la mise en scène de nos vies, ils ont tendance à ne montrer que les expériences les plus glamours, positives, excitantes. Certes, il est plus logique de « poster » une photo d'un bon repas en famille ou d'une fête entre amis que de faire un selfi en pyjama devant la télé un samedi soir. Le problème est le mensonge que cela induit : par cet effet de loupe, on en vient forcément à se comparer et souvent à penser que sa vie est moins bien, alors que les clichés ne représentent même pas la réalité de la vie des autres ! Le système généralisé des *like* soumet notre vie et ce que nous partageons à l'approbation ou non de nos contacts.

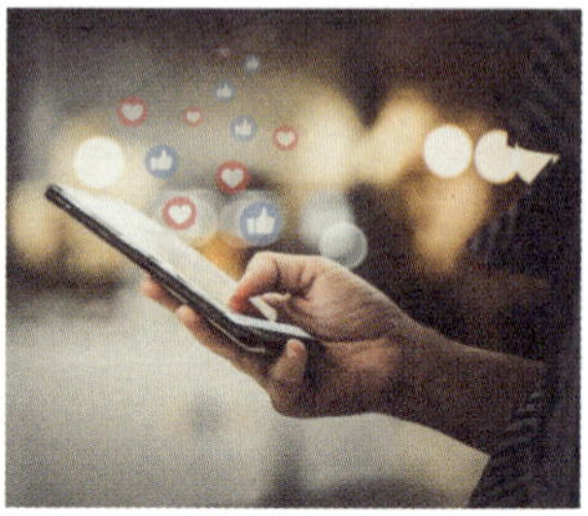

45 %

de la population mondiale utilise régulièrement les réseaux sociaux (étude de Hootsuite et We Are Social en 2018).

Demain, je minute le temps que je passe sur les réseaux sociaux pour déterminer mon niveau d'addiction.

"Les réseaux sociaux peuvent nuire à l'équilibre de certaines personnes **qui manquent de confiance en elles.**"

UNE ADDICTION QUI PEUT MENER À LA DÉPRESSION

Toutes les études à ce sujet prouvent que les utilisateurs intensifs sont plus susceptibles de souffrir de dépression que les non-utilisateurs ou les utilisateurs occasionnels, car les réseaux sociaux diminuent leur satisfaction à l'égard de la vie. Les comparaisons, les *like* qui ne viennent pas peuvent vite mener à la jalousie et à la rancœur et réduire en quelques mois l'estime de soi d'une manière catastrophique. Le caractère addictif fait perdre un temps précieux au détriment d'activités porteuses de bien-être. Pour vous en prémunir, gardez bien en tête que tout cela n'est qu'un point de vue, que vous-même pouvez tricher de la même manière et que seules les interactions réelles valent la peine d'être prises en compte.

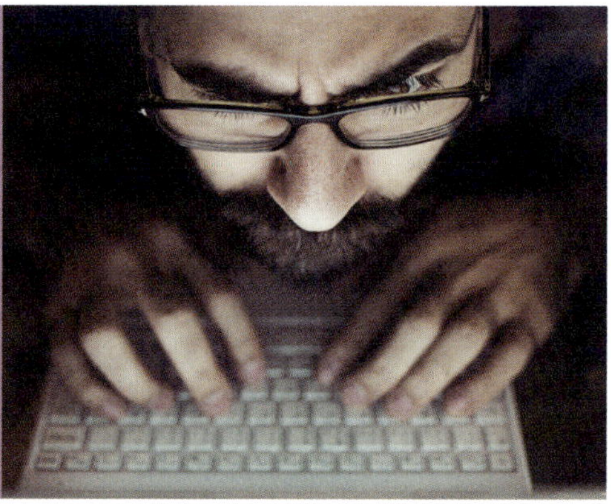

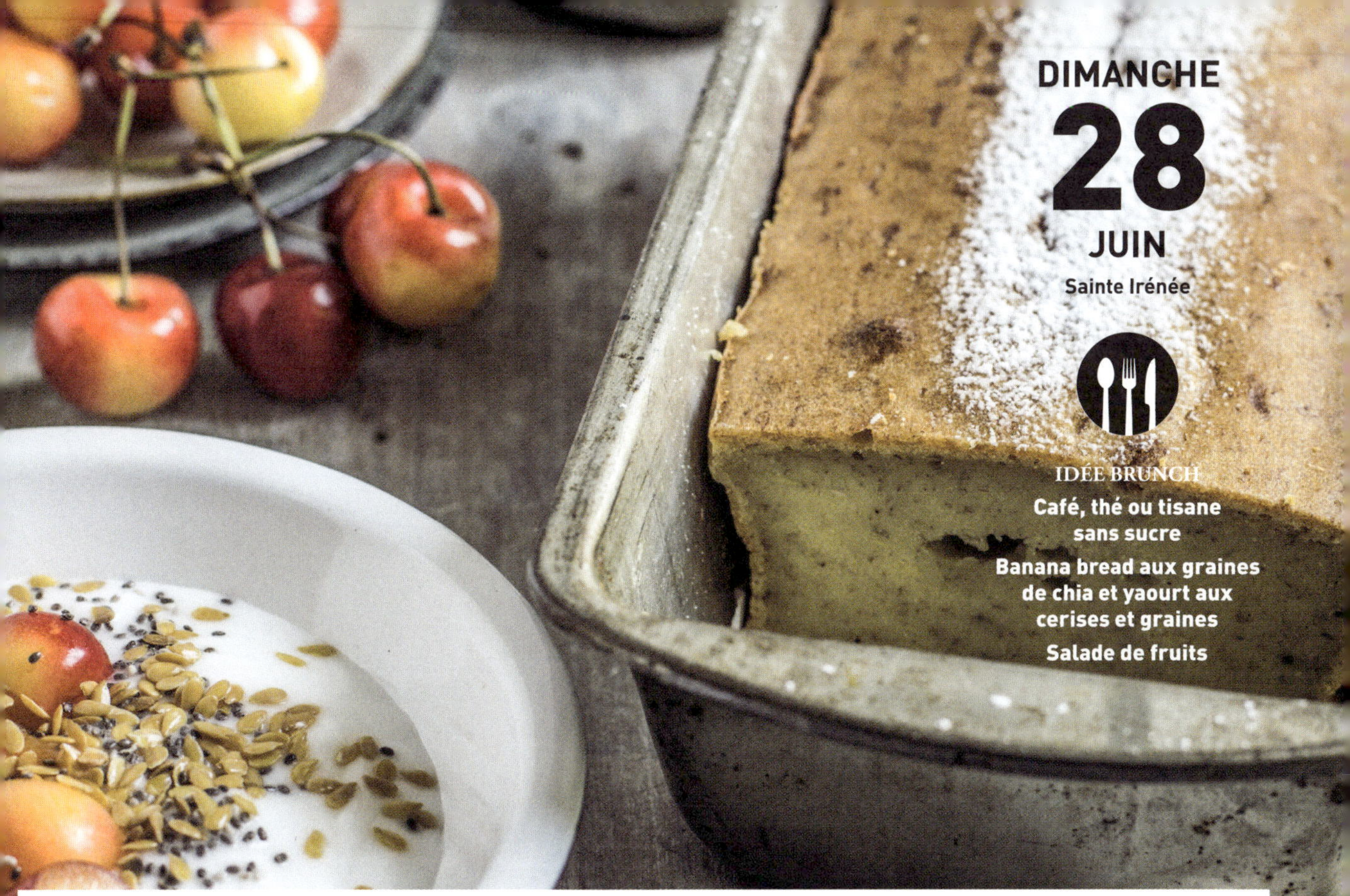

DIMANCHE

28

JUIN

Sainte Irénée

IDÉE BRUNCH

Café, thé ou tisane sans sucre

Banana bread aux graines de chia et yaourt aux cerises et graines

Salade de fruits

Banana bread aux graines de chia et yaourt aux cerises et graines

POUR 6 PERSONNES

300 g de purée de banane (ou 500 g de banane avec peau)
2 gros œufs
5 c. à s. de sucre en poudre (50 g)
1 c. à c. d'extrait de vanille
1 petit pot individuel de compote de pomme
2 c. à s. de beurre doux fondu
300 g de farine
1,5 c. à c. de levure chimique
½ c. à c. de cannelle moulue (facultatif)
1 c. à c. de graines de chia

Bol de yaourt :
1 yaourt
6 cerises lavées, dénoyautées et coupées en 2
½ c. à c. de graines de chia
½ c. à c. de graines de lin

Décor :
½ c. à c. de sucre glace (facultatif) à saupoudrer en bande sur le banana bread cuit

1. Préchauffer le four à 180 °C (th. 6). Beurrer un moule à gâteau rectangulaire (11 x 21,5 x 6 cm) et le garnir d'une feuille de papier sulfurisé.
2. Dans un grand bol, écraser les bananes, ajouter les œufs et fouetter à la main. Ajouter le sucre, l'extrait de vanille, la compote de pomme et le beurre fondu et mélanger à nouveau.
3. Dans un autre bol, bien mélanger la farine, la levure chimique, la cannelle et les graines de chia. Ajouter la farine dans la pâte à la banane et remuer délicatement pour obtenir un mélange homogène.
4. Verser la pâte dans le moule et enfourner pour 35 à 42 min.
5. Laisser refroidir puis démouler le banana bread et l'envelopper de film alimentaire alors qu'il est encore chaud/tiède, afin de conserver tout son moelleux. Dans un bol, verser le yaourt. Ajouter les cerises et saupoudrer des graines de chia et de lin.
6. Couper une tranche de cake et déguster avec le bol de yaourt à la cerise.

LUNDI

29

JUIN

Saints Pierre, Paul

IDÉE DÉJEUNER

Artichaut en feuilles, sauce fromage blanc vinaigré

Filet de flétan en papillote à l'estragon

Quinoa aux épinards et crème fraîche à l'oseille

Panna cotta à l'eau de coco et fruit de la Passion

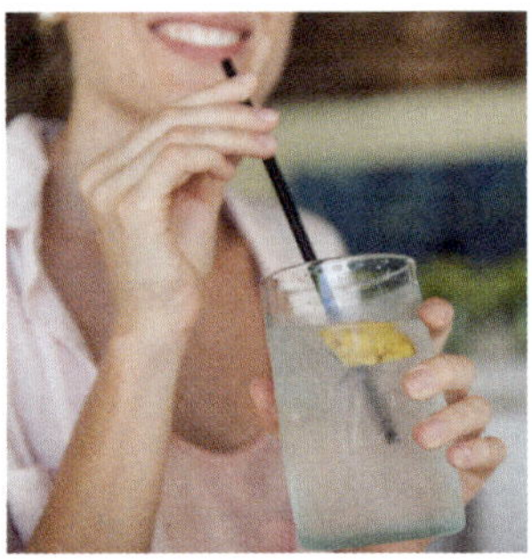

LA BOISSON DE L'EFFORT

L'eau de coco est une boisson idéale pour la réhydratation et la récupération après une activité sportive. D'autre part, une consommation augmentée de potassium associée à une diminution de la consommation de sodium a des effets positifs sur la pression artérielle.

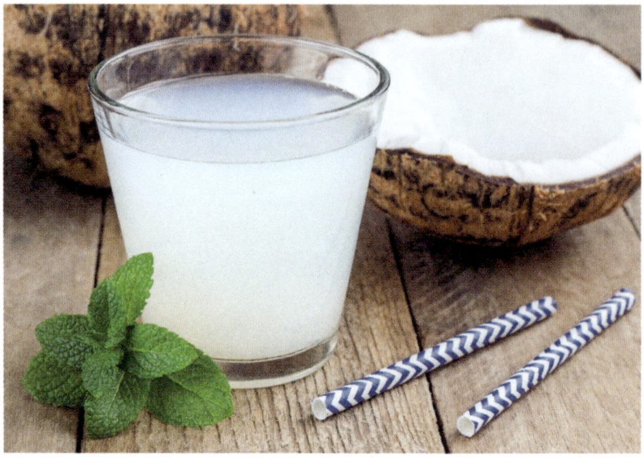

L'EAU DE COCO

Pour les habitants des pays tropicaux, la consommation d'eau de coco est très courante et c'est même dans certaines parties du globe la seule source d'eau potable. Il faut bien la différencier du lait de coco qui provient de la pression de la chair blanche de noix de coco matures. L'eau de coco correspond au liquide naturellement présent au centre des jeunes noix de coco encore vertes et immatures. Une noix de coco peut ainsi en contenir jusqu'à 800 ml. Avec seulement 2,3 g de sucre pour 100 ml, l'eau de coco est une boisson peu sucrée, naturellement isotonique, désaltérante et très riche en oligoéléments. Elle contient notamment une grande quantité de potassium qui lui confère également une action diurétique et drainante. Toutefois, l'eau de coco se dégrade très rapidement et il est important de la consommer tout de suite après récolte.

> "Grâce à ses teneurs en minéraux et oligoéléments, l'eau de coco est à la fois **désaltérante et reminéralisante.**"

13 kcal

dans 100 ml d'eau de coco.

Panna cotta à l'eau de coco et fruit de la Passion

POUR 1 PERSONNE

1 gousse de vanille • 30 g de crème fraîche • 15 g de sucre • 80 ml d'eau de coco • 0,5 g d'agar-agar • 1 fruit de la Passion

1. Ouvrir la gousse de vanille et gratter sur 1 cm les grains à l'aide de la pointe d'un couteau.
2. Dans une casserole, verser la crème, le sucre, l'eau de coco et les grains de vanille. Répartir l'agar-agar et porter à ébullition pendant 2 à 3 min.
3. Verser dans une verrine, laisser tiédir, puis placer au réfrigérateur au moins 45 min, jusqu'à ce que la préparation se gélifie.
4. Au moment de servir, démouler la panna cotta sur une petite assiette à dessert.
5. Ouvrir le fruit de la passion, récupérer la pulpe et dresser autour de la panna cotta.

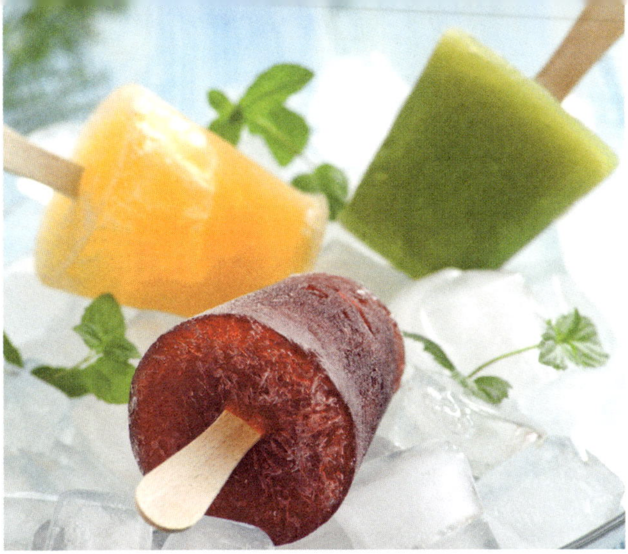

CRÈMES GLACÉES OU SORBET, QUELLE EST LA DIFFÉRENCE ?

Sous le terme de « glaces » se cachent en réalité de multiples préparations aux qualités nutritionnelles bien différentes. Les crèmes glacées, comme les classiques vanille, café ou chocolat sont composées d'une base de crème anglaise industrielle avec des protéines (laitières et/ou végétales et/ou d'œuf), des matières grasses (laitières et/ou végétales et/ou d'œuf), de sucres et de parfums variés. Elles contiennent parfois des inclusions (chocolat ou biscuits, noix, nappages ou toppings) et sont ainsi enrichies en calories. Les sorbets quant à eux se composent d'un mélange d'eau, de sucre et de jus ou pulpe de fruits. Contrairement aux crèmes glacées, aucune matière grasse n'est ajoutée à leur préparation. Un sorbet doit contenir au minimum 15 % de pulpe, purée ou jus pour les fruits acides (cassis, citron...) ou les fruits à saveur forte (ananas, banane,...) et 35 % pour les fruits doux (fraise, poire...). Un sorbet « plein fruits » comprend au moins 45 % de fruits, 20 % pour les fruits acides et à saveur forte.

“Faites-vous plaisir avec une glace à condition de **choisir un sorbet** : plus riche en vitamines, moins calorique et sans additifs !”

200 kcal

dans 100 g de crème glacée simple, sans inclusions (biscuits, nappage, etc.).

QUE PENSER DES GLACES ALLÉGÉES ?

Les glaces allégées, avec des quantités de matières grasses et de sucres réduites, et davantage d'eau, sont environ 30 % moins caloriques que les recettes originales, mais restent plus riches qu'un simple sorbet et surtout moins goûteuses. La qualité des ingrédients reste à surveiller, tout comme l'ajout d'additifs souvent en surnombre !

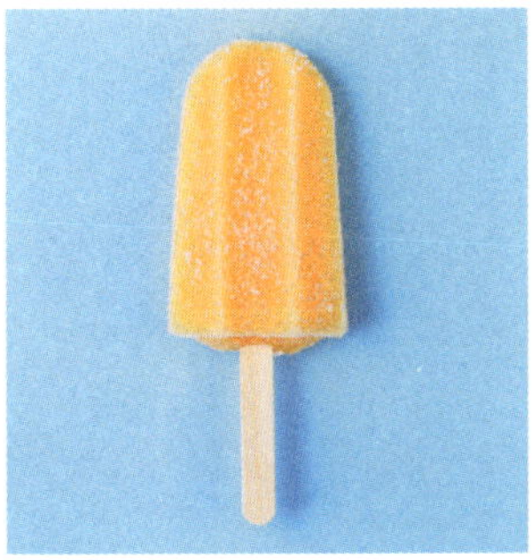

MARDI

30

JUIN

Saint Martial

IDÉE DÉJEUNER

Cœurs de palmier au basilic et à l'huile d'olive

Boulgour et lentilles corail au bouillon

Courgettes cuites à la vapeur

2 boules de sorbet à la mangue

LES SORBETS : PLUS DE VITAMINES, MOINS DE CALORIES !

Les sorbets riches en fruits conservent une grande partie de la vitamine C et des pigments antioxydants du fruit de base, et quand celui-ci est riche (cassis, fraises, etc.), deux boules de sorbet peuvent couvrir jusqu'à 1/3 des besoins journaliers en vitamine C. Côté calories, on préfère les sorbets aux glaces (2 boules de sorbet apportent autant de calories qu'un fruit). Les crèmes glacées apportent en plus une portion de graisse.

MERCREDI

1er

JUILLET

Saint Thierry

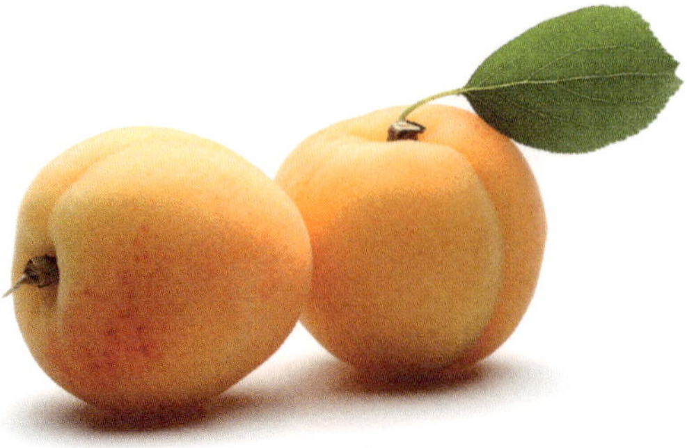

IDÉE DÎNER

Salade de brocolis à l'huile d'olive et vinaigre balsamique

2 œufs à la coque

Mouillettes de pain de campagne finement beurrées

Abricots rôtis au four

AU MARCHÉ DE JUIN À SEPTEMBRE
PLEINE SAISON DE JUIN À AOÛT

L'ABRICOT

L'abricot est le fruit de l'abricotier. Sa peau comestible et légèrement duveteuse devient lisse à maturité. Sa chair sucrée, plus ou moins parfumée selon les variétés, contient une amande comestible également, douce ou amère. L'abricot représente une source remarquable de provitamine A (ou carotène), qui se transforme dans l'organisme en vitamine A. L'abricot bénéficie d'un apport très important en potassium (315 mg/100 g – le besoin minimal est estimé à 500 mg/100 g). Il est également une source appréciable de fer et de magnésium. Lorsqu'il est consommé « mûr à point » l'abricot est un fruit parfaitement digeste. Son assimilation est favorisée par sa consistance tendre et moelleuse et par sa saveur légèrement acidulée, qui stimule les sécrétions gastriques. Ses fibres, très bien tolérées, sont bénéfiques pour le fonctionnement intestinal.

Abricots rôtis au four

POUR 1 PERSONNE

3 abricots • Le jus de ½ citron • 50 g de ricotta • Quelques gouttes d'eau de fleur d'oranger • 1 c. à c. de miel • ½ c. à c. de fleurs de lavande comestibles (en épicerie orientale)

1. Préchauffer le four à 200 °C (th. 6-7). Laver les abricots et les couper en deux. Retirer le noyau.
2. Mélanger le jus de citron avec la ricotta, l'eau de fleur d'oranger et le miel.
3. Farcir les abricots avec ce mélange et les envelopper dans une feuille de papier cuisson. Enfourner dans un plat à gratin pour 40 min.
4. À la sortie du four, saupoudrer des fleurs de lavande et servir immédiatement.

JE MANGE DU GRAS AVEC LES ABRICOTS SECS

En effet, le bêtacarotène est mieux absorbé par l'organisme quand il est consommé avec une petite quantité de gras : donc, n'hésitez pas à associer des abricots secs avec des noix ou du fromage.

> "L'abricot est **un fruit excellent pour la santé** puisqu'il contient des protavitamines A, du potassium, du fer et du magnésium."

Quels sont les **bienfaits de la vitamine A ?**

Utile au bon état de la peau et des muqueuses, ainsi qu'à la bonne santé des yeux, la vitamine A contenue dans l'abricot possède des vertus variées : cet antioxydant puissant joue un rôle dans la protection contre le cancer et le vieillissement cellulaire ; il augmente également la résistance aux infections.

3 mg

de provitamine A sont contenus dans deux abricots, soit presque 50 % de l'apport quotidien conseillé.

"L'excès de cholestérol sanguin peut avoir **une origine héréditaire.**"

JEUDI
2
JUILLET
Saint Martinien

IDÉE DÉJEUNER

Bâtonnets de concombre à tremper dans 1 faisselle aillée et persillée

Poêlée de quinoa aux oignons et aubergines grillées avec 2 c. à c. d'huile combinée

Nectarine

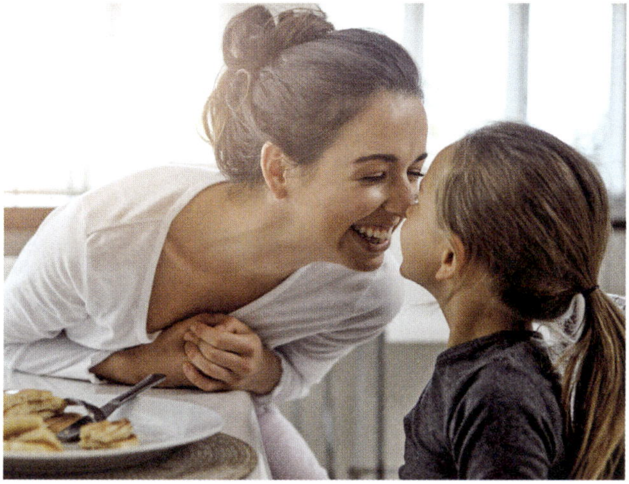

L'HYPERCHOLESTÉROLÉMIE EST-ELLE HÉRÉDITAIRE ?

L'hypercholestérolémie est le fait d'avoir un taux plus élevé de cholestérol sanguin que la limite préconisée par les instances de santé. On entend fréquemment parler de prédisposition génétique. En réalité, votre taux de cholestérol élevé est le plus souvent le fruit d'une histoire familiale modulée par votre alimentation. Ce sont donc les habitudes alimentaires familiales qui vous y exposent plus ou moins. Pour un petit nombre de cas exceptionnels, notre faculté à produire trop de cholestérol nous vient de nos deux parents : dans ce cas, le taux est très élevé et seuls les médicaments sont capables de renverser la tendance. Seules 60 personnes en France sont porteuses de cette forme génétique rare. Pourtant, l'hypercholestérolémie est fréquente et il existe surtout une prédisposition familiale au cholestérol qui entre en compte dans l'évaluation de votre propre risque cardiovasculaire. Informez vos enfants sur votre taux de cholestérol et sur l'importance de connaître le leur. Cette démarche s'appelle le « dépistage familial » : c'est un service que vous leur rendrez.

BAISSER SON TAUX DE CHOLESTÉROL PEUT-IL ÊTRE NÉFASTE ?

Vous avez peut-être entendu dire que baisser le cholestérol pouvait être dangereux pour la santé et même provoquer l'apparition de cancers. C'est une erreur d'interprétation. En réalité, ce n'est pas la baisse du cholestérol qui entraîne l'apparition d'une maladie. C'est la maladie elle-même (le cancer ou une maladie du foie) qui s'accompagne d'une baisse du cholestérol.

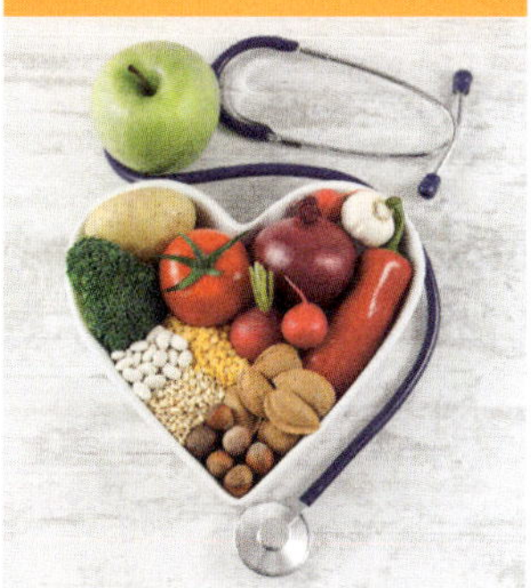

Je mange **quels féculents quand je fais attention** à mon cholestérol ?

Les flocons d'avoine, le pain de seigle, le pain complet, le pain aux céréales et aux graines, les légumes secs, les pâtes intégrales, le quinoa, l'amarante, le pilpil.

1/3

des adultes en France sont touchés par un excès de cholestérol sanguin.

VENDREDI

3

JUILLET

Saint Thomas

IDÉE DÉJEUNER

Salade de courgettes au citron et sésame grillé

Gigot d'agneau rôti aux herbes de Provence

Boulgour à la tomate

Yaourt nature

Abricots

0,5 kcal

par kilogramme de poids et par kilomètre représente la dépense d'énergie pour la marche et la bicyclette de loisir.

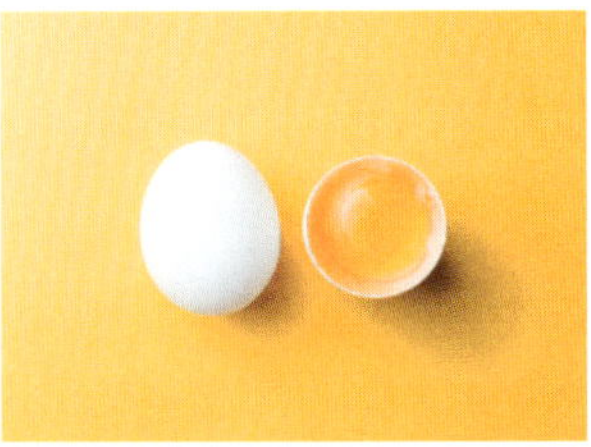

LES ŒUFS

Pourvoyeurs de protéines, les œufs sont intéressants lorsque l'on a une activité sportive. Préférez des œufs Label Rouge ou bio, cela garantit leur qualité (alimentation, élevage en plein air).

SPORT ET ALIMENTATION, NOTRE CORPS A-T-IL BESOIN DE PLUS ?

Le sport est devenu un enjeu de société. De plus en plus de gens s'y adonnent, il bénéficie d'une médiatisation intense et l'intérêt de la population pour celui-ci est de plus en plus grand. Depuis quelques années de nombreuses propositions fleurissent pour le sportif : conseils divers, boissons, compléments alimentaires, produits hyperprotéinés... Rappelons que le sport consiste en l'expression d'un grand nombre de mouvements, nécessitant un travail mécanique, qui mobilise la plupart des parties du corps et qui est également sous le contrôle du système nerveux. La grande difficulté est qu'il faut tenir compte à la fois de l'âge, du sexe, de la fréquence, de la durée, du niveau d'activité, ainsi que du type de sport. Cela oblige à donner des valeurs « moyennes » qui servent de référence et s'ajustent selon le sujet et sa situation.

"**L'ensemble du corps est sollicité** lors d'un exercice physique, autant pour les besoins en nutriments que pour le fonctionnement cérébral."

Le top 10 des aliments les plus riches en protéines (en g pour 100 g)

1. Gélatine alimentaire
87,60

2. Parmesan
38,60

3. Viande des Grisons
37,40

4. Lait en poudre écrémé
35

5. Chevreuil, faisan rôti
32,60

6 . Emmental
32,60

7. Gésier de canard confit
32,40

8. Bœuf braisé
32,10

9. Édam
31,90

10. Viande de veau cuite
31

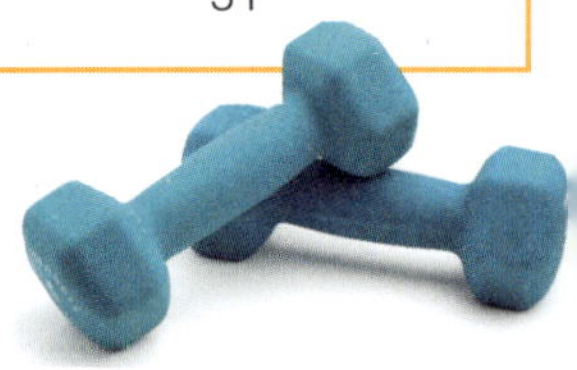

LES BESOINS FONDAMENTAUX POUR TOUS SPORTIFS

Le besoin énergétique chez le sportif est fondamental, d'autant que, si on apporte des aliments pour fournir cette énergie, on apporte également des minéraux, des oligoéléments, ainsi que parfois des vitamines pour compenser les pertes. De même, il est fondamental de s'hydrater correctement lors d'une activité physique, car la chaleur produite au moment des exercices pourrait devenir dangereuse si notre corps n'était pas en sueur.

SAMEDI

4

JUILLET

Saint Florent

IDÉE PETIT DÉJEUNER

Café, thé ou infusion sans sucre

Biscottes

Beurre

Smoothie du réveil à la fraise

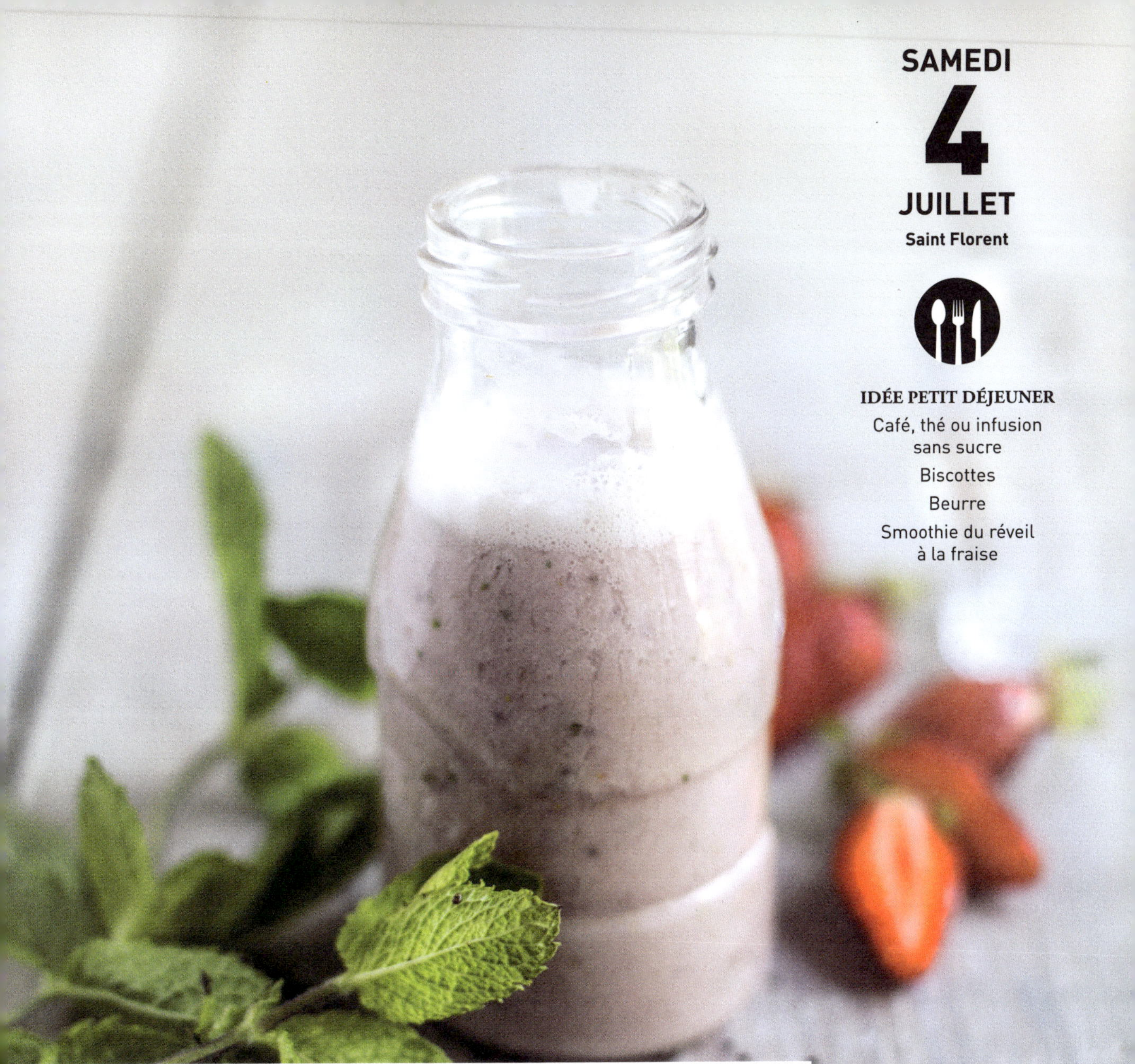

Smoothie du réveil à la fraise

POUR 1 PERSONNE

160 g de fraises
4 feuilles de menthe fraîche
1 tranche de gingembre (environ 3 g)
170 ml de lait végétal (amande, par exemple)
1 c. à c. de graines de chia

1. Laver et équeuter les fraises. Laver les feuilles de menthe. Peler le gingembre.
2. Verser tous les ingrédients dans un blender et mixer. Déguster aussitôt.

DIMANCHE

5

JUILLET

Saint Antoine

IDÉE DÎNER

Papillote de cabillaud, tomate-chèvre frais

Tagliatelles au pesto

Compote

Papillote de cabillaud, tomate-chèvre frais

POUR 1 PERSONNE

180 g de filet de cabillaud • 1 c. à c. de moutarde • 40 g de chèvre frais • 1 grosse tomate • 1 pincée de thym • 1 c. à c. de menthe ciselée • 1 c. à c. de basilic • 1 c. à s. de jus de citron • Sel poivre

1. Préchauffer le four à 200 °C (th. 6-7). Laver puis couper la tomate en rondelles et mettre une rangée de rondelles de tomate sur une feuille de papier sulfurisé.

2. Badigeonner le filet de cabillaud de moutarde et le déposer sur les rondelles de tomate.

3. Travailler le chèvre avec les herbes, le jus de citron, du sel et du poivre. Étaler sur le poisson.

4. Fermer la papillote hermétiquement et enfourner 25 min.

“La tomate contient de la provitamine A qui a une action **protectrice contre le cancer.**”

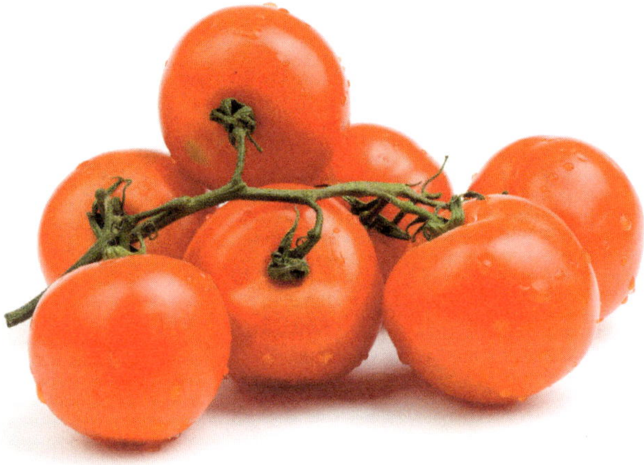

15 kcal

dans 100 g de tomates.

AU MARCHÉ DE MAI À OCTOBRE

LA TOMATE

Représentées par de nombreuses variétés, de la tomate cerise sucrée à la cœur de bœuf charnue, elles se consomment aussi bien crues que cuites, en potage ou en sauce. Riche en acides organiques naturels, la tomate garde une petite touche acidulée. Au fur et à mesure de la maturation du fruit, ses acides organiques diminuent et les glucides augmentent, le rendant de plus en plus doux et sucré. Son côté acidulé agit en stimulant les sécrétions digestives et prépare ainsi à la bonne assimilation de la suite du repas.
La tomate est un fruit riche en eau, légèrement sucré et ainsi faiblement énergétique. Elle contient aussi de nombreuses vitamines et des minéraux, dont le potassium. Il faut noter toutefois que, selon le type de sol et les engrais utilisés, les teneurs en minéraux peuvent varier largement et passer du simple au double, voire au triple.

Comment cuisiner les tomates ?

Les fibres sont concentrées dans la peau et dans les graines. Il est ainsi aisé de les ébouillanter, de les peler et de les épépiner pour les rendre plus douces et plus digestes.

RICHE EN VITAMINES HYDROSOLUBLES

Toutes les vitamines hydrosolubles sont bien représentées dans la tomate et notamment la vitamine C antioxydante et anti-infectieuse, dont le taux peut varier de 10 à 30 mg/100 g.
La provitamine A constitue une fraction des pigments rouges de la tomate. Cette provitamine est associée au lycopène, un puissant pigment antioxydant qui n'a pas d'action vitaminique, mais qui pourrait avoir une action protectrice contre le cancer.

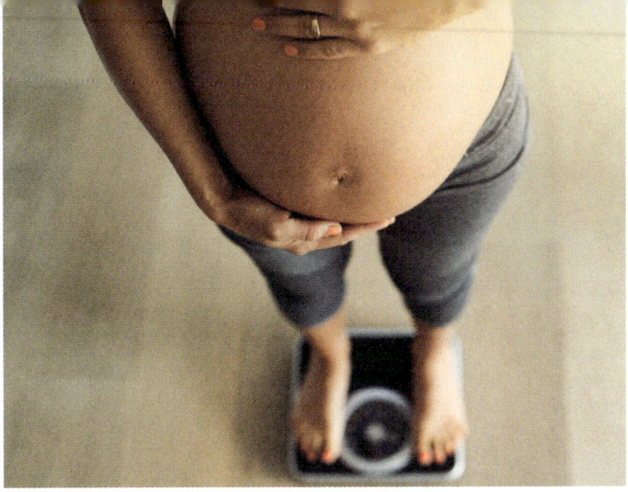

POURQUOI FAUT-IL SURVEILLER SON POIDS PENDANT LA GROSSESSE ?

Diabète, hypertension, accouchement prématuré sont autant de complications qui peuvent être la conséquence d'une prise de poids trop importante. C'est pourquoi il est important de se prémunir face à ces problèmes en la contrôlant. Mais cela ne doit pas devenir une obsession pour autant.

La moyenne est de 12 kilos sur 9 mois, mais tout dépend de son IMC (indice de masse corporelle). Pour le calculer, il suffit de diviser son poids en kilos par sa taille en mètre, puis de diviser le chiffre obtenu par sa taille. Par exemple, si vous mesurez 1,65 mètre et pesez 58 kilos, l'IMC est de 21,30.

58 / 1,65 = 35,1515 / 1,65 = 21,30

> "Une prise de poids trop importante peut avoir de réelles conséquences sur le bon déroulement de votre grossesse (et sur votre santé future)."

Quelle est **la prise de poids conseillée** en fonction de son IMC ?

En effet, il sera conseillé de prendre un peu plus de poids si vous êtes plutôt mince, ou au contraire un peu moins si vous êtes en surpoids. Si votre IMC est inférieur à 19,5, il est conseillé de prendre entre 12 et 17 kilos. S'il est compris entre 20 et 26, votre fourchette de poids conseillée se situera entre 11,5 et 16 kilos. Entre 26 et 29, vous pouvez prendre entre 7 et 11,5 kilos. Si votre IMC dépasse les 29, vous devrez tendre vers une prise de 6 kilos, mais c'est un minimum. Si vous attendez des jumeaux, la prise de poids sera alors de 3 à 4 kilos supplémentaires. De même, chez les adolescentes, il faudra se situer dans la partie haute de la fourchette, et pour les femmes de petite taille dans la partie basse de la fourchette.

LUNDI

6

JUILLET

Sainte Mariette

IDÉE DÉJEUNER

Lamelles de champignons crus au jus de citron

Dés de filet mignon de porc bien cuit à la coriandre, sauce soja et ananas au sirop

Riz complet au beurre

Fondue de poireaux au bouillon de légumes

2 petits-suisses nature

12 kg

c'est le nombre de kilos qu'il est conseillé de prendre pendant une grossesse.

Le top 5 des ingrédients à privilégier pendant sa grossesse

1. Pain complet
2. Riz
3. Pâtes
4. Légumes secs
5. Fruits

MARDI

7

JUILLET

Saint Raoul

IDÉE DÉJEUNER

½ avocat citronné

Moules au court-bouillon au coulis de tomates

Julienne de légumes vapeur

Semoule

Petits-suisses nature et coulis de fruits rouges

Abricots

30 g

par jour est la consommation en fibres recommandée, en particulier pour prendre soin de son microbiote.

LE LIEN ENTRE LE MICROBIOTE ET LE SYNDROME DU CÔLON IRRITABLE

Des chercheurs de l'INRA (Institut national de la recherche agronomique) ont récemment montré qu'une majorité de patients atteints du syndrome du côlon irritable présentaient des déséquilibres de leur microbiote. Reste à identifier précisément quels composants microbiens de la flore intestinale sont impliqués.

"Chaque personne possède un microbiote unique, qui se constitue à la petite enfance et s'enrichit grâce à une alimentation variée et saine."

QU'EST-CE QUE LE MICROBIOTE ?

Hôte de notre intestin, le microbiote (ou flore intestinale) est un vaste écosystème composé de milliers de milliards de bactéries, virus, parasites et champignons pouvant peser jusqu'à 2 ou 3 kilos. Il joue un rôle essentiel dans les fonctions digestives, neurologiques, immunitaires et métaboliques. Puisqu'il est également capable de communiquer avec l'intestin, on le considère aujourd'hui comme notre deuxième cerveau. Cette barrière protectrice, qui est aussi une sorte de carte d'identité génétique propre à chacun, se met en place dans la petite enfance, mais s'enrichit grâce une alimentation variée et équilibrée.

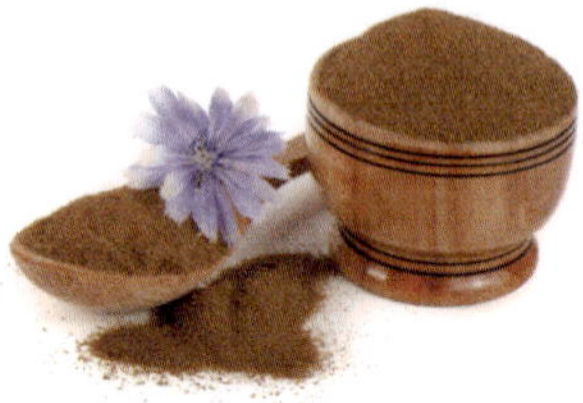

LA CHICORÉE

La principale qualité de la chicorée est de favoriser le transit et de contribuer à l'équilibre de la flore intestinale grâce à ses effets prébiotiques. En effet, on extrait de sa racine un glucide appelé « inuline », qui stimule la croissance des bonnes bactéries intestinales bénéfiques. Elle arrive intacte dans le côlon et permet ainsi aux bonnes bactéries de s'en nourrir, ce qui la rend potentiellement utile pour traiter les maladies inflammatoires de l'intestin. Optez pour une chicorée filtre, à préparer comme un café, pour une boisson de meilleure qualité que les mélanges prêts à l'emploi.

Je mange quoi quand **mon microbiote est perturbé ?**

La gastro-entérite, l'indigestion et la prise d'antibiotiques indiquent que le microbiote est ou va être perturbé. Dans ces situations, il est essentiel de bien s'hydrater (eau, bouillons, éventuellement solutions de réhydratation) et d'adapter son régime alimentaire en consommant des aliments doux pour la flore intestinale (riz, bananes, potages à base de carottes, légumes pelés bouillis, viandes maigres…). Par ailleurs, la prise de probiotiques peut aider à rééquilibrer la flore intestinale, demandez conseil à votre médecin.

MERCREDI
8
JUILLET
Saint Thibault

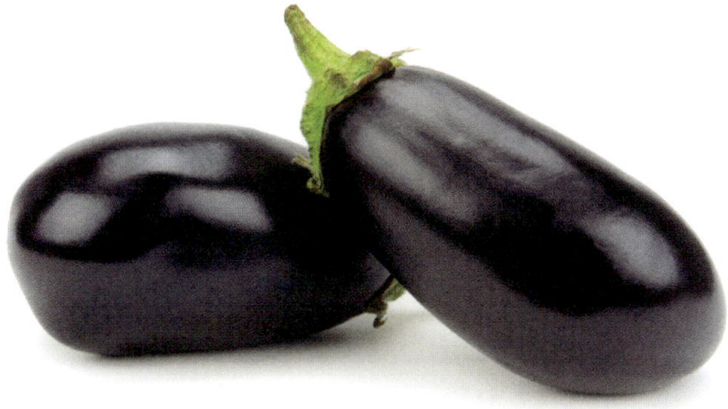

AU MARCHÉ DE JUIN À SEPTEMBRE

L'AUBERGINE

L'aubergine est une plante potagère dont nous consommons le fruit comme légume. Cette grosse baie ronde ou allongée, violette ou noire, à peau lisse et brillante, comestible, possède une chair ferme beige aux nombreuses graines. C'est un légume pauvre énergétiquement, source intéressante de minéraux, fibres et vitamines. Cuisinée sans matières grasses, l'aubergine est très digeste. Elle apporte 2,5 % de fibres bien tolérées par les intestins.

IDÉE DÉJEUNER

Côtelettes d'agneau rôties au thym et au miel

Curry d'aubergine

Polenta à la crème de soja

Fromage blanc et myrtilles

35 kcal

dans 100 g d'aubergines.

"Grâce à ses fibres et à ses nutriments, l'aubergine est conseillée **dans le cadre d'un régime hypocholestérolémiant et hypocalorique.**"

Curry d'aubergine

POUR 1 PERSONNE

1 aubergine • ½ oignon • ½ c. à c. de poudre de curry • 1 pincée de gingembre en poudre • ½ c. à c. de graines de cumin • 1 gousse d'ail • 1 yaourt nature classique non sucré • Le jus de ¼ de citron • 1 c. à c. de persil haché • 1 c. à c. de coriandre ciselée • Sel

1. Laver l'aubergine et la couper en deux dans le sens de la longueur. Saler et si possible laisser dégorger 20 min.
2. Hacher l'oignon, le faire revenir dans une cocotte à revêtement antiadhésif avec le curry, le gingembre et les graines de cumin jusqu'à ce qu'il soit bien doré.
3. Couper les aubergines en petits dés et les ajouter dans la cocotte ainsi que l'ail pressé.
4. Faire cuire à l'étouffée à feu doux en ajoutant un fond d'eau pendant 20 à 30 min jusqu'à ce que les aubergines soient bien fondantes.
5. Battre le yaourt avec le jus de citron, saler et poivrer.
6. Ajouter le yaourt avec les aubergines et mélanger quelques minutes sur le feu. Parsemer d'herbes fraîches ciselées et servir sans attendre.

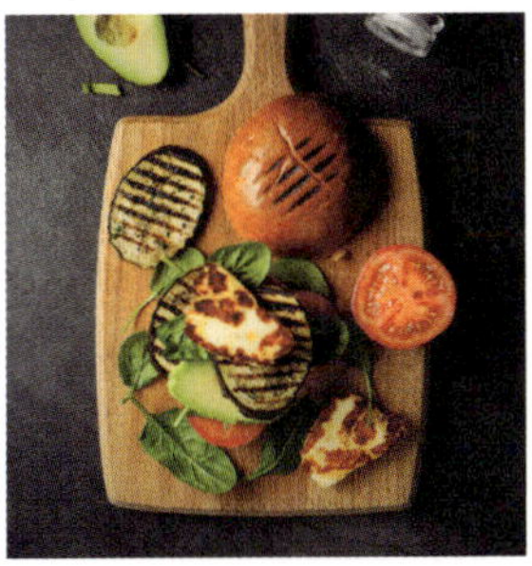

LE LÉGUME ANTI-CHOLESTÉROL

Des études réalisées aux États-Unis et en Autriche ont montré que l'aubergine était capable de limiter l'augmentation des lipides et du cholestérol sanguin. En effet, elle renfermerait des substances ayant la propriété de maintenir le cholestérol dans la lumière de l'intestin. Cela permettrait au cholestérol d'être ainsi expulsé sans avoir été réabsorbé par la muqueuse puis entraîné dans la circulation sanguine.

JEUDI

9

JUILLET

Sainte Amandine

IDÉE PETIT DÉJEUNER

Thé ou café léger sans sucre

Petits pains suédois

Beurre

Lait demi-écrémé

Jus de fruits 100 % pur jus sans sucres ajoutés

4

carrés de sucre dans 150 ml de jus de fruits.

LE JUS D'ORANGE

Privilégiez toujours un jus 100 % pur jus, non issu de jus concentrés, ne contenant aucun additif ni sucres ou sel ajoutés et conditionné en bouteille opaque (briques ou bouteilles en verre teinté), car la plupart des vitamines sont sensibles à la lumière. Sachez aussi que certains produits enrichis en vitamines sont intéressants pour contrebalancer les pertes vitaminiques liées à la pasteurisation.

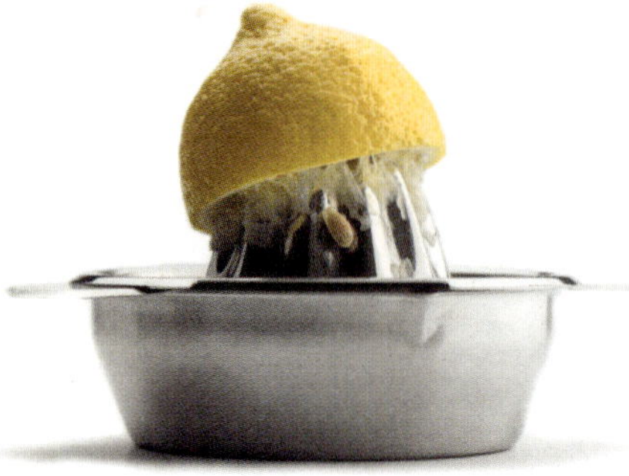

LES JUS DE FRUITS SONT-ILS BONS POUR LA SANTÉ ?

D'un point de vue nutritionnel, les jus de fruits ne contiennent quasiment plus de fibres alimentaires, mis à part certains jus avec pulpe, et les vitamines et antioxydants disparaissent progressivement après leur fabrication, et encore plus après l'ouverture de la bouteille. On considère que les différents jus de fruits et nectars apportent 8 à 12 g de glucides pour 100 ml, et même au-delà selon le fruit choisi.

Et les **100 %** **pur jus ?**

Ce sont les jus qui se rapprochent le plus d'un jus pressé maison, à condition de les consommer rapidement après production. Ils sont aussi les plus chers. Mais des jus 100 % pur jus peuvent subir une « flash pasteurisation », permettant d'allonger le temps de conservation, mais qui engendre une petite dégradation de leurs qualités organoleptiques et une baisse de leur teneur en vitamine C.

> "Les jus de fruits bénéficient d'une image de produits santé alors qu'**ils ont perdu quasiment tous les nutriments contenus dans les fruits.**"

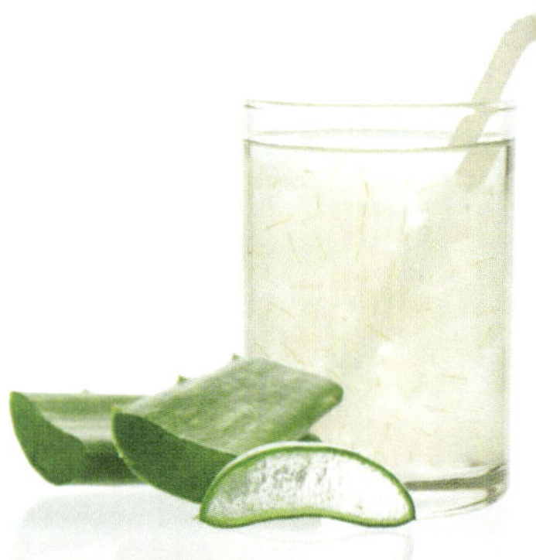

QUE PENSER DES JUS À L'ALOE VERA ?

L'aloe vera contient des vitamines, des minéraux et des antioxydants et a un effet positif sur le microbiote. Les pur jus et les boissons à base de pulpe d'aloe en contenant au moins 80 % sont des produits de qualité qui peuvent être utilisés en cure en juste quantité. En revanche, les bouteilles à base de concentré ou ne contenant que 10 % d'aloe, mixé avec eau, sucre et plus ou moins de conservateurs n'ont, eux, aucun intérêt, surtout qu'il est difficile dans ce cas de trouver un produit sans additifs ou sirop de sucre !

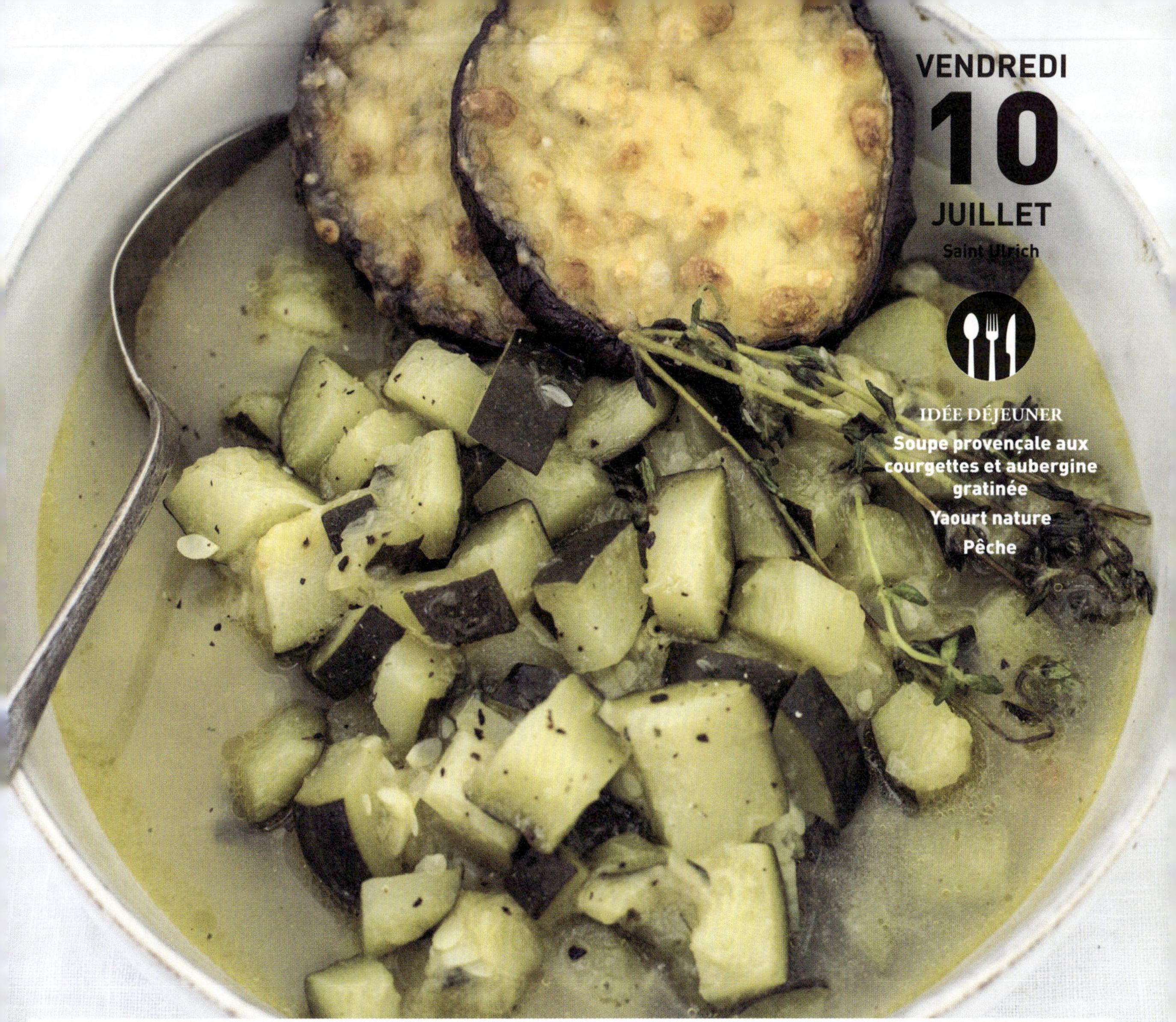

VENDREDI
10
JUILLET
Saint Ulrich

IDÉE DÉJEUNER

Soupe provençale aux courgettes et aubergine gratinée

Yaourt nature

Pêche

Soupe provençale aux courgettes et aubergine gratinée

POUR 4 PERSONNES

4 courgettes de taille moyenne
1 échalote
1 c. à s. d'huile d'olive
500 ml d'eau de bouillon de légumes
1 aubergine
80 g de mozzarella di buffala
1 branche de thym
1 pincée de sel
1 pincée de poivre

1. Préchauffer le four à 250 °C (th. 8-9). Laver les courgettes et les couper en petits dés. Éplucher et émincer l'échalote.
2. Faire dorer l'échalote, puis les courgettes dans une cocotte avec l'huile d'olive. Baisser le feu, couvrir de bouillon, ajouter le thym, saler, poivrer et laisser mijoter.
3. Laver l'aubergine et la couper en rondelles. Les disposer sur une plaque de cuisson recouverte de papier sulfurisé et enfourner pour 20 à 25 min.
4. À mi-cuisson, retourner les rondelles d'aubergine, les couvrir de mozzarella et laisser gratiner.
5. Servir la soupe non mixée avec l'aubergine gratinée. Bon appétit !

SAMEDI

11

JUILLET

Saint Benoît

IDÉE DÎNER

Concombres et vinaigrette à l'huile de lin

Quinoa aux oignons

Courgettes vapeur et coulis de tomate au basilic

Chèvre frais

Pain complet

Pomme rôtie au four à la cannelle

BIEN PLUS QU'UN SIMPLE AROMATE

Le basilic a des teneurs intéressantes en minéraux, notamment pour le couple calcium-phosphore (202 mg/100 g et 53 mg/100 g) indispensable pour le métabolisme des tissus osseux. Par ailleurs, le basilic calme efficacement les maux de gorge grâce à sa richesse en camphre, qui a la propriété de soulager les affections des voies respiratoires. Il participera également à la couverture de vos besoins en vitamine B9 (folates, 74,5 µg/100 g) en période de grossesse.

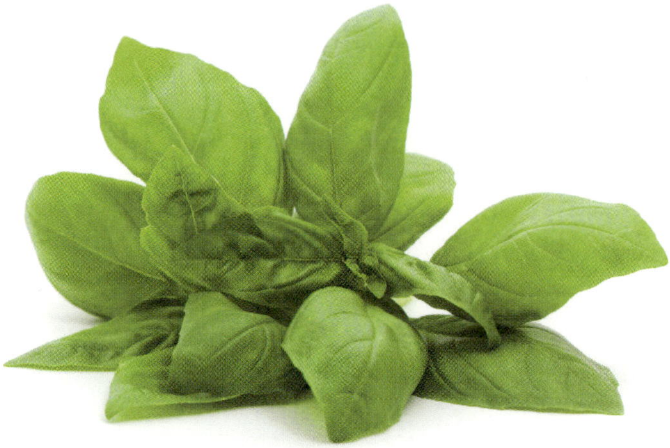

AU MARCHÉ DE JUIN À AOÛT

LE BASILIC

Originaire d'Inde, le basilic a longtemps été utilisé comme une plante médicinale avant de rentrer dans nos cuisines. C'est une petite plante herbacée aux fleurs blanches dont on compte de nombreuses variétés comme le basilic citron, le « Fin Vert », le pourpre... le plus utilisé étant le « Grand Vert » et sa sous-variété Genovese. Il est l'un des piliers de la gastronomie méditerranéenne, plus particulièrement italienne et provençale, un indispensable de la soupe au pistou et du pesto. Avec un apport calorique de 47 kcal/100 g, vous pouvez parsemer généreusement vos plats de basilic, qui ne pèsera pas beaucoup sur la balance énergétique. D'autant plus qu'il a des propriétés antioxydantes importantes, avec une quantité non négligeable de vitamine C (22 mg/100 g), mais surtout un taux record de bêtacarotène (provitamine A).

Coulis de tomate au basilic

POUR 4 PERSONNES

500 g de tomates pelées au jus • 1 petit bouquet de basilic frais • 1 oignon • 1 gousse d'ail • Sel et poivre en grains

1. Éplucher la gousse d'ail et l'oignon. Les faire fondre dans une poêle à revêtement antiadhésif sans matières grasses en ajoutant 1 cuillerée à soupe d'eau.
2. Ajouter les tomates coupées en dés, le sel et le poivre. Baisser le feu et laisser mijoter 15 min.
3. Mixer la préparation et passer au chinois pour obtenir un coulis bien lisse.
4. Laver le basilic et le ciseler le plus finement possible. L'ajouter dans la sauce juste avant de servir.

3 546 µg

de bêtacarotène (provitamine A) dans 100 g de basilic.

"Source d'antioxydants et de vitamines, le basilic est intéressant en période de croissance et en prévention de l'ostéoporose."

DIMANCHE

12

JUILLET

Saint Olivier

5 %

de la population française seulement profiterait des bienfaits du massage bien-être (enquête Ipsos, 2012).

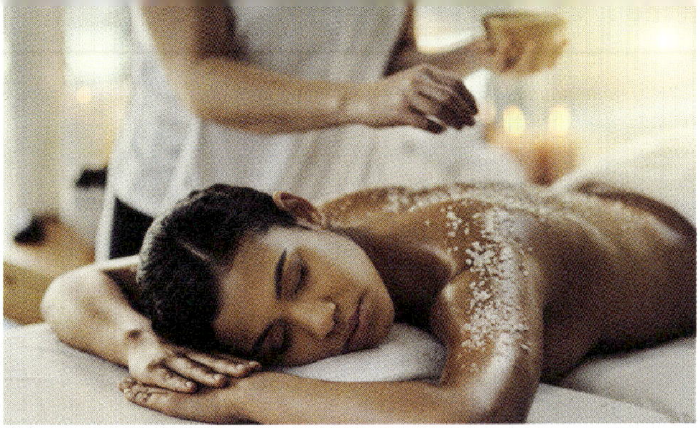

PRENEZ-VOUS SUFFISAMMENT SOIN DE VOTRE CORPS ?

Rares sont les personnes qui sont vraiment à l'écoute de leur corps ou qui prennent le temps de... lui consacrer du temps ! À part l'épilation, le maquillage et le coup de brosse quotidiens, qui prend vraiment soin de lui ? On a tendance à trouver cela futile ou prétentieux. Prendre soin de soi doit être une priorité comme les autres. Quelques gestes peuvent suffire à se reconnecter à soi, mais il est nécessaire (même si l'on pense n'avoir pas de problème majeur avec son corps) de prendre le temps d'y réfléchir. Prenez soin de votre corps, sans excès et avec des méthodes simples. De même qu'on peut manquer de confiance en soi, on peut ne pas avoir confiance en son corps, avoir l'impression qu'il nous trahit, et le ressentir alors comme un ennemi, ce qui peut nuire à notre bonheur.

“Pour faire du bien à votre corps, **trouvez ce qui vous réconcilie avec ce dernier** et ce qui vous apporte le plus de satisfaction.”

Comment **se reconnecter à son corps ?**

Pour recréer un lien mental entre le corps et le mental, faites l'exercice suivant régulièrement ou chaque matin pendant plusieurs jours pour imprimer mentalement vos sensations et leur évolution. Commencez ici, yeux fermés, assis par terre ou debout, à passer mentalement en revue chaque partie de votre corps, orteils, cheveux, oreilles, dents, langue, épaules... Après ce tour de reconnaissance mentale, passez vos paumes sur 100 % de votre surface corporelle, les yeux fermés. Répétez l'exercice les yeux ouverts, lentement, en prenant soin de ne rien oublier : chaque orteil, chaque bourrelet, chaque articulation... Le lien est créé entre ce que vous avez vu et ce que vous avez ressenti par le toucher.

IDÉE BRUNCH

Café, thé ou infusion sans sucre

75 g de flocons d'avoine avec 8 g de pistaches non salées concassées et 15 g d'abricots secs

150 ml de boisson végétale nature

75 g de viande des Grisons roulée avec des bâtonnets de carotte

½ pomelo

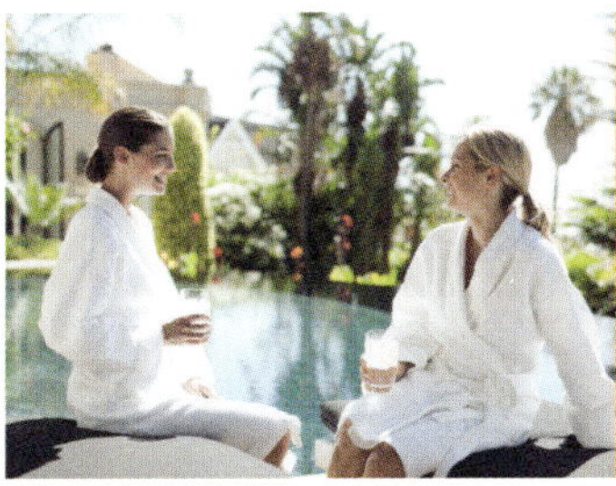

UN SOIN DU VISAGE OU DU CORPS EN INSTITUT

Pour finir ou commencer en beauté la semaine, offrez-vous un massage, un soin du visage, ou des pieds en institut. Optez pour un lieu proche de chez vous pour pouvoir vous reposer ensuite et profiter de la détente que le soin vous aura procurée.

LUNDI

13

JUILLET

Saints Henri, Joël

IDÉE DÎNER

Cuisse de lapin grillée

Aubergines en compotée à la tomate

Petits-suisses nature

Pêches

Comment savoir si un surgelé n'a pas subi **une rupture de la chaîne du froid ?**

Les éléments doivent bouger quand on secoue le sachet ou la boîte. Si ce n'est pas le cas et qu'un bloc s'est aggloméré, la chaîne du froid a déjà été rompue.

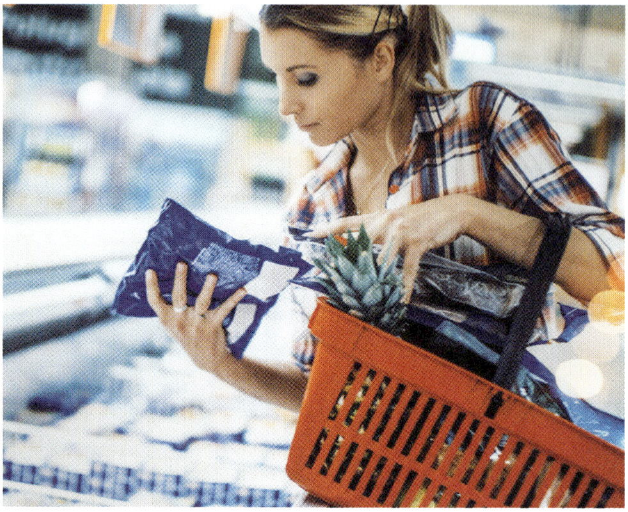

COMMENT BIEN CONSERVER LES SURGELÉS ?

Pour ne pas rompre la chaîne du froid entre le supermarché et votre domicile, veillez à transporter vos aliments frais et surgelés séparément, dans des glacières ou des sacs isothermes. Ces derniers permettent de maintenir la température des aliments pendant 30 minutes, si la température extérieure n'excède pas 20 °C. En plein été, et si vous dépassez ce temps de transport, utilisez des accumulateurs de froid, ou à défaut des bouteilles d'eau glacée. Choisissez également une glacière ou un sac isotherme adapté au volume des aliments transportés : plus le sac est rempli et plus les aliments sont serrés, moins l'air circule et donc plus le froid est maintenu !

PENSEZ AU NETTOYAGE POUR ÉVITER LES BACTÉRIES !

On néglige trop souvent l'hygiène, pourtant si l'on veut stocker ses aliments dans de bonnes conditions bactériologiques, c'est important ! Il est conseillé de nettoyer le réfrigérateur et le congélateur au moins une fois par mois. Idéalement, ils méritent un nettoyage à l'eau avant chaque rangement de courses. Et les placards ne doivent pas être oubliés ! Pensez également à utiliser des boîtes de conservation OU à fermer les sachets entamés à l'aide d'une pince. Un nettoyage même à sec, pour éliminer les résidus alimentaires, est recommandé. Après un grand nettoyage à l'eau, essuyez soigneusement les étagères afin de ne pas altérer les emballages et les produits par l'humidité.

"**Les surgelés ont de nombreuses qualités nutritionnelles**, mais il suffit de rompre la chaîne du froid pour qu'ils deviennent impropres à la consommation."

1 h 30

C'est la durée maximale pendant laquelle on peut conserver un surgelé dans une glacière avant de le mettre au congélateur, sauf en été où il faut réduire cette durée.

MARDI
14
JUILLET
Fête Nationale

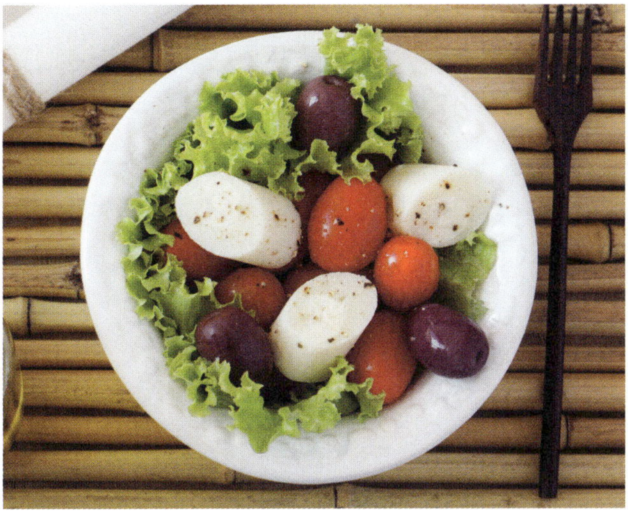

LE CŒUR DE PALMIER

Le cœur de palmier est le nom donné au chou palmiste. Il s'agit de la partie intérieure de la tige de plusieurs variétés de palmiers des régions tropicales. Bien protégé par une série d'écorces, le cœur de palmier est une sorte de moelle tendre, cylindrique et blanchâtre. Il peut être consommé cru, mais est plus couramment vendu précuit en conserve et sa saveur rappelle quelque peu celle de l'artichaut.
Le cœur de palmier apporte plus de calories que la moyenne des légumes et impose une limitation dans les régimes contrôlés en glucides. Il est particulièrement riche en fibres, avec une action stimulante sur le transit intestinal. Il contient un grand nombre de minéraux essentiels (calcium, cuivre, fer, magnésium, potassium, phosphore, zinc). Les cœurs de palmier appertisés sont conservés en saumure et apportent donc une quantité non négligeable de sodium (565 mg/100 g soit 1,4 g de sel), et doivent être consommés avec modération dans le cadre d'un régime hyposodé.

44 kcal

dans 100 g de cœur de palmier.

Salade des îles

POUR 1 PERSONNE

100 g de batavia • 100 g de tomates cerises • 100 g de cœurs de palmier égouttés • 110 g d'ananas au sirop égouttés • 8 bâtonnets de surimi • 1 c. à s. de vinaigre de cidre • 1 c. à s. d'huile de colza • 1 c. à c. d'eau • Sel, poivre

1. Laver la batavia et les tomates. Couper les tomates en deux et émincer la salade. Tailler les cœurs de palmier en rondelles et l'ananas en petits dés.
2. Disposer la salade, les tomates, les cœurs de palmier, l'ananas et les bâtonnets de surimi dans une assiette.
3. Préparer une sauce avec le vinaigre, l'huile, l'eau, le sel et le poivre. Arroser la salade de cette vinaigrette et servir.

IDÉE DÎNER

Salade des îles
Pain nordique
Fromage blanc vanillé
Cassis

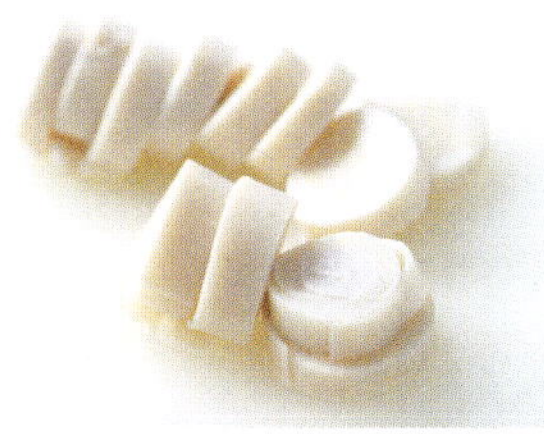

UNE BONNE SOURCE DE MANGANÈSE

Le cœur de palmier est particulièrement riche en manganèse (1,13 mg/100 g), soit 56 % des apports journaliers recommandés. Cet oligoélément est connu pour son double rôle de régulateur de la fonction immunitaire et d'antioxydant.

> "Excellent en salade, le cœur de palmier apporte des minéraux, mais surtout des fibres excellentes pour le système digestif."

MERCREDI

15

JUILLET

Saint Donald

IDÉE DÎNER

Salade de tomate-concombre à l'aneth

Filet de sole cuit au court-bouillon

Julienne de légumes au curry et au lait de coco

Yaourt nature classique

Pain complet

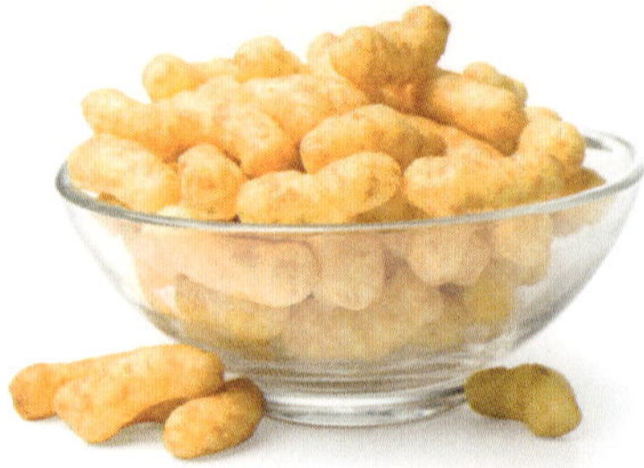

MÉFIEZ-VOUS DES GÂTEAUX APÉRITIFS !

Autrefois les produits apéritifs se limitaient à quelques chips, olives, cacahuètes ou autres oléagineux. Il y a désormais profusion de ce type de produits que nous prenons un malin plaisir à conserver et stocker dans nos placards. Dans tous les cas, ce sont des produits essentiellement gras et salés, donc très riches en calories et avec une densité nutritionnelle nulle, ce sont donc des calories vides ! Autre problème : ils contiennent souvent des huiles de moindre qualité, comme la fameuse huile de palme ou l'huile de coprah (coco), des huiles saturées inintéressantes pour la santé et, pire, qui sont associées à un risque plus élevé de maladies cardiovasculaires !

500 kcal

pour 100 g de gâteaux apéritifs en moyenne.

“Ne vous faites pas avoir par le packaging attrayant des gâteaux apéritifs qui contiennent souvent un nombre d'additifs effrayant.”

DES GRAINES OLÉAGINEUSES POUR UN APÉRO PLUS SAIN

Les graines oléagineuses (amandes, cacahuètes, pistaches, diverses noix (de cajou, de pécan, de Grenoble, du Brésil) sont particulièrement riches en matières grasses (45 % en moyenne), puisque l'on peut en extraire de l'huile. Ces graisses sont toutefois principalement insaturées (mono et polyinsaturées), bénéfiques pour la santé cardiovasculaire, associées à de bonnes teneurs en minéraux et en vitamine E contrairement aux gâteaux apéritifs. Cette richesse naturelle en lipides en fait des produits riches en calories, ce qui incite à les consommer en quantités raisonnables. Au rayon apéritif, ces graines sont fréquemment proposées grillées (avec ou sans rajout d'huile) et très salées, préférez-les au naturel ! D'autres recettes vous proposent ces mêmes graines enrobées d'une coque biscuitée ou encore caramélisées, ce qui augmente encore l'apport calorique. À éviter !

Les mini-portions sont-elles un meilleur compromis pour la santé ?

La nouvelle mode en termes d'apéritifs est apparue grâce au portionnage, c'est-à-dire que l'on a présenté des produits, comme la charcuterie, sous forme de mini-saucissons, le fromage sous forme de dés... Ces produits n'ont pas amélioré le statut nutritionnel de la catégorie, car il s'agit encore une fois de produits gras et salés, même si, dans le cas du fromage, on trouve un peu plus de protéines.

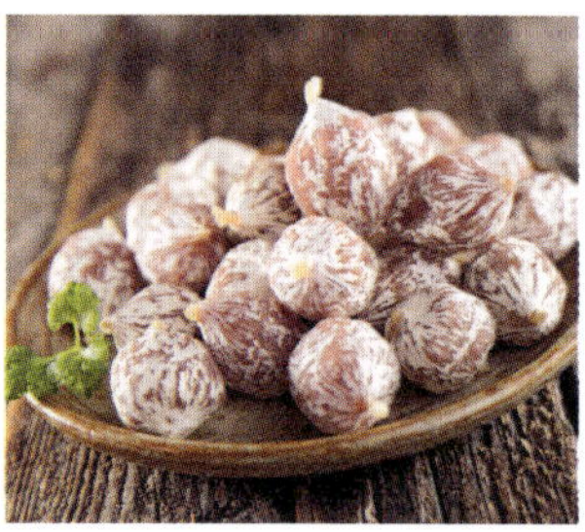

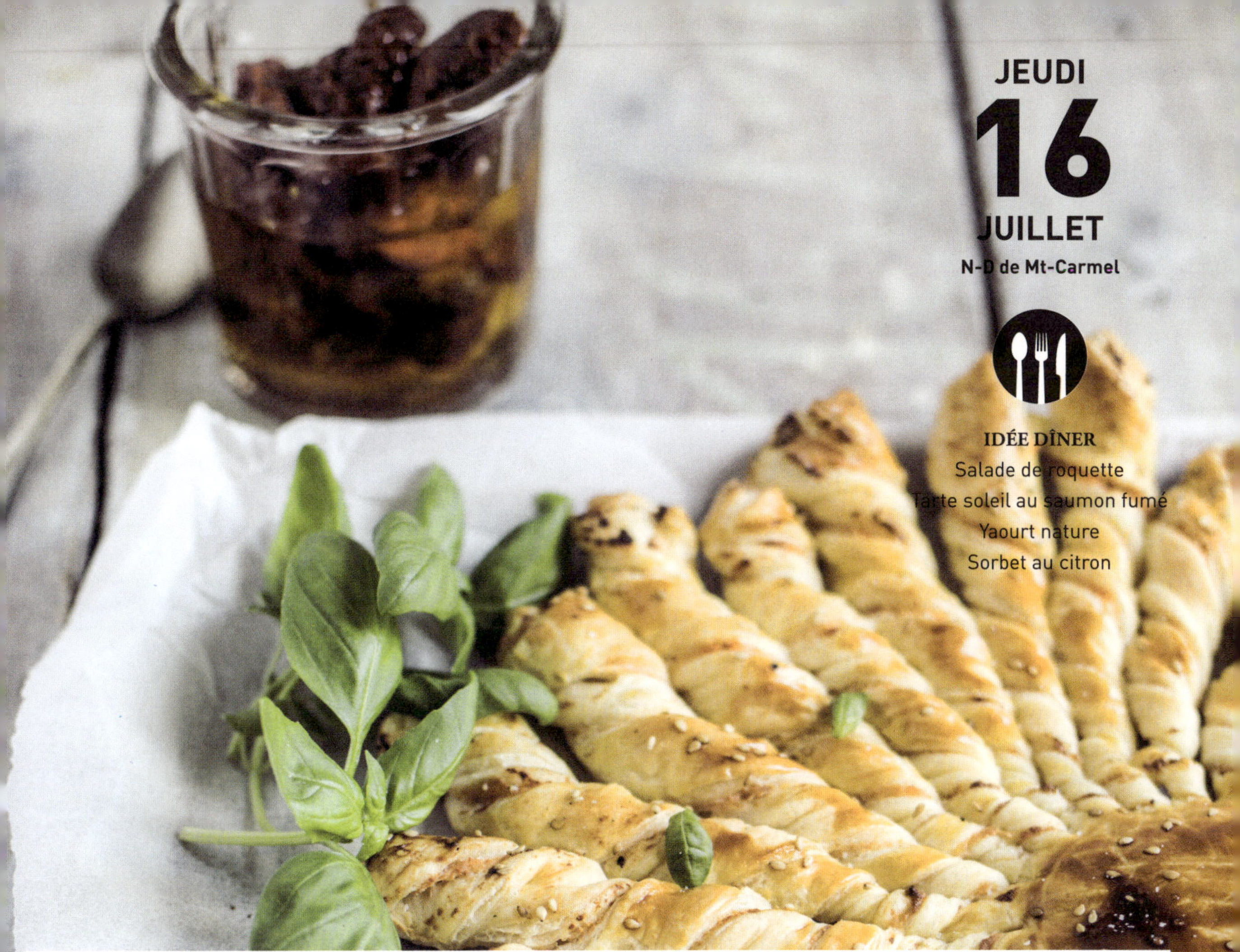

JEUDI

16

JUILLET

N-D de Mt-Carmel

IDÉE DÎNER

Salade de roquette

Tarte soleil au saumon fumé

Yaourt nature

Sorbet au citron

Tarte soleil au saumon fumé

POUR 5 À 6 PERSONNES À L'APÉRITIF

2 pâtes feuilletées
90 g de saumon fumé en morceaux
40 g de ricotta
1 c. à s. de ciboulette ciselée finement
30 g de feta
50 g de tomates semi-séchées en bocal
10 feuilles de basilic frais
1 jaune d'œuf pour la dorure
1 c. à s. d'eau
1 c. à s. de graines de sésame
Sel et poivre

1. Dans un blender, mettre le saumon fumé et mixer finement. Ajouter la ricotta et la ciboulette et mixer à nouveau. Réserver le mélange dans un bol au frais.

2. Dans le blender lavé, mettre la feta, les tomates séchées et les feuilles de basilic. Mixer finement et verser ce mélange dans un deuxième bol.

3. Dérouler une pâte feuilletée sur une plaque de cuisson recouverte de papier sulfurisé. Sur une moitié de la pâte, tartiner une fine couche de préparation au saumon fumé puis sur l'autre moitié, disposer le mélange tomate et feta en laissant à chaque fois 1 à 2 cm de bord libre. Recouvrir avec la seconde pâte feuilletée. Souder les deux pâtes entre elles en pressant fortement dessus.

4. Préchauffer le four à 190 °C (th. 6-7). Badigeonner la pâte de jaune d'œuf battu avec l'eau. Placer un verre au centre de la pâte puis la découper, du verre vers l'extérieur, en 24 parts égales (commencer par la découper en 4, puis en 8, 12 et 24 parts).

5. Entortiller chaque part légèrement sur elle-même, saupoudrer de graines de sésame, saler, poivrer et enfourner pour 30 à 35 min.

VENDREDI

17

JUILLET

Sainte Charlotte

IDÉE DÉJEUNER

Salade italienne

Pain complet

Salade de pêches aux noisettes

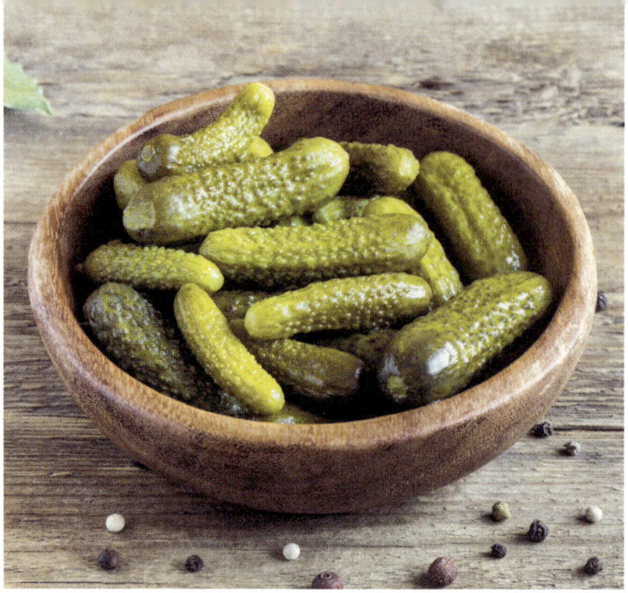

13 kcal dans 100 g de cornichons.

AU MARCHÉ DE JUIN À AOÛT

LE CORNICHON

Le cornichon est une variété de concombres récoltée encore verte et immature, à la peau rugueuse, originaire d'Asie occidentale. Il est consommé principalement comme condiment. Pour une conservation optimale, les cornichons sont confits dans du vinaigre après avoir été lavés, mis à dégorger dans du sel et plongés en saumure. Ils sont égouttés et mis dans des bocaux avec du vinaigre blanc plus ou moins aromatisé, ce qui leur confère leur piquant. Le cornichon accompagne parfaitement les viandes froides, les charcuteries, les salades ou encore les plats en gelée.

Les cornichons, tout comme les concombres, contiennent plus de 93 % d'eau, ils sont donc très peu énergétiques. De plus, les quantités consommées (2 à 3 cornichons en accompagnement) sont minimes et l'apport calorique est d'autant plus négligeable. Seulement, ce qui est vrai pour l'énergie, l'est aussi pour les vitamines et les minéraux, les cornichons participent donc très peu à la couverture de nos besoins. L'acidité des cornichons favorise les sécrétions digestives, stimule l'appétit et facilite donc la digestion.

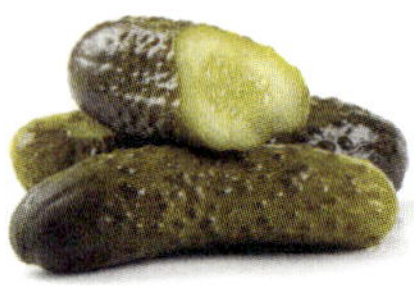

À CONSOMMER SANS MODÉRATION !

Le cornichon contient de la provitamine A, avec une teneur de près de 800 µg/100 g, ce qui lui confère une qualité antioxydante, protégeant contre certaines maladies par la neutralisation des radicaux libres (molécules d'oxygène instables) présents dans le corps. Il est aussi très riche en sodium avec en moyenne 700 mg/100 g, à cause notamment de son mode de conservation. À éviter en cas de gastrite et de régime pauvre en sel.

Salade italienne

POUR 1 PERSONNE

1 tomate • 4 cornichons • 100 g de cœurs d'artichaut • 20 g de parmesan en copeaux • 2 tranches de jambon sec découenné • 1 c. à c. d'huile d'olive • Sel et poivre

1. Laver la tomate et la couper en fines lamelles. Couper les cornichons en rondelles.

2. Égoutter les cœurs d'artichaut, les couper en quatre. Les mélanger avec les lamelles de tomates, les copeaux de parmesan et les cornichons.

3. Couper les tranches de jambon sec en deux et les rouler.

4. Dans une assiette, mettre le mélange de légumes, puis disposer les rouleaux de jambon sec. Napper d'huile d'olive et assaisonner à son goût.

"Le cornichon stimule l'appétit grâce à son acidité et offre une bonne teneur en antioxydants."

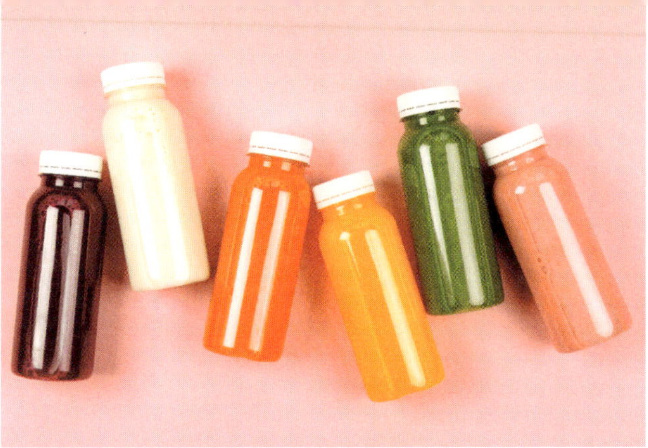

14 g

de glucides pour 100 g, c'est la dose maximale acceptable pour un smoothie du commerce pas trop sucré.

SAMEDI

18

JUILLET

Saint Frédéric

IDÉE PETIT DÉJEUNER

Thé ou café léger

Tranches de pain aux céréales

Beurre de cacahuètes

Fromage blanc nature

QUE PENSER DES SMOOTHIES ?

C'est l'été, la consommation des smoothies explose : dans l'esprit des consommateurs, ils sont un concentré de fruits et gorgés de vitamines. Cependant, contrairement aux purs jus, jus à base de concentrés ou nectars, la composition des smoothies n'est pas réglementée. Les fruits peuvent être mélangés à d'autres jus, parfois à du lait, du yaourt, du sucre... L'apport énergétique est donc très variable ! Une manne pour les fabricants de jus de fruits qui proposent aujourd'hui leurs propres smoothies. Attention car ils restent chers : près de 5,2 euros le litre en moyenne.

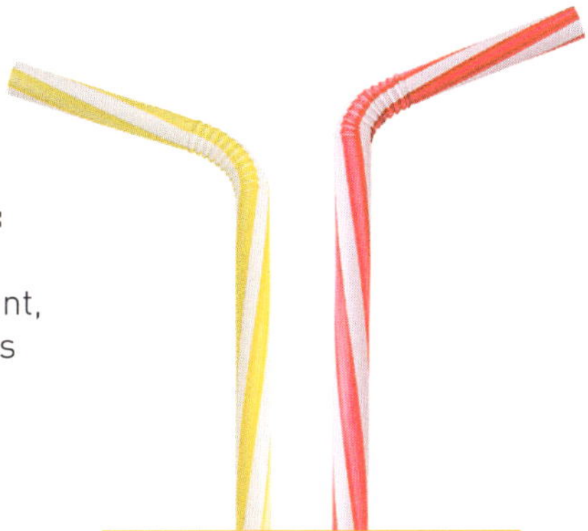

"Les smoothies ne sont pas réglementés contrairement aux jus de fruits, alors n'oubliez pas de bien lire les étiquettes avant achat !"

Le top 10 des fruits les moins sucrés

1. Citron
2. Fruits rouges
3. Pamplemousse
4. Abricot
5. Clémentine
6. Nectarine
7. Figue
8. Orange
9. Pêche
10. Pomme

UN SMOOTHIE DU COMMERCE JUSTE POUR LE PLAISIR

Préférez un smoothie 100 % fruits, apportant moins de 14 g de glucides pour 100 ml. N'oubliez pas, comme les jus de fruits, les smoothies, concentrés de sucre, doivent rester des boissons plaisir. De plus, les smoothies du commerce doivent être conservés au frais après ouverture et consommés dans les 3 jours.

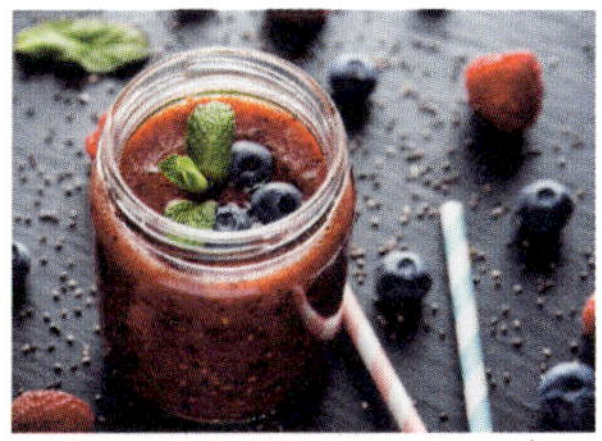

Faites des smoothies maison !

Plus économiques et plus riches en nutriments, les smoothies maison ont l'avantage de contenir que ce que vous voulez bien y mettre ! Optez pour des fruits de saison et issus de l'agriculture biologique si vous voulez laisser la peau (où se trouve une grande partie des nutriments).

DIMANCHE

19

JUILLET

Saint Arsène

IDÉE DÎNER

Gaspacho

Filets de lieu noir au beurre persillé

Écrasé de carottes à l'huile

Emmental

Pain complet

Nectarine

QU'EST-CE QUE LE DIABÈTE GESTATIONNEL ?

Lors d'une prise de sang, on mesure la glycémie, c'est-à-dire le taux de sucre dans le sang. Après un repas, le pancréas sécrète de l'insuline pour faire rentrer le sucre dans les cellules. L'insuline permet de réguler le taux de sucre dans le sang. En seconde partie de grossesse, les besoins en insuline sont plus importants. Il apparaît en effet une réponse biologique à l'insuline diminuée (résistance à l'insuline) à partir du deuxième trimestre. Ceci doit provoquer une libération plus importante d'insuline pour maintenir une glycémie stable. Si ce phénomène n'est pas compensé, cela déclenche un diabète, qui ne dure que le temps de la grossesse : le diabète gestationnel. Un examen est effectué pour le vérifier entre la 24e et la 28e semaine.

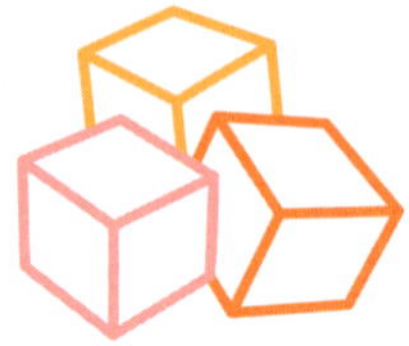

50 g

de produits sucrés par jour, pour une femme, constituent la quantité quotidienne à ne pas dépasser selon l'OMS (Organisation mondiale de la santé).

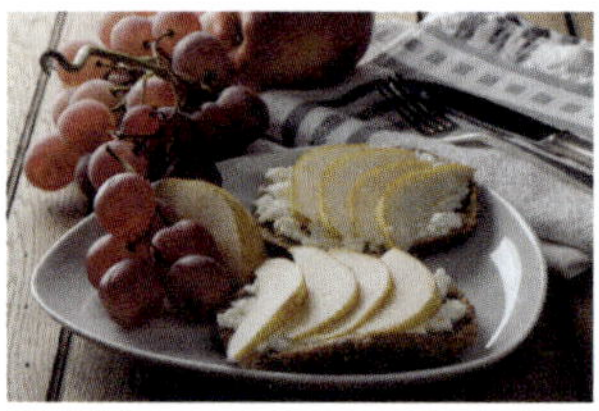

"Au cours du troisième trimestre, l'insuline peut diminuer, détournant le glucose maternel au profit des tissus fœtaux, ce qui déclenche **un diabète temporaire.**"

Je mange quoi quand j'ai une petite faim et que j'ai du diabète gestationnel ?

1 portion de fromage frais à tartiner + 2 fines tranches de pain complet + 1 fruit de saison.

LA GROSSESSE ENGENDRE UNE MODIFICATION DU MÉTABOLISME GLUCIDIQUE

La grossesse s'accompagne de profondes modifications du métabolisme glucidique, sous l'influence des sécrétions hormonales. Les deux premiers trimestres sont caractérisés par un taux sanguin d'insuline élevé dépassant la norme et qui permet la constitution de réserves maternelles au niveau du tissu adipeux. Au cours du troisième trimestre, quand les besoins du fœtus augmentent, apparaît une réponse biologique à l'insuline, diminuée, qui détourne le glucose maternel au profit des tissus fœtaux. L'énergie dont la mère a besoin lui est alors fournie à partir des réserves de graisse constituées au cours des deux premiers trimestres. Cette étape est essentielle, car si les réserves sont insuffisantes, le taux de glucose apporté au fœtus est insuffisant et peut créer une carence.

LUNDI

20

JUILLET

Sainte Marina

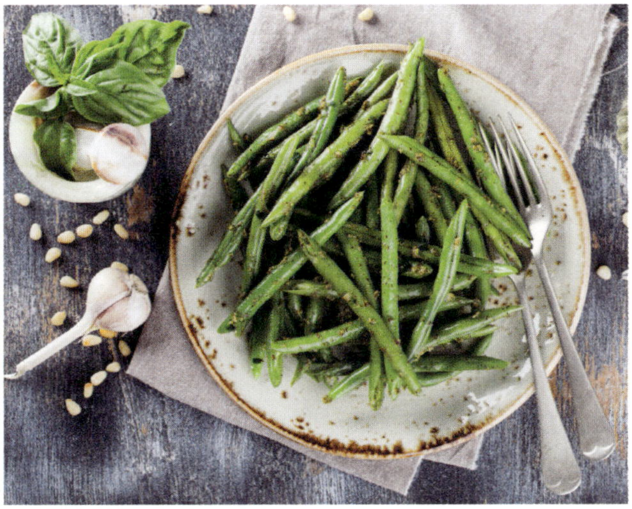

AU MARCHÉ TOUTE L'ANNÉE
PLEINE SAISON DE JUILLET À SEPTEMBRE

LE HARICOT VERT

Les haricots verts sont des légumineuses consommées encore immatures et constituées de gousses qui renferment des graines. Ils sont disponibles frais en été et il existe des variétés de couleurs différentes allant du jaune (haricots beurre) jusqu'au violet. Le haricot vert, consommé comme un légume frais, est modérément calorique et, selon les variétés et le niveau de maturité, renferme 3,6 à 6 % de glucides. Une partie de ces glucides (50 %) est constituée d'amidon, présent dans les graines, ce qui explique l'impossibilité de les consommer crus. Avec 3 % de fibres, les haricots sont bien tolérés par les intestins fragiles à condition de préférer les plus jeunes, appelés extra-fins, et d'éliminer les fils. Enfin, c'est une source intéressante de potassium et l'acide folique (B9) est bien représenté.

Salade fraîche verte et rouge

POUR 1 PERSONNE :

100 g de haricots verts frais • 50 g de poivron rouge • 1 oignon rouge • 1 c. à c. d'huile de colza• 1 c. à c. de vinaigre de framboise • 1 c. à s. de persil ciselé • Sel et poivre

1. Équeuter les haricots verts et les laver rapidement sous l'eau froide.
2. Les cuire à la vapeur pendant 5 min et les réserver.
3. Laver le poivron rouge, le couper en deux, retirer les graines et les parties blanches et le détailler en fines lamelles.
4. Peler et émincer l'oignon rouge.
5. Dans un bol, mélanger l'huile de colza et le vinaigre de framboise.
6. Saler et poivrer.
7. Répartir les haricots verts, les lamelles de poivron rouge et l'oignon rouge émincé dans une assiette.
8. Arroser de sauce au vinaigre de framboise et parsemer de persil ciselé.

IDÉE DÉJEUNER

Salade fraîche verte et rouge

Côte de porc grillée aux 4 épices

Semoule et légumes de couscous

Petits-suisses à la confiture

30 kcal

dans 100 g de haricots verts.

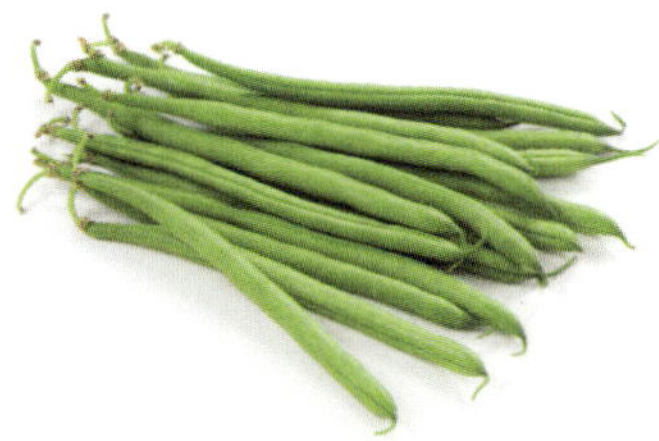

UNE SOURCE DE PROTÉINES

Les haricots verts représentent une source intéressante de protéines végétales (2,4 g/100 g), riches en lysine, un acide aminé qui fait défaut aux protéines céréalières.

> “Riche en potassium et en acide folique, le haricot vert est à privilégier pendant un régime ou une grossesse.”

MARDI

21

JUILLET

Saint Victor

IDÉE DÉJEUNER

Champignons de Paris émincés en vinaigrette

Œufs pochés

Fonds d'artichaut en lamelles persillés vapeur

Gruyère

Pêche

Pain complet

Que penser **du véganisme ou végétalism**e en alimentation ?

Le végétalien ou le végan refuse de consommer de la chair animale et tous les produits issus de l'exploitation animale (lait, œufs, miel...). Ce régime nécessite de veiller scrupuleusement à l'apport en fer, en vitamine B12, en calcium ainsi qu'en protéines de bonne qualité, quitte à compléter son alimentation avec des compléments alimentaires.

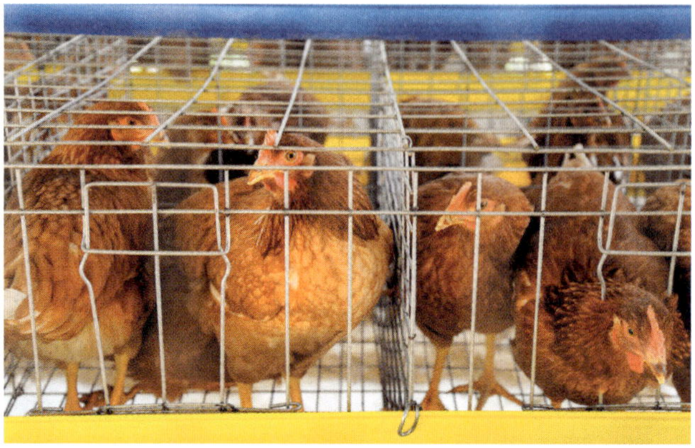

QUE PENSER DE L'ÉLEVAGE INTENSIF ?

Ce sont les activistes d'une association comme L214 qui ont révélé la maltraitance et les conditions des élevages intensifs, en plaçant des caméras cachées dans ces élevages industriels concentrationnaires et/ou des abattoirs. Suite à cela, des centaines de gens sont devenus adeptes du végétarisme. Certes, la méthode contient son lot de marketing et reste brutale, mais elle reflète une part de la réalité. Il faut dire que les images de poules entassées dans des cages, elles-mêmes entassées dans des hangars, ne voyant jamais le jour, dans des conditions d'hygiène déplorables, ne donnent pas envie, même si cette pratique est moins fréquente qu'on ne le croit, heurtant même certains éleveurs. Idem pour le lait : la principale « maltraitance » subie par les « vaches laitières » est leurs gestations sans fin, argument majeur pour les végétaliens. Mais c'est un sujet qui prête quand même à plus de discussions et qui est fortement contesté par les agriculteurs eux-mêmes, qui, dans leur très grande majorité, sont profondément attachés au bien-être de leurs animaux.

> "Il faut faire la part des choses, car certains agriculteurs respectent le bien-être animal."

500 g

L'OMS préconise de limiter la viande rouge à 500 g par semaine et par individu.

Comment éviter les carences chez l'adolescent qui ne mange plus de viande ?

Face à ces images choquantes, bon nombre d'adolescents ont désiré ne plus manger de viande. Inutile de s'y opposer, réadaptez plutôt leurs menus en intégrant chaque jour les aliments suivants : des légumes secs (haricots secs, pois chiches, lentilles) ; des céréales (pain, riz, pâtes) ; des œufs ; 3 ou 4 produits laitiers (essentiel, car ils constituent à cet âge leur capital osseux) ; au moins 5 fruits et légumes ; des matières grasses comme le beurre ou les huiles ; du chocolat noir, particulièrement intéressant en raison de la nature des graisses plutôt bonnes et d'un fort taux de fer.

MERCREDI
22
JUILLET
Sainte Marie-Mad.

IDÉE DÎNER

Salade fraîche aux crevettes roses

Yaourt nature

Fruits rouges

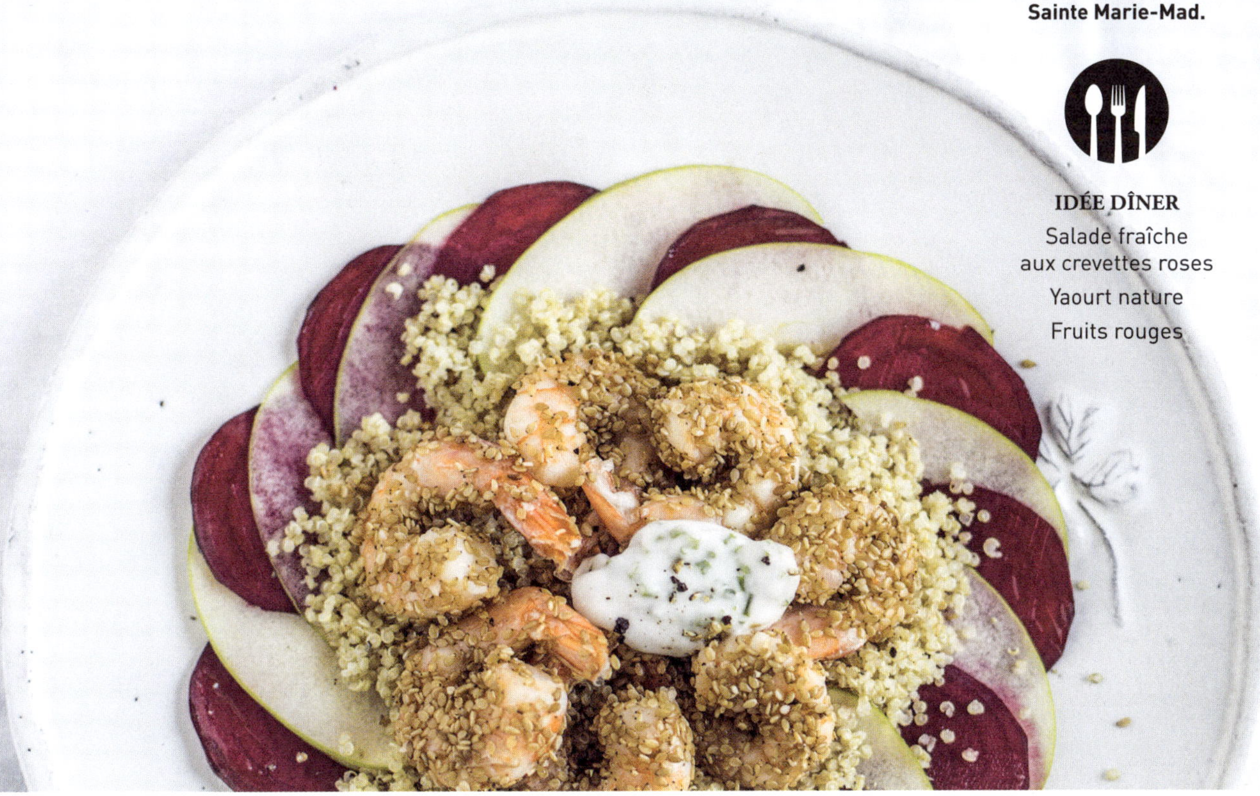

Salade fraîche aux crevettes roses

POUR 2 PERSONNES

100 g de quinoa
200 g de betterave rouge crue
1 pomme granny smith
½ citron
1 beau bouquet de ciboulette
100 g de fromage blanc
250 g de crevettes roses
1 c. à s. d'huile de sésame
2 c. à s. de graines de sésame grillées
100 g de mélange de jeunes pousses
1 c. à s. de vinaigre aromatisé à l'ail et aux agrumes
Sel

1. Faire cuire le quinoa dans un grand volume d'eau bouillante salée environ 10 min. Égoutter et laisser refroidir.
2. Laver et peler la betterave. Couper la pomme en deux, retirer le trognon et les pépins, garder la peau. Détailler la betterave et la pomme en fines lamelles à la mandoline.
3. Sur un plat, alterner les lamelles de betterave et de pomme granny. Citronner légèrement et réserver au frais.
4. Rincer la ciboulette et la ciseler finement. La mélanger avec le fromage blanc et le reste du jus du citron.
5. Décortiquer les crevettes en conservant l'extrémité de la carapace. Les faire dorer légèrement à la poêle avec l'huile de sésame, qui ne doit jamais fumer. Rouler les crevettes dans les graines de sésame et laisser tiédir.
6. Dresser le quinoa en dôme au centre de la rosace, répartir joliment les crevettes et terminer par une jolie quenelle de sauce au fromage blanc. Bon appétit !

JEUDI
23
JUILLET
Sainte Brigitte

IDÉE DÎNER

Radis noir sauce au yaourt citronné

Calamars poêlés à l'ail et coulis de tomate

Fèves fraîches poêlées à l'huile d'olive

Compotée de myrtilles façon crumble

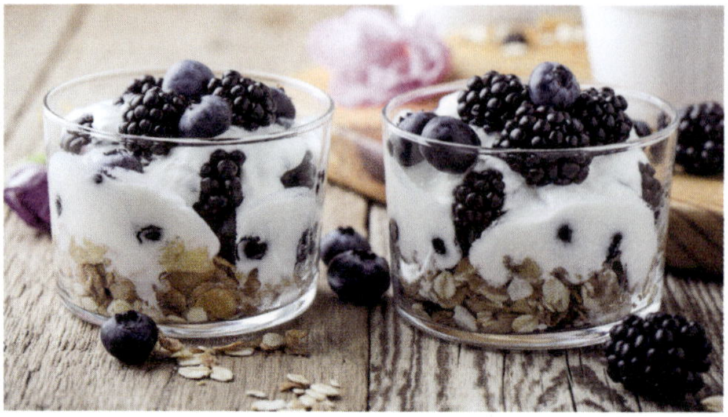

AU MARCHÉ DE JUIN À SEPTEMBRE

LA MYRTILLE

Crues, elles accompagnent très bien un fromage blanc, et se dégustent également sous forme de sorbet, de confiture, séchées, en pâtisserie : dans la tarte aux myrtilles vosgienne ou encore les muffins américains. La myrtille fait partie des fruits modérément sucrés avec une moyenne de 10 % de glucides, et même 6 % pour certaines variétés sauvages. Elle se caractérise par sa richesse en fibres (3 à 5 %) ayant une action stimulante sur le transit. Côté minéraux, le potassium domine et on relève également de petites quantités de magnésium, de calcium et de divers oligoéléments. La vitamine E est présente en quantité intéressante ainsi que des vitamines du groupe B et de petites quantités de provitamine A. La myrtille aurait également des propriétés antiseptiques, antidiarrhéiques, antihémorragiques ou encore des effets bénéfiques sur la cataracte.

Compotée de myrtilles façon crumble

POUR 1 PERSONNE :

150 g de myrtilles • 1 c. à s. de sucre en poudre • 1 biscuit sec type petit-beurre

1. Faire cuire les myrtilles en sucrant à feu doux jusqu'à ce qu'elles soient bien fondantes.
2. Verser dans un ramequin ou une verrine et émietter le biscuit sur le dessus. Déguster encore tiède.

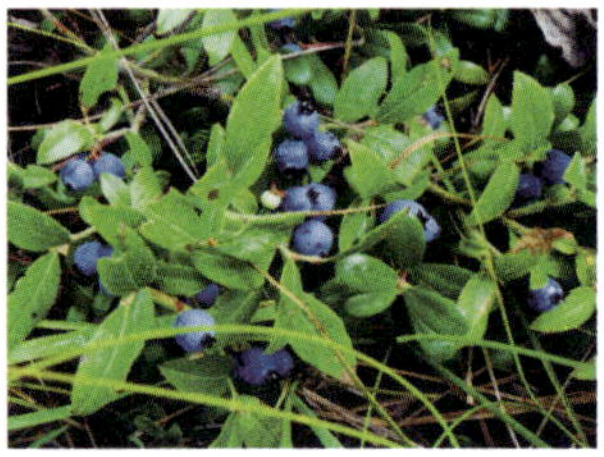

20 mg

de vitamine C dans 100 g de myrtilles fraîches.

“La myrtille contient des minéraux, des fibres, mais aussi plusieurs vitamines dont une est **bénéfique pour la circulation sanguine.**”

UN FRUIT EXCELLENT POUR LA CIRCULATION

La vitamine C voit son action potentialisée par une concentration assez remarquable de substances flavonoïdes spécifiques appelées « vitamine P ». Ces substances à l'activité antioxydante ont des effets positifs sur la santé des petits vaisseaux sanguins et favorisent une bonne fluidité du sang.

VENDREDI
24
JUILLET
Sainte Christine

IDÉE DÉJEUNER

Salade de lentilles et œuf poché

Pain complet

Petit-suisse nature

METTEZ DES FIBRES DANS VOTRE VIE !

Les fibres sont l'ensemble des composants alimentaires non digestibles. Dans les pays industrialisés, la consommation accrue de produits raffinés a entraîné une réduction de l'ingestion des fibres. De plus, s'est produite une modification qualitative des habitudes de consommation : en effet, l'apport en fibres issues de céréales et de légumineuses a diminué, tandis que celui provenant des fruits et des féculents a augmenté. La teneur en fibres alimentaires dépend de l'origine botanique du végétal, mais pour un même végétal, elle dépend également de son degré de maturité et d'autres conditions environnementales. Elle dépend également des traitements subis par le végétal avant d'être ingéré. Les unes (insolubles) augmentent le transit intestinal et améliorent le renouvellement de la surface de l'intestin, d'où la protection contre certaines maladies. Les autres (solubles) rendent visqueuse la substance facilitant le transit. Leur action au niveau du tube digestif ralentit le passage du sucre dans le sang, et permet donc un bon transit et une meilleure évacuation intestinale.

22 %

des hommes consomment suffisamment de fibres par jour (contre 12 % pour les femmes !) (étude du Programme national nutrition santé [PNNS], 2012).

Je mange quoi quand j'ai **un problème de transit ?**

Il est vivement recommandé d'augmenter votre apport en fibres végétales et de boire beaucoup d'eau en particulier des eaux riches en magnésium.

> "Les fibres (solubles) augmentent la viscosité du milieu où elles se trouvent et **facilitent ainsi le transit intestinal.**"

LES FIBRES FAVORISENT L'ABSORPTION DES GLUCIDES

Les fibres alimentaires ne sont pas digérées dans l'intestin grêle de l'homme sain, elles sont en partie ou totalement digérées par les bactéries de la flore, dans le côlon. Les glucides des fruits sont presque totalement digérés par ces bactéries de la flore intestinale grâce aux fibres qu'ils contiennent. Bien sûr, cela dépend de la proportion des fibres par rapport à la quantité de sucre, ce qui explique notamment que la consommation de fruits, autorisée chez les diabétiques, ne soit pas non plus conseillée à outrance.

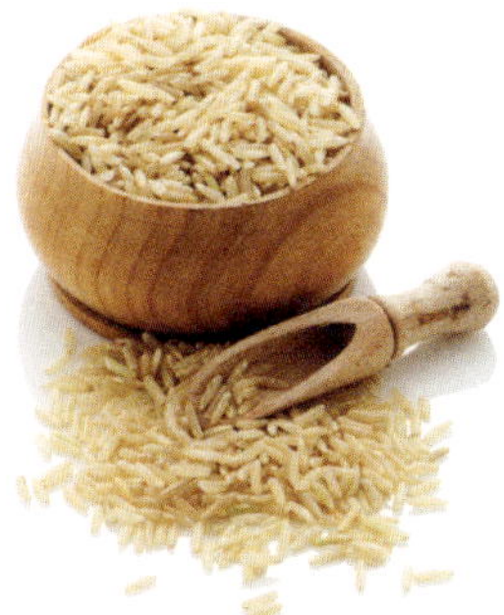

LE RIZ COMPLET

Le riz complet est intéressant pour ses fibres. Pour les intestins fragiles, préférez le riz blanc ou encore mieux basmati. Au-delà de ce critère, le choix du riz se fera surtout en fonction de vos goûts. Basmati, du Surinam, thaï… présentent chacun des parfums différents. Généralement, il n'y a pas ou peu d'ingrédients supplémentaires ou additifs dans sa composition.

SAMEDI
25
JUILLET
Saint Jacques

IDÉE DÎNER

Cœurs de palmier en vinaigrette à l'huile de colza

Haricots plats poêlés persillés à l'huile d'olive

Gésiers de canard

Fromage frais ail et fines herbes à tartiner

Pain complet

Abricot

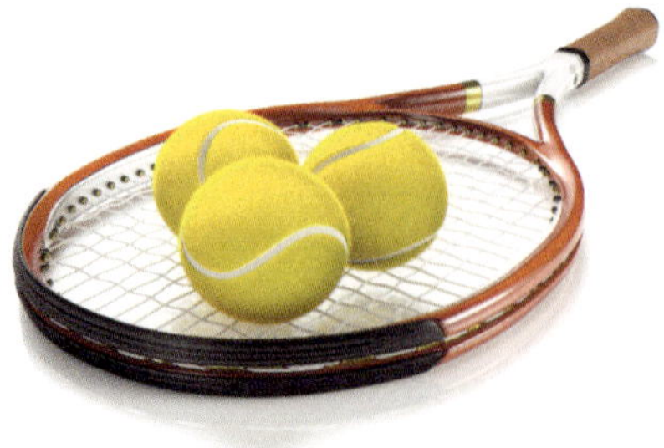

FAUT-IL AUGMENTER SES APPORTS EN PROTÉINES QUAND ON FAIT DU SPORT ?

Assez curieusement, les seuls sportifs qui s'intéressent aux apports en protéines sont ceux qui pratiquent la musculation. Il s'agit d'une vision plutôt simpliste de la nécessité d'une alimentation cohérente dans le sport, en pensant que, parce qu'on augmente le volume musculaire, il faut augmenter la consommation de protéines plus que dans tout autre sport. Cela reste en partie exact, mais pas complètement. Il faut savoir que, pendant TOUS les exercices de longue durée, le contenu en protéines du corps est fortement altéré. En effet, au moment où l'on mobilise tout le glycogène (c'est-à-dire les sucres) pour alimenter le corps en énergie, on utilise également les protéines. On considère que la participation de protéines à un travail musculaire peut aller jusqu'à 15 %. Ce qui est surprenant, c'est que lorsque les sportifs recourent aux protéines pour fournir de l'énergie à leur corps, il faudra 3 à 16 semaines pour récupérer la même qualité de protéines du muscle. Pour les sportifs qui commencent ou reprennent une activité physique, il est tout de même préférable d'élever les apports en protéines les deux premières semaines, à 1,50 gramme par kilogramme et par jour pour les femmes comme pour les hommes.

1,20 g

de protéines par kilogramme de poids et par jour est suffisant quand on fait du sport régulièrement en loisir.

Que penser des amandes après un effort sportif ?

C'est un produit riche en oméga 6 et en protéines, mais aussi et surtout très riche en calories. 1 dizaine d'amandes (20 g environ) apporte 127 kcal, soit l'équivalent de 1 cuillerée à soupe d'huile. De ce fait, elles sont excellentes en collation après une séance de sport.

UNE PROTÉINE VÉGÉTALE POUR CHANGER : LE TEMPEH

Bonne source de protéines, le tempeh offre des arômes de champignon, de noix et de levure. Disponible au rayon frais des boutiques bio, mais aussi de certains supermarchés, il ne se conserve pas longtemps et doit être consommé cuit. Le produit devra contenir plus de protéines que de lipides et pas plus de 170 kcal par portion et bien sûr avec le moins d'additifs possibles !

> "L'intérêt des protéines varie en grande partie en fonction du sport pratiqué, de la façon dont il est pratiqué et de la condition physique de la personne."

DIMANCHE

26

JUILLET

Sainte Anne, Saint Joachim

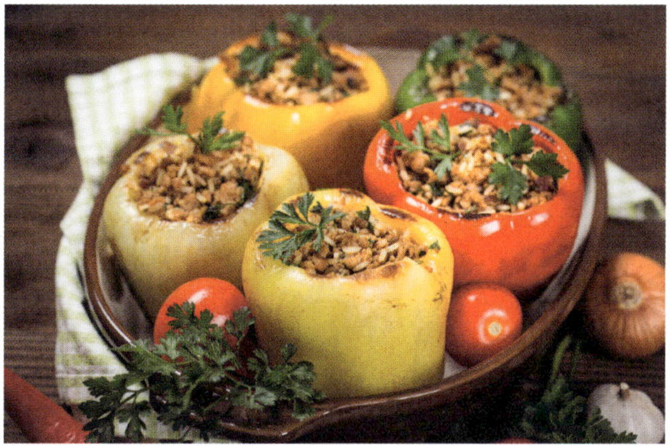

AU MARCHÉ DE JUIN À SEPTEMBRE

LE POIVRON

Le poivron est une plante vivace dont on consomme le fruit que l'on utilise comme légume, de forme carrée, allongée ou conique, à chair épaisse contenant de petites graines blanches. Le poivron est vert avant maturité, puis jaune, orange et rouge. Vert, amer, poivré et croquant, il est idéal pour les cuissons au four. Jaune orangé, sucré et tendre, il accompagne bien les sauces et les salades. Rouge, à la saveur douce et relevée, juteux, il est parfait pour les plats au four, les coulis et les omelettes. Poivron (piment doux) et piment (condiment) sont issus de la même plante : c'est leur forme et leur saveur, plus ou moins irritante, qui les différencient. Le poivron est un légume très peu calorique. Une portion de 50 g de poivron cru ne fournit que 10 kcal, et un plat de 200 g de poivron, 42 kcal.

"Le poivron aussi bien cru que cuit est une bonne source en vitamine C, mais aussi en provitamine A et en fibres."

Velouté froid tomate-poivron au piment d'Espelette

POUR 1 PERSONNE

100 g de poivron rouge • 150 g de tomates pelées au jus • ¼ de gousse d'ail • 1 c. à c. de vinaigre de vin • 100 g de fromage blanc nature 20 % de MG • 1 pincée de piment d'Espelette • 1 c. à c. de persil ciselé • Sel et poivre

1. Peler et presser la gousse d'ail.
2. Laver le poivron, le couper grossièrement, puis mixer tous les ingrédients ensemble pour obtenir une préparation homogène.
3. Éventuellement, ajouter un peu d'eau pour détendre la préparation.
4. Rectifier l'assaisonnement si nécessaire. Réserver au frais jusqu'au service et parsemer de persil ciselé.

50 g

de poivron cru apporte 75 % de l'apport journalier recommandé en vitamine C.

IDÉE DÉJEUNER

Velouté froid tomate-poivron au piment d'Espelette

Omelette aux champignons et fines herbes

Patates douces et pommes de terre rôties à l'huile d'olive

Pastèque

LE PLEIN DE VITAMINES !

Le poivron offre une teneur record en vitamine C. 200 g de poivron cuit (en accompagnement), couvre encore, malgré la cuisson, 90 % des apports journaliers. On note également la présence de pigments flavonoïdes qui améliorent l'action de la vitamine C. Le poivron offre également une source intéressante de provitamine A et de fibres.

LUNDI

27

JUILLET

Sainte Nathalie

IDÉE DÎNER

Chair de crabe à la mayonnaise

Avocat, laitue ciselée et pomelo en quartiers à l'huile de colza

Pain pumpernickel

Fromage blanc nature

QUE PENSER DES LIVRAISONS DE REPAS MINCEUR ?

Ces entreprises proposent de simplifier la mise sous régime en livrant dans un grand carton l'ensemble de ce que nous devons manger sur une semaine, à des tarifs quand même prohibitifs. Avec la généralisation des livraisons à domicile, ce système pourrait se développer, avec des offres moins chères et plus savoureuses. Car on reste dans le principe des plats préparés, rarement fabuleux sur le plan gustatif et confectionnés industriellement. Il existe pourtant désormais tellement de solutions simples pour raccourcir les temps de préparation, comme les légumes déjà épluchés ou râpés, les morceaux de viande prédécoupés, et même certaines sauces toutes prêtes bien élaborées.

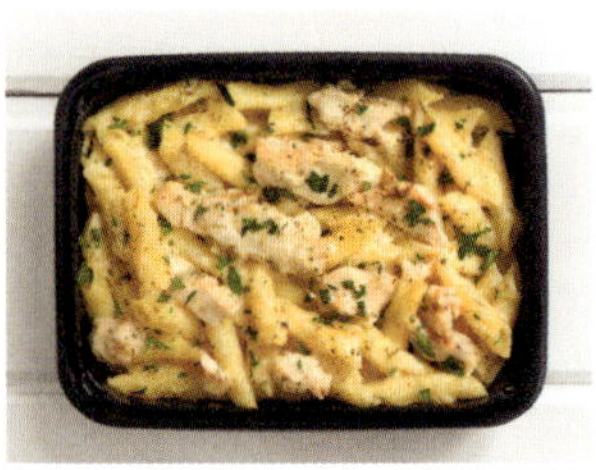

500 €

C'est le coût mensuel moyen des repas minceur tout prêts, contre 120 euros si l'on faisait soi-même ses courses et l'on cuisinait les mêmes plats à la maison…

"Cherchant à simplifier la vie des personnes qui veulent mincir, ces repas sont, il ne faut pas l'oublier, **fabriqués industriellement.**"

ET LES APPAREILS DESTINÉS À AFFINER LA SILHOUETTE ?

Cryothérapie, cryolipolyse, lipobidule, lipomachin, lipostructure, tous ces appareils fleurissent. Si certains traitements au laser peuvent avoir un effet brûleur sur les cellules de graisse, leur impact sur le surpoids reste très limité. Il s'agit donc avant tout de corrections esthétiques relevant de la subjectivité. Le risque est de placer un espoir démesuré dans ce type de méthode, de perdre beaucoup d'argent… et d'abîmer encore plus son estime de soi.

LES PRODUITS ALLÉGÉS, UNE BONNE OPTION DANS LE CADRE D'UN RÉGIME ?

Les produits allégés ou dits « minceur », ne sont pas si différents des produits classiques car bien souvent on enlève des matières grasses pour rajouter du sucre, ou inversement. Au final, ils ne sont pas forcément moins caloriques que les autres et imposent toujours une limite de consommation. Par exemple, certains biscuits vendus comme produits minceur apportent près de 90 kcal par unité, alors qu'un petit-beurre classique correspond à 35 kcal, soit l'équivalent de 15 g de pain !
Par ailleurs, les industriels utilisent des édulcorants pour remplacer le sucre dans leurs produits « allégés », « light » ou « zéro ». Ayant tous un fort pouvoir sucrant, une petite quantité suffit pour donner un goût assez sucré sans apport de calories (ou infime, notamment pour l'aspartame). Mais édulcorant ne veut pas dire sans aucune calorie : les produits mi-sucre mi-stévia, ou édulcorants de synthèse, apportent en moyenne 6 kcal par morceau.

MARDI
28
JUILLET

Saint Samson

IDÉE DÉJEUNER

Artichaut en vinaigrette à l'huile de colza

Amarante au bouillon de légumes

Petits pois vapeur aux petits oignons

Pain complet

Panna cotta légère coco et fraises

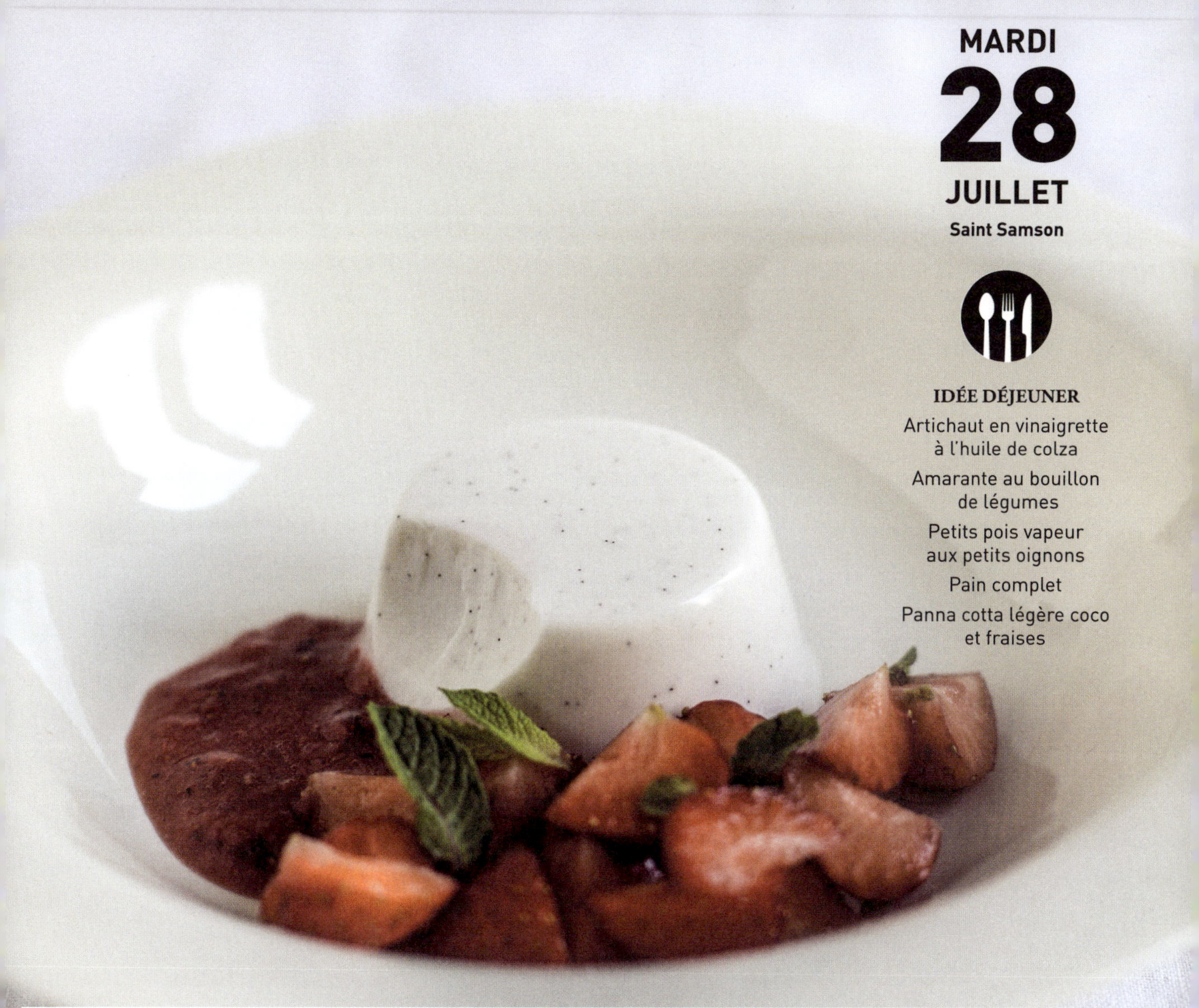

Panna cotta légère coco et fraises

POUR 4 PERSONNES

500 g de fraises
200 ml de lait de coco
2 c. à c. rases d'agar-agar
100 ml d'eau
Quelques gouttes d'amaretto
½ gousse de vanille
2 c. à s. de sucre
2 feuilles de menthe

1. Verser l'agar-agar et l'eau dans une casserole, bien homogénéiser et faire chauffer à feu doux pendant 4 min.
2. Ajouter le lait de coco, l'amaretto, la vanille et le sucre et remuer pendant 1 min. Verser dans des moules individuels en silicone, filmer et laisser refroidir 1 h 30 au réfrigérateur.
3. Laver et équeuter les fraises. Les couper en lamelles. Mixer 100 g de fraises avec la menthe.
4. Dresser sur des assiettes les panna cotta démoulées et nappées de coulis et les fraises joliment disposées.

MERCREDI
29
JUILLET
Sainte Marthe

IDÉE DÎNER

Roquette à l'huile d'olive et vinaigre balsamique, bresaola

Flan d'épinards à la ricotta

Pain nordique

Melon

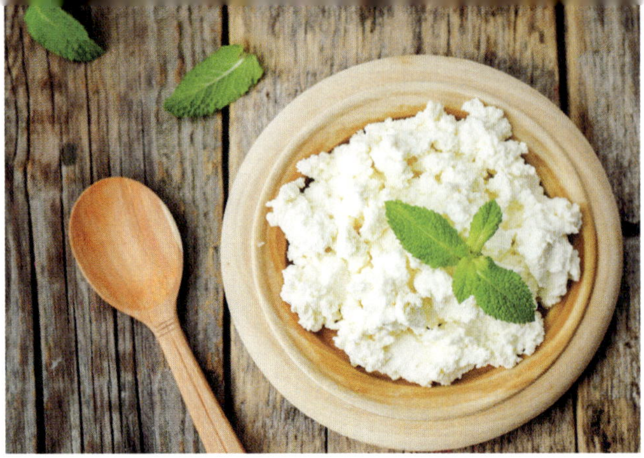

LA RICOTTA AU LAIT DEMI-ÉCRÉMÉ

La ricotta est un fromage italien sans croûte. Sa pâte molle, humide et granuleuse est de saveur douce au goût acidulé. Elle est le plus souvent vendue en pot. Ricotta signifie « recuite ». La pâte est faite à partir du petit-lait que l'on récupère de l'égouttage de certains fromages et que l'on recuit. Avec plus de 74 % d'eau, la ricotta est un fromage peu calorique et relativement peu gras avec moins de 8 % de lipides.

138 kcal

pour 100 g de ricotta.

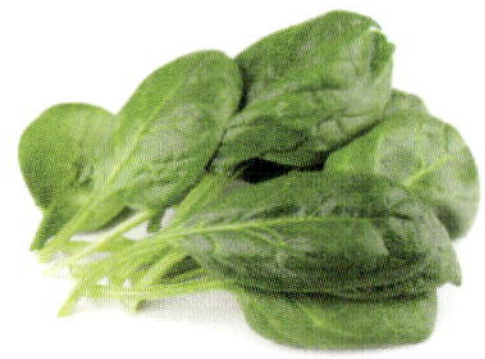

Flan d'épinards à la ricotta

POUR 4 PERSONNES

400 g d'épinards surgelés • 2 œufs • 250 g de ricotta • 1 c. à s. de ciboulette ciselée • 1 gousse d'ail écrasée • Sel, poivre

1. Préchauffer le four à 180 °C (th. 6). Faire cuire les épinards à l'étouffée dans une casserole à revêtement antiadhésif sans ajout de matières grasses. Les assaisonner à votre convenance.

2. Pendant ce temps, mélanger les 2 œufs, la ricotta, la ciboulette et l'ail écrasé.

3. Une fois les épinards cuits, les ajouter à la préparation et mélanger.

4. Verser la préparation dans des mini-cocottes. Enfourner pour 20 à 25 min.

"Peu calorique et pauvre en matières grasses, la ricotta fait partie des fromages à recommander dans le cadre d'un régime hypocalorique et en cas d'ostéoporose."

IDÉAL DANS LE CADRE D'UN RÉGIME ANTI-OSTÉOPOROSE

C'est un fromage riche en calcium avec 272 mg/100 g, soit près de 40 % des apports journaliers recommandés. La ricotta est également une source intéressante de vitamines B2, B3 et B12, de phosphore et de sélénium.

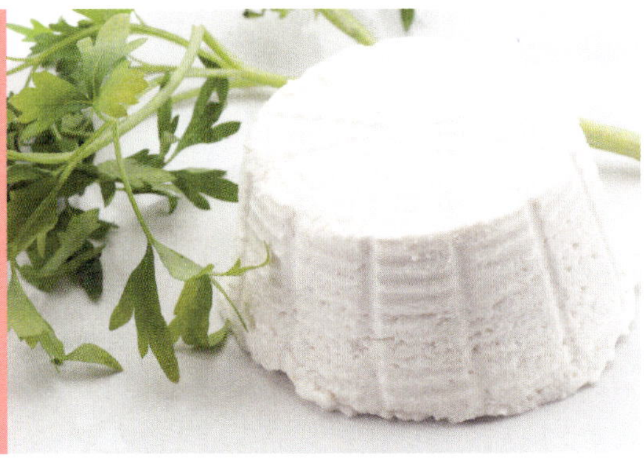

JEUDI 30 JUILLET

Sainte Juliette

IDÉE PETIT DÉJEUNER

Café, thé ou infusion
Pain complet
Beurre
Faisselle nature
Prunes

45 %

des Français entre 25 et 45 ans admettent manquer de sommeil.

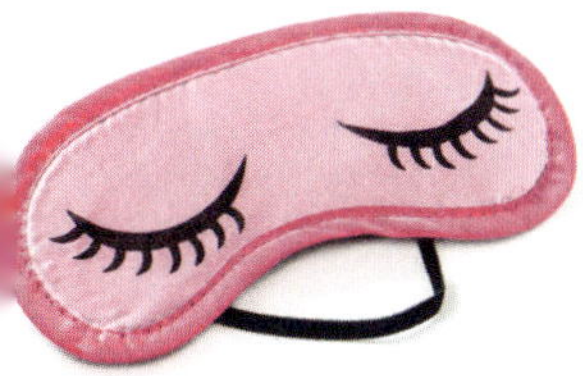

UN MASQUE DE SOMMEIL

Adoptez les masques de sommeil, qui permettent d'obtenir l'obscurité totale. Ils sont intéressants pour ceux que le moindre filet de lumière empêche de dormir. En revanche, évitez ceux qui sont pourvus de points bleus, car cette couleur favorise l'éveil.

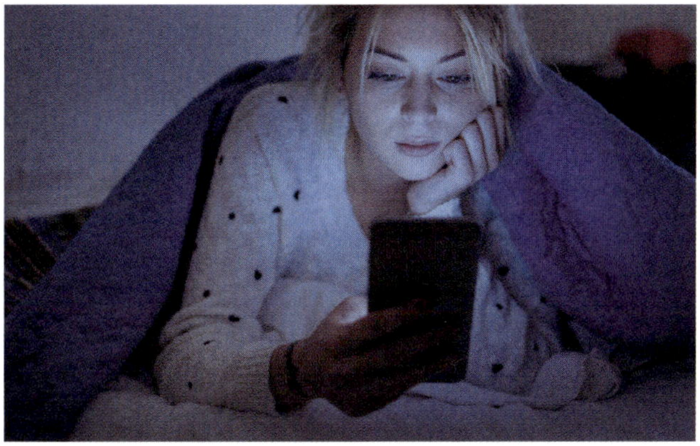

LES ÉCRANS, ENNEMIS DU SOMMEIL

Nous l'avons mentionné, les écrans sont devenus, avec le stress, l'ennemi n° 1 du sommeil. La lumière bleue qu'ils diffusent stimule le cerveau, et les images visionnées le maintiennent dans un fonctionnement d'ondes « actives » rendant le coucher trop agité pour être efficace. La lumière bleue des diodes des écrans active jusqu'à 100 fois plus les récepteurs photosensibles de la rétine que la lumière blanche d'une lampe… Ainsi, jouer à des jeux en ligne, regarder des vidéos, envoyer des messages ou encore aller sur les réseaux sociaux avant de dormir pourrait décaler d'une bonne heure l'endormissement. Et c'est sans compter les ondes Wifi que l'on continue de recevoir en s'endormant à côté de nos téléphones en veille, mais qui émettent toujours. Pire, la tentation est parfois forte quand on se fait réveiller par un message… de rallumer la lumière et d'y répondre ! Une seule solution pour régler ce problème : arrêter tout écran 1 heure avant de dormir, et surtout, éteindre les appareils et passer le portable en mode avion (ce qui n'empêche pas l'alarme de fonctionner).

Vous n'arrivez pas à vous endormir ?

Inutile de rester à bouillonner dans son lit si on sent que l'on n'est pas sur le chemin du sommeil. Levez-vous, allez lire (un livre, mais pas sur écran !) dans une pièce sombre, ou écrire pour distraire votre esprit (pas d'écran de télévision non plus !), jusqu'à ce qu'un nouveau cycle de sommeil se manifeste. À ce moment-là seulement, recouchez-vous.

"Les écrans fonctionnent avec une lumière dite bleue **qui trouble la production de mélatonine** et peut retarder de 1 heure l'endormissement."

VENDREDI
31
JUILLET

Saint Ignace de L.

IDÉE DÉJEUNER

Filet de cabillaud au jus de citron à la crème fraîche

Haricots verts vapeur

Polenta

Petits-suisses

Nectarine

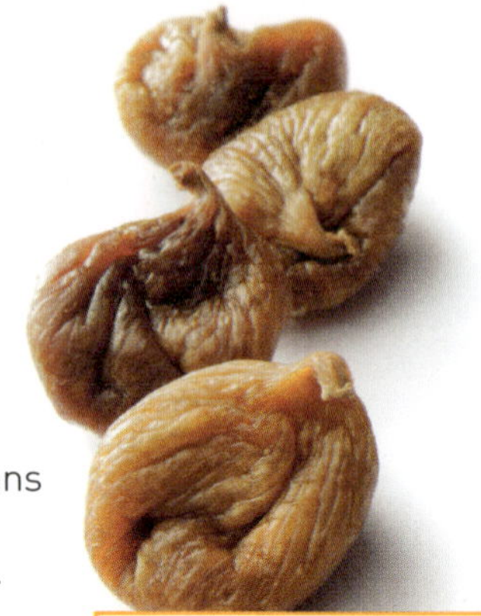

LES PRÉBIOTIQUES

Les prébiotiques sont le produit des fibres végétales présentes surtout dans les végétaux, qui ont la particularité d'être à la source de la formation des « probiotiques », ces bactéries de la flore intestinale indispensables à la vie. En effet, les fibres ne sont pas digérées dans l'intestin grêle, et lorsqu'elles arrivent dans le côlon, une partie d'entre elles sera digérée par les bactéries intestinales, donc à l'origine des probiotiques. Les fibres prébiotiques se trouvent principalement sous forme de fructanes (dans l'orge, l'asperge, les artichauts, par exemple) et/ou d'amidons résistants (dans la banane, les légumineuses, le riz ou les pommes de terre). Non dégradées lors de la digestion, on les retrouve intactes dans le côlon, où elles stimulent la croissance des « bonnes bactéries », comme un engrais.

Le top 10 des fruits riches en fibres
(en g pour 100 g)

1. Figue séchée
11,40

2. Fruit de la Passion
10,40

3. Banane séchée
8

4. Cassis
7,80

5. Groseille
7,40

6. Framboise
6,70

7. Pruneau
5,80

8. Poire
3

9. Pomme
1,95

10. Orange
1,8

25 g

par jour, c'est l'apport minimum en fibres recommandé pour bénéficier de leurs prébiotiques.

ET LES PROBIOTIQUES, QUEL EST LEUR RÔLE ?

Les probiotiques sont principalement des ferments lactiques et des micro-organismes dont on compte plus de mille espèces différentes dans notre flore intestinale, également appelée « microbiote ». Les plus connues sont les fameux Lactobacillus, Bifidobacterium et Saccharomyces. Naturellement présents dans les yaourts ou le lait fermenté, mais également dans la choucroute ou les olives par exemple, ils peuvent être ajoutés à d'autres aliments ou vendus sous forme de compléments alimentaires, comme la levure de bière. Les probiotiques préviennent la porosité intestinale, protègent contre les bactéries pathogènes. Ils activent le système immunitaire et régulent la réponse immunitaire. Enfin, ils absorbent les nutriments, et aident à évacuer les cellules intestinales après leur mort.

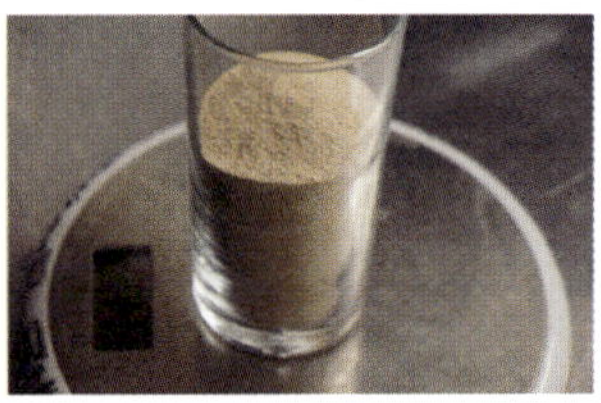

LA LEVURE DE BIÈRE

Ce complément alimentaire riche en probiotiques peut être ajouté dans les salades ou les yaourts. Choisissez une levure en paillettes, sans aucun additif inconnu.

> “Les prébiotiques agissent comme un engrais pour stimuler les bonnes bactéries.”

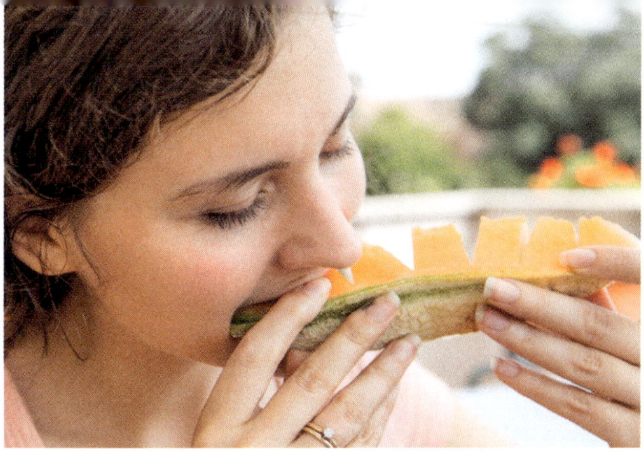

SAMEDI 1er AOÛT

Saint Alphonse

25 mg
de vitamine C
dans 100 g de melon.

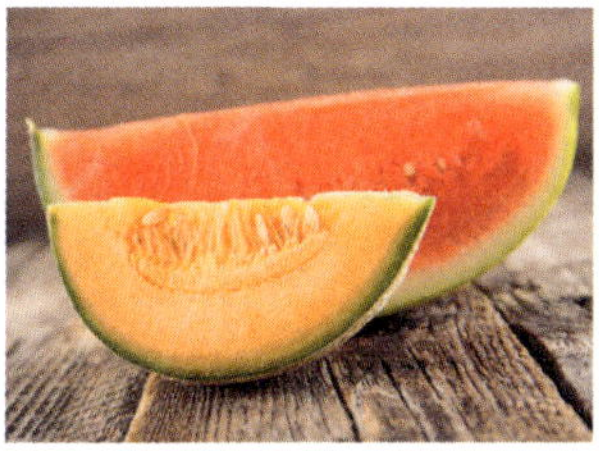

UN FRUIT RICHE EN BÊTACAROTÈNES

Avec la mangue et l'abricot, le melon fait partie des fruits qui contiennent le plus de bêtacarotènes (provitamine A), avec 418 µg pour les melons à chair orange, mais moins pour les melons à chair jaune ou verte.

AU MARCHÉ DE JUIN À SEPTEMBRE

LE MELON

Le melon est une plante à tiges rampantes appartenant à la famille des cucurbitacées. Son fruit est assez volumineux et de forme ovale à ronde avec des divisions dessinées sur sa peau plus ou moins rugueuse. La pulpe qu'il contient est de couleur jaune à orangé foncé et s'avère très juteuse et parfumée à pleine maturité. La cavité centrale contient de nombreux pépins qu'il est facile d'éliminer avant consommation. Le melon se déguste au choix en entrée ou en dessert. Très riche en eau (90,1 %), le melon participe à l'hydratation quotidienne. Sa valeur énergétique moyenne est de l'ordre de 34 kcal/100 g avec un taux de glucides moyen de 7 %, ce qui est bien inférieur à la moyenne des autres fruits. Le melon est aussi riche en bêtacarotène (provitamine A) et en vitamine B9, importante pendant le premier trimestre de grossesse (0,1 mg/100 g). Par ailleurs, le taux de vitamine C contenu dans le melon est supérieur à celui de la pomme, de la poire ou de l'abricot. Côté minéraux, le potassium domine largement, donnant au melon des propriétés diurétiques. Enfin, les fibres ne dépassent pas 1 g/100 g, ce qui en fait un fruit très bien toléré.

IDÉE DÉJEUNER

Salade de melon fraîcheur

Ratatouille cuisinée à l'huile d'olive, avec un œuf poché

Polenta

Amandes à croquer

Salade de melon fraîcheur

POUR 2 PERSONNES

1 gros melon • 60 g de feta • 100 g de tranche de jambon de Bayonne dégraissé • Le jus de 1 citron

1. Couper le melon en deux, retirer les pépins et réserver les coques.
2. Récupérer la chair et la couper en petits dés.
3. Ajouter la feta coupée en dés et le jambon en fines lanières.
4. Arroser de jus de citron, bien mélanger et garnir les coques de melon avec cette salade. Servir bien frais.

"Non seulement consommer du melon est **un bon moyen de s'hydrater**, mais en plus, il apporte des vitamines B9 et C ainsi que de la provitamine A."

DIMANCHE

2

AOÛT

Saint Julien-Eym.

IDÉE DÎNER

Gaspacho au parmesan

Sardines grillées

Purée de brocoli à la crème

Pain complet

Compote

LE POISSON EN CONSERVE, UNE SAINE ALTERNATIVE

Il s'agit de poissons gras ou semi-gras, principalement thon, sardine et maquereau, mais également saumon, truite, hareng ou anchois cuit, mis en boîte au naturel avec de l'huile ou un assaisonnement, une marinade. Certains peuvent également être fumés avant conditionnement. Ces produits présentent un double intérêt : ils se conservent longtemps et permettent, à peu de frais, de consommer du poisson, une excellente source de protéines animales et de bonnes graisses, notamment des acides gras oméga 3 à longues chaînes (EPA et DHA). Les poissons gras sont également bien pourvus en vitamine D. Notons toutefois que les personnes devant réduire leur consommation de sel devront préférer un filet de poisson frais à cuire plutôt qu'une conserve.

Que penser des labels « **pêche durable** » ?

Depuis quelques années, on a vu apparaître sur les boîtes de conserve de poisson sauvage le label MSC (Marine Stewardship Council) qui indique que les poissons ont été pêchés selon des méthodes durables de pêche (taille des poissons, respect des populations, techniques de pêche moins invasives, etc.). D'autres labels existent pour les poissons d'élevage comme le Label Rouge et le label Agriculture biologique. Ces labels sont dignes de confiance et sont à privilégier quand vous achetez un poisson que ce soit frais ou en boîte.

3 ans

C'est l'âge limite en dessous duquel on déconseille de consommer des poissons prédateurs comme le thon ou le saumon, car ils contiennent trop de métaux lourds.

UNE BOÎTE DE SARDINES

Il existe des boîtes de plusieurs tailles. Achetez le format adapté à votre consommation et pensez à bien conserver les restes au réfrigérateur dans un contenant hermétique (pas la boîte de conserve d'origine), et à les consommer sous 48 heures. Évitez aussi les marinades contenant souvent une longue liste d'additifs, préférez la simplicité : nature ou à l'huile.

CHOISISSEZ LES BONNES VARIÉTÉS DE POISSON !

Malheureusement, la présence de métaux lourds dans des poissons comme le thon ou le saumon, implique d'en limiter la consommation au profit d'autres espèces comme la sardine et le maquereau. Ils seront donc contre-indiqués aux femmes enceintes et allaitantes ainsi qu'aux enfants de moins de 3 ans. Si vous aimez consommer les sardines entières avec l'arête, sachez qu'elles sont une source intéressante de calcium et de surcroît moins chères que les filets de sardines.

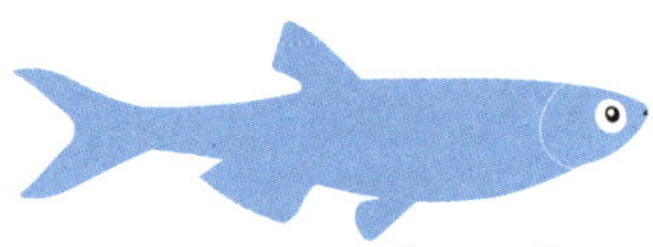

"Il est recommandé de consommer du poisson au moins **deux fois par semaine.**"

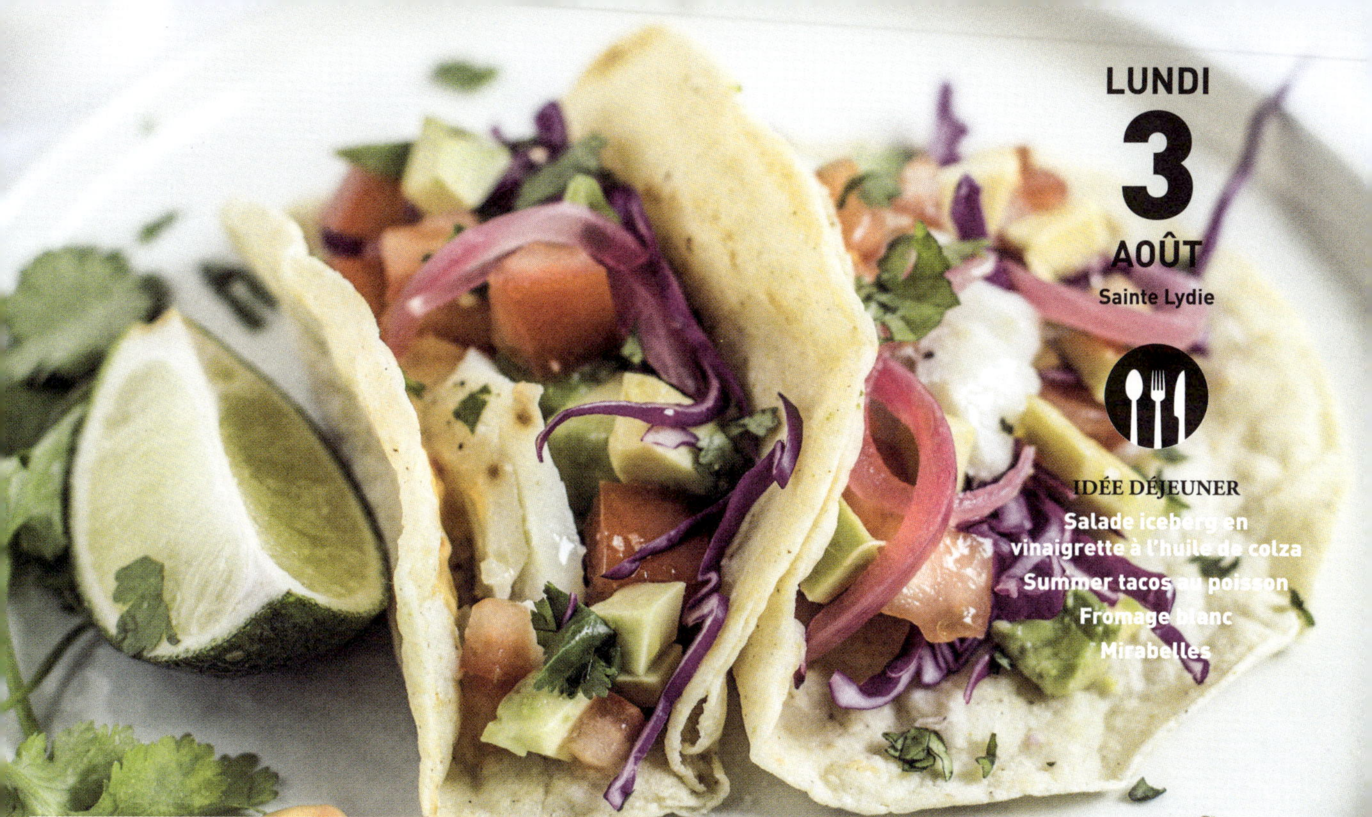

LUNDI
3
AOÛT
Sainte Lydie

IDÉE DÉJEUNER
Salade iceberg en vinaigrette à l'huile de colza
Summer tacos au poisson
Fromage blanc
Mirabelles

Summer tacos au poisson

POUR 1 PERSONNE

1 filet de poisson blanc (cabillaud par exemple) de 150 à 200 g
1 c. à s. d'huile d'olive
2 tacos de maïs (environ 15 cm)
¼ de petit chou rouge émincé finement
1 tomate en petits dés sans le jus
½ avocat coupé en dés
½ citron vert en quartiers
3 brins de coriandre ciselés grossièrement
Sel et poivre

Pickle d'oignon rouge :
1 petit oignon rouge
100 ml de vinaigre blanc
2 c. à s. de sucre
1 c. à c. de graines de cumin (facultatif)
½ c. à c. de grains de poivre entiers (facultatif)
1 gousse d'ail coupée en deux
½ piment frais (facultatif)

Dip pimenté :
3 c. à s. de fromage blanc
1 c. à c. de piment chipotle séché (à défaut, sauce Sriracha pimentée)

1. Préparer le pickle d'oignon rouge. Émincer l'oignon et le placer dans un grand récipient résistant à la chaleur. Faire bouillir 500 ml d'eau puis la verser sur l'oignon. Laisser tremper 2 min, puis égoutter.
2. Dans une casserole, verser 150 ml d'eau, le vinaigre, ¼ de c. à c. de sel et le sucre puis remuer. Laisser mijoter jusqu'à ce que le sucre soit dissous. Sortir du feu.
3. Transvaser l'oignon dans un bocal en verre puis recouvrir avec le mélange au vinaigre. Ajouter les épices, l'ail et le piment selon votre goût. Réserver au frais.
4. Préchauffer le four à 180 °C (th. 6). Placer le filet de poisson dans un plat, arroser d'un filet d'huile d'olive, saler et poivrer. Enfourner pour 10 à 13 min. Laisser refroidir.
5. Chauffer les tacos de maïs environ 1 min de chaque côté dans une poêle chaude ou quelques minutes au four à 180 °C (th. 6).
6. Préparer le dip. Dans un petit bol, mélanger le fromage blanc, le piment, du sel et du poivre.
7. Poser les tacos chauds sur une assiette. Ajouter un peu de sauce piquante, le poisson en morceaux puis le chou rouge, la tomate, l'avocat, et le pickle d'oignon. Arroser de jus de citron et parsemer de coriandre hachée.

MARDI

4

AOÛT

Saint J.-M. Vianney

IDÉE DÎNER

Salade de champignons au fromage blanc, jus de citron et coriandre

Cuisse de lapin aux prunes

Riz safrané

Nectarine

BIEN POURVUE EN VITAMINES

La vitamine C est peu présente dans la prune, mais elle contient des pigments anthocyaniques, ayant une activité « vitamine P », qui renforce l'action de cette petite quantité de vitamine C.

La prune fournit cependant un large éventail de vitamines du groupe B, nécessaires à la bonne assimilation des glucides dans l'organisme. Enfin, l'apport en provitamine A peut s'avérer intéressant dans les prunes les plus colorées. Mais surtout, la prune contient 0,7 mg de vitamine E/100 g, ce qui constitue un apport intéressant (besoin d'environ 12 mg par jour).

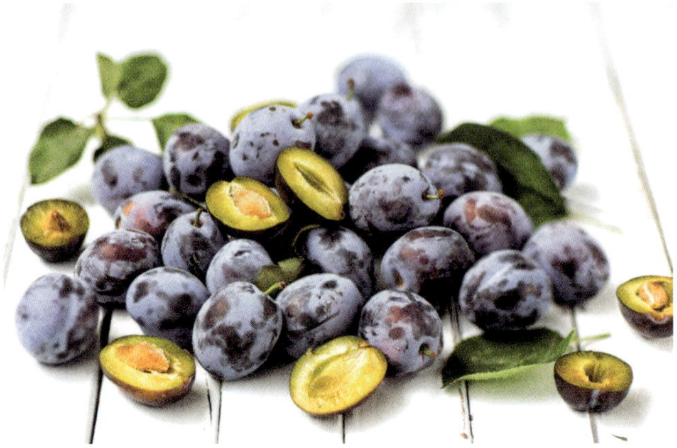

52 kcal

pour 100 g de prunes.

AU MARCHÉ DE JUIN À NOVEMBRE

LA PRUNE

La prune est le fruit du prunier. C'est un petit fruit à noyau, plus ou moins rond ou ovale, d'une couleur allant du jaune clair au violet foncé selon les variétés. Il existe de nombreuses variétés, mais les plus consommées restent les reines-claudes, les mirabelles et les quetsches. Sa chair juteuse se prête très bien à une consommation fraîche. Les prunes ont une quantité de calories comparable à celle de la pomme. Sucrées à 12 %, ce qui correspond à la moyenne des fruits, on note tout de même des différences selon les variétés, les plus sucrées étant les reines-claudes. La prune se situe parmi les fruits les mieux pourvus en fibres avec plus de 2,5 %, ce qui explique un effet laxatif en cas de consommation excessive. Parmi ces fibres, la pectine domine, rendant les prunes idéales pour faire des confitures.

Cuisse de lapin aux prunes

POUR 1 PERSONNE

1 cuisse de lapin • 2 grosses prunes • 1 échalote • 1 c. à c. d'huile d'olive • 1 gousse d'ail • 1 brin de thym • Sel et poivre

1. Peler et émincer l'échalote. Hacher l'ail.
2. Faire fondre l'échalote dans une cocotte avec l'huile d'olive.
3. Ajouter la cuisse de lapin, l'ail haché et le brin de thym. Saler et poivrer.
4. Faire dorer le lapin. Ajouter de l'eau aux ¾ de la viande. Laisser mijoter à feu doux pendant 30 min.
5. Pendant ce temps, dénoyauter les prunes, les couper en quatre et les ajouter dans la cocotte, poursuivre la cuisson pendant 10 min et servir bien chaud !

"La prune désigne **un grand nombre de variétés de fruits** plus ou moins sucrés, mais qui ont tous une bonne teneur en vitamines."

230 kcal

dans 100 g de pain complet.

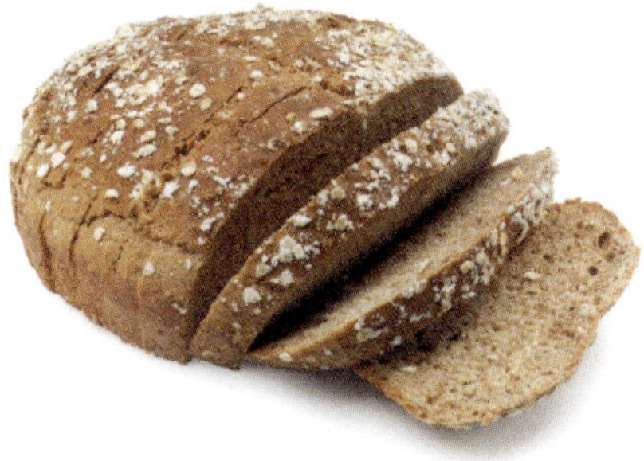

Que penser **des biscottes et du pain de mie ?**

Les biscottes et le pain de mie ne sont pas strictement comparables au pain. Alors que la fabrication du pain nécessite de l'eau et du sel, ainsi que du levain et de la farine, celle des biscottes requiert l'addition de graisses (5 kg de matières grasses pour 100 kg de farine), ainsi que de sucre (5 kg de saccharose), sans parler des additifs dans les versions industrielles...

P COMME **PAIN**

Aujourd'hui, la consommation de pain a beaucoup diminué au bénéfice de celle de viande et d'aliments riches en sucres simples et en graisses. C'est pourtant un aliment de base, de bonne valeur nutritionnelle. Il existe des batailles qui ne s'arrêtent jamais. Cela fait déjà de nombreuses années que la question traditionnelle sur le pain est de savoir s'il fait grossir ou non, et s'y ajoutent d'autres questions, telles que : le pain complet fait-il maigrir et le pain blanc fait-il plus grossir que le pain complet ? Ou bien encore : est-il meilleur de consommer des biscottes plutôt que du pain ? Le pain est en réalité un produit céréalier pur. Question de mode, il a été convenu de lui additionner des graines, qui le transforment en pain « aux céréales », ce qui est en fait un pléonasme. Il est bien évident que chaque fois que l'on ajoute un ingrédient, on contribue à augmenter la valeur énergétique du pain.

> "Le pain est un produit céréalier pur qui équivaut à manger des céréales, donc des sucres lents."

VIVE LE PAIN FRAIS !

Le meilleur de tous les produits reste le pain frais. Pauvre en lipides – selon les fabricants –, il a de surcroît un effet rassasiant. Il contient également des minéraux et des vitamines du groupe B intéressants pendant la grossesse. La teneur en glucides du pain résulte de la présence d'amidon. On peut considérer que l'amidon est « un bon sucre », car il est complexe, donc digéré progressivement par l'organisme, et se distribue ainsi harmonieusement et régulièrement dans le sang et dans le corps.

MERCREDI

5

AOÛT

Saint Abel

IDÉE PETIT DÉJEUNER

Thé ou café léger sans sucre
Pain complet
Beurre
Lait demi-écrémé
Jus de fruits 100 % pur jus

PAIN DE CAMPAGNE COMPLET

Le pain de campagne est un pain composé d'un mélange de farines et qui a été longtemps pétri. C'est pourquoi sa mie est plus aérée qu'un pain ordinaire. De plus, les farines qui le composent ont conservé le grain de la céréale, ce qui rend ce pain un peu plus riche en fibres que celui fabriqué à partir d'une farine blanche. Choisissez un pain de boulangerie, ce sera toujours meilleur qu'un pain industriel qui contient souvent des additifs pour le conserver plus longtemps.

JEUDI

6

AOÛT

Transfiguration

IDÉE DÎNER

Crevettes roses
avec 1 c. à s. de mayonnaise

Soupe de tomate

Pain complet

Yaourt nature + graines
de vanille

Que penser de **l'anneau gastrique ?**

Le ballon ou l'anneau ne sont pas de très bonnes techniques. En effet, à terme, le risque d'incidents est élevé tandis que les résultats ne sont pas très encourageants. On obtient des amaigrissements d'une quinzaine de kilos maximum, avec une reprise de poids relativement rapide.

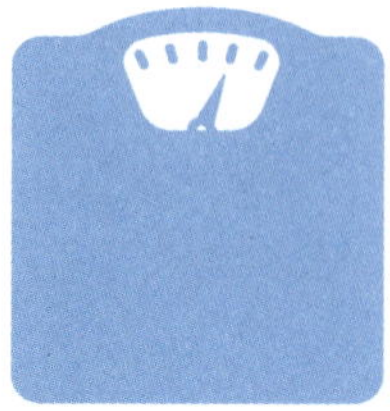

EST-CE HÉRÉDITAIRE DE PRENDRE DU POIDS ?

Nous ne disposons toujours pas d'examen biologique permettant d'établir avec certitude la part de la génétique dans un surpoids. La seule chose qui nous permette d'évaluer le risque est de s'interroger sur les antécédents familiaux. Lorsque, dans une même famille, on trouve plusieurs personnes proches (père et mère, plusieurs frères et sœurs) en situation de surpoids, il existe très vraisemblablement un facteur héréditaire. On a toujours l'impression que l'on peut maigrir comme on veut pour atteindre un poids désiré, mais ce n'est pas vrai. Les personnes qui présentent un facteur génétique de surpoids pourront sans doute perdre quelques kilos, mais ce sera plus difficile que pour d'autres et la perte sera moindre. C'est dans ces cas-là que les régimes ont tendance à échouer : à force de s'accrocher pour atteindre un poids idéal qui reste inaccessible, on finit par se lasser et par tout abandonner. Ce qui se traduit immanquablement par une reprise des kilos perdus, voire très souvent par quelques kilos supplémentaires.

"Il existe **des prédispositions familiales au surpoids**, mais elles sont souvent associées à une alimentation inadaptée qui, elle, peut être modifiée."

L'HÉRÉDITÉ OU UNE ALIMENTATION FAMILIALE INADAPTÉE

À défaut de pouvoir agir sur ce facteur héréditaire, on peut travailler son modèle alimentaire. C'est un travail de longue haleine qui nécessite un effort sur le long terme et il faudra y associer une activité physique pour modifier l'équation. Il s'agira de modifier les habitudes acquises, mais également de jouer sur la part des dépenses d'énergie, qu'il faudra augmenter autant que faire se peut pour ne pas imposer une réduction drastique des prises alimentaires.

27 %

Faire du sport diminuerait de 27 % les effets du gène responsable de l'obésité selon une étude américaine.

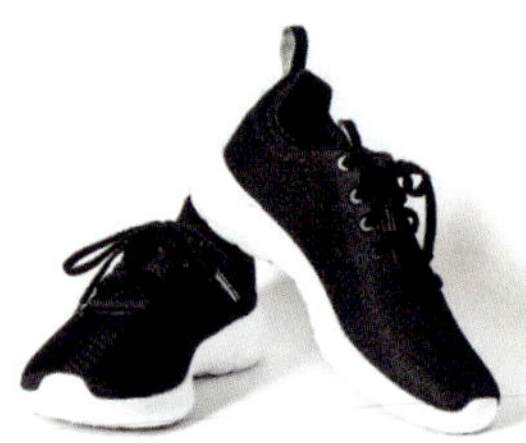

VENDREDI

7

AOÛT

Saint Gaétan

280 mg

de potassium dans 100 g de groseilles.

Verrine fromage blanc, coulis de groseilles

POUR 1 PERSONNE

200 g de groseilles • ½ feuille de gélatine • 100 g de fromage blanc nature 20 % de MG • 1 c. à c. de sucre • 1 spéculoos

1. Mixer les groseilles avec un peu d'eau.
2. Passer le coulis obtenu au chinois, ajouter ¼ de verre d'eau.
3. Le chauffer quelques minutes et y faire dissoudre ½ feuille de gélatine préalablement ramollie dans de l'eau froide.
4. Placer la préparation dans le fond d'un grand verre transparent et réserver la verrine au réfrigérateur pendant 1 h.
5. Mélanger le fromage blanc et le sucre. Le mettre sur la gelée de groseille et recouvrir de spéculoos brisé. Déguster bien frais.

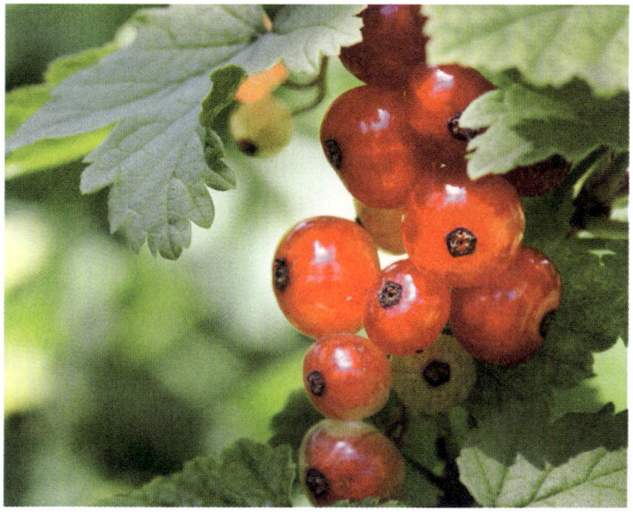

AU MARCHÉ DE JUIN À SEPTEMBRE

LA GROSEILLE

La groseille est une petite baie rouge, fruit du groseillier. Elle se caractérise par sa richesse en jus et sa saveur acide. Consommable crue et égrappée, la groseille est surtout utilisée pour réaliser des gelées, des confitures ou des coulis. Gorgée d'eau avec plus de 80 % et peu sucrée, la groseille s'avère très rafraîchissante. Elle fait partie des fruits les moins caloriques et son apport énergétique (33 kcal/100 g) est comparable à celui du citron. Elle fournit des quantités intéressantes de minéraux et d'oligoéléments très variés avec une majorité de potassium, mais également un peu de calcium (36 mg/100 g) et de fer (1,2 mg/100 g). La vitamine C est présente à hauteur de 40 mg/100 g, ce qui est comparable à certains agrumes, d'autant que son action est potentialisée par la présence de flavonoïdes, nommés également « vitamine P », aux propriétés antioxydantes.

IDÉE DÉJEUNER

Carottes râpées à l'huile de colza

Filet de julienne cuit au four aux échalotes

Tomates provençales et purée de pois cassés

Verrine fromage blanc, coulis de groseilles

UN PETIT FRUIT RICHE EN FIBRES

La groseille contient énormément de fibres (8 g/100 g). Les fibres insolubles, présentes principalement dans les graines, peuvent être en partie éliminées pour les intestins sensibles. Les fibres solubles, des pectines, sont souvent bien tolérées et leur abondance rend les groseilles idéales pour la confection de gelées et de confitures.

> "La groseille contient **une quantité importante de vitamine C**, mais aussi d'oligoéléments et de fibres."

SAMEDI

8

AOÛT

Saint Dominique

IDÉE DÎNER

Haricots verts à l'ail
Filets de maquereaux
Poireau en vinaigrette
Faisselle nature
Pain aux céréales et graines
Myrtilles

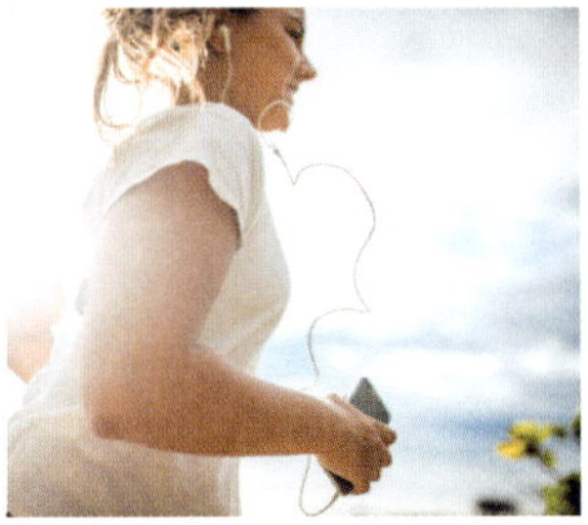

20 minutes

La pratique d'une activité physique d'au moins 20 minutes permet de réduire angoisse et déprime.

PRENONS-NOUS TROP D'ANXIOLYTIQUES ?

En France, de nombreuses pathologies sont immédiatement traitées par voie médicamenteuse sans qu'aucune autre solution ne soit envisagée avant ou en complément. Or, d'autres pistes sont efficaces ! La dépression ou la fatigue mentale peuvent se passer des fameux anxiolytiques que l'on prescrit à tour de bras, et qui ont tendance à endormir les sensations. Si certains généralistes conseillent parfois de faire du sport ou de sortir à une personne déprimée, cela reste de l'ordre du conseil. Et si le patient engage un travail sur lui avec un psychiatre, les deux médecins communiquent rarement entre eux. Donc, en cas de petite forme morale, essayez d'abord tout ce qui marche naturellement avant d'entamer un de ces traitements.

"**Les anxiolytiques ont tendance à être prescrits trop systématiquement** alors qu'il existe d'autres solutions plus naturelles."

Cette semaine j'applique la théorie du « je m'en fiche »

Cette théorie repose néanmoins sur le principe selon lequel nous sommes les seuls à décider ou pas d'être heureux, nous sommes les seules personnes responsables de notre bonheur, de nos choix et de notre vie. On peut en effet blâmer le monde entier, chacun est seul responsable de l'importance accordée aux choses qui lui arrivent. C'est la clé de cette approche : choisir de s'en moquer, face à des situations habituellement dérangeantes, stressantes, culpabilisantes, et passer à autre chose.

NE PAS SAVOIR CE QUE L'ON VAUT : UNE DES CAUSES DE LA DÉPRIME

Une des causes de la déprime est un problème très fréquent qui n'affecte pas que les « timides ». On pense, à tort, que dire « non », ou dire ce que l'on pense est facile pour les profils qualifiés de « grandes gueules ». Il faut savoir que celles-ci sont rarement vraiment satisfaites de ce qu'elles ont dit. Les seules personnes qui arrivent vraiment à fixer des limites aux autres, qu'il s'agisse d'un ami, du conjoint ou d'un patron, sont les personnes qui sont « centrées » : qui savent ce qu'elles valent et qui n'ont pas peur des conséquences, car elles savent choisir la forme. Mettre des limites est vital face à de trop nombreuses relations dites « toxiques » qui vous plombent.

DIMANCHE

9

AOÛT

Saint Amour

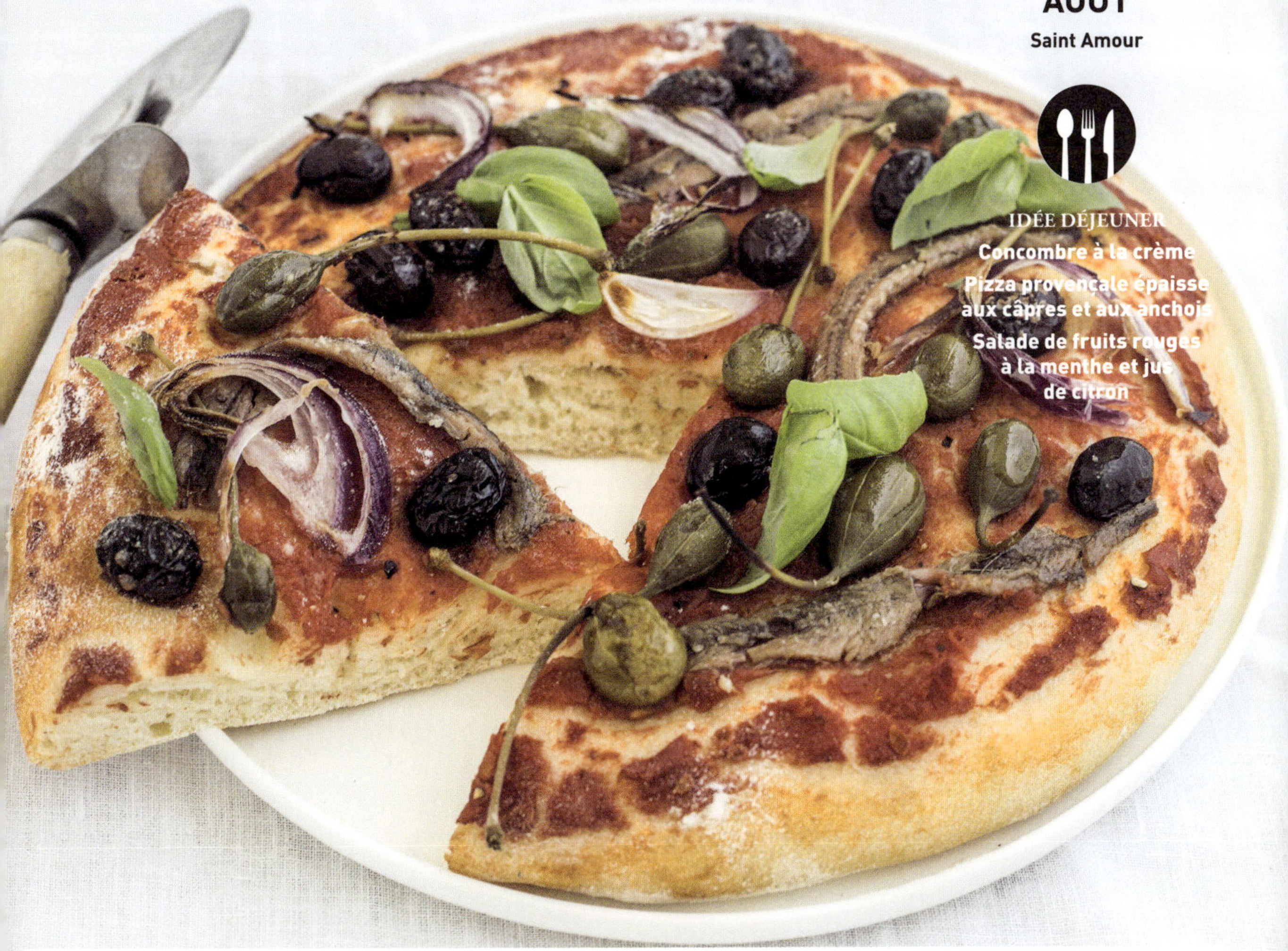

IDÉE DÉJEUNER

Concombre à la crème

Pizza provençale épaisse aux câpres et aux anchois

Salade de fruits rouges à la menthe et jus de citron

Pizza provençale épaisse aux câpres et aux anchois

POUR 1 PIZZA DE 19 CM DE DIAMÈTRE

1 pâte à pizza en bloc
100 ml de sauce tomate (nature ou aromatisée)
4 anchois (environ 18 g)
25 à 30 g de câpres
12 petites olives noires dénoyautées (22 g environ)
½ petit oignon rouge
Une petite poignée de feuilles de basilic

1. Préchauffer le four à 200 °C (th. 6-7). Étaler la pâte à pizza en un disque de 19 cm de diamètre et 2 cm d'épaisseur sur une plaque de cuisson recouverte de papier sulfurisé.
2. Tartiner de sauce tomate en laissant une bordure d'environ 1 à 2 cm. Répartir sur la sauce tomate les anchois, les câpres, les olives et l'oignon rouge émincé finement. Poivrer et enfourner pour 17 à 25 min.
3. Parsemer de feuilles de basilic à la sortie du four.

LUNDI

10

AOÛT

Saint Laurent

IDÉE DÉJEUNER

½ avocat aux crevettes, paprika et jus de citron

Quinoa poêlé aux oignons et blettes à l'huile d'olive

Entremets vanille-cardamome

LA CARDAMOME

La cardamome (et non cardamone) est une plante originaire d'Asie. Elle fleurit et produit des capsules vertes, celles-ci sont séchées et ce sont les graines brunes qu'elles contiennent qui sont utilisées. Elles sont très aromatiques avec un parfum légèrement poivré. Il existe trois sortes de cardamome : la verte qui est la plus parfumée, la blanche qui n'existe pas à l'état naturel, ce sont les capsules de cardamome verte décolorées, et enfin la cardamome brune. On retrouve la cardamome essentiellement dans les plats indiens ou africains. Elle reste peu utilisée en Europe, elle parfume pourtant parfaitement les riz et les viandes et donne une note particulière aux desserts.

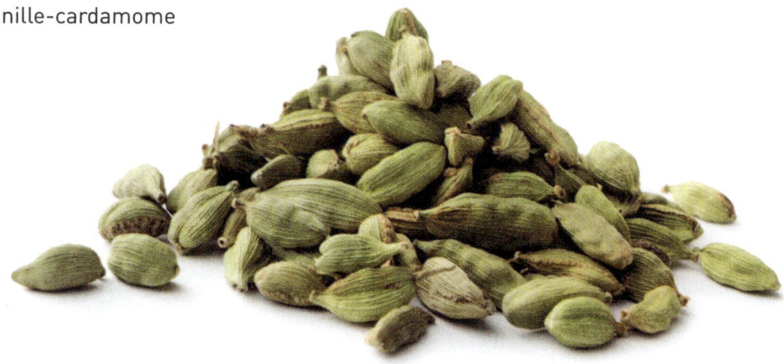

UNE BONNE SOURCE D'ANTIOXYDANTS

La cardamome est riche en minéraux et plus particulièrement en potassium, calcium (383 mg/100 g), magnésium (229 mg/100 g) et en fer (14 mg/100 g). Elle est source de phosphore, de vitamine C, et de vitamines du groupe B (B1 et B6). Elle apporte aussi des oligoéléments tels que le sélénium et le zinc au pouvoir antioxydant. La cardamome moulue est enfin fortement énergétique avec 433 kcal/100 g, essentiellement composée de glucides. Cependant, cette épice est à doser avec parcimonie et dévoilera ses arômes pour de minimes quantités, de quoi en user dans toutes vos préparations.

1 119 mg

de potassium dans 100 g de cardamome.

Entremets vanille-cardamome

POUR 2 PERSONNES

300 ml de lait d'amande • 2 gousses de cardamome • 1 g d'agar-agar • ½ gousse de vanille • 30 g de sucre en poudre

1. Dans une casserole, faire chauffer le lait d'amande avec les gousses de cardamome préalablement ouvertes en deux, et la gousse de vanille grattée.
2. Porter à ébullition, puis laisser infuser hors feu pendant 20 min minimum.
3. Retirer les gousses, puis ajouter l'agar-agar.
4. Remettre sur le feu vif pendant 1 min. Ajouter ensuite le sucre en pluie, puis verser la préparation dans deux ramequins ou verres transparents. Laisser tiédir, puis placer au réfrigérateur pendant 30 min au moins avant dégustation.

> "Cette épice, très employée en Asie, est encore peu utilisée dans nos contrées alors qu'elle parfume et **apporte une quantité intéressante de nutriments.**"

LUNDI
11
AOÛT
Sainte Claire

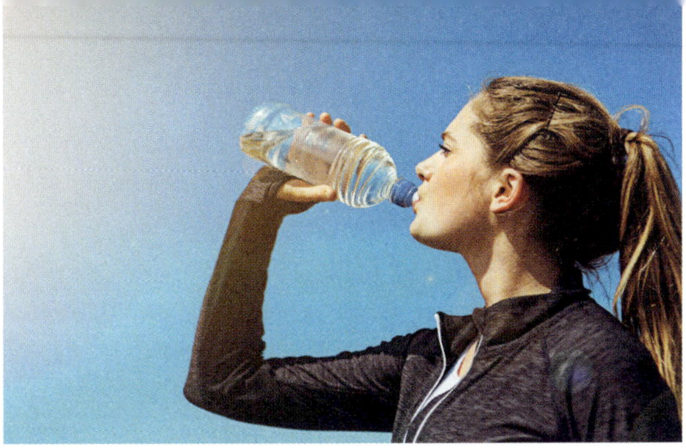

POURQUOI BOIRE EST SI IMPORTANT QUAND ON FAIT DU SPORT ?

Lorsque l'on fait du sport, on perd de l'eau par trois mécanismes : par les voies respiratoires, car le débit respiratoire augmente au cours de l'exercice musculaire ; par la voie cutanée, c'est-à-dire la sueur ; par la voie urinaire. Lors d'un exercice musculaire prolongé, on produit une forte quantité de chaleur qu'il faut contrebalancer par l'évaporation (la sueur). C'est d'ailleurs une forme d'appréciation de l'énergie dépensée, car on considère que 1 litre de sueur évaporé correspond à une dépense d'environ 600 kcal. Ce système de refroidissement par la sueur est celui qui protège le sportif de l'hyperthermie, d'où l'importance de la compensation stricte des pertes en eau pour pouvoir produire cette sueur, qui elle-même empêche les effets négatifs de l'exercice physique.

QU'EST-CE QUE LE COUP DE CHALEUR ?

Le coup de chaleur n'est pas une illusion et il peut associer une perte de connaissance, une augmentation de la chaleur, avec parfois même une démarche ébrieuse. Dans ce cas, il convient d'arrêter immédiatement l'exercice physique. Les sportifs qui nécessitent une pesée avant l'exercice physique sont les plus menacés, car ils jouent assez fréquemment sur ce paramètre pour essayer de diminuer leur poids corporel avant la compétition. Ils se mettent donc en général en situation de déshydratation, avec les risques que nous venons d'évoquer.

IDÉE DÉJEUNER

Lamelles de champignons crus, jus de citron, huile de colza

Dés de dinde à la cardamome

Riz complet

Courgettes poêlées aux oignons

Petits-suisses nature

Mûres

1 litre

d'eau par heure, est la quantité moyenne d'eau dépensée quand on fait du jogging.

"**Boire est essentiel quand on fait du sport,** notamment pour éviter les effets négatifs (crampe, coup de chaleur, etc.)."

PENSEZ À LA GOURDE !

Ayez toujours une gourde sur vous que vous remplirez au fur et à mesure avec de l'eau du robinet ou de l'eau de source. Cela vous permettra de contrôler la quantité d'eau bue dans la journée, mais aussi d'en avoir toujours à portée de main.

LES CONSÉQUENCES D'UN MANQUE D'EAU

La carence en eau ou l'insuffisance de boisson diminue considérablement l'endurance maximale d'un sportif. De surcroît, elle peut entraîner une augmentation de l'activité cardiaque, qui tente alors de compenser, en augmentant les battements du cœur, la circulation de l'eau dans le corps, ce qui présente bien sûr un danger relativement grave.

MERCREDI
12
AOÛT
Sainte Clarisse

IDÉE DÉJEUNER

Salade de maïs doux et concombre

Filet de dorade au thym

Dés de courgettes et aubergine vapeur avec 1 c. à c. d'huile d'olive

Yaourt nature

Pêche

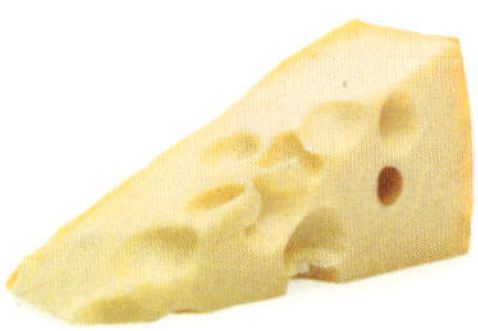

Le top 5 des aliments les plus riches en calcium
(en mg pour 100 g)

1. Gruyère
1010

2. Cantal
700

3. 2 œufs
555

4. Persil
200

5. Lait entier
125

C COMME **CALCIUM**

Le calcium est un minéral indispensable au bon fonctionnement de l'organisme puisqu'il entre dans la composition des os et des dents, et intervient dans le fonctionnement des muscles et du système nerveux, mais aussi dans la coagulation du sang et l'activité du cœur. Pour apporter suffisamment de calcium à son organisme, il est nécessaire de consommer au moins quatre produits laitiers (lait, fromage blanc, yaourt, fromage) par jour et de privilégier les eaux riches en calcium. Bien sûr, d'autres aliments contiennent du calcium, mais en moindre quantité, comme les légumes, les amandes et abricots secs. Le calcium d'origine végétale est moins bien assimilé, donc moins profitable au bébé que celui des laitages.

INDISPENSABLE PENDANT LA GROSSESSE

Les apports nutritionnels conseillés en calcium sont augmentés au cours de la grossesse, de 900 à 1 100 mg par jour. Le calcium est essentiel pour la santé des os et pour la constitution du squelette de bébé. La supplémentation a pour but d'augmenter le taux calcique fœtal et de prévenir la perte calcique osseuse chez la mère. Le bébé en a lui aussi besoin pour la formation de ses os et des bourgeons dentaires. Cependant, pour tous les produits laitiers, les femmes enceintes ne devront consommer que des produits pasteurisés (risque de listériose).

750 mg

de calcium par jour. Ce sont les références nutritionnelles pour un adulte (mises à jour en 2016).

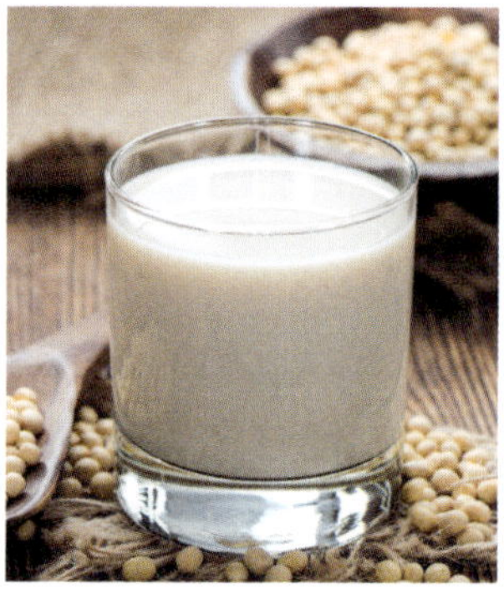

BOISSON AU SOJA

Riche en calcium, la boisson à base de soja (parfois appelée à tort « lait de soja ») convient tout particulièrement aux personnes intolérantes au lactose et peut donc remplacer le lait quand on cherche un apport en calcium. Il existe d'ailleurs certaines boissons supplémentées en calcium.

"**Le calcium se trouve dans les produits laitiers, mais aussi dans de nombreux végétaux** ; la supplémentation en vitamine D permet de mieux le fixer."

JEUDI
13
AOÛT
Saint Hippolyte

"L'igname est une bonne source d'antioxydants, de vitamines et de minéraux."

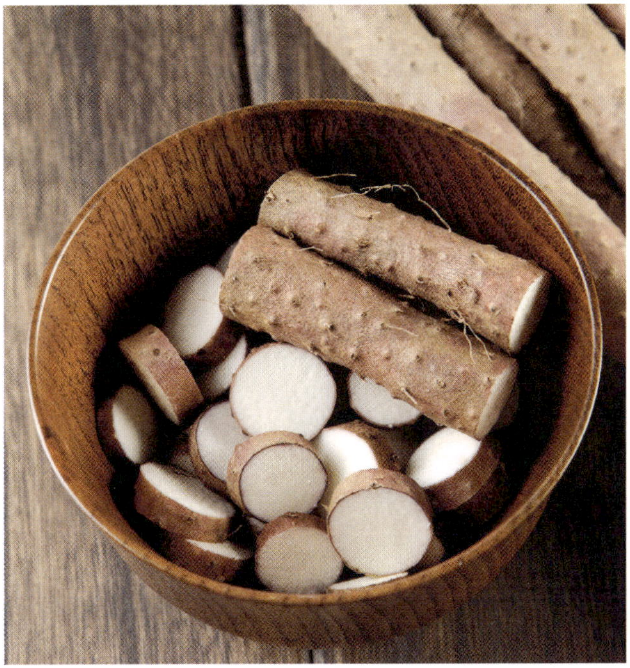

AU MARCHÉ TOUTE L'ANNÉE

L'IGNAME

L'igname est une plante grimpante tropicale qui comprend une cinquantaine d'espèces, mais seule une petite partie est consommable. On consomme son gros tubercule (racine) de forme allongée, cylindrique ou globuleuse. Sa peau semble noire et sa taille varie d'une espèce à l'autre. Sa peau épaisse, velue et rugueuse contient une chair laiteuse parfois colorée en rose ou mauve, légèrement sucrée ou très sucrée selon les variétés. L'igname remplace de façon originale la pomme de terre ou la patate douce. C'est un légume exotique qui fournit plusieurs vitamines et minéraux (notamment de la vitamine B6, du potassium et du cuivre). Les antioxydants qu'elle contient procureraient aussi plusieurs bienfaits sur la santé.

Purée d'ignames

POUR 6 PERSONNES

1 kg d'ignames • 30 cl de lait demi-écrémé • 50 g de beurre • 50 g de fromage râpé (facultatif) • Curry ou noix de muscade • Quelques brins de persil frais • Sel

1. Éplucher les ignames. Les rincer soigneusement pour enlever l'amidon qu'ils contiennent.
2. Les couper en gros cubes et les faire cuire dans un grand volume d'eau bouillante salée pendant environ 15 min.
3. Réduire en purée à l'aide d'un moulin à légumes ou avec une fourchette.
4. Faire chauffer le lait, l'ajouter progressivement à la purée.
5. Puis ajouter le beurre en morceaux et le fromage râpé. Assaisonner d'une grosse pincée de noix de muscade ou de curry, de sel et de persil ciselé.
6. Servir chaud ou froid, en accompagnement d'un poisson blanc ou d'une volaille.

IDÉE DÉJEUNER

Pousses de soja et tagliatelles de carottes en vinaigrette à l'huile de sésame

Aiguillettes de dinde poêlées à la sauce soja sucrée

Purée d'ignames

Framboises

17 mg

de vitamine C dans 100 g d'igname.

BÉNÉFIQUE CONTRE L'HYPERTENSION

L'igname est le sujet de nombreuses études sur les graisses dans le sang. Ainsi consommé dans certaines quantités et dans certains cas, ce fruit aurait un rôle positif sur la tension artérielle, le cholestérol du sang, le contrôle de l'insuline et la protection du foie et des reins.

VENDREDI

14

AOÛT

Saint Evrard

IDÉE DÎNER

Cœurs d'artichauts en vinaigrette

Filets de colin

Petits pois-carottes

Gruyère

Pain complet

Brugnon

DU SUCRE PENDANT L'EFFORT ?

Il est désormais acquis que les glucides qui sont importants pendant l'épreuve sont les glucides simples, c'est-à-dire ceux que l'on appelle le saccharose, le glucose… Il faut cependant veiller à la quantité que l'on absorbe, car un excès de sucre dans les boissons, par exemple, entraîne une diminution de la vidange gastrique, avec un risque de crampes, de brûlures d'estomac, voire de diarrhée. Rappelons qu'un soda en contient en moyenne 120 g, ce qui est excessif. Ceci pourrait aggraver la déshydratation, alors que le but principal de ces boissons de l'effort n'est pas seulement d'apporter de l'énergie sous forme de sucres rapides, mais également de protéger de la déshydratation et de compenser les pertes induites par la sueur. C'est une dose qui permet d'éviter les désagréments physiques (crampes, douleurs, baisse de vitalité) et en même temps de compenser les pertes en eau, en fonction ou non de la sensation de soif, induites par le phénomène de la sueur. Cela fournira une quantité raisonnable d'énergie pour limiter la consommation des sucres du muscle.

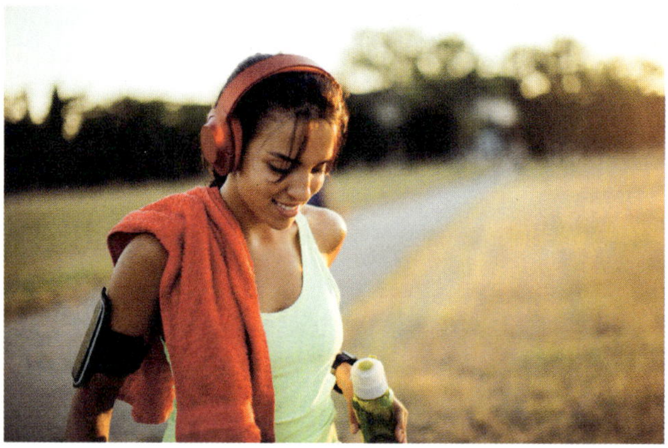

MIEUX VAUT BOIRE SUCRÉ QUE DE MANGER SUCRÉ

On notera qu'il est préférable de consommer des sucres au travers de boissons plutôt que d'aliments sucrés, pour répondre aux besoins en eau et pour les rendre plus vite disponibles. La quantité à consommer dépend bien entendu de l'exercice : on peut considérer qu'il faut une prise régulière de 150 à 300 ml toutes les 15 à 30 minutes.

> "Consommer du sucre, de préférence en boisson, est indispensable pendant l'effort physique."

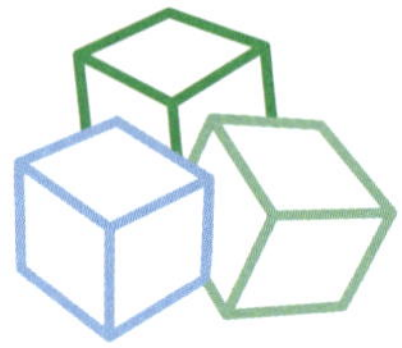

50 g

de sucre par litre, c'est la quantité de sucre idéale d'une boisson énergétique afin d'éviter les désagréments physiques habituels de l'effort.

Que penser **des boissons énergétiques ?**

Les boissons énergétiques sont relativement intéressantes, à condition qu'elles contiennent cette proportion de 50 g, sans dépasser 70 g de sucre par litre. De surcroît, il est plus facile, bien entendu, d'y glisser tous les petits nutriments indispensables afin de compenser leur perte par la sueur. Le chlorure de sodium (ou sel) par exemple, fait partie des besoins indispensables. Évitez les longues listes d'additifs inconnus et préférez un nombre d'ingrédients le plus réduit possible.

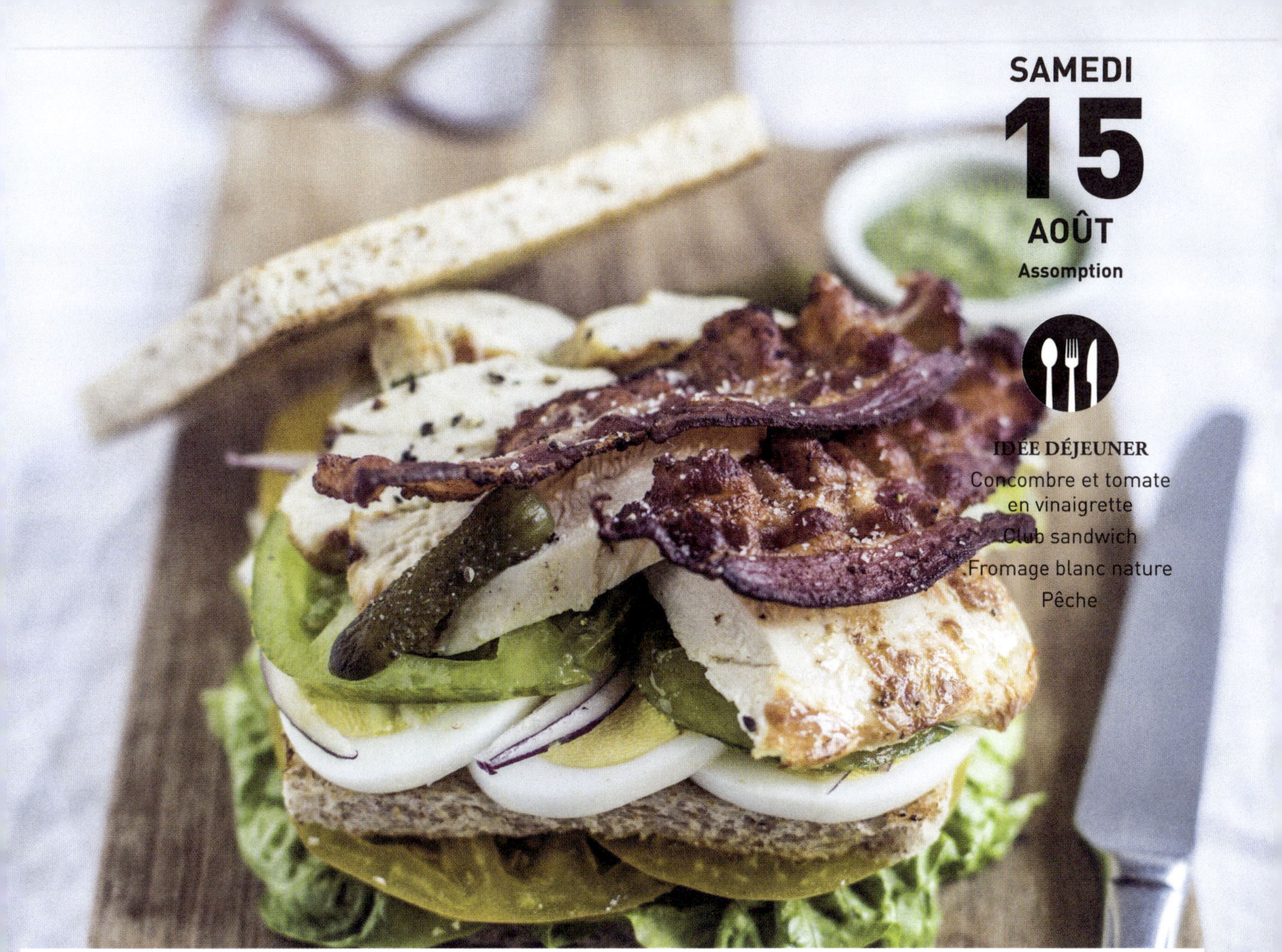

SAMEDI
15
AOÛT
Assomption

IDÉE DÉJEUNER

Concombre et tomate en vinaigrette
Club sandwich
Fromage blanc nature
Pêche

Club sandwich

POUR 1 PERSONNE

2 tranches de bacon
1 œuf
3 tranches de pain semi-complet ou complet
Quelques feuilles de salade croustillante
½ tomate jaune en rondelles
2 fines rondelles d'oignon rouge
½ tomate verte en rondelles
1 petit filet de blanc de poulet
3 cornichons coupés en deux

Sauce verte :
1 petite gousse d'ail épluchée
½ petite botte de persil (uniquement les feuilles)
10 branches de coriandre (feuilles et tiges)
2 c. à s. de jus de citron vert
½ tige de céleri en morceaux
1 c. à s. d'huile d'olive
2 c. à s. de fromage blanc
Sel et poivre

1. Faire dorer les tranches de bacon des deux côtés dans une poêle. Laisser refroidir sur du papier absorbant.
2. Faire cuire l'œuf 9 à 10 min à l'eau bouillante. L'écaler et le couper en tranches.
3. Faire griller les tranches de pain.
4. Dans un blender, mettre tous les ingrédients pour la sauce verte, saler et poivrer. Mixer.
5. Sur une assiette, monter le club sandwich. Commencer par une tranche de pain, tartiner d'une mince couche de sauce verte puis disposer les feuilles de salade et des rondelles de tomate jaune. Couvrir par une tranche de pain.
6. Tartiner d'une autre fine couche de sauce verte et disposer les tranches d'œuf dur, l'oignon rouge, la tomate verte, le blanc de poulet en tranches, les cornichons et le bacon. Couvrir avec la dernière tranche de pain.

DIMANCHE
16
AOÛT
Saint Armel

IDÉE DÎNER

Salade de canard à la nectarine, et à l'huile de noix

Faisselle à la cannelle et pignons grillés

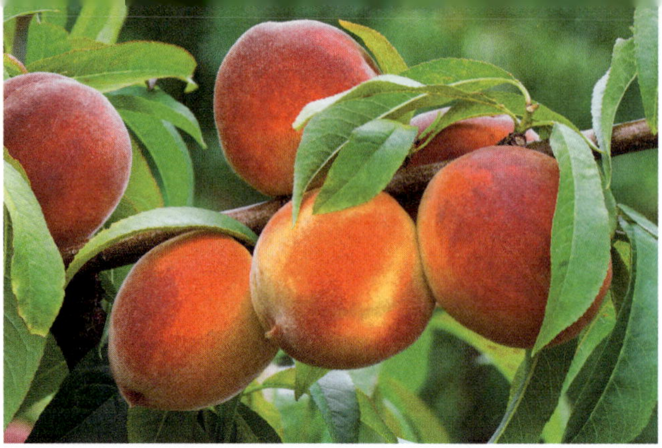

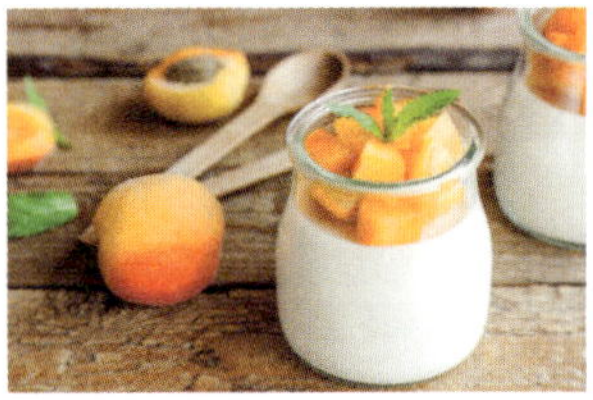

UNE BONNE SOURCE DE PROVITAMINE A

La provitamine A est présente, surtout si l'on choisit les variétés à chair jaune. La consommation d'une pêche jaune peut suffire à couvrir 50 % de l'apport journalier recommandé.

AU MARCHÉ DE MAI À SEPTEMBRE

LA PÊCHE

La pêche, le brugnon et la nectarine sont issus de la même espèce botanique : le pêcher ou *Prunus persica*. Des mutations génétiques spontanées ont simplement donné des fruits différents. Les pêches sont juteuses et leur peau est veloutée. Les nectarines et les brugnons ont une peau lisse, et le noyau est libre pour la nectarine, alors qu'il adhère à la chair pour le brugnon. La couleur de la peau est assez similaire, avec des variations de tons jaunes, roses et rouges, et la chair, jaune ou blanche, offre une texture et des saveurs proches. Avec seulement 9 % de glucides, il s'agit d'un fruit peu calorique. Le potassium est bien représenté, comme dans la plupart des fruits et des légumes. Côté vitamines, on remarque des teneurs intéressantes en vitamines du groupe B, en vitamine E, en provitamine A et plus modeste en vitamine C (7 mg/100 g). Toutefois, la présence de flavonoïdes vient renforcer l'assimilation de la vitamine C. Enfin, avec 2 g de fibres sous forme soluble, pêches, nectarines et brugnons sont particulièrement bien tolérés, surtout si on élimine la peau et qu'on les consomme bien mûrs.

"Le fruit que l'on attend tous à l'arrivée de l'été est **une source intéressante de vitamines B et E** ainsi que d'antioxydants."

40 kcal

pour 100 g de pêches.

Salade de canard à la nectarine

POUR 1 PERSONNE

100 g d'aiguillettes de canard • 60 g de pain complet pour les croûtons • 1 nectarine • 1 tomate • 100 g de poivron jaune • 100 g de mesclun ou salade • 1 c. à s. de basilic ciselé • 1 échalote • Sel et poivre du moulin

1. Faire revenir les aiguillettes de canard dans une poêle à revêtement antiadhésif sans matières grasses. Faire griller le pain, le laisser tiédir et le couper en croûtons.

2. Laver les légumes et les fruits. Couper la tomate, le poivron et la nectarine en petits dés. Peler et émincer l'échalote.

3. Sur une assiette, dresser le mesclun, les dés de tomate, de poivron et de nectarine. Assaisonner.

4. Déposer les lanières de canard et les croûtons. Décorer de basilic et d'échalote ciselée. Servir immédiatement.

LUNDI

17

AOÛT

Saint Hyacinthe

QU'EST-CE QUE L'ALIMENTATION ANTI-CANCER ?

Certes, on ne peut pas guérir d'un cancer en changeant simplement son alimentation, mais de très nombreuses études ont prouvé l'efficacité de certains aliments sur certains types de cancers, leur capacité à « cibler » les cellules cancéreuses sans détruire les cellules saines et à aider ensuite à freiner la récidive. Tout cela est vrai, mais il ne suffit pas de manger un seul type d'aliment : il faut en combiner plusieurs, les consommer régulièrement et varier souvent. Plus globalement, des études statistiques ont mis en valeur autant de liens entre la consommation de certains aliments et l'apparition de certains cancers que l'inverse : cibler des aliments potentiellement protecteurs permettrait d'éviter certains types de cancers.

> "De nombreuses études prouvent aujourd'hui **l'influence positive** de certains aliments sur notre santé."

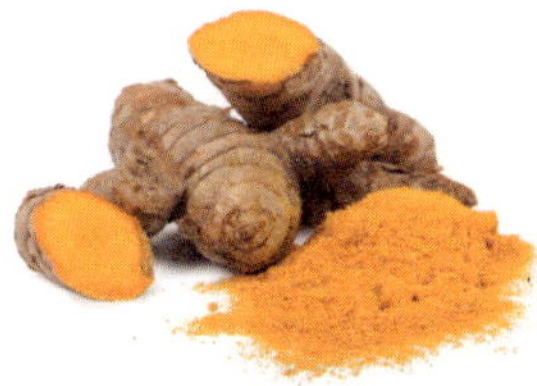

LE CURCUMA, L'ÉPICE ANTI-CANCER

La curcumine que contient le curcuma prévient la prolifération des cellules cancéreuses en empêchant la mutation de leur ADN et en relançant leur processus d'autodestruction, tout en améliorant la réponse immunitaire de l'organisme. Pour profiter au maximum de cet ingrédient actif, il faut le combiner avec du poivre et le mélanger à de l'huile pour une meilleure assimilation. Choisissez du curcuma en racine séchée à râper, cela durera plus longtemps, sinon déjà moulu et à conserver à l'abri de la lumière.

LES TÉLOMÈRES, NOS PROTECTEURS

Le docteur Michael Greger explique en détail dans son livre *Comment ne pas mourir* que les chromosomes possèdent tous, à chacune de leurs extrémités, des télomères, sortes de petits embouts qui évitent que les brins d'ADN ne « s'effilochent ». Or, les télomères raccourcissent avec l'âge, mais aussi sous l'action du stress ou de l'inflammation. Quand les télomères deviennent trop courts, ils ne jouent plus leur rôle protecteur, ce qui précipite la détérioration et la mort des cellules. Une érosion importante des télomères est visible dès la production des cellules cancéreuses. Il a été démontré que la qualité du régime alimentaire pouvait influer sur la longueur des télomères, donc sur la durée de vie des chromosomes, et prévenir ainsi certaines pathologies ou en limiter la progression. En quelques mois, un régime à base de céréales complètes, de légumes et de fruits choisis pour leurs actions sur la santé peut booster de manière significative l'activité des télomères.

IDÉE DÉJEUNER

Salade verte et concombre au gouda

Brocoli à la crème de soja, poivre et curcuma

Filets de maquereaux

Pain complet

Salade de fruits rouges

25 g

de fibres par jour pour prévenir le cancer selon le Fonds mondial de recherche contre le cancer (FMRC).

Le top 10 des aliments anti-cancer

1. Les choux
2. Le curcuma
3. Le soja
4. L'ail
5. Le chocolat noir
6. Le thé vert
7. Les algues
8. Les fruits rouges
9. Les champignons
10. Les herbes aromatiques

MARDI

18

AOÛT

Sainte Hélène

IDÉE DÉJEUNER

Laitue et tomates cerises en vinaigrette

2 œufs à la coque

Haricots verts à l'ail

Faisselle de brebis

Pain complet

½ melon

UN MASSAGE BIEN-ÊTRE

Il existe aujourd'hui toutes sortes de massages bien-être inspirés, entre autres, de l'ayurvéda (médecine indienne) et de la médecine chinoise ou thaïe. Chacun a ses spécificités, pour bien choisir, renseignez-vous auprès du centre de massage qui saura vous conseiller en fonction de l'effet que vous recherchez et des éventuelles douleurs dont vous souffrez. Pour les petits budgets, il existe des massages de 15 ou 30 minutes, ou uniquement des pieds ou des mains, ce qui peut déjà faire grand bien.

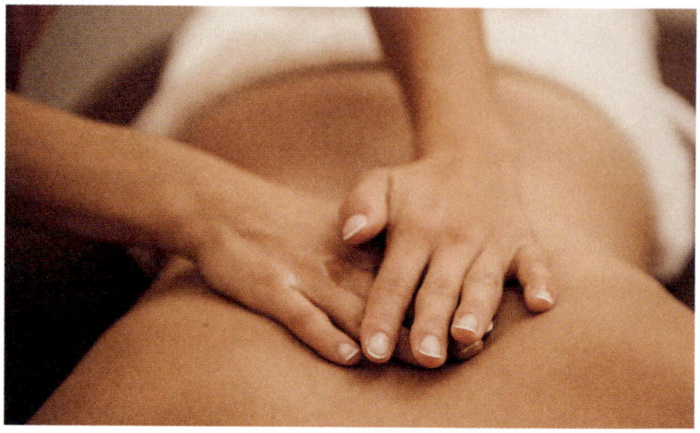

LES MASSAGES ET LES SOINS DU CORPS SONT-ILS SUPERFICIELS ?

Prendre du temps pour soi et prendre soin de son corps est aussi une forme de thérapie. Retrouver le plaisir de se maquiller et de se trouver belle, retrouver de la virilité grâce à des implants capillaires, retrouver le sourire grâce à un soin anti-acné qui marche ou encore retrouver l'envie de séduire en prenant soin de sa peau, ou avec un nouveau parfum... Tout cela aide à se sentir en forme, jeune et heureux.

Il est idiot de penser que consacrer du temps chaque jour à sa peau et à son corps est superflu et même futile : c'est au contraire inestimable, car cela touche aux profondeurs et à la complexité de la psyché d'une manière très subtile. Et si se faire les ongles ou appliquer un après-rasage hydratant a un effet positif sur le moral, il serait dommage de s'en priver !

32 %

des Français ne savent pas comment faire pour se sentir mieux (sondage Ipsos, Les Trophées du bien-être, 2015).

Les effets des massages bien-être

Les échanges tactiles envoient des signaux très positifs au cerveau : les hormones du bien-être à l'effet euphorisant ont aussi un effet analgésique et apportent un apaisement réel à des personnes qui souffrent. Il en résulte un « relâchement » psychologique et physique : baisse du rythme cardiaque, ralentissement de la respiration et même relance du transit intestinal pour le rééquilibrer.

"**Les soins du corps** apportent une réelle sensation de bien-être et d'apaisement bénéfique en situation de stress ou pour les personnes en souffrance."

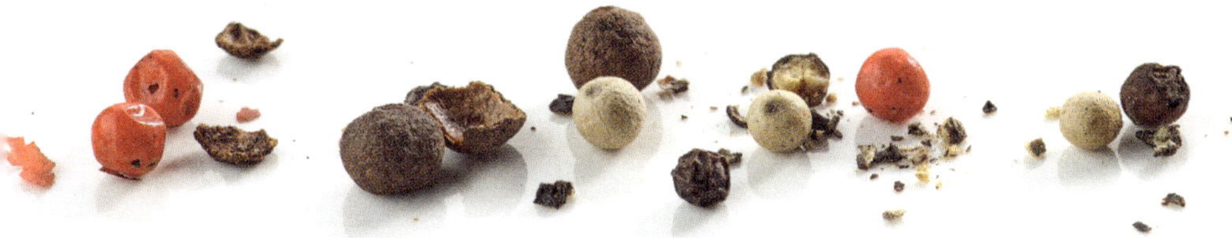

MERCREDI
19
AOÛT
Saint Jean-Eudes

LE POIVRE

Le poivre est l'épice la plus répandue dans le monde. Il est obtenu à partir des baies de plantes de la famille des pipéracées. On distingue différents poivres selon la maturité des baies : vert, blanc, noir, rouge ou encore gris. À noter que le poivre moulu perd rapidement de sa saveur et qu'il sera préférable de le choisir en grains afin de libérer toutes ses parfums à chaque utilisation. Le poivre peut s'intégrer à toutes les recettes salées et, de façon plus surprenante, au dessert, associé avec des fruits. Il est aussi l'élément de base de certaines préparations telles que la sauce au poivre. Le poivre est également très riche en sels minéraux et notamment en potassium, magnésium, calcium et fer. Il est aussi pauvre en sodium.

437 mg
de calcium
dans 100 g de poivre.

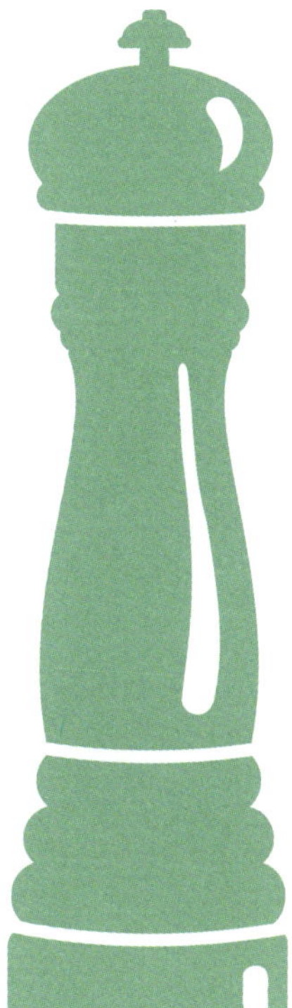

"Le poivre est partout, mais on ignore souvent qu'il contient de nombreux minéraux bénéfiques pour la santé."

UNE ÉPICE RICHE EN MINÉRAUX

Le poivre se caractérise par sa richesse en sels minéraux et notamment en potassium (1 259 mg/100 g), magnésium (194 mg/100 g), calcium (437 mg/100 g) et fer (28,8 mg/100 g). Il est en revanche pauvre en sodium (44 mg/100 g).

IDÉE DÉJEUNER

Maïs, feta et tomates en vinaigrette à l'huile d'olive
Canard aux trois poivres
Chou romanesco vapeur
Chèvre cendré
Pain aux céréales
Prunes

Canard aux trois poivres

POUR 1 PERSONNE :

100 g de filet de canard dégraissé • 1 tour de moulin de poivre noir, de poivre blanc et de poivre 5 baies • 1 c. à s. de vinaigre balsamique • 1 c. à c. d'huile de tournesol • Quelques feuilles de menthe fraîche • Sel

1. Réaliser une marinade avec le vinaigre, l'huile, les feuilles de menthe, le sel et les trois poivres.
2. Laisser mariner la viande au frais pendant 20 min au moins.
3. Faire griller le filet de canard dans une poêle à revêtement antiadhésif, le déglacer avec la marinade et l'arroser continuellement.

JEUDI
20
AOÛT
Saint Bernard

IDÉE DÎNER

Tomate, poivron et concombre en vinaigrette

Jambon blanc

Épinards et pommes de terre cuits à la vapeur

Yaourt

½ melon

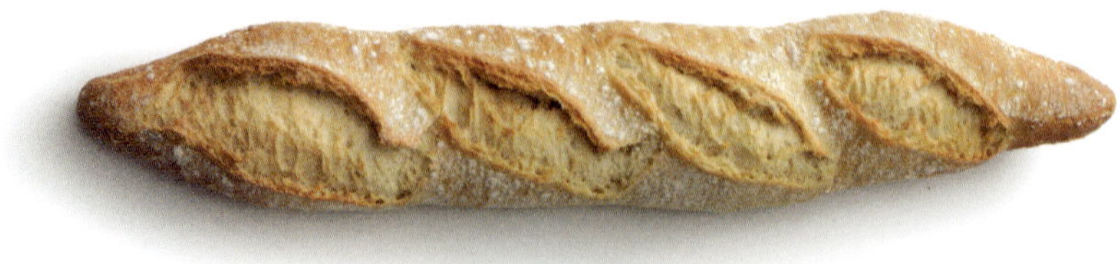

B COMME BAGUETTE

Il existe deux types de baguette : la baguette ordinaire et la baguette tradition (portant plusieurs noms en fonction du boulanger). Elles sont toutes deux réglementées par la profession. Pour la baguette ordinaire, qu'elle soit industrielle ou artisanale, il est autorisé d'ajouter 14 additifs différents. De plus, elle est très pauvre en minéraux, en vitamines et en fibres. La baguette tradition, quant à elle, ne peut être fabriquée qu'à partir de farine, d'eau, de sel et de levure ou levain. Elle peut également contenir 5 additifs naturels : farine de fèves, de soja et de malt de blé, gluten et levure désactivée, ainsi qu'un « auxiliaire technologique », l'amylase fongique (Décret du 13 septembre 1993).

14

C'est le nombre d'additifs qu'il est autorisé d'ajouter dans une baguette ordinaire pour améliorer sa texture, son goût et sa conservation.

UNE BAGUETTE AU LEVAIN

Achetez votre baguette chez le boulanger, elle sera bien meilleure. Vous pouvez en tester plusieurs pour vous faire une idée et trouver celle qui vous conviendra le mieux.

ET LA BAGUETTE AU LEVAIN ?

La baguette au levain est une baguette tradition fabriquée avec du levain au lieu de la levure. Le levain est un ensemble de bactéries, de levure et de moisissures obtenu après fermentation d'eau et de farine. La baguette au levain sous-entend un temps de fermentation et de pétrissage plus long qu'une baguette à la levure. La mie sera donc beaucoup plus aérée et aura un meilleur goût, plus acidulé.

"Il existe deux sortes de baguette : l'ordinaire et la tradition qui sont réglementées par la profession et peuvent contenir plus ou moins d'additifs."

QUE PENSER DES BAGUETTES SANS GLUTEN ?

Les baguettes sans gluten répondent à une demande du consommateur, mais peuvent apparaître comme une hérésie pour les boulangers... Elles ne sont donc pas très faciles à trouver. Elles sont fabriquées à partir d'un mélange de farines sans gluten (riz, pois chiches, etc.) et ne contiennent pas de levain (qui est fabriqué à partir de farine de blé). Généralement leur mie est beaucoup plus dense et blanche qu'une baguette au levain. Les personnes intolérantes au gluten peuvent ainsi continuer à manger de la baguette !

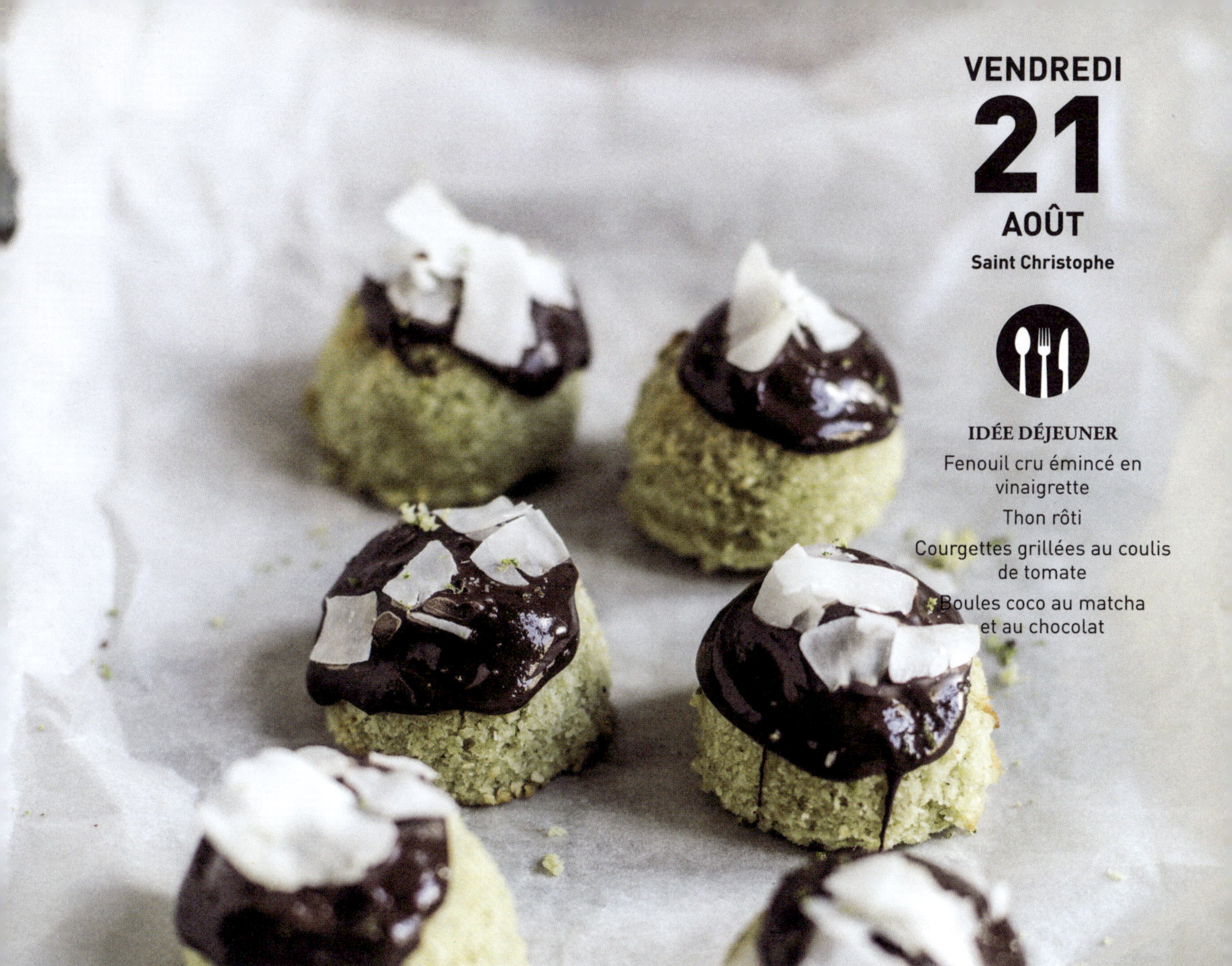

VENDREDI
21
AOÛT

Saint Christophe

IDÉE DÉJEUNER

Fenouil cru émincé en vinaigrette

Thon rôti

Courgettes grillées au coulis de tomate

Boules coco au matcha et au chocolat

Boules coco au matcha et au chocolat

POUR ENVIRON 7 BOULES DE 3,5 CM DE HAUTEUR

115 g de noix de coco râpée
60 g de sucre (environ 6 c. à s.)
1,5 à 2 c. à c. de thé matcha en poudre
Le zeste de ¼ de citron vert
2 blancs d'œufs (environ 70 g)
1 c. à c. d'extrait de vanille
2 c. à c. d'amaretto
80 g de chocolat noir pâtissier
Quelques copeaux de noix de coco pour le décor

1. Dans un bol, verser la noix de coco râpée, le sucre, le thé matcha et le zeste de citron vert. Mélanger avec un fouet.

2. Mélanger les blancs d'œufs et l'extrait de vanille dans un petit bol. Incorporer le mélange précédent et l'amaretto pour obtenir un appareil homogène.

3. Préchauffer le four à 180 °C (th. 6). À l'aide d'une cuillère à glace, former les boules coco (presser fermement sinon elles se casseront après la cuisson) et les disposer au fur et à mesure sur une plaque de cuisson recouverte de papier sulfurisé. Enfourner pour 15 et 18 min jusqu'à ce que les boules aient une jolie couleur.

4. Faire fondre le chocolat au bain-marie en remuant souvent avec une cuillère en bois. Avec une cuillère à café, enrober le haut des boules coco de chocolat fondu et parsemer de copeaux de noix de coco.

SAMEDI

22

AOÛT

Saint Fabrice

IDÉE DÎNER

Filets de sardine au citron

Poêlée de courgettes au cumin et à l'huile d'olive

Polenta cœur de tomate

1 yaourt nature

1 banane

353 kcal

pour 100 g de polenta.

LE PLEIN DE VITAMINES ET DE MINÉRAUX

La polenta a des teneurs intéressantes en magnésium (127 mg/100 g), zinc (1 mg/100 g), potassium (290 mg/100 g) et fer (3,5 mg/100 g), ainsi qu'en vitamines du groupe B : B1 (thiamine), B6 (pyridoxine) et B9 (acide folique).

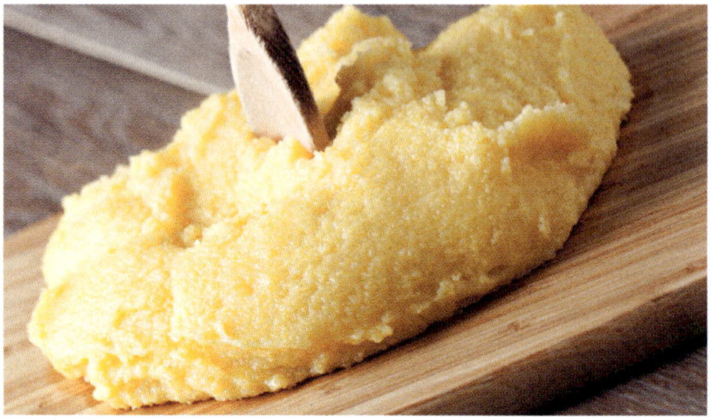

LA POLENTA

La polenta est originaire du nord de l'Italie, très répandue dans la région de Nice et en Savoie notamment. Il s'agit d'une semoule de maïs, jaune, plus ou moins fine, réalisée à base de grains de maïs séchés. La polenta se consomme comme les autres céréales (blé, riz, etc.) en accompagnement et intègre aussi bien les plats salés que les desserts sucrés. Comme les autres aliments faits à base de céréales, cette semoule de maïs est principalement constituée de glucides complexes (79 %). Elle apporte une quantité non négligeable de protéines (6,7 g/100 g) et est pauvre en lipides. Son apport calorique est important ce qui en fait un aliment idéal pour le sportif plus particulièrement.

“Étant donné l'apport calorique de la polenta, mais aussi sa teneur importante en vitamines et en minéraux, **elle est souvent recommandée dans l'alimentation des sportifs.**”

Polenta cœur de tomate

POUR 4 PERSONNES

200 g de polenta (poids cru) • 200 g de tomates pelées • 1 cube de bouillon de légumes dégraissé • 1 feuille de gélatine • 1 c. à s. d'huile d'olive • 1 bouquet de basilic • Sel et poivre

1. Préchauffer le gril du four. Porter 3 verres d'eau à ébullition, ajouter le cube de bouillon, puis baisser le feu pour laisser juste frémir. Verser la polenta en pluie tout en remuant jusqu'à épaississement. Remuer 1 à 2 min pour bien homogénéiser.

2. Répartir la moitié de la polenta dans un moule à cake tapissé de papier cuisson et laisser tiédir. Garder le reste sur une assiette. Mettre la gélatine dans un bol d'eau froide.

3. Faire fondre les tomates coupées en 4 et leur jus à feu doux. Mixer, puis ajouter l'huile et le basilic ciselé, saler et poivrer à votre goût.

4. Essorer la gélatine, l'ajouter dans ce coulis et porter sur le feu en remuant quelques minutes. Répartir le coulis au centre de la polenta. Recouvrir avec le reste de polenta.

5. Faire griller 10 min au four. Servir chaud ou froid en tranches épaisses.

POURQUOI EST-IL SI DIFFICILE DE SUIVRE UN RÉGIME ?

Tout simplement parce que, à tout moment de la journée, vous êtes sollicité. Les distributeurs de confiserie sur votre lieu de travail ou dans le métro, les restaurants et leurs menus alléchants, les vendeurs de fast-food, les publicités à la télévision le soir, le réfrigérateur et les placards pleins à craquer… Nous ne manquons pas d'occasions de manger et d'être incités à manger. Or, notre cerveau a la possibilité d'oublier très rapidement un désir léger. D'où la nécessité de le réveiller de temps en temps pour qu'il nous rappelle de respecter la règle que nous nous sommes fixée. Et quand c'est une mauvaise raison, ou une raison insuffisante qui anime notre désir d'amaigrissement, il faut déployer un trésor d'énergie pour y arriver.

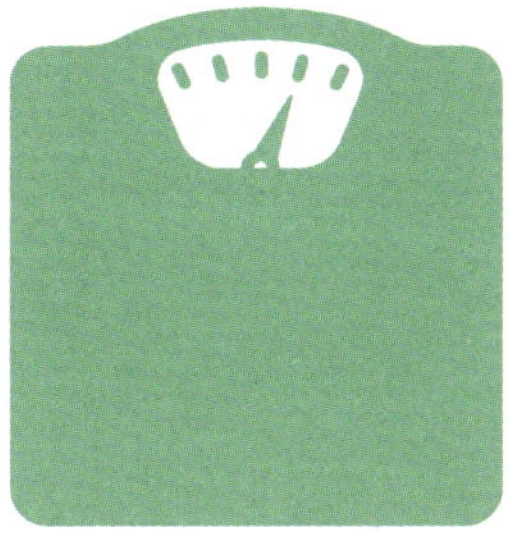

4 kg

c'est le poids pris en moyenne par les personnes qui s'arrêtent de fumer.

DIMANCHE

23

AOÛT

Sainte Rose de L.

IDÉE PETIT DÉJEUNER

Café ou thé sans sucre

Pain de seigle

Fromage frais à tartiner

5 tranches de viande des Grisons

1 poire

> "L'échec ou la reprise de poids peuvent être évités si l'on parvient à **ne plus considérer le régime comme un but en soi.**"

Cette semaine je réfléchis à ce que j'attends d'un régime et à ce qu'il pourrait changer dans ma vie.

LE RÉGIME EST L'OCCASION DE DONNER UNE AUTRE DIRECTION À SA VIE

Il faut considérer que le régime est un temps de notre vie, qui dure d'ailleurs moins longtemps que la période au cours de laquelle nos kilos se sont accumulés. À ce titre, il ne faut pas avoir peur de suivre des séquences de régime courtes et de faire des pauses pour reprendre un peu plus tard. L'objectif n'est pas uniquement la perte de poids : il faut pouvoir éprouver une satisfaction à ressentir une amélioration de son état tant psychique que physique. Un régime est d'ailleurs souvent l'occasion d'un recadrage dans sa vie comme par exemple arrêter de fumer, changer son regard sur l'alimentation.

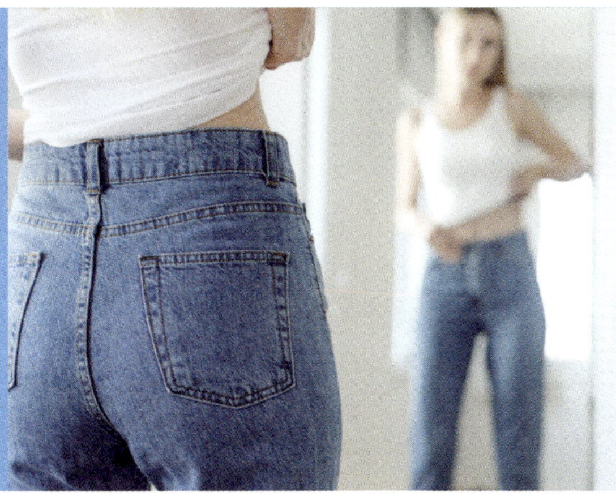

LUNDI
24
AOÛT

Saint Barthélemy

IDÉE DÉJEUNER

Carottes râpées au thym et aux lentilles corail

Purée de pomme de terre et brocoli

Yaourt nature

Compote de rhubarbe au miel

Peut-on remplacer la viande par le tofu ?

Le tofu, « fromage de soja », ou les steaks végétaux peuvent aussi se substituer à la viande de temps à autre, à condition de ne pas consommer plus de deux produits à base de soja (jus, « yaourts », tofu, tempeh…) par jour, en raison de leur apport en phytœstrogènes, des composés similaires aux œstrogènes féminins.

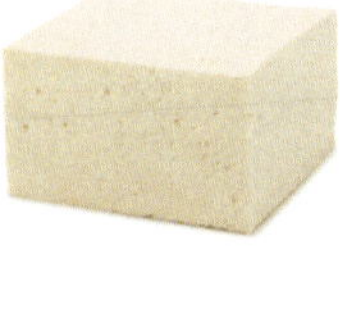

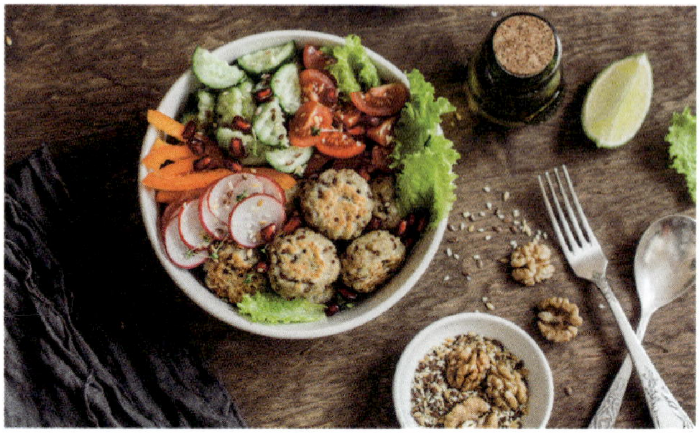

QU'EST-CE QUE LE FLEXITARISME ?

De nos jours, c'est une tendance en nette progression. Ce mode alimentaire consiste à manger végétarien à temps partiel. Consommer de la viande moins souvent est bénéfique pour la planète, l'élevage étant gros consommateur d'eau et grand pourvoyeur de gaz à effet de serre. D'un point de vue nutritionnel, laisser plus de place aux protéines végétales permet de réduire les graisses saturées (dont l'excès favorise l'augmentation du taux sanguin de mauvais cholestérol) associées aux protéines animales contenues dans les viandes, les charcuteries et les fromages. On peut donc, par exemple, une fois par semaine, remplacer la viande ou le poisson par des légumes secs, dont la qualité des protéines sera optimisée par l'association à des céréales (chaque type de protéines compensant les faiblesses de l'autre) : lentilles et riz, pois chiches et semoule (couscous), haricots blancs et pâtes (minestrone).

15 %

de protéines par jour est conseillé dans le cadre d'une alimentation équilibrée.

QUE PENSER DE LA CRÈME DE RIZ ?

Dans le cadre du flexitarisme, on peut utiliser la crème de riz en substitut de la crème fraîche laitière. Elle s'en rapproche au niveau de la texture et a un goût relativement neutre. Elle est composée d'eau, de riz et d'huile végétale généralement de bonne qualité (colza, tournesol), ce qui permet un apport en acides gras intéressant pour zéro cholestérol.

> "Manger moins de protéines animales et plus de protéines végétales est un bon moyen de préserver l'environnement et de diminuer les apports en graisses saturées."

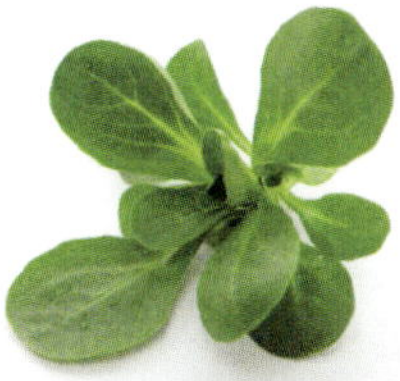

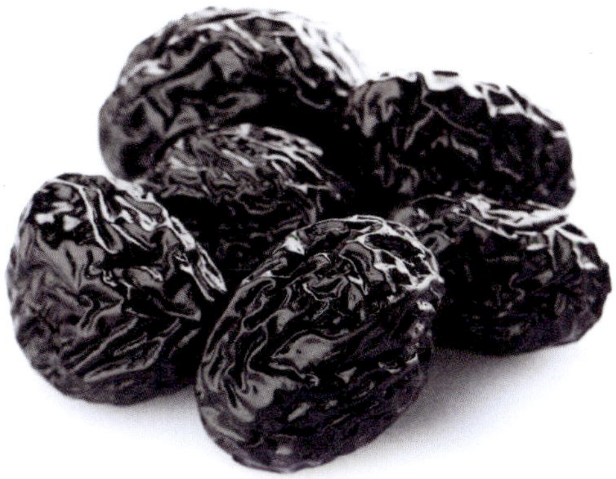

MARDI
25
AOÛT
Saint Louis

IDÉE DÉJEUNER

Millefeuille sucré-salé, pruneau et lit de mâche

Haricots plats et mogettes poêlés à l'ail, beurre fondu

Petits-suisses à la confiture

AU MARCHÉ EN AOÛT ET SEPTEMBRE

LE PRUNEAU

Le pruneau est un fruit sec obtenu à partir de différentes variétés de prunes, mais seul le pruneau d'Agen, issu exclusivement de la prune d'Ente, bénéficie d'une indication géographique protégée (IGP). Les prunes sont cueillies à maturité puis séchées pendant 20 à 24 heures dans des fours jusqu'à ce que leur taux d'humidité atteigne 21 à 22 %, assurant ainsi une longue conservation. Avant commercialisation, les pruneaux sont réhydratés pour atteindre en France environ 35 % d'humidité. En tant que fruit sec, le pruneau est débarrassé d'une partie de son eau de constitution. Il apporte ainsi en moyenne 253 kcal et 50 g de glucides/100 g, soit 5 fois plus que la prune fraîche. Les pruneaux font partie des aliments les plus riches en potassium (800 mg/100 g) et sont également bien pourvus en fer (1,98 mg/100 g), en magnésium (45 mg/100 g) et en calcium (50 mg/100 g). Enfin, ils sont particulièrement riches en acides chlorogéniques, des polyphénols au pouvoir antioxydant.

"Réputé bénéfique pour accélérer le transit, le pruneau est aussi une bonne source de vitamines et de minéraux."

Millefeuille sucré-salé, pruneau et lit de mâche

POUR 1 PERSONNE

30 g de pruneaux dénoyautés • 60 g de filets de bacon fumé • Quelques brins de ciboulette fraîche • 40 g de chèvre frais à tartiner • 1 feuille de brick • Poivre, sel

1. Mettre les pruneaux dans un bol, recouvrir d'eau et faire cuire 5 min au micro-ondes. Égoutter, puis mixer la préparation. Couper le filet de bacon en fines lanières.
2. Ciseler la ciboulette et mélanger intimement avec le chèvre frais. Poivrer. Couper la feuille de brick en trois carrés égaux.
3. Tartiner le chèvre frais à la ciboulette sur le premier carré.
4. Recouvrir avec le deuxième carré. Le tartiner de crème aux pruneaux et ajouter les lanières de filet de bacon.
5. Recouvrir avec le dernier carré, puis quelques lanières de bacon. Enfourner jusqu'à ce que les feuilles de brick soient bien dorées. Déguster sur un lit de mâche.

8 %

de fibres dans un pruneau.

BÉNÉFIQUE POUR LE TRANSIT

La forte concentration en sucres du pruneau est marquée par la présence de sorbitol, un sucre-alcool ayant des effets laxatifs lorsqu'il est consommé en excès. Ces effets s'additionnent à l'action des fibres (7 à 8 %) qui agissent en stimulant le transit intestinal et contribuent dans un même temps à ralentir l'absorption des sucres, ce qui explique l'index glycémique moyen du pruneau.

MERCREDI

26

AOÛT

Sainte Natacha

IDÉE DÉJEUNER

Salade verte en vinaigrette

Chou-fleur vapeur

Poêlée de quinoa et champignons

Pain complet

Brie de Meaux

Figues fraîches

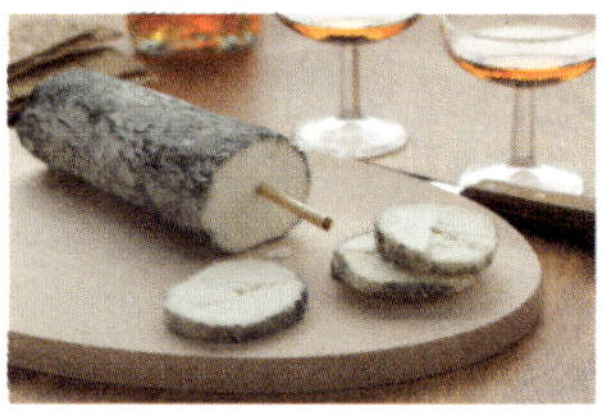

BÛCHE DE CHÈVRE

Si vous achetez votre fromage au supermarché, vous le savez, plus la liste des ingrédients est courte, mieux c'est ! Une bûche de chèvre doit contenir : du lait de chèvre (origine France), des ferments, de la présure et du sel. Évitez les coagulants et veillez à la quantité de sel et de matières grasses.

COMMENT CHOISIR SON FROMAGE ?

D'abord en fonction de son goût. Mais quand on arrive au rayon des fromages, l'abondance est telle que le choix s'avère souvent difficile. Ne suivez pas forcément votre instinct, mais plutôt vos besoins. Si vous voulez vous faire plaisir, choisissez le fromage qui vous plaît sans tenir compte du pourcentage de matières grasses ou d'une autre caractéristique nutritionnelle. Si vous pensez qu'il vous faut un peu plus de calcium et de protéines, optez pour le parmesan et les fromages à pâte cuite. Si vous souhaitez éviter, en raison de leur richesse en lipides, un certain nombre de fromages qui ont peu d'intérêt nutritionnel, faites l'impasse sur le mascarpone, les fromages à tartiner du rayon frais et ceux destinés aux enfants.

"Choisir un bon fromage est une question de goût, mais doit être aussi lié à notre santé et à nos besoins nutritionnels (plus ou moins gras, avec ou sans sel, etc.)."

Et si je suis **un régime sans sel ?**

Si vous suivez un régime sans sel, détournez votre regard de ce rayon qui n'est pas pour vous ! Toutefois, dans certaines fromageries, vous trouverez trois fromages sans sel : un chèvre, un gruyère et un gouda. Ils ne sont pas mal du tout ! On sent vraiment le goût du fromage et, pour certains, le sans sel est meilleur que le salé !

30 %

C'est le taux maximal de protéines contenues dans le fromage.

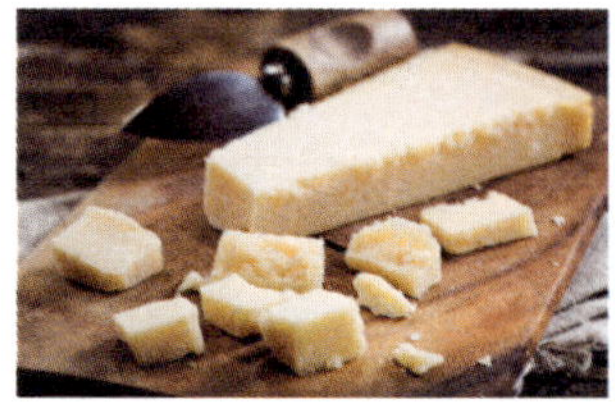

PARMIGIANO REGGIANO VS GRANA PADANO

Le grana padano est semblable au parmesan et leurs qualités nutritionnelles sont similaires. Toutefois le parmesan bénéficie d'une appellation d'origine contrôlée (AOP) stricte et ne peut être fabriqué qu'à partir du lait de vache de la race reggiana et dans une zone géographique déterminée. De plus, il ne doit contenir aucun additif (contrairement au grana padano qui contient souvent du blanc d'œuf), bénéficie d'un affinage d'au moins 12 mois et présente une saveur fruitée caractéristique. Le grana padano bénéficie aussi d'une AOP, mais son cahier des charges est moins strict et il est souvent peu affiné d'où son prix plus bas et sa saveur moins prononcée. Mais tout est affaire de goût !

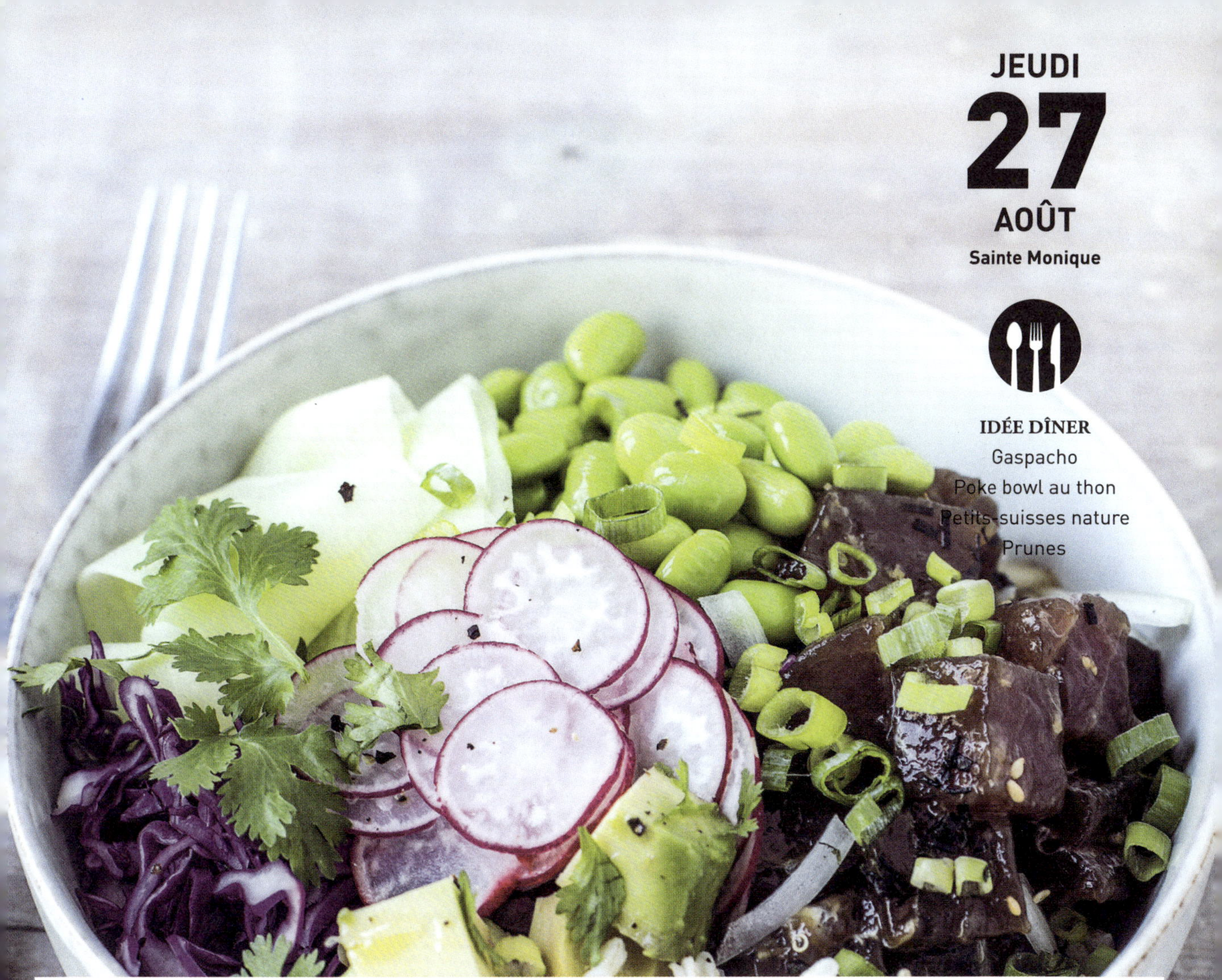

JEUDI
27
AOÛT

Sainte Monique

IDÉE DÎNER
Gaspacho
Poke bowl au thon
Petits-suisses nature
Prunes

Poke bowl au thon

POUR 1 PERSONNE

50 g de riz semi-complet
200 g de thon ultra-frais (préciser au poissonnier que c'est pour le consommer cru)
1 c. à c. d'algue nori en miettes
1 c. à c. de graines de sésame grillées
¼ de concombre épluché et coupé en fines tranches
3 c. à s. d'edamame (Picard)
3 radis coupés en fines rondelles
Une poignée de chou rouge finement émincé
½ avocat mûr en morceaux
2 c. à s. de vert d'oignon nouveau coupé en rondelles (facultatif)

Marinade :
2 c. à s. d'huile de sésame
1 c. à s. de sauce soja
1 c. à c. de gingembre frais, pelé et râpé

1. Faire cuire le riz en suivant les indications figurant sur le paquet.
2. Couper le thon en cubes de 2 cm de côté. Dans un petit bol, verser tous les ingrédients de la marinade et remuer. Ajouter les cubes de thon et mélanger délicatement à nouveau. Laisser mariner environ 1 h au frais.
3. Verser le riz pas trop chaud dans un bol. Saupoudrer d'algue et de graines de sésame. Ajouter les cubes de thon avec le reste de la marinade et les légumes.

VENDREDI

28

AOÛT

Saint Augustin

IDÉE DÉJEUNER

Smoothie tomate-avocat

Dorade grillée au barbecue et amandes effilées

Pommes de terre en papillote aux herbes de Provence, ricotta citron/paprika

1 grappe de raisin

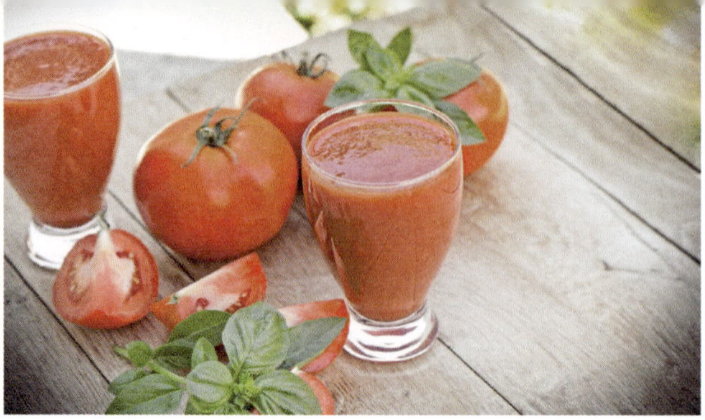

20 kcal

dans 100 ml de jus de tomate.

LE JUS DE TOMATE

Le jus de tomate est un jus préparé à partir de tomates pressées. Très rafraîchissant, il est consommé directement comme boisson en apéritif, agrémenté souvent de sel de céleri, de sauce pimentée, d'herbes et d'épices au choix. Il entre également dans la composition de cocktails comme le célèbre Bloody Mary. Vendu dans le commerce au rayon des jus de fruits, il est également facile d'en préparer soi-même à partir de tomates bien mûres. Si vous choisissez un produit du commerce, restez vigilant : certains contiennent un ajout de sucre et la plupart sont excessivement salés avec 5 à 6 g de sel par litre, soit plus de 1 g de sel par verre de 200 ml. Privilégiez donc les jus 100 % pur jus et sans sel ajouté !

Smoothie tomate-avocat

POUR 1 PERSONNE

½ avocat • 1 petit morceau de céleri-branche (2 cm environ) • 3 feuilles de basilic frais • 150 ml de pur jus de tomate sans sel ajouté • 1 c. à s. de jus de citron sans sucres ajoutés • 1 pincée de cumin en poudre • Quelques gouttes de sauce pimentée • 1 pincée de sel • Poivre du moulin

1. Récupérer la chair de l'avocat, la couper en morceaux et la mettre dans un mixeur.
2. Laver le céleri-branche et les feuilles de basilic.
3. Dans le mixeur, ajouter le jus de tomate, le jus de citron, 2 feuilles de basilic, le céleri-branche, le cumin et la sauce pimentée. Ajouter un glaçon, poivrer et saler modérément. Mixer jusqu'à obtenir un smoothie bien lisse.
4. Décorer d'une feuille de basilic et servir immédiatement.

"Le jus de tomate est une excellente alternative aux sodas et aux jus de fruits trop sucrés et pauvres en nutriments."

PENSEZ AU JUS DE TOMATE !

Contrairement aux autres jus de fruits, le jus de tomate est plus de 2 fois moins calorique, ce qui en fait un très bon choix pour un apéritif léger et rafraîchissant. Il apporte seulement 4 % de glucides. Riche en acides organiques naturels, le jus de tomate garde une petite touche acidulée qui agit en stimulant les sécrétions digestives et prépare ainsi à la bonne assimilation du repas qui suit. Enfin, le jus de tomate conserve une grande partie des carotènes et notamment du lycopène présent dans les tomates fraîches. Même s'il n'a pas d'action vitaminique, son action antioxydante est remarquable.

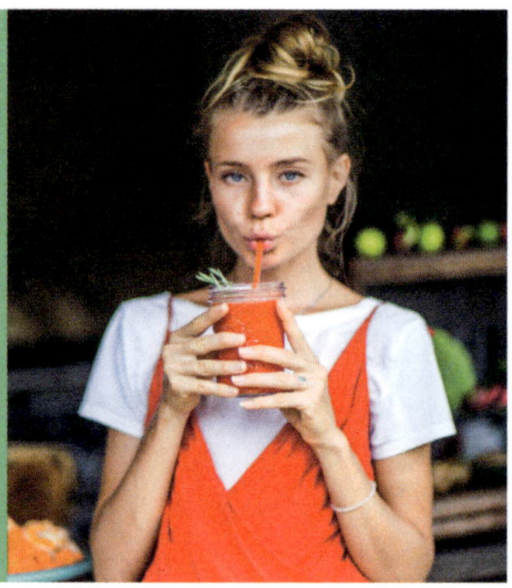

SAMEDI 29 AOÛT

Sainte Sabine

IDÉE DÎNER

Velouté de navets
Tranches de dinde
Quinoa au beurre
Petits-suisses nature
1 poire

PEUT-ON RANGER LES SURGELÉS DANS UN FREEZEUR ?

Les freezeurs des réfrigérateurs destinés à la réalisation de glaçons ne permettent qu'un stockage de 2 à 3 jours des surgelés. Ceux-ci doivent être rangés dans un congélateur à -18 °C. Enfin, ne recongelez jamais un produit décongelé.

2 à 3 jours

C'est le temps maximum de stockage des surgelés dans le freezeur.

Aujourd'hui, je nettoie mon réfrigérateur

Il est conseillé de nettoyer le réfrigérateur à l'eau légèrement javellisée au moins une fois par mois. Idéalement, un nettoyage à l'eau avant chaque rangement de courses. Pensez aux boîtes de conservation OU à fermer à l'aide d'une pince les sachets entamés. Un nettoyage, même à sec, pour éliminer les résidus alimentaires est recommandé.

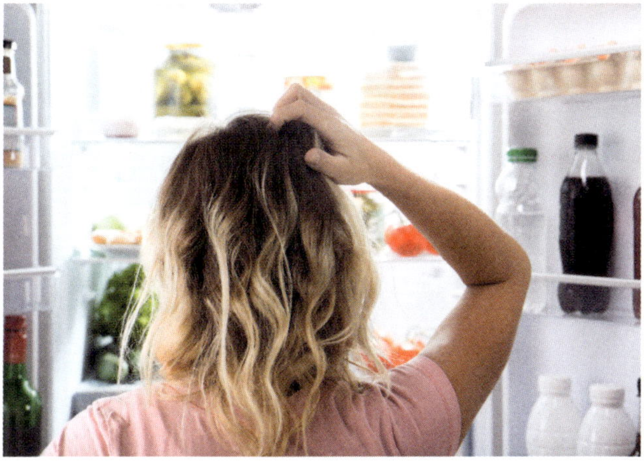

BONNE RÉSOLUTION DE LA RENTRÉE : JE NETTOIE MON FRIGO

On néglige trop souvent l'hygiène de son réfrigérateur. Pourtant, si l'on veut stocker ses aliments dans de bonnes conditions bactériologiques, il est important de le surveiller de près. D'abord, il est conseillé de le nettoyer à l'eau légèrement javellisée au moins une fois par mois. Ensuite, les produits doivent y être stockés en respectant quelques règles : éliminer les suremballages à chaque fois que c'est possible ; éliminer l'excédent de terre des végétaux ; les produits entamés doivent être emballés hermétiquement, soit avec du film alimentaire, soit dans un récipient hermétique. Même si, dans les réfrigérateurs modernes qui sont ventilés, la température est beaucoup plus homogène, on considère que la partie la plus haute du réfrigérateur est la plus froide et doit ainsi être réservée aux produits les plus sensibles (viandes et poissons crus, fromages au lait cru...).

DES BOÎTES HERMÉTIQUES !

Idéales pour conserver les aliments au réfrigérateur afin d'éviter qu'ils ne soient colonisés par des bactéries, ou qu'ils propagent leur odeur dans tout le réfrigérateur. Il existe aujourd'hui des boîtes hermétiques en verre qui ont l'avantage de se nettoyer plus facilement et ne gardent pas l'odeur des aliments sur le long terme.

"**L'entretien du réfrigérateur** est plus important qu'on ne le croit, car les bactéries y prolifèrent rapidement. Seul un nettoyage mensuel permet de les éviter."

DIMANCHE

30

AOÛT

Saint Fiacre

IDÉE DÉJEUNER

Chou-rave râpé en vinaigrette

Dés de filet mignon de porc à la coriandre, sauce soja et ananas au sirop

Boulgour

Fondue de poireaux au bouillon de légumes

Faisselle nature

80 %

des sites Internet spécialisés dans la vente de compléments alimentaires ne respectent pas la législation en vigueur sur les besoins nutritionnels (Avis de la Répression des fraudes, 2015).

L'AUTOMNE APPROCHE, DOIS-JE PRENDRE DES COMPLÉMENTS ALIMENTAIRES ?

En poudre, gélule, extraits, etc., les compléments alimentaires et autres suppléments nutritionnels sont destinés à pallier des carences en vitamines et en nutriments notamment au moment des changements de saison. Il faut pourtant savoir qu'ils ont un taux d'assimilation deux fois moins élevé que les aliments. L'idéal est donc de prendre un maximum d'aliments frais et de ne recourir qu'occasionnellement aux compléments, sous forme de cure. Si une supplémentation en vitamine C peut toutefois être envisagée et utile pour les sportifs, les femmes enceintes, les personnes âgées et les gros fumeurs, elle n'a pas besoin de dépasser 50 mg par jour ! Les complexes vitaminiques servent à donner de façon approximative une ration qui permet de s'assurer qu'il n'y aura pas de carence. Mieux vaut consulter son médecin et faire des analyses sanguines pour déceler s'il y a ou non carence.

Que penser **des compléments alimentaires pour les sportifs ?**

Prendre des minéraux et des vitamines en plus de son alimentation n'est pas indispensable pour améliorer la qualité de l'exercice physique ou la performance du sportif en compétition, mais il faut les prendre en considération pour éviter l'apparition de carences, ou la mauvaise régulation des apports alimentaires, lorsqu'il y a insuffisance de ces éléments. On déconseille strictement de les consommer sous forme de comprimés, de gélules ou autres formes solides, car leur absorption serait beaucoup trop rapide pour la quantité prise.

LES COMPLÉMENTS ALIMENTAIRES SONT-ILS SANS DANGER ?

Rappelons que des excès en vitamine A comme en vitamine E peuvent être cancérigènes. En revanche, une supplémentation en vitamine D est utile, car on est à peu près sûr désormais qu'une carence a un lien avec le cancer du sein. Par contre, les compléments en oméga 3 sont une vraie fumisterie, dans la mesure où 1 cuillerée à café d'une huile de bonne qualité (par exemple, huile de colza vierge de première pression à froid) suffit à procurer la dose nécessaire.

“Les compléments alimentaires ne doivent pas être pris à la légère et toujours de manière temporaire.”

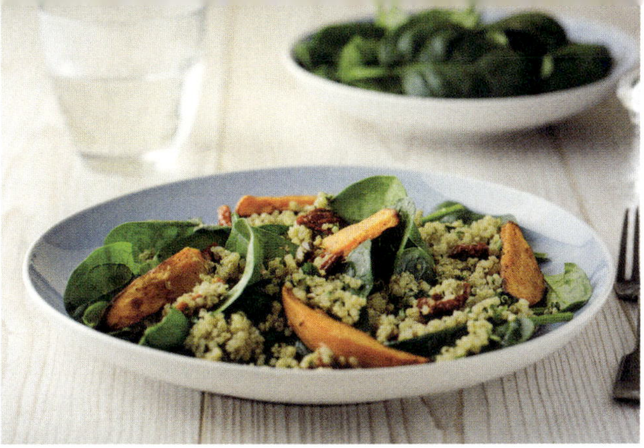

LUNDI
31
AOÛT
Saint Aristide

IDÉE DÎNER
Concombres en vinaigrette à la menthe fraîche
Galettes de quinoa
Comté et pain aux céréales
Nectarine

LE QUINOA

Le quinoa est une graine complète de la famille des chénopodiacées (comme l'épinard et la betterave notamment) et non pas comme on pourrait le croire des graminées (comme le blé). Il est cultivé depuis des millénaires en Amérique latine (Bolivie) à plus de 3 000 m d'altitude dans la cordillère des Andes. Comme le haricot, la pomme de terre et le maïs, le quinoa était la base de l'alimentation des civilisations précolombiennes. Ce n'est que dans les années 1970 que les pays industrialisés, en quête d'une alimentation plus saine, découvrent les qualités nutritionnelles du quinoa. Le quinoa présente une teneur en glucides proche de celle des céréales, cependant il est plus riche en protéines végétales de haute qualité. En effet, il offre tous les acides aminés essentiels (AAE) qui font en partie défaut aux céréales. Le seul autre produit du monde végétal qui contienne tous les AAE est le soja. Il est donc doté de diverses caractéristiques nutritives à privilégier par les végétariens. Parmi celles-ci, on retrouve aussi le fer, le zinc et la vitamine B2. Il possède majoritairement des acides gras insaturés (plus de 80 %) et essentiels (plus de 56 %)

"Le quinoa a tout pour plaire, il est à la fois sans gluten, riche en fibres, en protéines, et en vitamines et minéraux."

Galettes de quinoa

POUR 1 PERSONNE

25 g de quinoa cru • Bouillon de légumes dégraissé (¼ de cube dans 3 fois le volume de quinoa en eau) • ½ d'échalote • 1 c. à c. de persil haché • 10 g de farine • 10 g de chapelure • 1 c. à c. d'huile d'olive • 1 pincée de noix de muscade râpée • Sel et poivre

1. Ciseler l'échalote, la faire revenir à sec dans une casserole à revêtement antiadhésif. Ajouter le quinoa, le faire revenir 2 min, puis ajouter le bouillon de légumes. Baisser légèrement le feu et laisser cuire 15 min.
2. Assaisonner en fin de cuisson, saupoudrer de persil haché et écraser légèrement la préparation à la fourchette. Ajouter la farine, bien mélanger.
3. Former de petites galettes à l'aide des mains, les passer dans la chapelure, puis les faire revenir à l'huile d'olive dans une poêle à revêtement antiadhésif, jusqu'à ce qu'elles soient dorées sur les deux faces. Ajouter la noix de muscade, saler et poivrer.

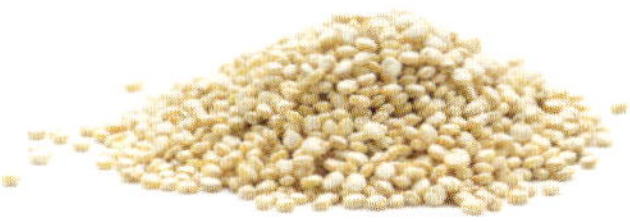

18 %
de protéines végétales dans une graine de quinoa.

ET SANS GLUTEN !

Le quinoa ne contient pas de gluten, il est donc intéressant pour les personnes qui y sont sensibles. De plus, il est riche en fibres (plus de 10 % en moyenne) pour un confort digestif et une grande sensation de satiété.

MARDI
1er SEPTEMBRE
Saint Gilles

IDÉE PETIT DÉJEUNER

Café, thé ou infusion

1 bol de céréales

Lait demi-écrémé

Des figues fraîches

400 kcal

pour 100 g de muesli est la quantité de calories à ne pas dépasser.

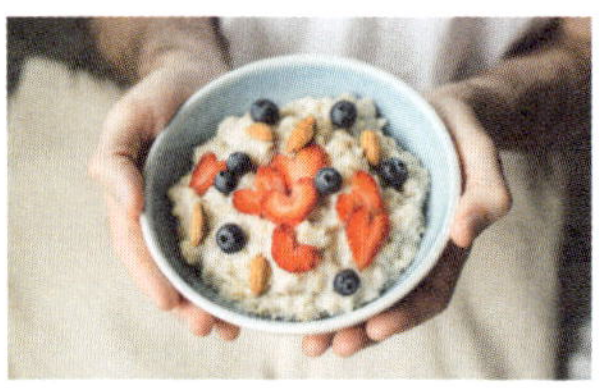

Cette semaine **j'introduis des céréales dans mon petit déjeuner.**

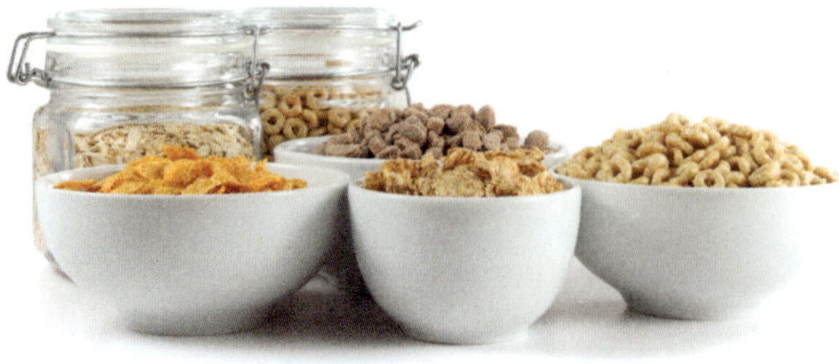

COMMENT BIEN CHOISIR DES CÉRÉALES ?

Les céréales du petit déjeuner occupent une large place dans les rayons des supermarchés et bénéficient d'une image de produit idéal pour un petit déjeuner équilibré, que ce soit pour les plus jeunes, pour ceux qui surveillent leur ligne ou pour les sportifs. Or, il est parfois difficile de choisir une variété permettant de réaliser un petit déjeuner équilibré, riche en goût et rassasiant pour toute la matinée. Le meilleur choix est souvent le plus simple : on privilégie les flocons d'avoine, les pétales nature et les mueslis traditionnels floconneux sans sucre ajouté. Limitez les formes « originales » hautement transformées nécessitant des méthodes de fabrication qui témoignent facilement d'un index glycémique élevé. Évitez les sucres ajoutés (caramel, miel) ou les couleurs fantaisistes qui témoignent d'un « glaçage » au sucre additionné de colorants. Limitez aussi les fourrages, riches en sucres et en graisses.
Les céréales devraient contenir 10 à 12 % de lipides et 20 à 25 % de sucres simples en privilégiant celles source de fibres (au moins 3 à 5 g pour 100 g) et si possible pas trop salées (moins de 1 g aux 100 g).

"On privilégie les **flocons d'avoine, les pétales nature et les mueslis traditionnels** floconneux sans sucre ajouté."

Et si je fais **attention à ma ligne ?**

Choisissez des céréales faiblement énergétiques, c'est-à-dire apportant moins de 380 kcal pour 100 g, avec un taux de lipides inférieur à 6 % et une quantité de sucres simples inférieure à 20 %. Reportez-vous au tableau des valeurs nutritionnelles sur l'emballage. Vous verrez que ces critères sont surtout respectés pour les pétales de céréales non sucrées, les flocons d'avoine et les mueslis floconneux.

UN MUESLI FLOCONNEUX

Les mueslis floconneux sont intéressants pour leur richesse en protéines et en fibres, donc plus rassasiants, mais également leur teneur en minéraux et en vitamines naturellement présents. Les apports en graisses sont corrects et celles-ci sont majoritairement insaturées. Regardez bien l'étiquette et la composition, ce sont les céréales elles-mêmes qui doivent arriver en première position dans la liste des ingrédients, et non le sucre ou ses dérivés.

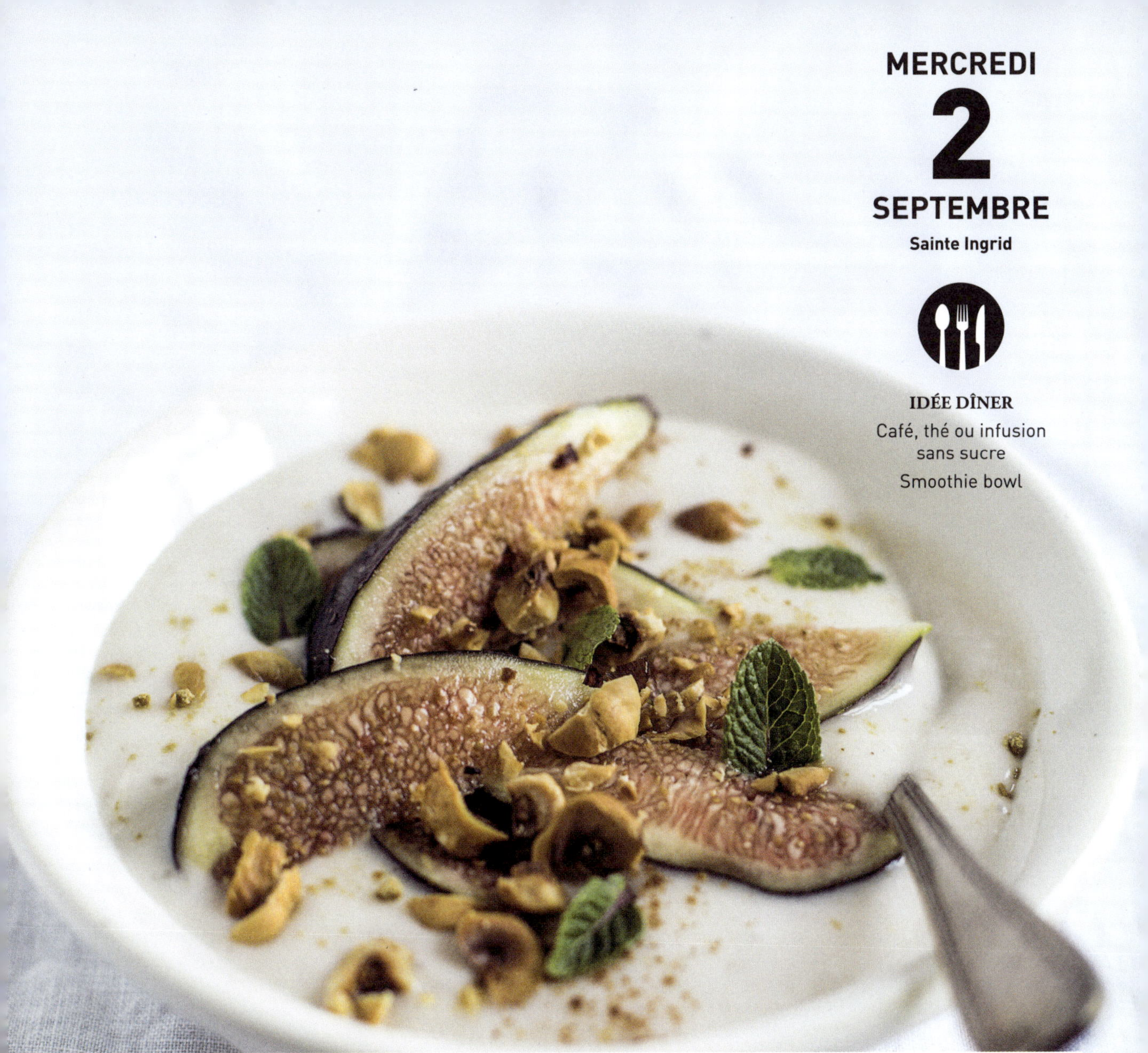

MERCREDI

2

SEPTEMBRE

Sainte Ingrid

IDÉE DÎNER

Café, thé ou infusion sans sucre

Smoothie bowl

Smoothie bowl

POUR 4 PERSONNES

1 banane bien mûre
400 g de yaourt végétal nature au lait de coco
1 pincée de gingembre
1 pincée de cannelle
20 g de noisettes
4 figues fraîches
Quelques feuilles de menthe

1. Peler la banane et la couper en rondelles. Mixer avec le yaourt végétal et les épices. Réserver au frais.
2. Concasser les noisettes et les torréfier à sec. Laver les figues et les couper en quartiers. Laver et ciseler la menthe.
3. Juste avant de servir, dresser la crème à la banane dans des bols. Décorer avec les figues fraîches, les noisettes et la menthe. Déguster sans attendre !

JEUDI

3

SEPTEMBRE

Saint Grégoire

IDÉE DÉJEUNER

Maïs doux à l'huile d'olive

Dorade au thym

Chou-fleur vapeur à la crème

Prunes

25 %

c'est la diminution du risque de cancer pour les personnes qui consomment régulièrement du bio (étude de l'Inra, Inserm, Université Paris 13, CNAM, 2018).

"Manger bio, c'est un moyen d'**éviter d'ingérer trop de produits chimiques.**"

FAUT-IL MANGER BIO ?

Il ne « faut » rien, mais s'il n'est pas pour l'instant prouvé scientifiquement que l'alimentation bio est de meilleure qualité nutritionnelle, elle contient en revanche indiscutablement moins de substances nocives : pas de pesticides, ni d'engrais, ou moins en tout cas que les fruits, légumes et céréales arrosés de particules chimiques nocives, qui restent dans les premières couches, parfois même après l'épluchage. Pire, la concentration en pesticides se démultiplie quand on fait sécher les aliments qui sont riches en eau et en fibres. Sans forcément passer au « tout bio », voici les aliments qui méritent d'être consommés bio. D'abord, toutes les céréales complètes, car elles contiennent encore l'enveloppe du grain et c'est précisément là que se fixent les pesticides. Légumes secs et céréales complètes méritent donc d'être choisis bio. Du côté des légumes frais, les salades sont particulièrement porteuses de produits chimiques, notamment des insecticides neurotoxiques, et les pommes de terre assimilent tellement les pesticides qu'elles peuvent encore en contenir après épluchage et lavage. Achetez vos patates bio, en plus vous pourrez manger leur peau !

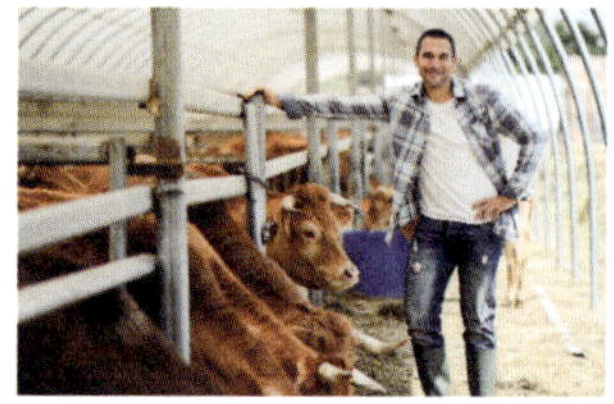

UNE VIANDE BIO

Vendue essentiellement dans les magasins biologiques, on en trouve de plus en plus dans les boucheries et les supermarchés. Sur l'emballage peut être apposé le logo AB français ou l'européen qui représente une feuille sur fond vert. Les critères sont les mêmes : l'animal a été nourri exclusivement avec une alimentation biologique et sans antibiotiques. De plus, le bien-être de l'animal est également pris en compte, comme l'accès au plein air le plus souvent possible, les conditions d'abattage, etc.

JE MANGE QUOI QUAND JE VEUX REMPLACER UN STEAK DE BŒUF ?

Manger bio cela signifie aussi manger moins de viande, car même si l'animal a été élevé selon les critères de l'agriculture biologique, cela reste un élevage énergivore et peu écologique. De temps en temps, remplacez un steak de bœuf (27,40 g de protéines) par du tempeh (18,60 g de protéines) par exemple.

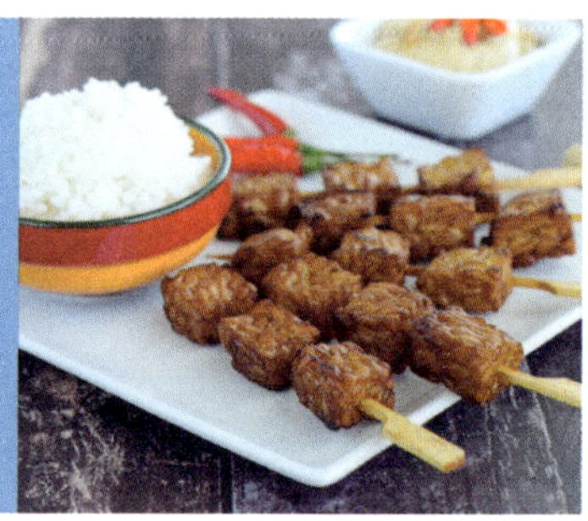

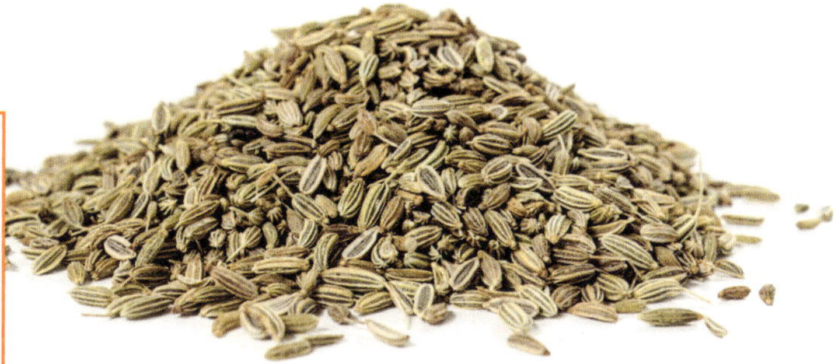

IDÉE DÉJEUNER
Clafoutis carotte-pomme-anis
Mélange de jeunes pousses
Pêche

Clafoutis carotte-pomme-anis

POUR 2 PERSONNES

1 carotte • ¼ de pomme • 1 étoile d'anis • 1 échalote • 1 œuf • 10 g de fécule de maïs • 125 ml de lait demi-écrémé • Sel et poivre

1. Préchauffer le four à 180 °C (th. 6). Éplucher et émincer l'échalote.
2. La faire revenir à sec dans une casserole à revêtement antiadhésif. Laver, éplucher et couper la carotte et la pomme en petits dés.
3. Les ajouter dans la casserole, saler, poivrer et laisser cuire 10 à 15 min en ajoutant un fond d'eau.
4. Préparer l'appareil en mélangeant l'œuf, la fécule de maïs et le lait. Assaisonner et ajouter l'anis réduit en poudre. Chemiser deux ramequins de papier cuisson et répartir le mélange carotte-pomme cuit et égoutté, puis recouvrir avec l'appareil. Enfourner environ 25 à 30 min. Servir bien chaud.

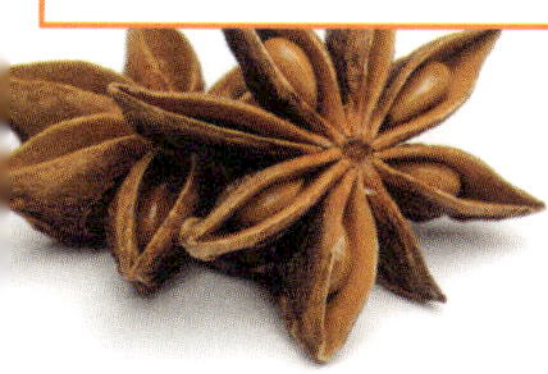

AU MARCHÉ DE JUIN À SEPTEMBRE

L'ANIS

On distingue tout d'abord l'anis vert et la badiane. L'anis vert est une plante cultivée dans le Bassin méditerranéen aux fleurs blanches dont on consomme les fruits à la saveur sucrée et anisée. La badiane est le fruit du badianier, un arbre d'Asie. Elle se présente sous forme d'étoile ce qui lui vaut son appellation d'« anis étoilé », et a une saveur plus forte que l'anis vert. Tous deux sont utilisés en pâtisserie, en confiserie (dragée) et dans la fabrication de liqueurs, la badiane entre aussi dans la composition du « cinq épices » : anis, poivre de Sichuan, cannelle, clou de girofle, graines de fenouil. Attention à ne pas confondre badiane chinoise et badiane du Japon, cette dernière étant toxique. Avec les quantités utilisées (moins de 1 g), la consommation d'anis vert ou de badiane apporte une quantité négligeable de calories, vitamines et minéraux. L'anis vert peut favoriser la montée de lait chez les femmes qui viennent d'accoucher.

> "L'anis est recommandé **en cas de troubles digestifs et comme anti-infectieux** ; on le trouve aussi dans les tisanes d'allaitement."

3 %

d'huile essentielle est contenue dans un fruit d'anis vert.

L'ÉPICE DE LA SPHÈRE INTESTINALE

L'anis vert et la badiane sont reconnus pour leurs vertus antispasmodiques, pour calmer les douleurs digestives, les ballonnements, mais aussi pour faciliter l'expectoration en cas de toux.

SAMEDI

5

SEPTEMBRE

Sainte Raïssa

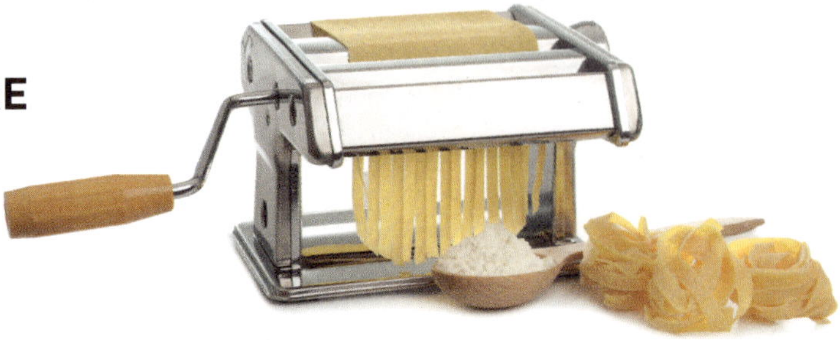

IDÉE DÉJEUNER

Salade verte à la vinaigrette
Lasagnes maison
Faisselle nature aux mûres

70 g

de pâtes sèches (soit 200 g de pâtes cuites) est la quantité journalière moyenne idéale en alternance avec d'autres féculents.

LES PÂTES FRAÎCHES

Préférez des pâtes fraîches nature que vous accommoderez. La liste des ingrédients doit être la plus courte possible : semoule de blé dur, œufs et sel ! Surveillez la quantité de sel qui doit être la plus faible possible (aux alentours de 0,2 g par 100 g de produit) ou bien ne salez pas l'eau de cuisson.

PÂTES FRAÎCHES OU SÈCHES, QUELLE EST LA DIFFÉRENCE ?

Les pâtes fraîches sont réalisées à partir d'un mélange de semoule de blé dur et/ou tendre et d'eau avec plus ou moins d'œufs. Contrairement aux pâtes sèches, cette pâte est simplement passée au laminoir pour lui donner ensuite la forme voulue (lasagnes, tagliatelles...) et ne subit pas de séchage. Le produit fini contient ainsi davantage d'eau, ce qui en fait une denrée périssable. Leur conservation est de ce fait limitée et elles sont vendues au rayon frais. En moyenne, 100 g de pâtes fraîches aux œufs apportent 275 kcal, avec près de 50 g de glucides, 10 g de protéines, 4 g de lipides et 3 g de fibres. Enfin, 50 g de pâtes fraîches = 100 g de pâtes cuites car elles gonflent lors de la cuisson à l'eau et prennent environ deux fois leur volume.

Que penser des **pâtes sans gluten ?**

Les pâtes classiques, à base de farine de blé, font partie des aliments supprimés dans le cadre d'une alimentation sans gluten. Avec le pain, c'est l'aliment qui manque le plus aux personnes intolérantes au gluten. Il est possible de les remplacer par d'autres féculents naturellement sans gluten (riz, maïs, sarrasin, pommes de terre, quinoa, millet, tapioca...). Toutefois, la gamme des pâtes sans gluten s'est de plus en plus développée. Ces pâtes sans gluten sont le plus souvent fabriquées à partir de farine de maïs, avec ou sans autre farine sans gluten et nécessitent souvent l'ajout d'un émulsifiant. Mais certaines recettes sont plus complexes et laissent à désirer, n'oubliez pas de bien lire les étiquettes avant achat.

> "Les pâtes sèches triplent de volume pendant la cuisson tandis que les fraîches doublent, par ailleurs ces dernières se conservent très peu de temps."

DIMANCHE

6

SEPTEMBRE

Saint Bertrand

“L’activité physique et sportive (APS) est recommandée dans **le traitement de fond de certaines maladies chroniques.**”

IDÉE DÉJEUNER

Rumsteck grillé

Sauce tomate maison au basilic

Tagliatelles

Parmesan

Poire

30 min

d’effort modéré à élevé 5 jours par semaine, est l’activité sportive moyenne conseillée pour un adulte.

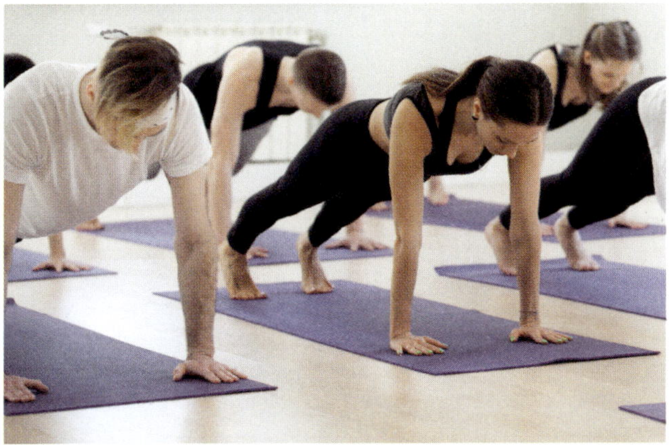

Activité intense ou modérée, comment savoir ?

On considère qu’un effort est d’intensité modérée si vous parvenez à parler, mais pas à chanter.
Une activité physique est d’intensité élevée si vous êtes essoufflé et ne parvenez pas à parler en la pratiquant. Les adultes devraient faire au moins 30 minutes d’effort d’intensité modérée à élevée au moins 5 jours par semaine, 1 à 2 séances de renforcement musculaire hebdomadaires et 2 à 3 séances d’exercices d’assouplissement et de mobilité articulaire.

FAIRE DU SPORT, C’EST BON POUR LE VENTRE

L’activité sportive, à condition de ne pas être trop intense, est bénéfique sur les symptômes du syndrome de l’intestin irritable et la constipation, en contribuant à diminuer les ballonnements et à réduire l’intensité des douleurs et des symptômes. Une étude suédoise publiée dans une revue spécialisée en 2011 a suivi une centaine d’adultes atteints du syndrome de l’intestin irritable. Durant trois mois, la moitié des participants a bénéficié des conseils d’un physiothérapeute pour augmenter son niveau d’activité physique tandis que les autres ne changeaient rien à leurs habitudes de vie. Le groupe actif a ainsi pratiqué 20 à 30 minutes de marche nordique, vélo, natation, course à pied et marche, soit une activité physique modérée trois à cinq fois par semaine. Au terme de cette étude, les chercheurs ont constaté que les symptômes s’amélioraient, contrairement à ceux des participants du groupe qui avait peu bougé.

QU’EST-CE QUE LA SÉDENTARITÉ ?

Être sédentaire n’est pas la même chose que ne pas être actif physiquement, même si les deux sont liés et néfastes pour la santé ! On considère la sédentarité comme une dépense énergétique proche de zéro, liée à une activité physique faible ou nulle. Passer plus de 6 heures par jour devant un écran ou dans sa voiture contribue à l’accroître, nos modes de vie en étant responsables. Elle fait plus de morts dans le monde que le tabagisme et représenterait près de 10 % des décès en Europe selon l’OMS.

LUNDI

7

SEPTEMBRE

Sainte Reine

IDÉE DÉJEUNER

Taboulé

Potée de chou au tofu fumé et crème de soja

Fromage blanc à la vanille

Figues rôties au miel et amandes

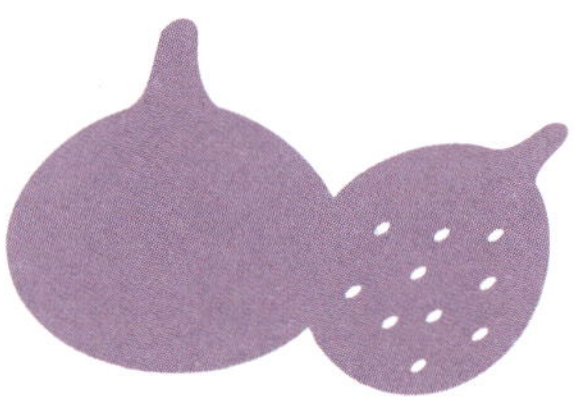

216 mg

de potassium dans 100 g de figues fraîches.

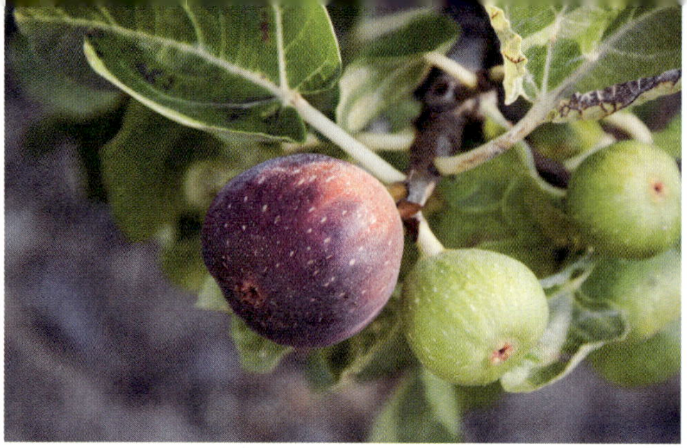

AU MARCHÉ DE JUIN À OCTOBRE

LA FIGUE

La figue est le fruit du figuier commun cultivé dans le Bassin méditerranéen. C'est un fruit de fin d'été constitué d'une peau plus ou moins épaisse de couleur violet foncé à noire qui enveloppe une partie tendre blanche, une chair rosée au centre et de nombreuses petites graines. La figue est consommée crue avec ou sans la peau, mais également rôtie ou séchée. Avec 57 kcal pour 100 g et 13 % de glucides, la figue fraîche est plus calorique que la moyenne des fruits. Séchée, elle atteindra 50 % de glucides et 252 kcal/100 g. Riche en potassium et particulièrement en calcium (60 mg/100 g), sa densité minérale est élevée pour un fruit frais, ce qui lui donne des propriétés reminéralisantes. Elle contient par ailleurs des vitamines du groupe B ainsi que des substances anthocyaniques ayant des propriétés « vitamine P », précieuses pour la santé des petits vaisseaux sanguins.

Figues rôties au miel et amandes

POUR 1 PERSONNE

2 petites figues • 1 c. à c. de miel • 1 pincée de cannelle• Quelques gouttes d'eau de fleur d'oranger • 8 g d'amandes effilées

1. Préchauffer le four à 180 °C (th. 6). Laver puis trancher chaque figue en quatre, sans aller jusqu'au bout.

2. Mélanger le miel, la cannelle, l'eau de fleur d'oranger et les amandes effilées concassées.

3. Répartir ce mélange au centre de chaque figue tranchée, puis enfourner pour 10 à 15 min. Servir encore tiède.

"La figue **se consomme aussi bien sucrée que salée** accompagnée de fromage ; elle contient des protéases qui aident à assimiler les protéines."

L'ALLIÉE DU TRANSIT

Les fibres y sont très abondantes avec 2,3 % et sont constituées essentiellement de fibres insolubles situées dans les petits grains présents dans la pulpe et pouvant perturber les intestins fragiles. Enfin, comme l'ananas, la figue contient une protéase, appelée ficine, et capable de scinder les protéines en plus petites molécules.

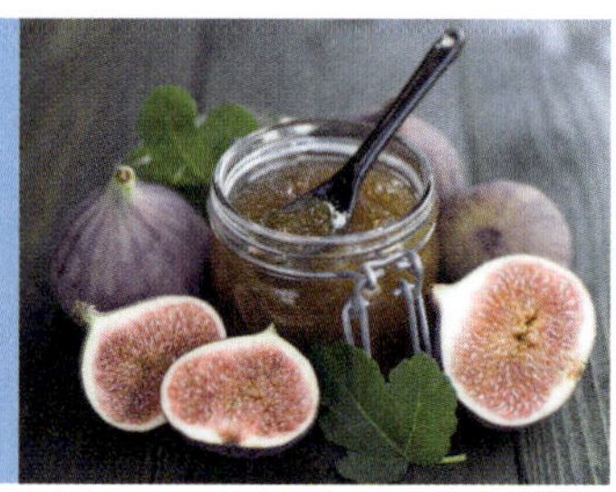

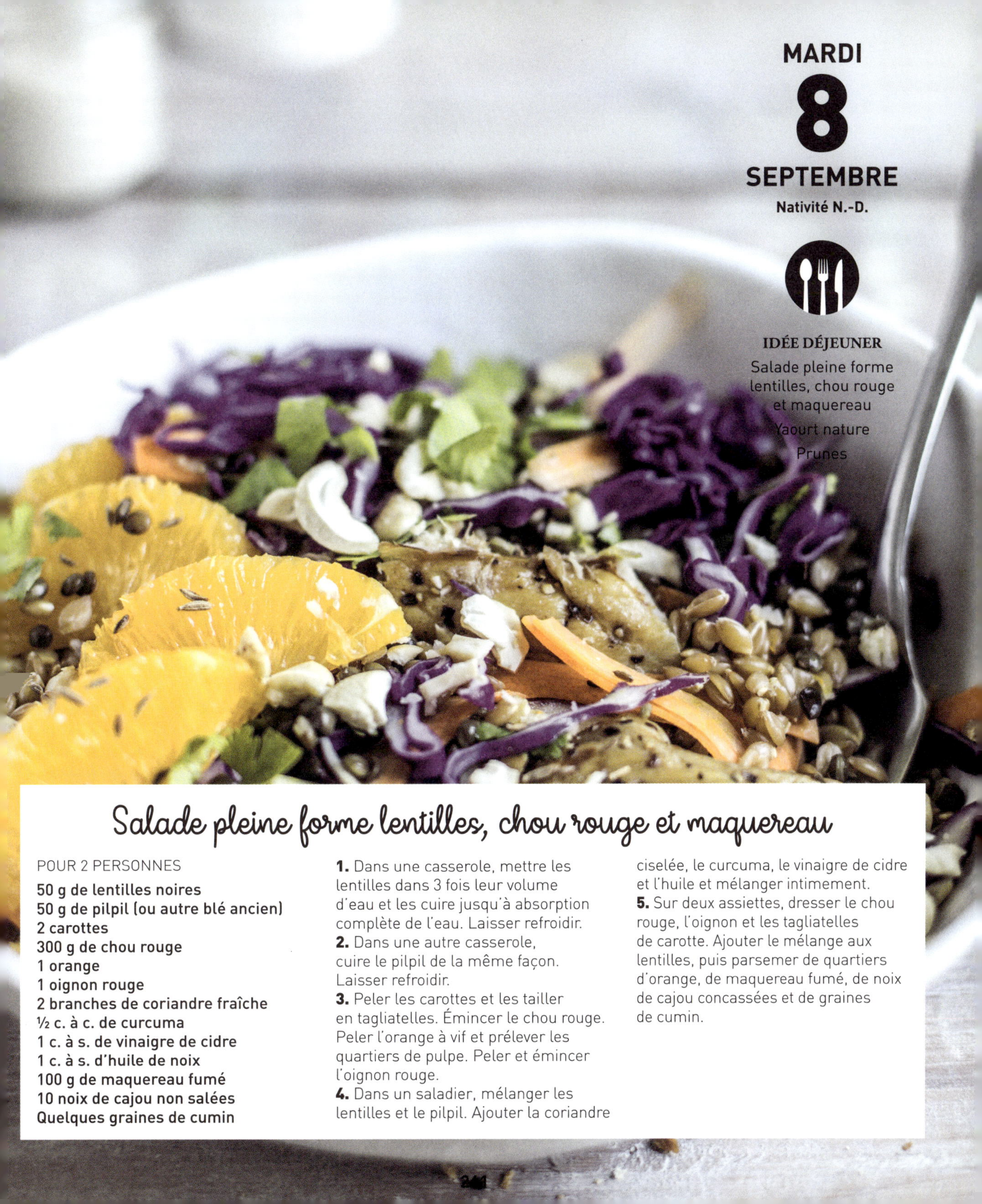

MARDI

8

SEPTEMBRE

Nativité N.-D.

IDÉE DÉJEUNER

Salade pleine forme lentilles, chou rouge et maquereau

Yaourt nature

Prunes

Salade pleine forme lentilles, chou rouge et maquereau

POUR 2 PERSONNES

50 g de lentilles noires
50 g de pilpil (ou autre blé ancien)
2 carottes
300 g de chou rouge
1 orange
1 oignon rouge
2 branches de coriandre fraîche
½ c. à c. de curcuma
1 c. à s. de vinaigre de cidre
1 c. à s. d'huile de noix
100 g de maquereau fumé
10 noix de cajou non salées
Quelques graines de cumin

1. Dans une casserole, mettre les lentilles dans 3 fois leur volume d'eau et les cuire jusqu'à absorption complète de l'eau. Laisser refroidir.
2. Dans une autre casserole, cuire le pilpil de la même façon. Laisser refroidir.
3. Peler les carottes et les tailler en tagliatelles. Émincer le chou rouge. Peler l'orange à vif et prélever les quartiers de pulpe. Peler et émincer l'oignon rouge.
4. Dans un saladier, mélanger les lentilles et le pilpil. Ajouter la coriandre ciselée, le curcuma, le vinaigre de cidre et l'huile et mélanger intimement.
5. Sur deux assiettes, dresser le chou rouge, l'oignon et les tagliatelles de carotte. Ajouter le mélange aux lentilles, puis parsemer de quartiers d'orange, de maquereau fumé, de noix de cajou concassées et de graines de cumin.

MERCREDI

9

SEPTEMBRE

Saint Alain

IDÉE DÉJEUNER

Pavé de saumon poêlé au jus de citron

Épinards vapeur à la noix de muscade et à la crème

Bûche de chèvre

Pain complet

Grappe de raisin

P COMME PROTÉINES

Les protéines sont indispensables à l'organisme : elles construisent et entretiennent les cellules du corps et participent à l'élaboration des tissus. Les protéines aident notamment à la constitution des membranes cellulaires, des anticorps pour nos défenses immunitaires et constituent notre masse musculaire. Les protéines sont composées d'acides aminés. Il existe huit acides aminés essentiels. De nombreux aliments sont déficitaires en un ou plusieurs de ces acides aminés. Ces aliments devront donc être associés à d'autres afin de compenser ces carences. Ainsi, l'apport des huit acides aminés sera complet. Les protéines se trouvent principalement dans la viande, le poisson, les laitages et les œufs, mais aussi, en moindre quantité, dans les produits végétaux comme les légumineuses, les oléagineux et les céréales.

L'ŒUF, UN DES RARES ALIMENTS AUX 8 ACIDES AMINÉS

L'œuf à lui seul apporte les huit acides aminés essentiels. Il contient aussi de nombreuses vitamines, notamment de la vitamine B9, ou acide folique, des vitamines A et D. Il est également source de fer. Cependant, il faudra éviter les œufs crus (mousse au chocolat, mayonnaise) si vous n'êtes pas sûr de leur fraîcheur.

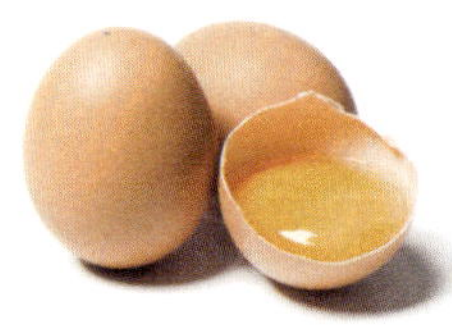

Que penser des **protéines de soja** ?

Le soja est une excellente source de protéines végétales qui peut, dans une certaine mesure, se substituer aux protéines animales. Il offre de nombreux atouts… mais aussi des inconvénients, liés notamment à sa teneur en phytoestrogènes, qui peut provoquer des variations hormonales indésirables.

"Indispensables au bon fonctionnement de l'organisme, **les protéines construisent et entretiennent les cellules du corps** et participent à l'élaboration des tissus."

24 %

de protéines dans les lentilles, qui sont les légumineuses qui en contiennent le plus.

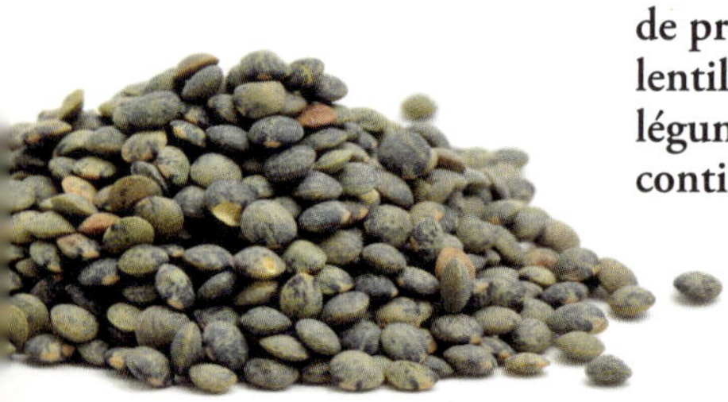

LENTILLES VERTES DU PUY

Avec presque 25 g de protéines pour 100 g, les lentilles en sont une bonne source quand on cherche à varier des protéines animales. Ces lentilles, cultivées en France, sont un peu plus longues à cuire que les lentilles corail, et apportent un goût se rapprochant presque de celui de la viande.

Aile de raie au vinaigre de cidre

POUR 1 PERSONNE

180 g d'aile de raie • 1 l d'eau • 1 carotte • 1 oignon • 1 bouquet garni • 1 gousse d'ail • 2 échalotes • 1 c. à s. de persil ciselé • 50 ml de vinaigre de cidre • 1 c. à s. de câpres • Sel et poivre

1. Peler et laver la carotte, puis la couper en rondelles. Éplucher et émincer l'oignon.

2. Dans un faitout, préparer un court-bouillon avec l'eau, la carotte, le bouquet garni, le sel et le poivre.

3. Laver l'aile de raie et la faire pocher 5 min dans le court-bouillon. La retirer à l'aide d'une écumoire, l'égoutter et la réserver au chaud. Peler et émincer l'ail et les échalotes. Mixer l'ail, les échalotes et le persil afin d'obtenir un hachis grossier.

4. Faire chauffer une poêle à revêtement antiadhésif et y faire revenir le hachis à sec. Mouiller avec le vinaigre, ajouter les câpres et laisser mijoter quelques minutes.

5. Dresser l'aile de raie sur une assiette et napper avec la sauce. Déguster aussitôt.

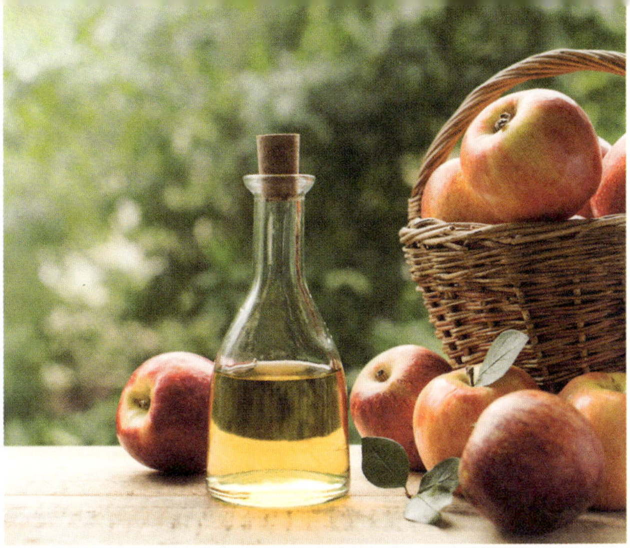

> "**Bon exhausteur de goût naturel**, le vinaigre facilite la digestion des crudités et sert aussi de conservateur."

LE VINAIGRE

Le vinaigre est le produit de la fermentation d'un alcool sous l'action de bactéries acétiques. Il est traditionnellement préparé à partir de vin rouge, mais on trouve aussi des vinaigres à base de liquides alcoolisés variés comme le cidre et de nouveaux produits aromatisés. En cuisine, le vinaigre s'utilise en assaisonnement, mais également pour récupérer les sucs de cuisson dans une poêle (déglaçage), pour la préparation de sauces et pour éviter que certains aliments ne noircissent. Contrairement au liquide de base utilisé, le vinaigre ne contient plus d'alcool puisqu'il a été entièrement transformé en acide acétique sous l'action des bactéries. De plus, vu les quantités utilisées dans l'alimentation, on ne lui prête pas de valeur nutritionnelle et c'est ainsi un assaisonnement idéal en période de régime. D'autre part, c'est un excellent conservateur alimentaire qui protège des développements bactériens et de l'oxydation.

IDÉE DÎNER

½ pamplemousse

Aile de raie au vinaigre de cidre

Purée de céleri-rave persillée, beurre fondu

Brie de Melun

Pain aux graines de pavot

Prunes

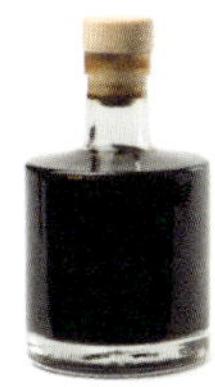

12 mois

c'est la maturation minimum pour obtenir du vinaigre balsamique de Modène, fabriqué à partir de moût de raisin.

DES CRUDITÉS PLUS DIGESTES

Son acidité rend les aliments plus sapides et stimule les sécrétions digestives. Il facilite notamment la digestion de la cellulose, d'où l'intérêt de l'utiliser en assaisonnement de légumes crus ou cuits et fibreux.

VENDREDI
11
SEPTEMBRE

Saint Adelphe

IDÉE PETIT DÉJEUNER

Thé ou café
Pain complet
Beurre
Fromage blanc à la confiture
Figues

350 kcal
pour 100 g de cacao.

LE CACAO EST-IL BON POUR LA SANTÉ ?

La fabrication de la poudre de cacao est un long processus. Les fèves de cacao extraites des cabosses, fruits du cacaoyer, sont fermentées, séchées, torréfiées, décortiquées, dégermées et broyées afin d'obtenir la pâte de cacao. Ensuite une partie de la matière grasse (ou beurre de cacao) est extraite, pour servir à la fabrication du chocolat en tablette. Le produit résiduel est alors concassé et pulvérisé de façon à obtenir la poudre de cacao. Outre sa consommation sous forme de boisson, le cacao peut occasionnellement se substituer au sucre pour varier les saveurs, notamment dans les yaourts, mais être aussi utilisé dans les plats salés, puisqu'il s'agit d'une épice à part entière. La consommation de cacao doit cependant être limitée dans le cadre d'une alimentation équilibrée en raison de sa valeur énergétique élevée et de sa richesse en lipides et en glucides.

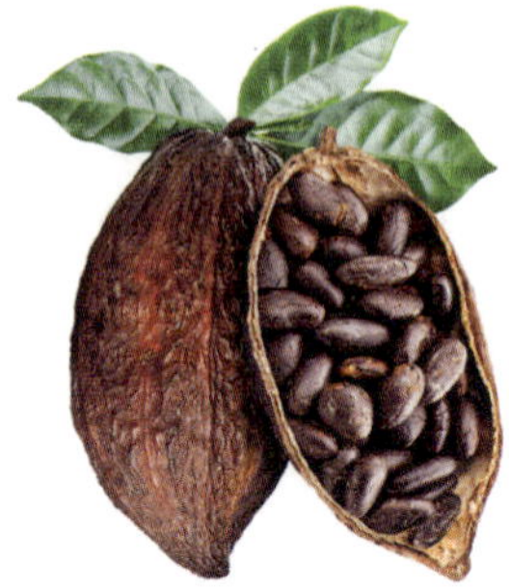

Que penser des **boissons cacaotées instantanées ?**

Certains sticks, dosettes et capsules vous proposent de faire un chocolat chaud en un tour de main, cependant ils cachent du sirop de glucose et une liste d'additifs toujours plus longue.

UNE BONNE SOURCE D'ANTI-OXYDANTS

Le cacao a une forte densité énergétique, il est aussi l'un des aliments les plus riches en flavonoïdes, ce qui lui confère une grande capacité antioxydante. Il est une excellente source de phosphore, de magnésium et d'oligoéléments tels que le zinc, le manganèse et le cuivre. Il est enfin riche en théobromine, entraînant des effets positifs sur notre humeur.

> "Le cacao est une épice **riche en antioxydants**, il constitue une excellente boisson pour démarrer la journée."

QUEL CACAO POUR LE PETIT DÉJEUNER DES ENFANTS ?

Derrière les marques célèbres des cacaos pour enfants, on trouve souvent des mélanges de sucre, de poudre de cacao (entre 12 et 20 % maxi, ce qui est insuffisant), et d'une poudre de céréales biscuitées. Ces céréales n'ont aucun intérêt nutritionnel : elles sont très sucrées et seront rapidement assimilées sans aucun effet rassasiant, bien au contraire ! Cela ne remplace en rien la consommation de pain ou de céréales bien sélectionnés en plus d'une boisson cacaotée. Préférez donc une poudre riche en cacao.

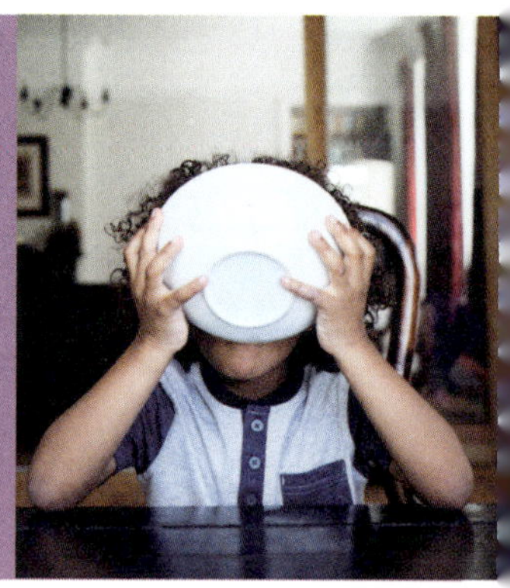

SAMEDI

12

SEPTEMBRE

Saint Apollinaire

P COMME PAIN

Le pain est un aliment phare de l'alimentation française. Il est, pour beaucoup, incontournable au petit déjeuner et accompagne quotidiennement vos repas ; d'où l'importance de bien le sélectionner. Dans sa recette de base, le pain est fabriqué avec un mélange de farine, d'eau, de sel et de levain ou levure. À partir de cette préparation, le temps de pétrissage et de levage, mais également le façonnage et la cuisson, vont faire varier le résultat obtenu et c'est là tout le savoir-faire de l'artisan-boulanger. Cette recette de base subit depuis plusieurs années des modifications et des évolutions avec plus ou moins d'impact sur le goût, la texture, mais également sur les caractéristiques nutritionnelles, selon la farine utilisée, l'agent levant, l'ajout de graines et autres ingrédients (lait, œufs, sucre, etc.).

Pourquoi le pain complet est-il plus **intéressant nutritionnellement ?**

Le pain complet est intéressant pour sa richesse en fibres et sa teneur en minéraux et en vitamines plus importante grâce à l'utilisation de la mouture complète du grain de blé. Les glucides complexes qui le composent seront alors assimilés plus progressivement et l'énergie ainsi apportée permettra à l'organisme de tenir jusqu'au prochain repas.

Levain ou levure, quelle est la différence ?

La levure, qui est un champignon (*Saccharomyces cerevisiae*), permet une fermentation plus rapide et régulière du pain. Le levain, qui est une pâte composée de farine de blé et/ou de seigle, d'eau et éventuellement additionnée de sel, est laissé à température ambiante afin que les bactéries s'y développent naturellement. Cette panification ancestrale au levain est plus lente et contraignante, mais elle génère des acides organiques qui ont plusieurs intérêts : une meilleure disponibilité des minéraux (zinc, magnésium), un index glycémique moins important qu'un pain à la levure, un goût puissant, une meilleure digestibilité du gluten, et enfin une meilleure conservation naturelle du pain.

IDÉE DÉJEUNER

½ avocat au jus de citron

1 cuisse de poulet rôti aux herbes de Provence

Courgettes poêlées à l'ail

Pois chiches

Fromage blanc

Figues

3,9 %

de fibres dans le pain complet contre 1,2 % dans le pain blanc.

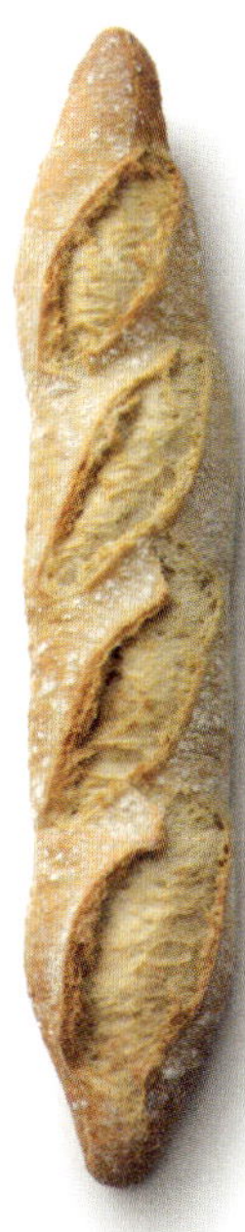

"Le pain de boulangerie avec **de la farine (ou un mélange de farines), de l'eau, de la levure ou du levain et du sel** reste le produit à privilégier."

DIMANCHE

13

SEPTEMBRE

Saint Aimé

IDÉE DÉJEUNER

Thon rôti au romarin

Salsifis et pommes de terre poêlés à l'ail et huile d'olive

Figues au four

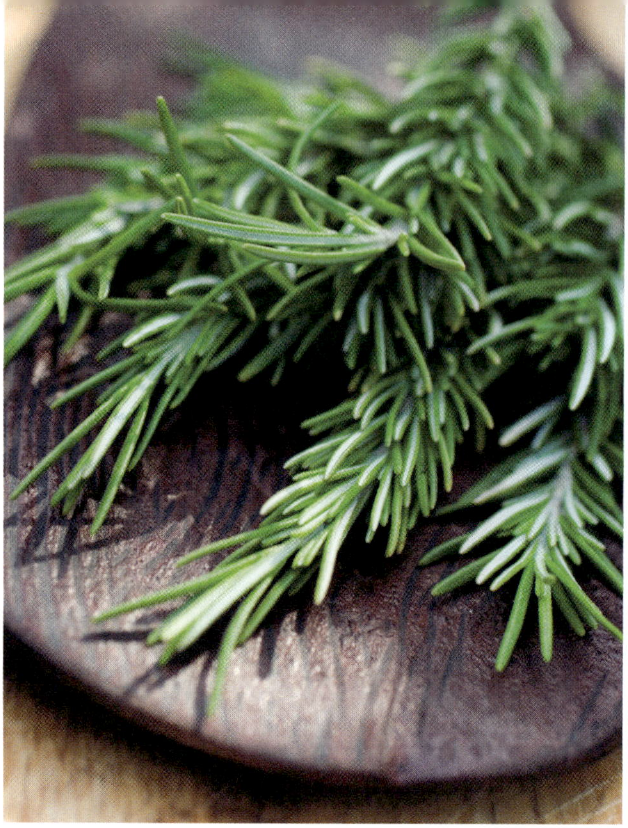

Thon rôti au romarin

POUR 1 PERSONNE

125 g de darne de thon • ½ gousse d'ail hachée • 1 c. à c. de romarin • Sel et poivre

1. Éplucher et hacher la gousse d'ail.

2. Mettre la darne de thon dans une poêle à revêtement antiadhésif et la laisser dorer 10 min de chaque côté avec l'ail haché et saupoudrer de romarin. Saler et poivrer. Servir immédiatement.

LE ROMARIN

Le romarin ou « encensier » ou encore « herbes aux couronnes » provient de la région méditerranéenne et est cultivé dans tous les pays d'Europe au climat tempéré. Il s'agit d'un sous-arbrisseau aromatique aux fleurs bleu lilas, utilisé pour ses feuilles à la saveur amère et à l'odeur de camphre. Frais ou sec, on le retrouve aussi bien en cuisine que dans les industries cosmétiques, ainsi qu'à des fins médicinales. Il est avant tout intéressant pour son parfum et permet de relever les plats sans apports caloriques, ce qui fait de lui un allié des régimes hypocaloriques.

668 mg
de potassium dans 100 g de romarin.

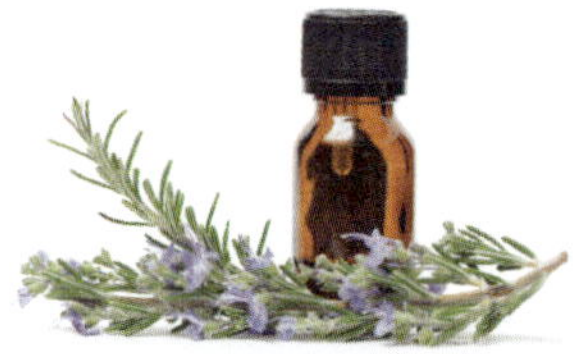

RICHE EN MINÉRAUX ET EN FIBRES

Le romarin se caractérise par sa richesse en minéraux, notamment en calcium (317 mg/100 g) et en potassium et son faible apport en sodium (26 mg /100 g), qui lui procure des vertus diurétiques. Cependant, sa richesse en fibres (14,1 g/100 g) et son utilisation en petite quantité rendent sa valeur nutritionnelle peu significative.

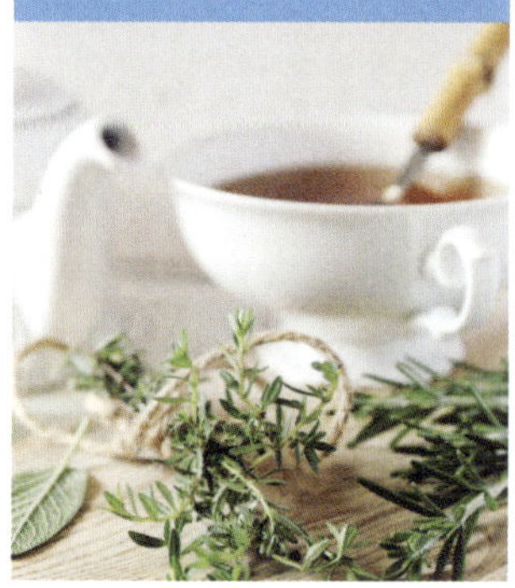

> "Outre ses **vertus médicinales,** cet aromate relève délicieusement les poissons, les viandes et les légumes cuits à la vapeur sans matières grasses."

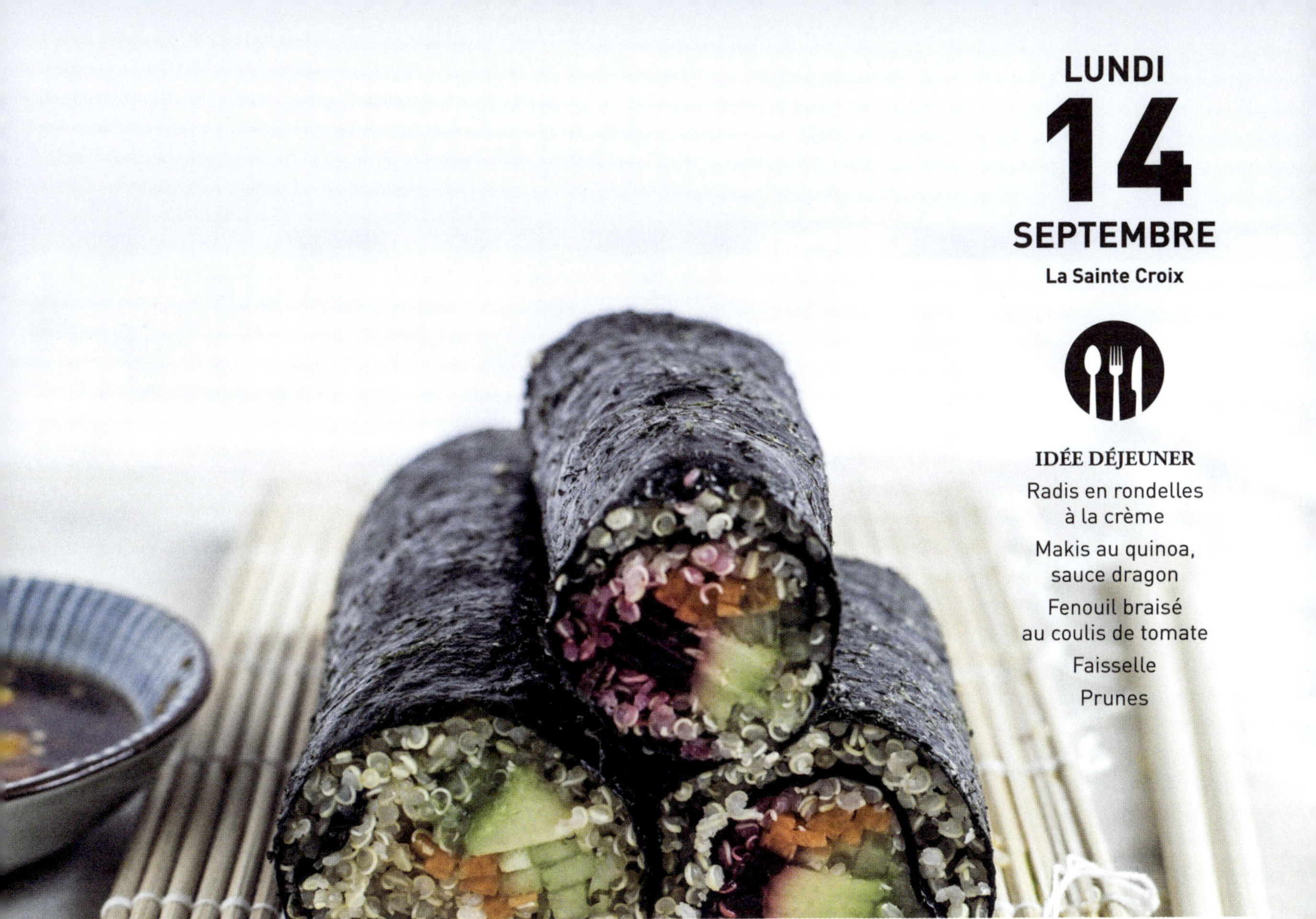

LUNDI

14

SEPTEMBRE

La Sainte Croix

IDÉE DÉJEUNER

Radis en rondelles à la crème

Makis au quinoa, sauce dragon

Fenouil braisé au coulis de tomate

Faisselle

Prunes

Makis au quinoa, sauce dragon

POUR 3 ROULEAUX DE MAKI

150 g de quinoa
2-3 c. à s. de vinaigre pour sushis
1 avocat
1 c. à s. de jus de citron
1 grande carotte
½ concombre
½ betterave cuite
3 feuilles d'algue nori séchée

Sauce dragon :
1 c. à s. d'huile de sésame
2 c. à s. de sauce soja
1 c. à c. de miel ou de sirop d'agave
10 mini-dés d'ananas sans épluchure (environ 0,8 cm de côté)
1 pincée de gingembre en poudre
½ c. à c. de piment en poudre
¼ de tête d'ail pressé

1. Dans un petit bol, mélanger tous les ingrédients de la sauce, puis réserver au frais.
2. Faire cuire le quinoa dans de l'eau selon les instructions figurant sur le paquet. Égoutter et laisser refroidir. Incorporer le vinaigre et mélanger. Couper l'avocat en bâtonnets et les arroser de jus de citron. Peler la carotte et le concombre et les couper en fins bâtonnets ainsi que la betterave.
3. Déposer 1 feuille de nori sur une natte en bambou, étaler dessus une mince couche de quinoa en s'arrêtant à 2 cm de chaque bord. Répartir ensuite délicatement des bâtonnets de légumes puis enrouler le maki en serrant vraiment fort. Réaliser ainsi 3 rouleaux. Les envelopper de film alimentaire et les placer au frais environ 15 min.
4. Couper les rouleaux en rondelles avec un couteau très aiguisé et les tremper dans la sauce dragon.

MARDI
15
SEPTEMBRE

Saint Roland

IDÉE DÉJEUNER

Laitue et tomates cerises en vinaigrette à l'huile de noix

2 œufs à la coque

Haricots verts aillés à l'huile d'olive

Faisselle

Grappe de raisin

Comment bien consommer des produits laitiers ?

Préférez les produits contenant des ferments lactiques. Limitez votre consommation à trois produits par jour (yaourts ou fromage). Enfin, quand vous choisissez une spécialité laitière, pensez à contrôler le taux de sucres ajoutés (au maximum 8 g par produit).

110 mg

de calcium dans 100 g de yaourt.

FAUT-IL RÉDUIRE SA CONSOMMATION DE PRODUITS LAITIERS ?

Le lait n'est pas indispensable pour l'adulte, mais les fromages ou les yaourts sont importants pour l'apport en calcium, mais aussi parce qu'ils sont une bonne source de probiotiques. Par contre, je vous invite à vous méfier de ce que j'appelle les spécialités laitières, c'est-à-dire les crèmes et autres desserts à base de lait, qui ne contiennent pas de ferments lactiques. Certaines personnes sont tentées d'éliminer les produits laitiers se pensant intolérantes au lactose du fait de ballonnements après en avoir consommé ou par simple suspicion face à la diabolisation de ces produits dans les médias. Or seuls le lait, les fromages frais et autres produits laitiers de ce type (faisselle, fromage blanc…) contiennent du lactose. Les fromages affinés, comme le camembert ou le comté, n'en comportent pas, de même que le beurre. Enfin, si on en trouve dans les yaourts, ce lactose est rendu digeste par la présence de ferments lactiques.

“Les produits laitiers, quand ils contiennent des ferments lactiques, sont **source de calcium et de probiotiques.**”

Le top 10 des aliments riches en vitamine D (µg pour 100 g)

1. **Huile de foie de morue** 250
2. **Hareng mariné** 13,10
3. **Sardines grillées** 12,30
4. **Anchois cru** 11
5. **Graisse de canard** 4,80
6. **Maquereau en conserve** 4,70 à 7,30
7. **Huiles combinées** 4,50
8. **Laitages entiers et enrichis** 4
9. **Foie de veau** 2,52
10. **Jaune d'œuf** 1,12

LA FAISSELLE

Il faut savoir qu'au-delà de 5 % de matières grasses, il s'agit d'un produit relativement gras et peu comparable à un produit laitier traditionnel. Il est préférable de diversifier ses achats, entre les fromages blancs, les yaourts, ou les petits-suisses, ce qui garantira non seulement une diversité des goûts, mais aussi une meilleure variété des différents ferments utilisés, ce qui semble favorable à notre santé et à notre tube digestif. Alors, optez pour une faisselle avec du lait, des ferments lactiques et de la crème (ou sans pour une version encore moins grasse).

MERCREDI
16
SEPTEMBRE

Sainte Édith

IDÉE DÎNER

Laitue en vinaigrette à l'huile de colza

Courgettes farcies au tempeh

Tagliatelles au blé complet et copeaux de parmesan

Melon

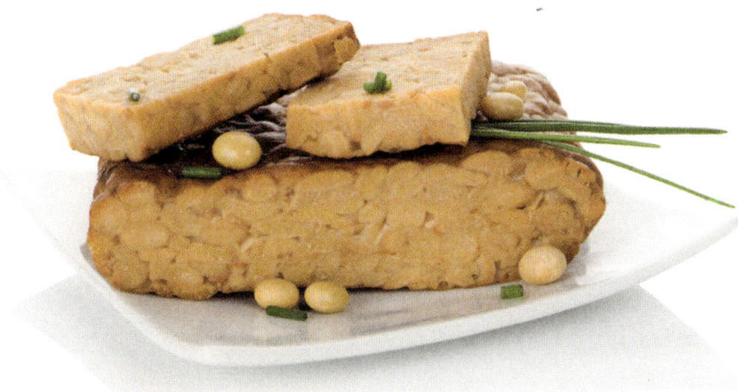

LE TEMPEH

Le tempeh est fabriqué à partir de graines de soja jaunes immatures dépelliculées. Les graines de soja sont cuites, écrasées, puis ensemencées avec un champignon qui transforme la préparation en une sorte de gâteau compact. Le tempeh est donc une spécialité fermentée au soja. Son goût qui évoque les arômes de champignon, de noix et de levure.
Le tempeh ne se conserve pas longtemps. Il doit être consommé cuit. On peut l'acheter au rayon frais des boutiques bio.

"Le tempeh **est riche en protéines et en vitamine B12**, ce qui en fait un aliment très intéressant en substitut des protéines animales."

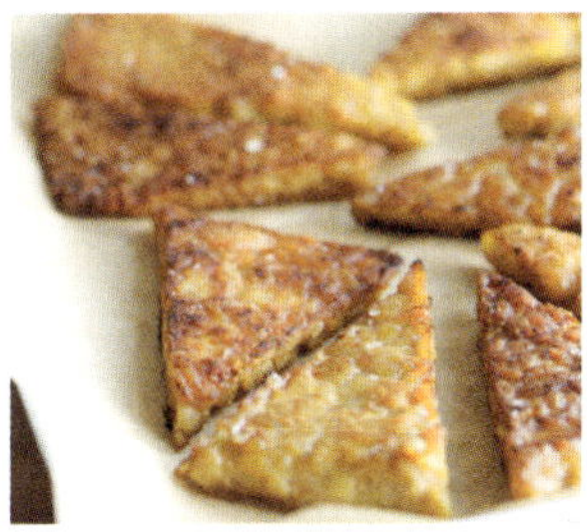

190 kcal
dans 100 g de tempeh.

UNE ALTERNATIVE INTÉRESSANTE À LA VIANDE

Le tempeh demeure un aliment très nutritif et dense. Il est donc normal qu'il soit relativement calorique pour une source de protéines. Directement réalisé à partir de la graine de soja, le tempeh est également riche en graisses avec plus de 10 % de lipides. Il est riche en protéines (plus que le tofu) et en vitamine B12. La présence de vitamine B12, rare pour un aliment végétal, est due à la fermentation.

Courgettes farcies au tempeh

POUR 1 PERSONNE

1 courgette moyenne • 60 g de tempeh nature • 1 gousse d'ail • 1 c. à s. d'herbes de Provence • 1 c. à s. de sauce soja • 1 pincée de paprika • ¼ d'oignon • 1 œuf • 1 c. à c. de graines de tournesol

1. Éplucher et hacher la gousse d'ail.
2. Dans un saladier, émietter le tempeh à la fourchette. Ajouter l'ail haché, les herbes de Provence, la sauce soja et le paprika. Remuer et laisser reposer au moins 1 h.
3. Laver la courgette et la couper en deux dans le sens de la longueur. Creuser chaque moitié à l'aide d'une cuillère en veillant à laisser 1 cm de chair autour de la peau. Éliminer les pépins et réserver la chair. Cuire la courgette évidée 10 min à la vapeur.
4. Pendant ce temps, éplucher l'oignon, le hacher avec la chair de courgette. Cuire à l'étouffée 10 min. Laisser tiédir.
5. Préchauffer le four à 180 °C (th. 6). Battre l'œuf dans un bol. Ajouter la chair de courgette, les graines de tournesol et enfin le tempeh mariné égoutté.
6. Farcir les demi-courgettes avec cette préparation, dresser dans un plat allant au four et enfourner pour 20 min.

JEUDI

17

SEPTEMBRE

Saint Renaud

IDÉE DÉJEUNER

Chou-fleur cru à tremper dans 1 faisselle aillée et persillée

Boulgour aux oignons et blettes

Pastèque

LE CHROME, L'OLIGOÉLÉMENT DES DIABÉTIQUES

Le chrome est un oligoélément essentiel, nécessaire au fonctionnement du métabolisme des glucides et des lipides. Dans les pays industrialisés, on ne manque pas de cet oligoélément, c'est pourquoi il est difficile dans un premier temps d'admettre qu'il faille en consommer dans le cadre d'un diabète. Le mode d'action du chrome est assez particulier, il semblerait que cela passe par l'augmentation du nombre de récepteurs de l'insuline sur les cellules, ce qui rendrait l'insuline beaucoup plus efficace. Il agirait également au niveau du « facteur de tolérance au glucose » (FTG), précurseur de l'insuline, qui permet de « lisser » la glycémie. Les effets bénéfiques sont nombreux : pic de production d'insuline moins important, baisse des agressions du pancréas (qui produit l'insuline) et moins d'effet rebond sur la glycémie.

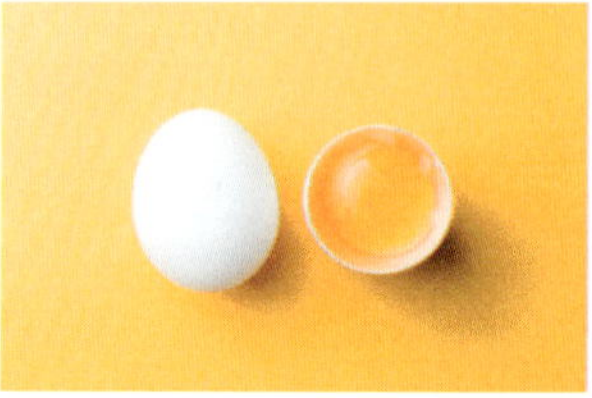

Où trouve-t-on du chrome ?

Les aliments les plus riches en chrome sont les levures, le foie, le jaune d'œuf et les épices. Même si on en trouve dans la viande, le lait et les légumes, le chrome contenu dans ces aliments n'est en revanche pas très bien utilisé par le corps. Une simple augmentation de la consommation de produits riches en chrome semblerait être positive, sans forcément nécessiter une complémentation.

“Le chrome est **indispensable au bon fonctionnement de l'organisme** et en particulier de l'insuline. Il faut veiller à ses apports en cas de diabète.”

25 µg

par jour, équivaudrait à la quantité minimale pour bénéficier des bienfaits du chrome.

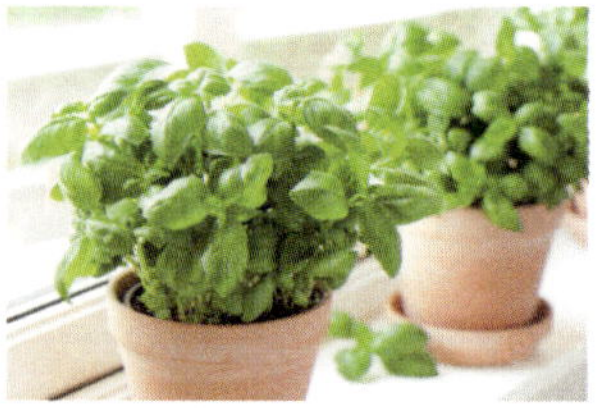

MANGER PLUS D'HERBES AROMATIQUES POUR LEUR APPORT EN CHROME

Ajoutez des herbes dans vos plats, salades, fromages et même sandwichs pour relever leur saveur tout en faisant du bien à votre corps. Vous pouvez aussi les laisser infuser dans de l'eau pour en faire une boisson bienfaisante.

DES MOULES, POUR LEUR TENEUR EN CHROME

Les moules sont l'un des aliments qui contient le plus de chrome (128 µg pour 100 g). Septembre correspond au début de la saison pour ce fruit de mer, alors autant en profiter ! Choisissez le dernier arrivage chez votre poissonnier pour garantir leur fraîcheur.

VENDREDI
18
SEPTEMBRE

Sainte Nadège

"La liberté alimentaire consiste à **prendre progressivement un peu plus de liberté** à mesure que l'on progresse dans son régime."

Qu'est-ce que **l'orthorexie ?**

Il s'agit d'un trouble du comportement alimentaire qui se traduit par la recherche obsessionnelle d'une alimentation saine. Or, avec la liberté alimentaire et le fait de surveiller tous ses repas, cela peut paraître comme une forme d'orthorexie. Mais la meilleure façon de ne pas reprendre du poids, c'est de n'admettre aucune prise de poids trop importante. Alors si cela marche, c'est l'objectif, non ?

OUI À LA LIBERTÉ ALIMENTAIRE LORS D'UN RÉGIME !

Le principe de liberté alimentaire semble être une bonne solution lorsque l'on suit un régime ou lorsque l'on en sort et que l'on veut continuer à faire attention à sa ligne et ne pas reprendre de poids. Elle repose sur un constat simple : quand on fait le bilan de ce que l'on a mangé sur une semaine, il y a de nombreux repas qui peuvent être considérés comme des repas de régime ou à résonance diététique, sans forcément être restrictifs. Un repas libre, c'est un repas qui n'est pas « un écart », donc un repas qui contient deux plats au choix sur trois. On peut par exemple prendre un hors-d'œuvre plaisir suivi d'un plat en sauce. Comme on a consommé le crédit des deux plats libres, on termine par un yaourt nature ou un fruit. Autre option : les deux plats libres sont le plat principal et le dessert, ce qui impose de prendre par exemple une salade verte ou des crudités très peu assaisonnées en hors-d'œuvre et de supprimer le pain. Dès qu'on dépasse ce modèle des deux plats libres, on sort du cadre d'un repas « normal » pour entrer dans le cadre « écart ». C'est une méthode totalement empirique dont le seul critère de surveillance sera le poids sur la balance.

IDÉE DÉJEUNER

Épinards en salade
Steak de dinde
Brocoli vapeur
Riz au beurre
Fromage blanc
Pomme

11

repas sur 14 de la semaine doivent être « régime », les autres seront libres.

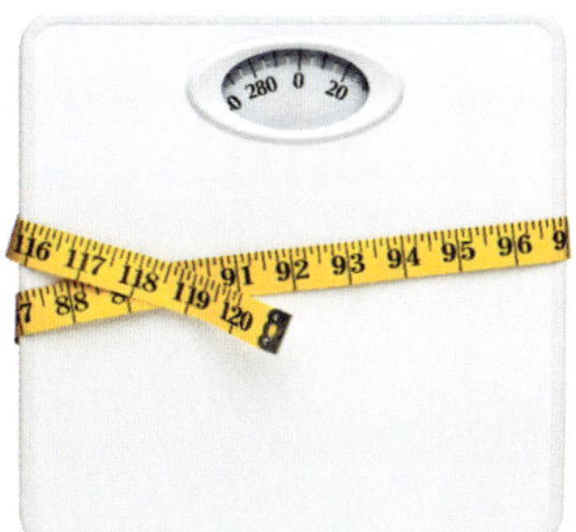

Comment **rattraper un « écart » ?**

Une bonne méthode, appelée « système de récupération », consiste à suivre 11 repas strictement « régime » sur les 14 de la semaine et 3 repas totalement libres, soit successifs, soit répartis. Cette phase dure 2 semaines. On augmente progressivement les repas libres pour passer d'abord à 5 sur une semaine. Par exemple, on peut s'accorder un week-end sans surveillance particulière. Le poids sur la balance, le lundi matin, aura augmenté, mais il devrait être revenu à son niveau initial le vendredi suivant. On continue ensuite jusqu'à arriver à un repas libre et un repas contrôlé par jour.

SAMEDI

19

SEPTEMBRE

Sainte Émilie

IDÉE DÎNER

Potage de lentilles corail au curry

Aubergines poêlées à l'huile d'olive et au bacon

Fromage blanc et myrtilles

100 mg

de magnésium dans 100 g de lentilles.

IDÉALE EN REPAS COMPLET

Comme les féculents, les lentilles sont riches en glucides complexes (l'amidon) et contiennent en parallèle une grande quantité de fibres alimentaires (11,2 g/100 g crues). Idéales pour les intestins paresseux, elles rassasient efficacement et sont donc recommandées aux diabétiques pour le contrôle de leur glycémie. Par ailleurs, ces légumineuses regorgent de vitamines.

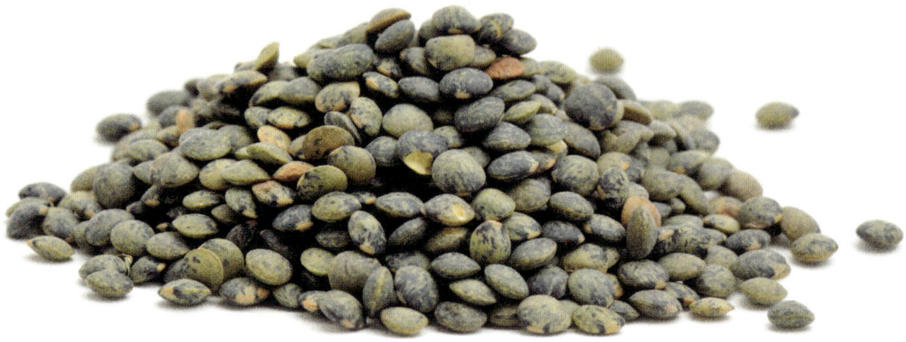

Potage de lentilles corail au curry

POUR 1 PERSONNE

50 g de lentilles corail (poids cru) • 50 g de carottes • ¼ d'oignon • ½ c. à c. de curry en poudre • 1 bouquet garni (1 feuille de laurier, thym) • 250 ml d'eau • 1 c. à c. de persil ciselé • Sel et poivre

1. Laver les lentilles, émincer la carotte et l'oignon finement.

2. Faire revenir l'oignon à sec dans une casserole antiadhésive jusqu'à ce qu'il devienne translucide.

3. Saupoudrer de curry, faire roussir quelques instants en remuant bien.

4. Ajouter les lentilles, le bouquet garni, l'eau, les carottes et laisser cuire 15 min environ.

5. Retirer le bouquet garni et mixer la soupe. Saler et poivrer. Décorer de persil et servir immédiatement.

LES LENTILLES

La lentille est une plante herbacée faisant partie des légumineuses. C'est un aliment de base en Inde et dans certaines parties d'Asie. En France, la consommation reste faible : 1,7 kg par an et par habitant contre 7 kg pour le riz par exemple. On dénombre plusieurs variétés : la lentille verte qui est la plus répandue en France (lentille verte du Puy AOC) et la lentille verte du Berry (Label rouge), la lentille brune, très utilisée pour les conserves, la lentille noire ou béluga venue du Canada, la lentille blonde, la lentille rouge et la lentille corail, qui est une lentille rouge toujours vendue décortiquée, d'où sa couleur orangée. Les lentilles sont les légumineuses les plus riches en protéines (24 %). Associées aux céréales, leurs protéines sont particulièrement bien assimilées, et peuvent donc rivaliser avec les protéines animales. De plus, elles sont très riches en fibres, en vitamines et en minéraux.

> "Les lentilles sont riches en protéines et permettent de **réduire la consommation de viande.**"

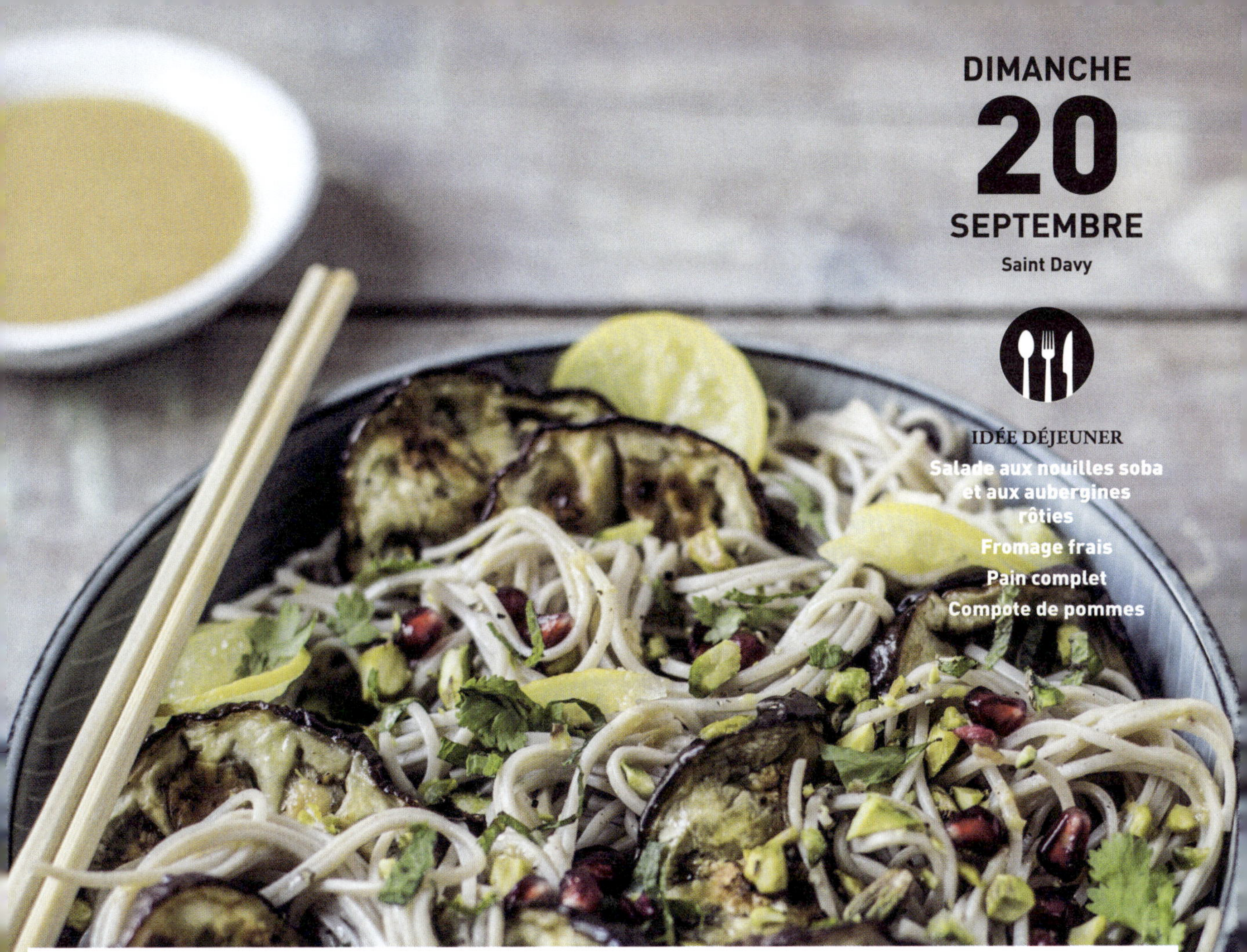

DIMANCHE
20
SEPTEMBRE
Saint Davy

IDÉE DÉJEUNER

Salade aux nouilles soba et aux aubergines rôties
Fromage frais
Pain complet
Compote de pommes

Salade aux nouilles soba et aux aubergines rôties

POUR 1 PERSONNE

½ grande aubergine
1 c. à s. d'huile d'olive
100 g de nouilles soba
Quelques fines rondelles de citron confit
1 c. à s. de pistaches hachées grossièrement
¼ d'une petite grenade
2 c. à s. de persil et de coriandre hachés grossièrement
Sel et poivre

Sauce :
2 c. à s. de pâte de miso
1 c. à s. d'huile de sésame
Le jus d'un citron vert
½ petite gousse d'ail pressée

1. Préchauffer le four à 180 °C (th. 6). Couper l'aubergine en rondelles de 1,5 à 2 cm d'épaisseur et les déposer sur une plaque recouverte de papier sulfurisé. Badigeonner d'huile d'olive, saler et poivrer. Enfourner pour 30 à 35 min jusqu'à ce qu'elles soient bien dorées.
2. Dans un petit bol, verser tous les ingrédients pour la sauce et remuer. Goûter et rectifier l'assaisonnement si nécessaire.
3. Faire cuire les nouilles soba selon les instructions figurant sur le paquet puis les rincer à l'eau froide pour stopper la cuisson.
4. Déposer les nouilles dans une assiette ou dans un bol. Ajouter les aubergines rôties et le citron confit. Parsemer des pistaches, de la grenade et des herbes fraîches et verser la sauce sur la salade.

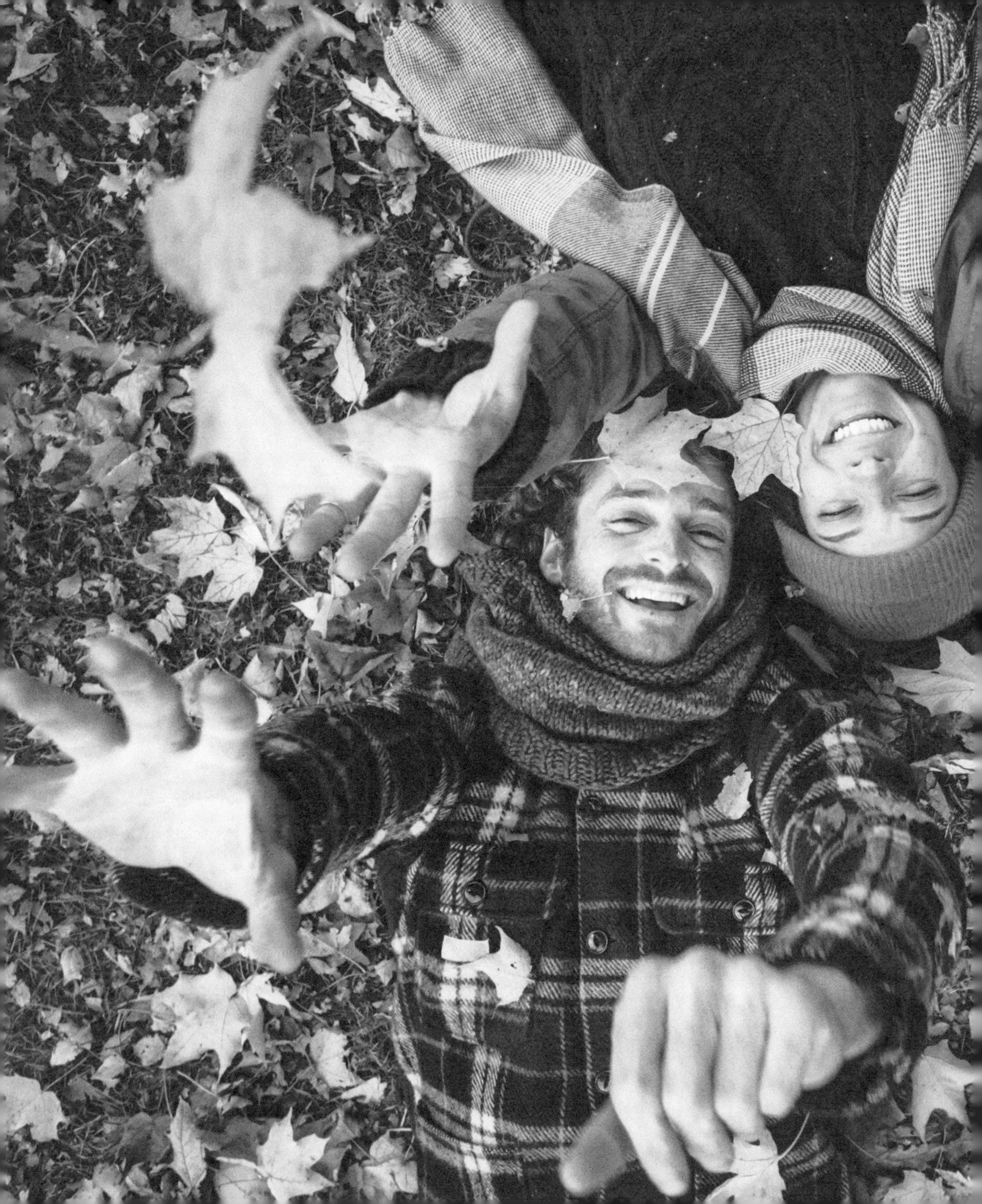

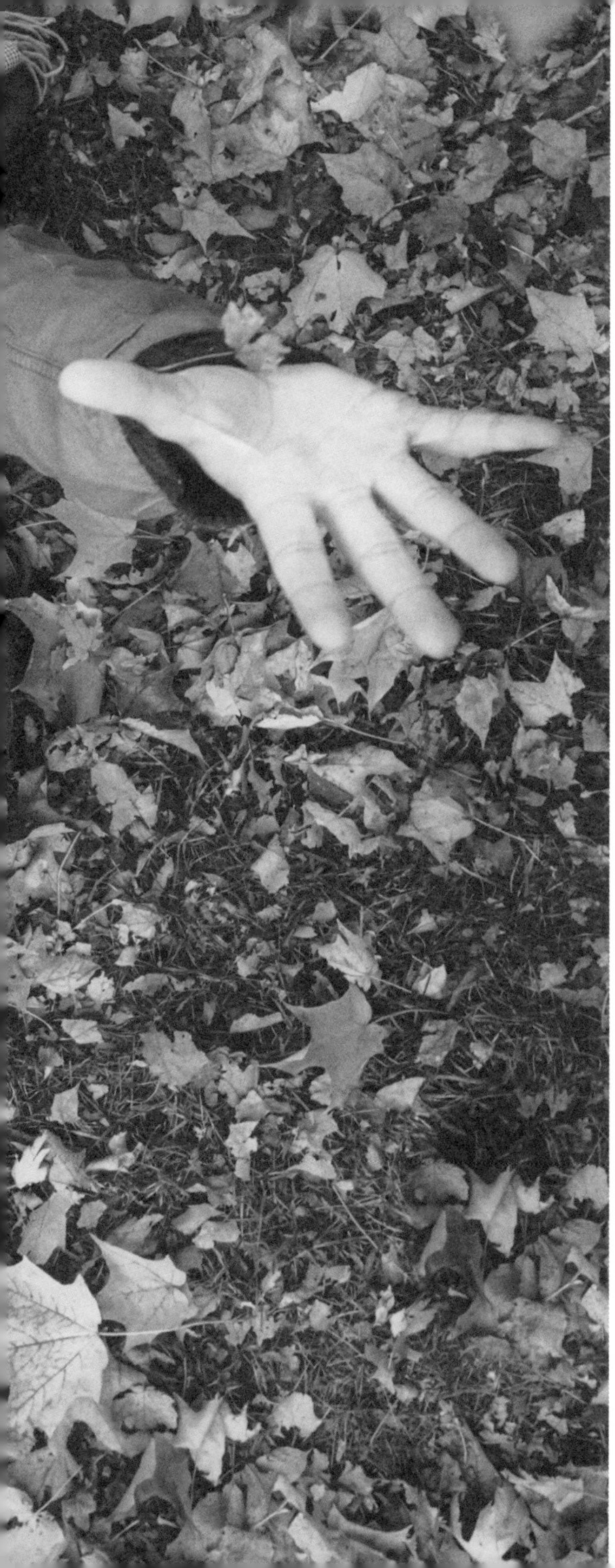

AUTOMNE

C'est le retour des vacances… Comment conserver le bénéfice de cette cure de repos que nous avons prise ? Faut-il préparer l'hiver simplement en s'alimentant différemment à cette période de l'année ? Devons-nous consommer des aliments particulièrement diététiques pour éviter soit de grossir, soit de perdre le poids pris pendant les vacances ? Enfin, alors que beaucoup de fruits et de légumes disparaissent à cette période, comment les remplacer pour que le plaisir de manger perdure ?
Encore une fois, profitez de toutes ces informations. Bon automne !

Docteur Jean-Michel Cohen

LUNDI
21
SEPTEMBRE
Saint Matthieu

"Les biscuits sont **des aliments plaisir.** Limitez leur quantité et préférez-les les plus simples possible."

IDÉE PETIT DÉJEUNER

Café léger, thé rooibos ou tisane
Pain aux graines
Beurre
Fromage blanc
½ banane

Surveillez la liste des ingrédients !

De nombreux ingrédients sont ajoutés par les industriels afin d'élargir la palette des goûts et ainsi nous inciter à accroître notre consommation. De plus, la qualité des ingrédients est souvent tirée vers le bas afin de tirer les marges, elles, vers le haut. On trouve alors du sirop de glucose-fructose, à la place du sucre, de l'huile de palme qui se substitue au beurre, mais aussi des additifs en quantité. Ces modifications ne sont pas anodines sur notre comportement alimentaire et notre santé et imposent de bien choisir ces aliments plaisir.

QUELS BISCUITS POUR LE GOÛTER ?

Entre les paquets colorés ou rappelant les biscuiteries traditionnelles, les saveurs diverses avec inclusions de friandises... tout est bon pour nous séduire ! La recette de base est un mélange de farine, de sucre, de beurre et d'œufs entiers ou clarifiés en quantités variables, notamment pour obtenir des biscuits secs ou plus moelleux. À cette recette de base, il est possible d'ajouter du lait, de la levure ou d'autres ingrédients visant à varier les saveurs, comme des fruits, du chocolat, de la confiture, des épices, des graines oléagineuses... Du point de vue nutritionnel, la valeur énergétique des biscuits se situe entre 350 et 500 kcal pour 100 g. Il est bon de ne pas dépasser cette valeur. Préférez aussi des ingrédients nobles et les moins nombreux possible.

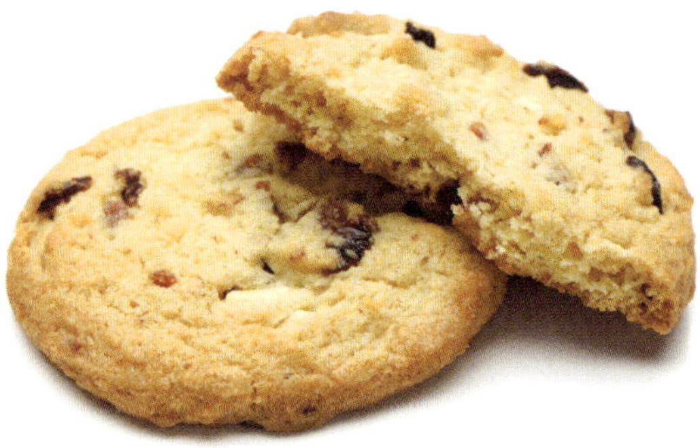

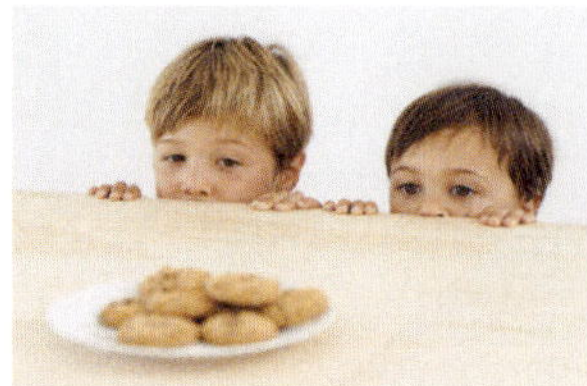

DES BISCUITS BIO

Les biscuits bio peuvent être plus intéressants nutritionnellement pour les enfants que des biscuits classiques. Toutefois, il faut tout de même lire les étiquettes et ne pas avoir une confiance aveugle en ces produits car certains peuvent contenir de l'huile de palme. Même bio, elle reste à éviter.

500 kcal

pour 100 g est la quantité de calories à ne pas dépasser pour des biscuits.

Je donne quoi à goûter aux enfants **à la place des biscuits ?**

Un morceau de pain de boulangerie et 4 carreaux de chocolat font un bien meilleur goûter côté saveur, nutrition et budget qu'un paquet de gâteaux industriels !

MARDI
22
SEPTEMBRE
Automne

P COMME
PROBIOTIQUES

Les probiotiques sont principalement des ferments lactiques et des micro-organismes dont on compte plus de mille espèces différentes dans notre flore intestinale, également appelée « microbiote ». Ces bactéries sont indispensables à la vie. Les plus connues sont les fameux Lactobacillus, Bifidobacterium et Saccharomyces. Naturellement présents dans les yaourts ou le lait fermenté, mais également dans la choucroute ou les olives par exemple, ils peuvent être ajoutés à d'autres aliments ou vendus sous forme de compléments alimentaires, comme la levure de bière.

"Ces bons microbes, au nombre de 1 000 milliards, font de **notre microbiote un véritable organe,** tant ses fonctions physiologiques sont importantes pour la santé."

LA CRÈME DE SOJA LACTOFERMENTÉE

La version épaisse de la crème de soja est lactofermentée, ce qui est, comme pour la crème fraîche, beaucoup plus intéressant en raison de la présence de ferments à l'origine des fameux probiotiques. Choisissez une crème avec une liste la plus courte possible d'ingrédients. Veillez aussi à la quantité de sel (moins de 0,1 g pour 100 g).

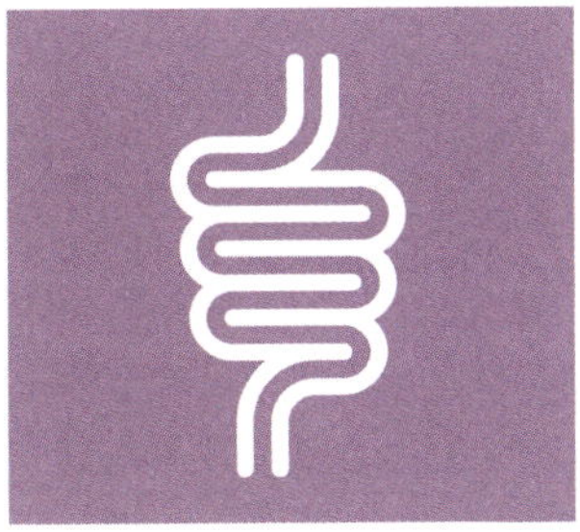

En quoi **les probiotiques sont-ils bénéfiques** pour notre santé ?

Ils préviennent la porosité intestinale, qui laisserait passer des molécules néfastes ou toxiques pour des organes vitaux, et protègent contre les bactéries pathogènes parfois présentes dans l'intestin, grâce à la production d'anticorps. Ils activent le système immunitaire en entraînant les globules blancs immatures à exercer leur fonction au contact des bactéries de la flore endogène. Ils régulent la réponse immunitaire pour réduire les terrains allergiques. Ils absorbent les nutriments. Enfin, ils aident à évacuer les cellules intestinales une fois mortes, une action vitale car celles-ci (colonocytes ou colocytes) ne vivent que quatre jours, et se renouvellent sans cesse.

IDÉE DÉJEUNER

Maïs doux en vinaigrette

Aiguillettes de dinde poêlées au paprika

Mélange de légumes pour couscous vapeur

Fromage blanc
+ 1 c. à c. de miel

Ananas rôti à la cannelle

COMMENT ÉVITER UN DÉSÉQUILIBRE DE SA FLORE INTESTINALE ?

L'idéal est donc de consommer des aliments qui contiennent naturellement des probiotiques ou qui sont favorables à leur développement, comme les fruits et les légumes, ou d'en faire une cure (sous forme de complément alimentaire) après des épisodes de santé qui peuvent affaiblir la flore intestinale, comme la prise d'antibiotiques, les diarrhées...

MERCREDI
23
SEPTEMBRE
Saint Constant

IDÉE DÉJEUNER

Chou rouge, haricots verts, laitue, thon, en vinaigrette à l'huile de colza

Porridge pomme-cannelle-fruits secs

140 kcal

environ pour une petite poignée de fruits secs.

PRATIQUES ET ÉNERGÉTIQUES APRÈS L'EFFORT

Les glucides simples des fruits secs sont très rapidement utilisables et ils contiennent du potassium en grande quantité (ce qui permet d'éviter l'apparition de crampes dues à la « fuite » de potassium générée par le travail musculaire), ce qui les rend intéressants pour l'effort et donc chez les sportifs. Ils sont également une source non négligeable de fer, de cuivre et de vitamines du groupe B.

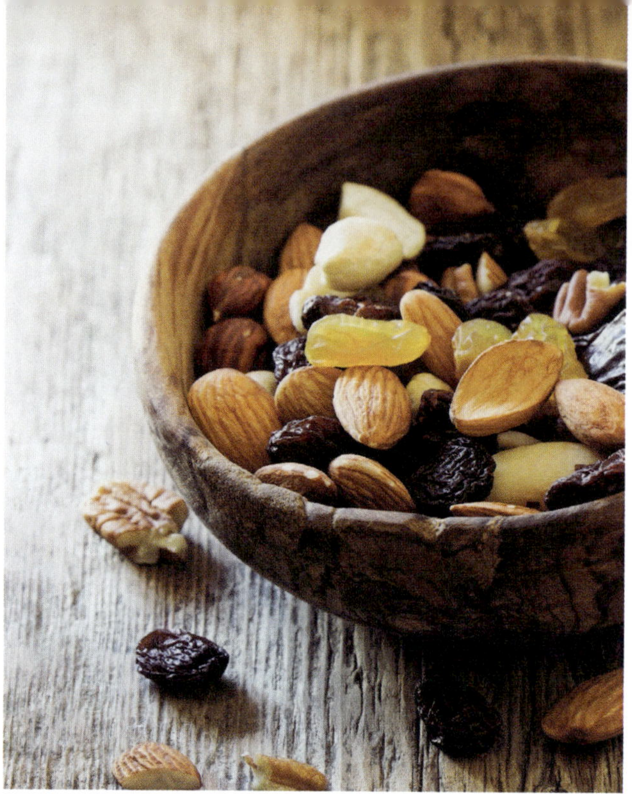

LES FRUITS SECS

Les fruits secs sont obtenus par déshydratation du fruit. Tous les éléments du fruit se retrouvent ainsi dans des proportions 4 à 5 fois plus importantes que dans le fruit frais, à l'exception de la vitamine C. Du fait de leur déshydratation, les fruits secs sont des concentrés de nutriments. Ils sont donc dans un premier temps relativement énergétiques. Mais ils ont également de nombreuses qualités nutritionnelles, en particulier des fibres, du magnésium, du fer, de la provitamine A...

"Les fruits secs apportent des nutriments et de l'énergie, **excellents après une activité physique** ou le matin pour bien commencer la journée !"

Porridge pomme-cannelle - fruits secs

POUR 1 PERSONNE

1 sachet de thé orange-cannelle • 10 g d'abricots secs • 10 g de raisins secs • 150 ml de lait demi-écrémé • 1 pincée de cannelle en poudre • 40 g de flocons d'avoine • ½ pomme

1. Faire chauffer 250 ml d'eau. Laisser infuser le sachet de thé 4 min, puis le retirer.
2. Couper les abricots secs en dés, les mettre dans un bol avec les raisins secs et couvrir de thé. Laisser réhydrater.
3. Faire chauffer à feu doux le lait avec la cannelle jusqu'à frémissement. Verser en pluie les flocons d'avoine et remuer sans arrêt, jusqu'au gonflement des flocons.
4. Laisser cuire en remuant jusqu'à ce que la préparation se détache des bords.
5. Éplucher la pomme et la couper en dés.
6. Égoutter les fruits secs.
7. Servir sans attendre le porridge avec les dés de pomme et les fruits secs.

Cette semaine, **je vais nager au moins une fois à la piscine** située à côté de chez moi.

DES LUNETTES DE NATATION !

Aujourd'hui pour vous motiver à aller nager, achetez-vous une paire de lunettes de natation. Elles sont indispensables si vous voulez nager en toute sérénité.

N COMME NATATION

Dans la natation, on se retrouve dans une situation quasiment identique à celle du cyclisme, car c'est la forte résistance à l'avancée dans l'eau et les forces de friction qui majorent la dépense d'énergie. Ainsi, la vitesse n'a que peu d'impact sur la dépense d'énergie. C'est la puissance développée lors du mouvement qui fait la différence, mais qui induit également la rapidité du déplacement. On compare cette dépense à celle de la course à pied pour la natation de compétition et à celle de la marche de loisir pour la natation de loisir. La natation brûle 250 à 450 kcal par heure pour les femmes, et 300 à 700 kcal par heure pour les hommes. Ces valeurs peuvent s'élever avec l'intensité pratiquée.

JEUDI
24
SEPTEMBRE
Sainte Thècle

IDÉE DÎNER

Crudités de saison en vinaigrette

Blettes aux oignons et lardons fumés

Fromage à tartiner

Pain complet

1 petite grappe de raisin

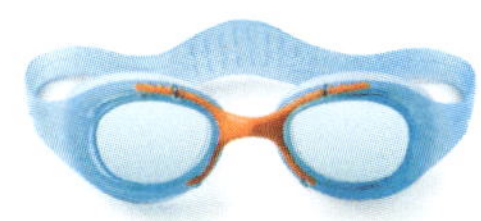

"La natation est un sport complet qui s'adresse à tous, car il renforce les muscles, les étire en douceur, tout en travaillant la respiration."

0,5 kcal

par kg de poids et km parcouru, est la dépense énergétique de la natation.

UN SPORT QUI PEUT SOIGNER

La natation est une thérapie à part entière pour traiter des problèmes de dos graves, car elle aide le corps à retrouver une certaine mobilité : celui-ci est porté par l'eau, ce qui évite la compression douloureuse des vertèbres et lui laisse ainsi une liberté de mouvement bénéfique. De plus, c'est un sport complet car elle mêle renforcement et étirements.

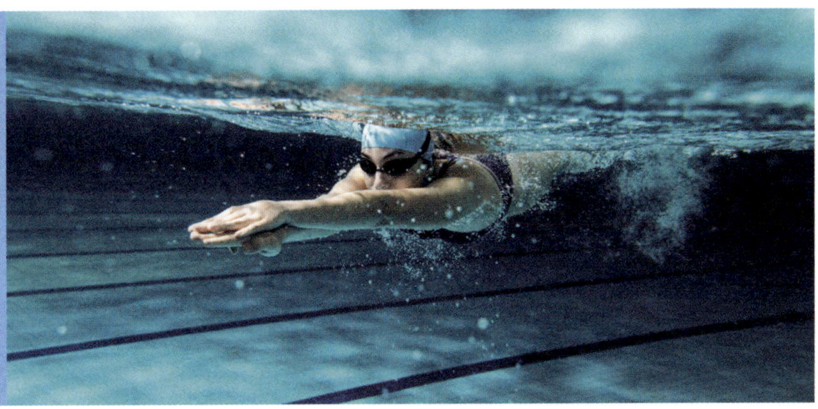

VENDREDI

25

SEPTEMBRE

Saint Hermann

IDÉE DÎNER

Soupe miso

Pommes de terre vapeur

Poêlée de haricots verts aillés et persillés

Fromage blanc

Pomme

4 g

de protéines environ dans 100 g de lait écrémé.

LE LAIT UHT SE CONSERVE-T-IL PLUS LONGTEMPS ?

Une bouteille ou un pack de lait UHT peut se conserver à température ambiante pendant plusieurs mois. En revanche, dès que le pack est ouvert, la conservation au réfrigérateur s'impose. Elle est alors de la même durée que celle du lait frais pasteurisé, soit 48 heures.

"Le lait a toujours été présent dans l'alimentation humaine."

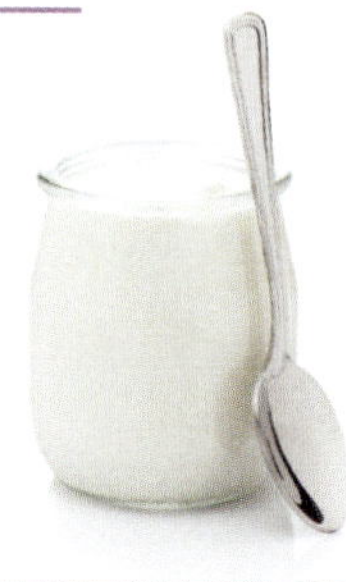

L COMME LAIT

Le lait est le premier aliment que découvre tout être humain. Produit hautement symbolique, sa consommation évolue en fonction des cultures et des modes de vie. Ainsi, certains, notamment les Asiatiques, le considèrent comme indigeste à l'âge adulte, alors que les Occidentaux vont continuer à en boire toute leur vie. Aujourd'hui, nous consommons principalement du lait de vache, mais cela n'a pas toujours été le cas. Si autrefois, dans les campagnes, le lait frais de vache ou de chèvre était disponible, la situation n'était pas la même dans les villes, où des marchands venaient avec leurs chèvres, qu'ils trayaient à la demande. Plus tard, la révolution du froid et les découvertes pasteuriennes bouleversèrent ces vieilles habitudes. Considéré comme un adoucissant, le lait a toujours été très utilisé en cuisine.

LE LAIT D'ÂNESSE

Sans doute le plus original, le lait d'ânesse est encore produit en France dans trois établissements, en Ariège, en Provence et dans le Gers. L'exploitation de l'ânesse laitière était un honneur chez les peuples anciens. Ainsi, les Grecs considéraient ce lait comme un excellent remède, les Romains en faisaient une boisson de luxe, Hippocrate le recommandait pour toutes sortes de maux, empoisonnement, douleurs articulaires, cicatrisation des plaies… Au XIXe et même au début du XXe siècle, le lait d'ânesse était encore un remède auquel recouraient de nombreuses personnes. Plus tard, les établissements producteurs de lait d'ânesse se tournèrent vers le marché des enfants en bas âge que leur mère ne pouvait nourrir.

Quel est l'intérêt nutritionnel du lait stérilisé UHT ?

Le procédé de stérilisation par UHT (ultra-haute température) consiste à porter le lait à 140/150 °C, pendant 1 à 3 secondes, puis à le refroidir brutalement et à le conditionner dans des récipients stériles. Tous les germes sont alors détruits, mais avant cette opération, le lait est homogénéisé, de façon à ce que les particules de gras soient éclatées en plus fines particules ne remontant pas à la surface. Lors de cette opération, les qualités nutritionnelles (protéines, glucides, lipides, calcium et vitamine D), sont conservées, mais la vitamine C est en partie détruite.

SAMEDI

26

SEPTEMBRE

Saints Côme, Damien

IDÉE DÉJEUNER

½ avocat au jus de citron

Petites omelettes légères et salade de tomates cerises

Blé au coulis de tomate

Yaourt

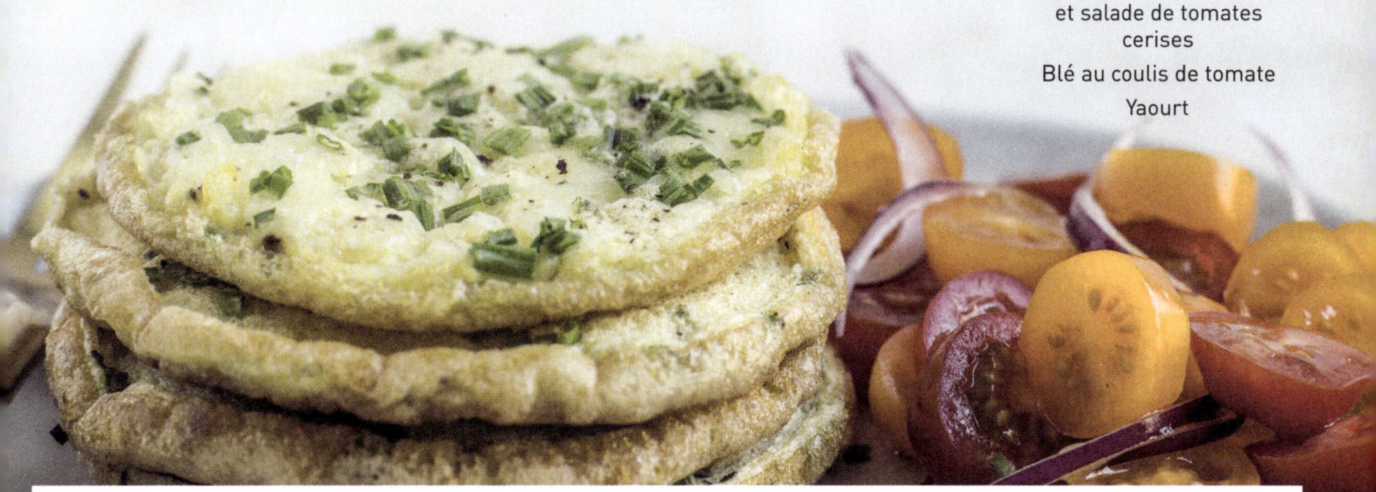

Petites omelettes légères et salade de tomates cerises

10 tomates cerises multicolores
1 tranche d'oignon rouge
2 œufs
2 c. à s. de ciboulette
1 c. à s. d'huile d'olive
2 c. à s. de gruyère râpé
Sel et poivre

Vinaigrette au miel :
1 c. à c. de moutarde de Dijon
1 à 1,5 c. à c. de vinaigre de Xérès (ou de vinaigre balsamique blond)
½ petite gousse d'ail
2 c. à s. d'huile d'olive
1 c. à s. de miel doux

1. Couper les tomates cerises en épaisses rondelles et émincer finement l'oignon. Les mettre dans un petit bol.
2. Préparer la vinaigrette. Mélanger la moutarde, du sel, du poivre et le vinaigre. Ajouter ensuite l'ail pressé, l'huile d'olive et le miel. Remuer jusqu'à ce que la vinaigrette soit onctueuse, rectifier l'assaisonnement.
3. Dans un grand bol, fouetter les blancs d'œufs à la main jusqu'à ce qu'ils soient presque fermes. Ajouter les jaunes et fouetter à nouveau pour assouplir un peu les blancs. Saler et poivrer, ajouter la ciboulette ciselée finement et remuer 2 fois pour que le mélange soit homogène.
4. Chauffer une petite poêle à blinis (ou une grande poêle munie d'un emporte-pièce) avec quelques gouttes d'huile d'olive et verser un quart du mélange d'omelette. Faire cuire 1 à 2 min à feu vif. Juste avant de tourner l'omelette, saupoudrer avec un peu de gruyère puis retourner pour dorer l'autre côté pendant 1 à 2 min. Continuer jusqu'à épuisement de la pâte.
5. Dresser les petites omelettes sur une assiette et ajouter les tomates cerises et les oignons puis verser la vinaigrette sur les tomates.

DIMANCHE

27

SEPTEMBRE

Saint Vinc. de Paul

IDÉE DÎNER

Soupe de cresson
Carpaccio de bœuf aux câpres
Salade de pâtes au pesto
Petit-suisse
Fruits de la Passion

51 mg

de vitamine C dans 100 g de cresson.

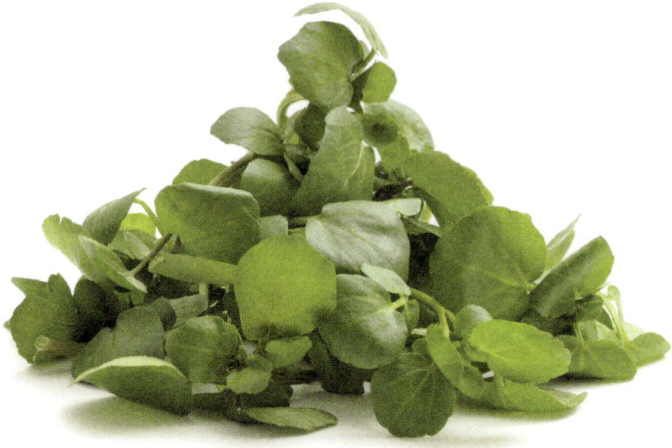

AU MARCHÉ TOUTE L'ANNÉE
PLEINE SAISON DE SEPTEMBRE À MAI

LE CRESSON

Le cresson est une plante herbacée semi-aquatique (tige immergée) qui ne pousse que dans des fosses alimentées directement par l'eau de source des ruisseaux et des rivières. On consomme en salade ou en soupe ses petites feuilles vertes à la saveur piquante. Le plus consommé est le cresson alénois, aux feuilles plates ou frisées. Avec seulement 15 kcal par portion de 75 g, le cresson propose malgré tout un panel intéressant de vitamines et de minéraux.

"Le cresson couvre **une bonne part des besoins journaliers** en vitamines et en minéraux."

UNE PLANTE EXCELLENTE POUR LES FEMMES ENCEINTES

75 g de cresson permettent de couvrir la moitié des apports journaliers recommandés pour les vitamines C et B9, la totalité pour la provitamine A, 15 % du calcium, 13 à 23 % du fer et 5 % du magnésium. De plus, le cresson offre des fibres en quantité non négligeable ainsi que de petites quantités d'acides gras polyinsaturés.

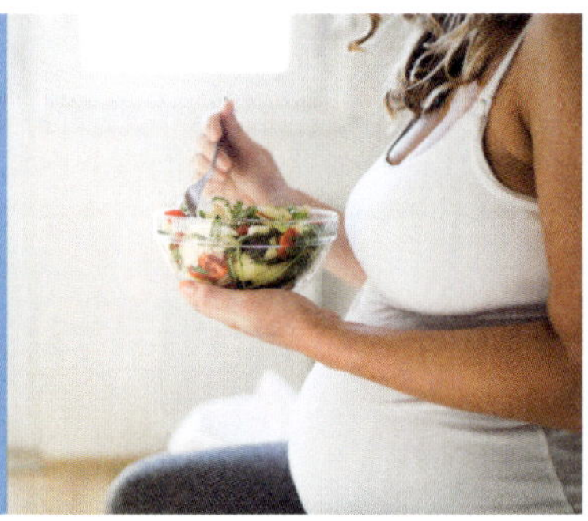

Soupe de cresson

POUR 4 PERSONNES

1 belle botte de cresson • 3 pommes de terre moyennes • 15 g de beurre • 1 échalote • 1 belle branche de thym • 1 l d'eau (ou plus selon la quantité de cresson) • 1 cube de bouillon

1. Laver, nettoyer le cresson pour enlever les trop grosses tiges. Éplucher les pommes de terre, et les détailler en cubes.

2. Dans une grande casserole, mettre le beurre à chauffer. Lorsqu'il commence à grésiller (sans brûler), ajouter le cresson, les pommes de terre, l'échalote hachée grossièrement et le thym. Laisser le cresson ramollir et ajouter l'eau et le bouillon cube. Il faut que l'eau recouvre les légumes d'au moins deux doigts. Arrêter la cuisson lorsque les pommes de terre sont très tendres et s'écrasent avec une cuillère en bois.

3. Une fois la préparation tiédie, enlever et réserver un peu de bouillon. Mixer les légumes et ajouter le bouillon réservé pour obtenir la consistance désirée. Servir immédiatement.

LUNDI

28

SEPTEMBRE

Saint Venceslas

POURQUOI LE SOMMEIL EST-IL SI IMPORTANT ?

Énormément de choses se passent pendant le sommeil, qui est fondamental sur les plans psychologiques comme physiologiques ! Le sommeil est primordial pour le bon fonctionnement du corps et de l'esprit… à tous les âges ! Dormir est la condition *sine qua non* pour qu'un organisme soit en bonne santé : le sommeil est en quelque sorte la clé de voûte – parfois même avant l'alimentation – de nombreux systèmes vitaux, comme les systèmes nerveux, hormonal ou cardiaque. De plus en plus de magazines évoquent la fatigue quasi chronique qui touche une majorité de personnes aujourd'hui et proposent différentes astuces pour mieux dormir, mais tous ne désignent pas les vrais coupables de nos nuits malmenées : nos rythmes de vie bousculés par un quotidien parfois intenable, une pression constante et l'impression que les jours ne suffisent plus pour tout faire.

> "Outre **les rêves, essentiels à la bonne marche du subconscient**, croissance, développement ou encore régénération ne pourraient se faire sans sommeil."

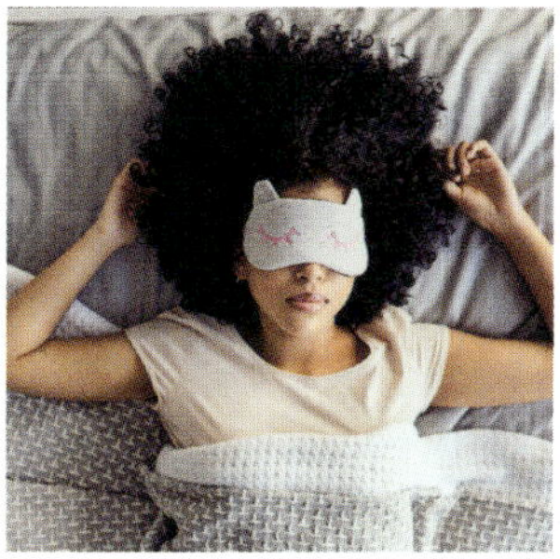

Un sommeil de bonne qualité est d'or !

Combien de médecins, au moment d'examiner un patient, s'attardent sur la qualité de son sommeil ? Ce point est souvent le grand absent des examens médicaux, alors même que la dégradation de notre sommeil est un facteur important de mauvaise santé. On pourrait penser que les bébés seraient davantage suivis de ce côté, mais le sommeil ne figure même pas dans leur carnet de santé ! Une erreur fondamentale : connaître l'importance du sommeil tout en le reléguant au second plan comme critère de santé ! C'est donc à chacun d'entre nous de résister et ne pas consacrer nos soirées à la société de consommation pour profiter de ces moments de quiétude et s'accorder sagement le droit de nous coucher plus tôt quand la fatigue se fait sentir.

IDÉE DÎNER

Potage aux légumes verts de saison à la patate douce et aux lentilles corail

Petits-suisses nature

Poire

CETTE SEMAINE J'OBSERVE MON SOMMEIL

Consignez pendant 15 jours ce qui vous arrive la nuit afin de recueillir un maximum d'informations qui vous aideront à y voir plus clair. Le fait de noter ce qui se produit va faire travailler votre cerveau et peut-être vous pousser instinctivement à vous coucher quand vous en sentirez le besoin ou vous faire prendre conscience de certains éléments de votre quotidien qui interfèrent sur votre sommeil.

67 %

des Français s'estiment contents de leur qualité de sommeil (Enquête INSV/MGEN 2019).

MARDI

29

SEPTEMBRE

Saint Michel

IDÉE DÉJEUNER

Betteraves rouges cuites, persil et huile de noix

Filet mignon de porc braisé au raifort

Champignons poêlés à l'échalote

Yaourt nature

Pain de seigle

Figues

"Cet ingrédient que l'on peut trouver **sur les emballages des plats surgelés à la viande** répond plus à une quête de rentabilité que de qualité…"

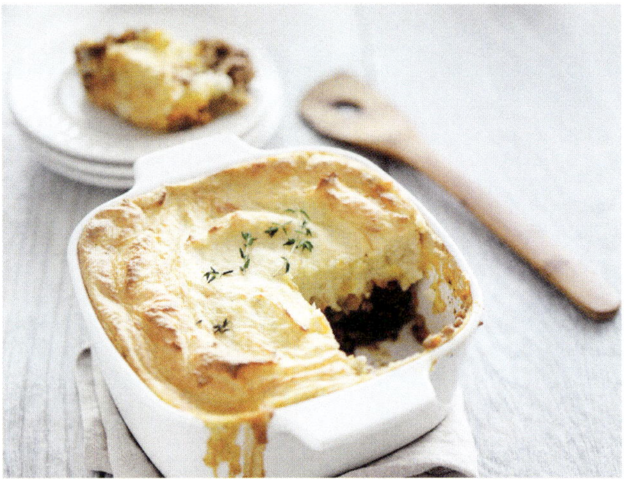

LE MINERAI DE VIANDE, DE QUOI S'AGIT-IL ?

Il s'agit, une fois les morceaux les plus nobles prélevés sur l'animal (filet, bavette…), des parties restantes et raclées sur la carcasse, qui se composent donc de morceaux de viande débarrassés des membranes et glandes, que l'on ne peut pas vendre en l'état (trop petits, trop durs…) et de tissus graisseux. En clair, c'est un mélange à base de morceaux de muscles, d'os, de collagène et de gras, des restes qui s'avèrent propres à la consommation, une aubaine pour la rentabilité ! Après un broyage, on reconstitue des pains de 10 ou 25 kilos qui seront vendus sous vide ou surgelés pour entrer dans la composition de plats préparés : lasagnes, raviolis, hachis Parmentier… et sauces bolognaises ! Avec un tel produit, on est bien loin des apports en protéines, en lipides et en fer d'un vrai morceau de viande rouge !

JE MANGE QUOI À LA PAUSE DÉJ POUR CHANGER D'UN PLAT SURGELÉ À LA VIANDE ?

J'opte par exemple pour des protéines végétales avec un steak de tofu (soja) et une céréale précuite (riz, épeautre, etc.) à trouver au rayon frais ou au rayon diététique. Encore mieux : cuire la céréale la veille chez soi et acheter juste le steak végétal le jour J.

Que penser **des sauces bolognaises préparées ?**

De nombreuses sauces bolognaises industrielles utilisent du minerai de viande, ce qui rend ces préparations nutritionnellement très médiocres. Ainsi, elles ne remplacent en rien une portion de viande, de poisson ou d'œuf. Dans l'idéal, on essaie de préparer soi-même ses sauces et on garde l'option sauce industrielle en dépannage en choisissant une sauce sans minerai de viande.

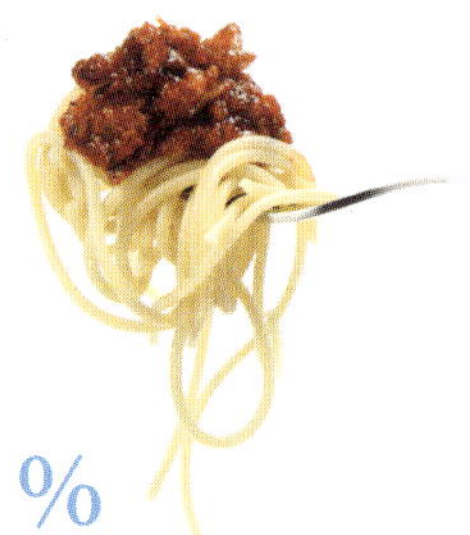

15 %

de la production bovine en France serait du minerai de bœuf (*Le Monde diplomatique*, 2015)

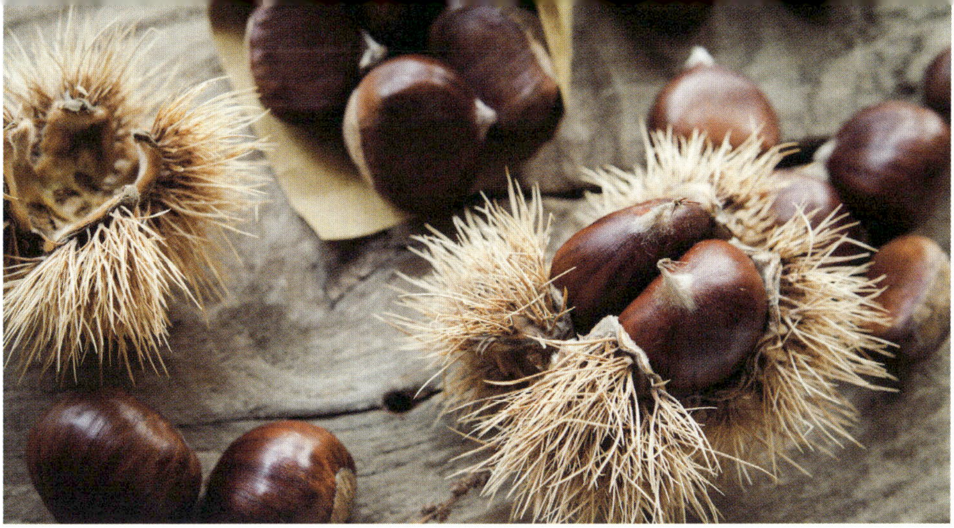

MERCREDI
30
SEPTEMBRE
Saint Jérôme

IDÉE DÎNER
Velouté d'automne
Filets de maquereaux
Reblochon
Pain de seigle
Mirabelles

AU MARCHÉ DE SEPTEMBRE À DÉCEMBRE

LA CHÂTAIGNE

Châtaigne ou marron, il s'agit en fait du même fruit amylacé, issu du châtaignier. Le marron est un fruit à une seule graine non cloisonnée. La châtaigne est aplatie sur un côté, a une écorce plus sombre et comporte plusieurs graines cloisonnées dans la même coque. Attention à ne pas confondre les grosses châtaignes appelées marrons (fruits comestibles) et les marrons des marronniers d'Inde (non comestibles). Les châtaignes fraîches contiennent jusqu'à 36 % de glucides dont 30 % d'amidon, les rapprochant de la famille des féculents, ce qui explique qu'elles nécessitent une cuisson, mais aussi qu'elles se conservent plus longtemps que les fruits frais. Les châtaignes sont aussi riches en fibres : 6 g/100 g.

"Les châtaignes méritent d'être davantage au menu en version salée ou sucrée pour profiter de leur **teneur intéressante en protéines et en minéraux.**"

Velouté d'automne

POUR 4 PERSONNES

800 g de potiron • 220 g poids net égoutté de châtaignes • ½ c. à s. de noix de muscade râpée • 4 c. à s. de crème fraîche épaisse 15 % de MG • Sel et poivre en grains

1. Retirer la peau du potiron, le couper en gros dés et les faire cuire à l'eau jusqu'à ce qu'ils soient fondants. Les égoutter et réserver l'eau. Mixer les dés de potiron, la moitié des châtaignes, la noix de muscade, saler et poivrer.
2. Rectifier la texture avec l'eau de cuisson du potiron.
3. Avec l'autre moitié des châtaignes, préparer des brisures au couteau. Servir le velouté bien chaud avec une quenelle de crème fraîche et les brisures de châtaigne.

400 mg

de potassium dans 100 g de châtaignes.

RICHES EN PROTÉINES ET EN MINÉRAUX

Les châtaignes ont des teneurs en protéines (3 %) et en lipides (3 %) importantes. Très intéressantes, ces protéines ont une composition satisfaisante en acides aminés indispensables et les deux tiers des lipides présents sont des acides gras polyinsaturés. Elles apportent enfin des minéraux en grande quantité : du magnésium (33 mg/100 g), du potassium, mais aussi du calcium (40 mg/100 g).

JEUDI

1er

OCTOBRE

Sainte Thér. de l'E.

IDÉE PETIT DÉJEUNER

Café, thé ou infusion
Pain aux graines de sésame
Beurre
Confiture allégée en sucre
Lait demi-écrémé
Figues

DES CORN-FLAKES

Un grand classique qui est à la fois économique, pauvre en lipides et en sucre ajouté. Il est préférable à des céréales étiquetées « minceur » même si son index glycémique reste élevé. Surveillez toutefois la quantité de sel et de sucre ajoutés qui peut parfois être excessive.

Cette semaine je change mon petit déjeuner

Je teste de nouveaux pains, de nouvelles céréales, d'autres fruits et différentes graines d'oléagineux.

"**Un bon petit déjeuner doit être rassasiant**, il faut donc coupler des féculents avec des graisses et des glucides, une bonne tartine en résumé !"

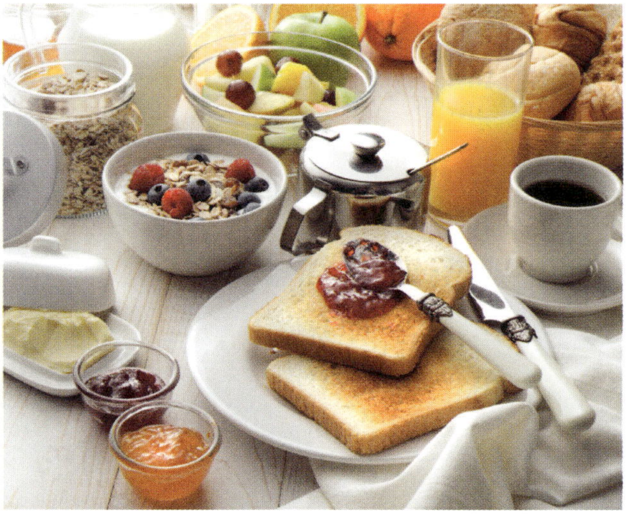

COMMENT VARIER LE PETIT DÉJEUNER ?

Pour varier vos petits déjeuners, une portion de 60 g (8 à 10 cuillerées à soupe) de céréales peut remplacer une portion de pain et beurre du matin, même si l'effet rassasiant n'est pas le même. À consommer avec 150 à 200 ml de lait (de vache demi-écrémé ou écrémé ou une boisson végétale : amande, avoine, soja, noisette) ou un laitage nature au lait demi-écrémé sans nécessairement un ajout de sucre, de miel ou de cacao, mais plutôt un fruit coupé en morceaux.
Autre variante tout aussi saine, changez la source de féculent en testant différents pains de boulangerie (complet, aux céréales, de seigle...) avec du beurre, un petit peu de confiture allégée en sucre, un laitage et un fruit. Cet excellent petit déjeuner vous reviendra très peu cher.

5 %

de lipides en moyenne dans les céréales.

ATTENTION AUX INDICATIONS TROMPEUSES !

Les céréales « minceur » ou « allégées » ne sont pas toujours préférables en comparaison à un produit similaire classique car elles peuvent être de valeur énergétique tout à fait comparable ! Tout comme la dénomination « au blé complet » utilisée de façon abusive est trompeuse, car ce logo garantit seulement la présence d'au moins 20 % de céréales complètes dans le produit, ce qui n'induit pas forcément sa richesse en fibres. Tout comme les produits du rayon diététique ne sont pas toujours gages de qualité. Comme toujours, la lecture des étiquettes s'impose !

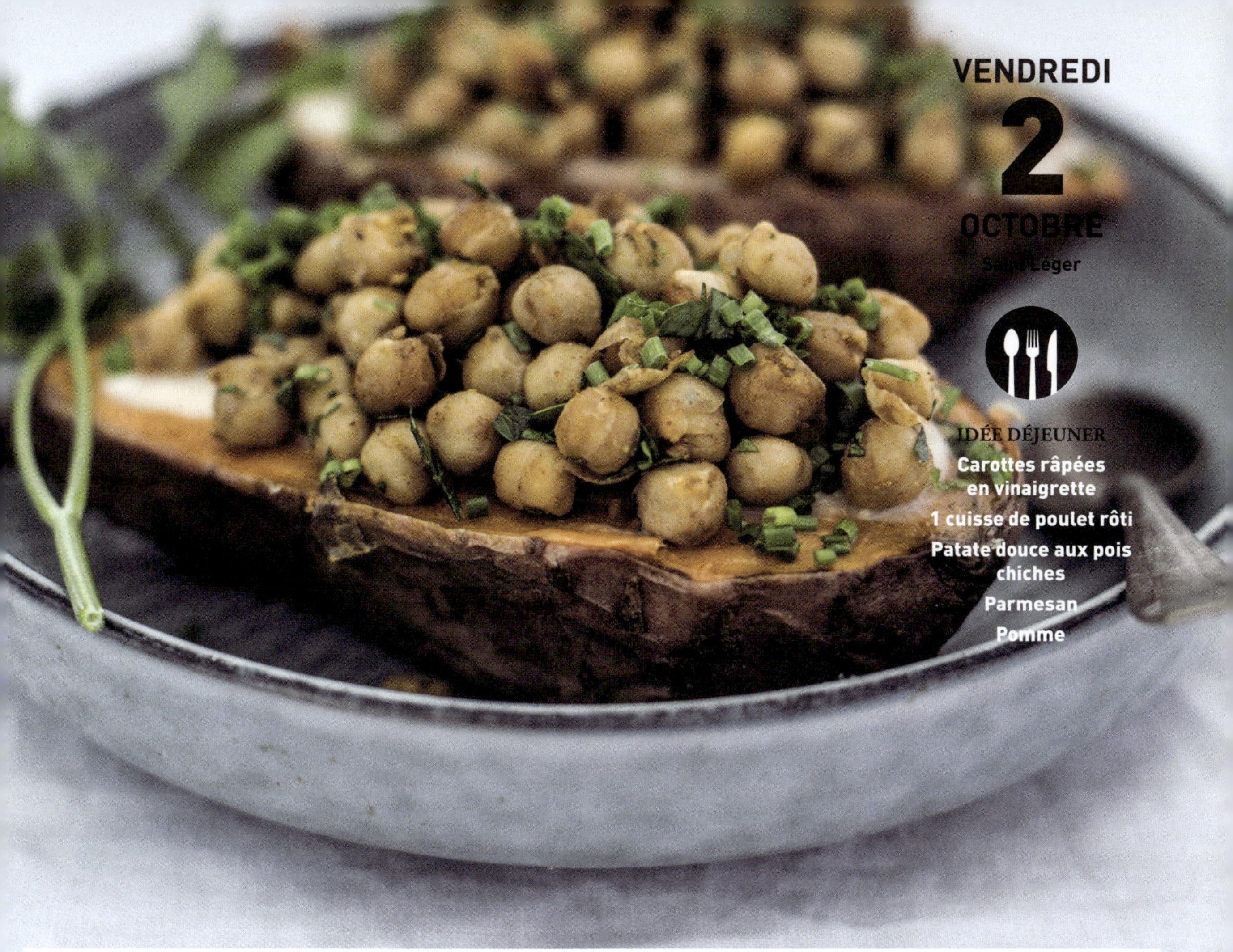

VENDREDI

2

OCTOBRE

Saint Léger

IDÉE DÉJEUNER

Carottes râpées en vinaigrette

1 cuisse de poulet rôti

Patate douce aux pois chiches

Parmesan

Pomme

Patate douce aux pois chiches

POUR 1 PERSONNE

1 petite patate douce
1 c. à s. d'huile d'olive
½ boîte de pois chiches égouttés (environ 150 g)
1,5 c. à c. de cumin en poudre
½ gousse d'ail
½ c. à c. de coriandre moulue
½ à 1 c. à s. de sauce soja
1 c. à s. de sirop d'érable
2 c. à s. de ciboulette
Une pointe de paprika fumé en poudre
Sel et poivre

Sauce tahini :
1 c. à s. de tahini blond
1 c. à s. de jus de citron
1,5 c. à s. d'eau

1. Préchauffer le four à 200 °C (th. 6-7). Laver la patate douce, la couper en deux, et badigeonner sa peau d'huile d'olive à l'aide d'un pinceau. Enfourner, côté chair vers le bas, sur une plaque recouverte de papier sulfurisé pendant 30 à 35 min jusqu'à ce qu'elle soit cuite (vérifier la cuisson avec la pointe d'un couteau). Réserver.
2. Dans un petit bol, mélanger tous les ingrédients de la sauce tahini avec du sel et du poivre. Rectifier l'assaisonnement si besoin.
3. Dans une poêle à feu vif, faire sauter les pois chiches pendant 5 à 7 min pour les sécher et les griller légèrement. Saler, poivrer et réserver.
4. Verser les pois chiches dans un bol et ajouter le cumin, l'ail pressé, la coriandre moulue, la sauce soja, le sirop d'érable et la ciboulette ciselée finement. Bien mélanger. Rectifier l'assaisonnement si besoin.
5. Dresser la patate douce sur une assiette, verser un peu de sauce tahini, ajouter les pois chiches et le paprika fumé.

SAMEDI

3

OCTOBRE

Saint Gérard

IDÉE DÉJEUNER

Champignons et céleri branche en vinaigrette à l'huile de noix

Spaghettis aux crevettes roses, à la fondue d'oignon et de tomates

Faisselle

Mangue

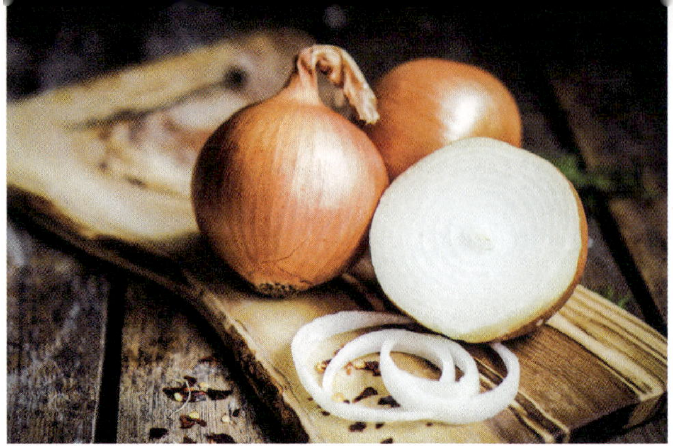

AU MARCHÉ TOUTE L'ANNÉE

L'OIGNON

L'oignon est une plante potagère dont on consomme le bulbe à la saveur et à l'odeur assez prononcées. Utilisé à la fois en légume et en condiment, il peut se manger cru ou cuit. Les gros oignons sont plus largement utilisés, mais on consomme également au printemps les petits oignons nouveaux. Il apporte 34 kcal/100 g et 10 % de glucides. Son faible indice glycémique (15) en fait un allié dans le cadre d'un régime ou en cas de diabète. Il contient des fructosanes, des sucres complexes qui lui confèrent, à cru, une digestibilité assez médiocre. L'oignon aurait également une action bénéfique sur le système cardiovasculaire en diminuant l'agrégation plaquettaire et en prévenant l'obstruction des vaisseaux. En parallèle, il jouerait sur la dissolution de l'acide urique et aiderait à lutter contre les crises de goutte. Enfin, il contient des molécules volatiles, très irritantes pour les yeux.

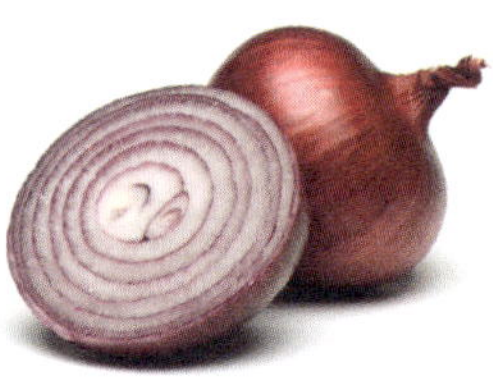

34 kcal

dans 100 g d'oignon.

"**L'oignon, surtout le rouge**, contient des quantités intéressantes de quercétine, un antioxydant puissant."

UN ALIMENT RICHE EN NUTRIMENTS

Avec un rapport potassium/sodium élevé, l'oignon bénéficie de propriétés diurétiques. Parmi les nombreux minéraux et oligoéléments, le soufre est le plus caractéristique. Il atteint 50 mg/100 g et entre dans la composition des substances soufrées responsables de la saveur et de l'odeur typiques de l'oignon. Le manganèse et l'iode sont bien représentés, mais il est également l'une des meilleures sources végétales de sélénium. Côté vitamines, la vitamine B6 est remarquable, mais également la vitamine C avec 25 mg/100 g dans les petits oignons blancs que l'on consomme crus.

Spaghetti aux crevettes roses, à la fondue d'oignon et de tomates

POUR 1 PERSONNE

160 g de crevettes roses décortiquées • 50 g de spaghetti (poids cru) • 1 gros oignon • 1 petite boîte de tomates concassées • 1 pincée de piment d'Espelette

1. Peler et émincer finement l'oignon. Le faire revenir quelques minutes dans une poêle à revêtement antiadhésif, puis baisser le feu, ajouter les tomates concassées, le piment d'Espelette et laisser cuire à feu doux jusqu'à l'obtention d'une préparation fondante.
2. Quand la fondue est prête, ajouter les crevettes, remuer et vérifier l'assaisonnement.
3. Pendant ce temps, faire cuire les spaghetti. Les égoutter. Dresser les pâtes avec la fondue aux crevettes disposée dessus dans une assiette.

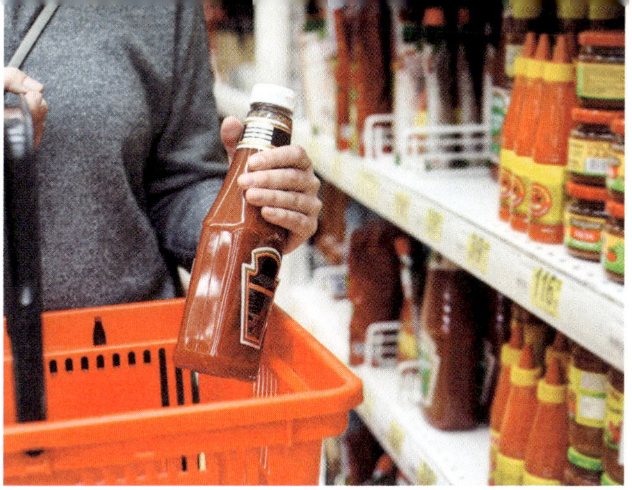

LE KETCHUP, UN CONDIMENT À LIMITER

Contrairement à ce que l'on pourrait croire, le ketchup vient d'Asie et non des États-Unis. Sa recette traditionnelle était à base de saumure de poisson ou de bananes ! Aujourd'hui, on désigne sous le terme « ketchup », le condiment fait de tomates, vinaigre, épices, sucre et sel. Il rehausse la saveur de nombreux plats et sandwichs. Ce condiment populaire, habituellement élaboré à partir de la tomate cultivée *(Lycopersicum esculentum)*, de vinaigre et de sucre en majorité, contient aussi du sel, du piment, de l'oignon, du céleri et des épices. Très apprécié des enfants, ce condiment est souvent fortement critiqué et associé à la malbouffe alors qu'il s'agit d'un aliment pauvre en graisses et réalisé (le plus souvent) à base d'aliments sains et simples comme la purée de tomates et le sucre.

20 g

de sucre pour 100 g est la teneur en sucre à ne pas dépasser quand on choisit un ketchup.

À QUELLE FRÉQUENCE EN CONSOMMER ?

On n'oublie pas qu'il s'agit d'un condiment et non d'une sauce à proprement parler. Aussi, on le consomme avec parcimonie, comme la moutarde, à raison de 1 cuillerée à soupe par plat au maximum. Pour les enfants, il n'est pas conseillé d'ajouter systématiquement du ketchup afin de les inciter à manger. Cette habitude entretient l'appétence pour le goût sucré et vient à l'encontre de l'éveil au goût, puisque tout finit par avoir la même saveur… celle du ketchup !

QUEL KETCHUP ACHETER ?

Nature ou épicé selon vos goûts, mais avec un maximum de tomates, un minimum d'additifs et, si possible, moins de 20 % de sucre. On privilégie les produits qui utilisent du sucre plutôt que du sirop de glucose-fructose. La qualité des sauces barbecue est inférieure à celle des ketchups : elles sont moins riches en tomate, contiennent plus d'additifs et sont légèrement plus caloriques.

> "La saveur sucrée du ketchup a tendance à entretenir une dépendance au sucre chez les plus jeunes."

DIMANCHE
4
OCTOBRE
Saint Fr. d'Assise

IDÉE DÉJEUNER

Salade de chou kale
Côte de veau poêlée
Millet au coulis de tomate
Bûche de chèvre avec des figues

Que penser **des ketchups allégés** en sucre ?

L'appellation ketchup léger ou allégé et les ketchups pour enfant, qui, sous prétexte d'être moins riches en sucre, sont un ramassis d'additifs. On trouve maintenant des ketchups pour enfant avec une réduction significative du sucre, mais l'ajout d'édulcorant (stévia) est souvent en trop.
On ne veut pas seulement réduire le sucre, mais aussi ne pas habituer les enfants à une saveur trop sucrée, et encore moins leur faire consommer des édulcorants, quels qu'ils soient.

LUNDI

5

OCTOBRE

Sainte Fleur

IDÉE DÉJEUNER

Salade de crudités
Purée en flocons
Cuisse de poulet rôti
Gruyère
Fruit de saison

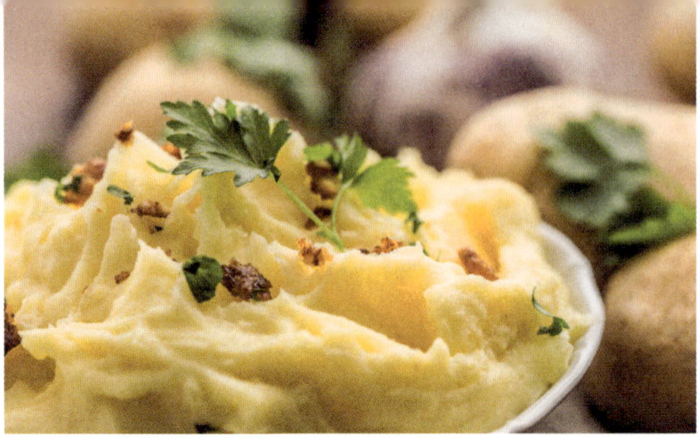

QUE PENSER DE LA PURÉE EN FLOCONS ?

La purée en flocons est réalisée à partir de pommes de terre qui sont cuites, écrasées et déshydratées, permettant ainsi une longue conservation. Avant séchage, du lait, du sel, des stabilisants, des épices et/ou des antioxydants peuvent être ajoutés.
Les purées en flocons industrielles contiennent essentiellement les glucides naturellement présents dans la pomme de terre. Une fois reconstituées, les versions nature ne présentent pratiquement pas de lipides, contrairement aux dénominations spéciales, telles que « Gourmande », « À l'ancienne », qui contiennent des ajouts de fromage, crème, beurre ou huile... Les produits en flocons demeurent un dépannage intéressant notamment quand il est plus compliqué de cuisiner, comme en camping l'été.

COMMENT LA CHOISIR ?

Optez pour une purée de pommes de terre en flocons nature, c'est-à-dire qui n'est pas déjà à base de lait entier, de crème ou de fromage. La composition ne doit présenter qu'un unique ingrédient : la pomme de terre. Le sel est également un critère important à surveiller. Il est ajouté quasi systématiquement, mais les proportions peuvent varier. Un dosage inférieur à 1 g pour 100 g reste un maximum.

200 g

de purée en flocons constitue une dose de féculent correcte lors d'un repas.

> "Utile en dépannage, la purée en flocons se rapproche de la purée maison mise à part **la perte en vitamine C.**"

Je mange quoi avec la purée en flocons ?

Pratique quand on déjeune à l'extérieur, la purée en flocons peut constituer un féculent intéressant, couplée à une viande ou à un poisson, avec une salade de crudités-vinaigrette en entrée et un fruit en dessert.

QUELLES SONT LES DIFFÉRENCES AVEC UNE PURÉE MAISON ?

Les valeurs nutritionnelles, une fois les purées reconstituées avec de l'eau et/ou du lait, sont assez proches d'une purée classique, mis à part la vitamine C qui a subi une perte importante. La cuisson et la déshydratation augmentent également l'hydrolyse de l'amidon, rendant sa digestion et donc l'assimilation des glucides plus rapide. La purée sera moins rassasiante qu'une purée maison. Pour donner une touche de gourmandise, vous pouvez y ajouter une noisette de beurre ou une petite cuillerée de crème. N'hésitez pas à mettre des herbes et épices, comme la noix muscade qui se marie parfaitement avec la purée, mais dans tous les cas, ne resalez pas.

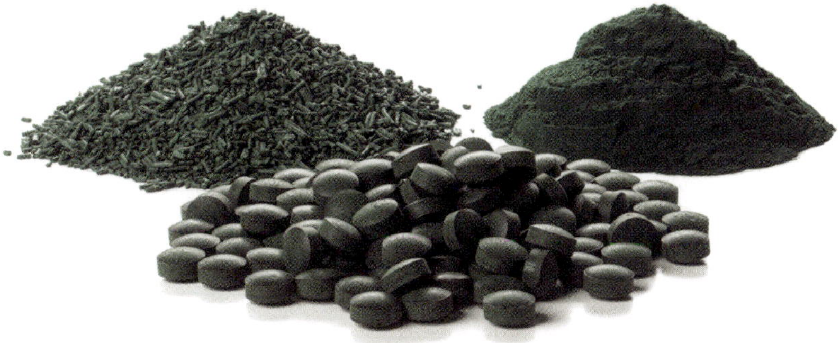

MARDI
6
OCTOBRE
Saint Bruno

IDÉE DÉJEUNER

Batavia en vinaigrette à l'huile de sésame

Haricots rouges, carottes et bœuf haché au coulis de tomate et basilic

Shake banane-spiruline

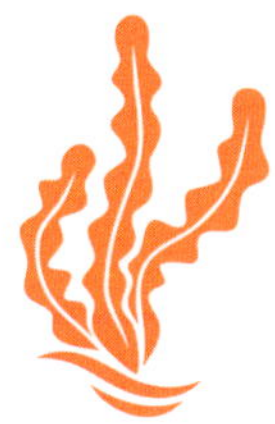

15 mg
de fer dans 10 g de spiruline.

Shake banane -spiruline

POUR 1 PERSONNE

½ c. à c. de spiruline en poudre (1,5 g) • 1 c. à c. d'eau • 1 c. à s. de jus de citron • 1 banane • 100 ml de boisson végétale nature enrichie en calcium • Quelques glaçons

1. Réhumidifier la spiruline avec l'eau et le jus de citron.
2. Laisser reposer quelques minutes.
3. Mixer avec la banane épluchée, la boisson végétale et quelques glaçons. Déguster sans attendre.

LA SPIRULINE

La spiruline est une micro-algue qui pousse naturellement dans les lagunes d'eau douce. Ainsi nommée en raison de sa forme spiralée, elle appartient à la famille des cyanobactéries ou micro-algues bleu-vert. Dans le commerce, on la trouve généralement sous forme de poudre bleu-vert déshydratée, en vrac ou encapsulée. Elle est naturellement riche en protéines végétales (55 à 70 %) de qualité satisfaisante. C'est une source intéressante d'acide gamma-linolénique (oméga 6), dont il convient toutefois de diminuer les apports, comparé aux oméga 3. C'est également une source d'oligoéléments et particulièrement de fer. Il s'agit toutefois de fer non héminique et donc moins bien assimilé. Elle fournit par ailleurs une quantité astronomique de bêtacarotène, soit de 12 000 UI à 25 000 UI/5 g de poudre. Enfin, contrairement aux autres algues, la spiruline ne contient pas d'iode. Tous ses principes actifs lui confèrent une action puissante sur les troubles veineux et capillaires.

"La spiruline est considérée comme un super-aliment grâce à sa richesse exceptionnelle en minéraux et en oligoéléments ainsi qu'en protéines."

L'ALGUE LA PLUS RICHE DE LA PLANÈTE

Cette richesse en nutriments fait de la spiruline un produit de choix utilisé pour combattre la malnutrition dans plusieurs pays, d'autant qu'elle présente l'avantage de pouvoir être produite localement. Dans les pays industrialisés, la consommation de spiruline reste peu intéressante, mis à part pour les personnes carencées en fer. Une utilisation quotidienne prolongée peut toutefois engendrer des troubles intestinaux mineurs (ventre gonflé et gaz). Il suffit alors de faire une pause dans la prise de spiruline pour voir les troubles disparaître. Par ailleurs la présence de phycocyanine, aux propriétés détoxifiantes, stimule le système immunitaire.

MERCREDI
7
OCTOBRE

Saint Serge

IDÉE DÎNER

Verrine de betteraves au concombre et à la crème

Steak végétal grillé aux herbes de Provence

Haricots verts poêlés au persil

Pain complet

Brie de Meaux

Poire

QUELS BONBONS DONNER AUX ENFANTS ?

Les bonbons sont des produits élaborés à base de sucre comme ingrédient majoritaire, auquel s'ajoutent des arômes et des colorants synthétiques ou naturels, des acidifiants comme l'acide citrique... destinés à les rendre attrayants pour exciter notre gourmandise. Selon les cas, on peut également y ajouter du miel, du lait, du chocolat, des matières grasses, quelques fruits, quelques céréales... mais également des agents de texture qui peuvent être des pectines de fruits, des amidons de céréales, de l'albumine de blanc d'œuf, de la gélatine animale ou encore de la gomme arabique ou de la gomme xanthane. D'un bonbon à l'autre, les valeurs nutritionnelles peuvent varier largement. Les bonbons gélifiés sont souvent les moins caloriques puisque l'on a incorporé au sucre de la gélatine contenant des protéines non utilisables par l'organisme. D'une manière générale, évitez les listes d'ingrédients où vous n'identifiez pas tous les composants et/ou avec un ajout d'additifs important et/ou avec des graisses hydrogénées.

330 kcal

pour 100 g de bonbons gélifiés, qui sont considérés comme les moins caloriques.

Que penser des chewing-gums sans sucre ?

Les chewing-gums sans sucre (soit sans saccharose) contiennent des polyols. Ces sucres-alcool ont l'avantage d'être moins cariogènes et sont un petit peu moins caloriques que le saccharose, mais ils ont un pouvoir sucrant inférieur. De plus, en excès, ils sont responsables de troubles intestinaux.

À CONSOMMER AVEC MODÉRATION MÊME SANS SUCRE !

Les produits sucrés ne devraient pas constituer plus de 10 % de l'apport énergétique total quotidien. Il en sera de même pour les bonbons et chewing-gums sans sucre : une consommation quotidienne et excessive des édulcorants et des nombreux additifs que contiennent ces friandises peut avoir des impacts sur l'organisme...

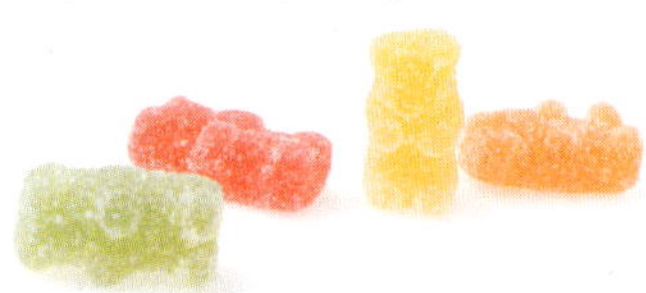

> "La consommation doit être limitée en fréquence et en quantité, et la liste des ingrédients doit être surveillée."

DES BONBONS PLUS SAINS POUR LES ENFANTS

On préfère ceux qui présentent le « vrai » sucre comme ingrédient majoritaire et non pas du sirop de glucose-fructose, également appelé « isoglucose ». Ce dernier a un plus faible coût par rapport au sucre de table (issu de la betterave sucrière ou de la canne à sucre) et possède qui plus est des avantages technologiques. Ainsi, il évite la cristallisation en confiserie et empêche les bonbons de coller aux papiers d'emballage. Comme il bénéficie d'un pouvoir sucrant plus fort que le saccharose pour un goût sucré équivalant, il permet aux industriels des économies sur le coût de la matière première ! Mais, consommé en excès, il entraîne une élévation des triglycérides dans le sang, favorise la prise de poids et la résistance à l'insuline.

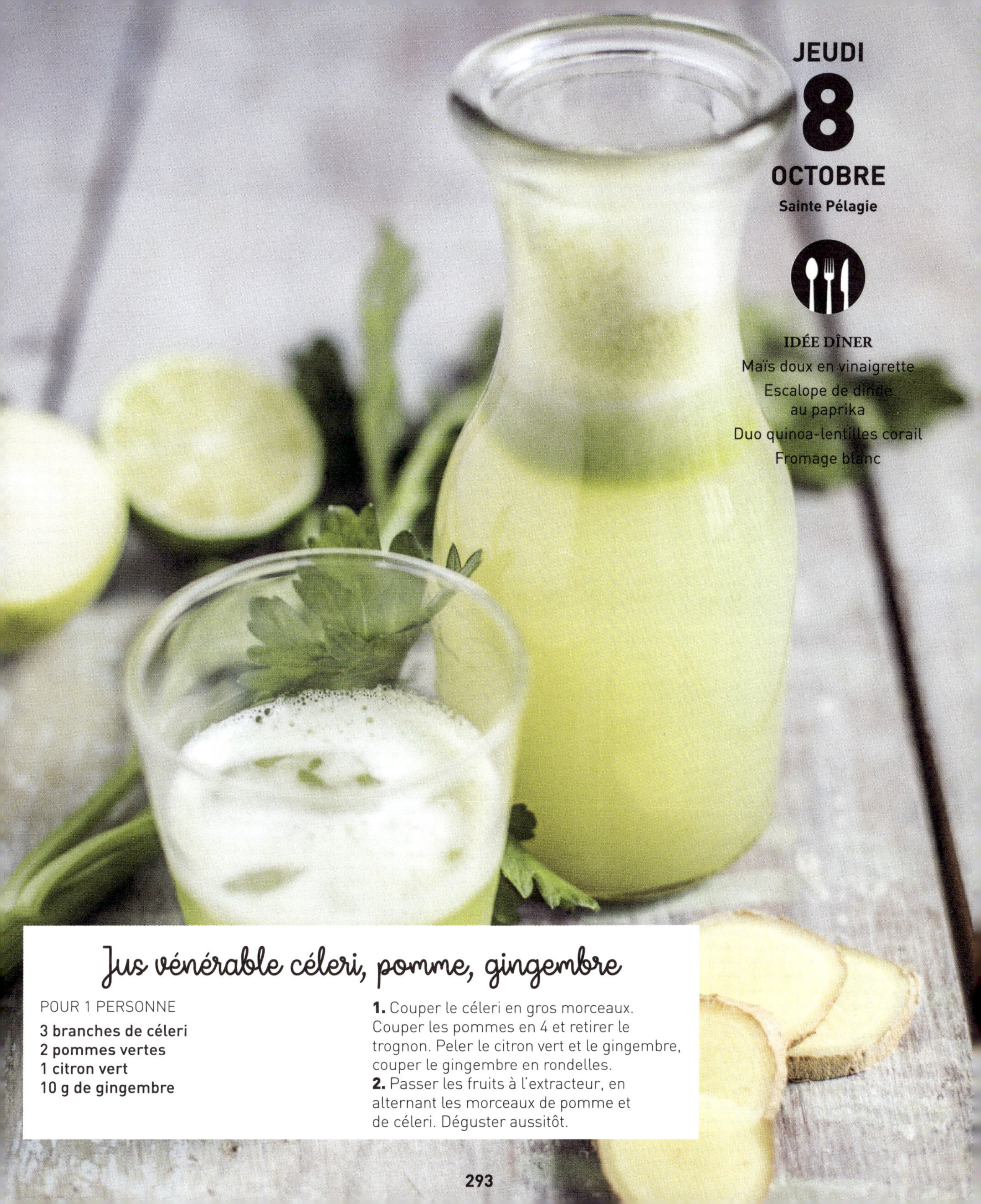

JEUDI

8

OCTOBRE

Sainte Pélagie

IDÉE DÎNER

Maïs doux en vinaigrette

Escalope de dinde
au paprika

Duo quinoa-lentilles corail

Fromage blanc

Jus vénérable céleri, pomme, gingembre

POUR 1 PERSONNE

3 branches de céleri
2 pommes vertes
1 citron vert
10 g de gingembre

1. Couper le céleri en gros morceaux. Couper les pommes en 4 et retirer le trognon. Peler le citron vert et le gingembre, couper le gingembre en rondelles.

2. Passer les fruits à l'extracteur, en alternant les morceaux de pomme et de céleri. Déguster aussitôt.

VENDREDI
9
OCTOBRE
Saint Denis

IDÉE DÉJEUNER
Carottes râpées en vinaigrette
Saucisse fumée
Choucroute
Pommes de terre à la vapeur
Fromage blanc
Pomme

« Les bouillons cubes sont très utiles à condition que la liste d'ingrédients soit courte et simple. »

LES BOUILLONS CUBES, BONS OU MAUVAIS ?

Les bouillons cubes, fond de veau et autres aides culinaires sont des bouillons et autres jus de cuisson qui ont été réduits puis gélifiés, compactés ou lyophilisés. De légumes, de poule, de bœuf, sous forme de cubes, de sachets, secs ou surgelés, il en existe de toutes sortes. Leurs compositions sont souvent riches en additifs, en sel et en matières grasses, mais ils restent très pratiques pour assaisonner nos recettes du quotidien.

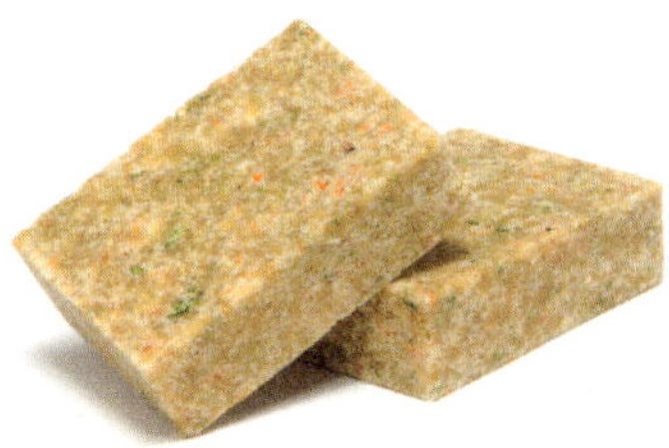

LE BOUILLON DE LÉGUMES MAISON POUR FAIRE LE PLEIN DE NUTRIMENTS

Pendant la cuisson dans de l'eau non salée, les éléments hydrosolubles des légumes vont se diffuser dans le bouillon de cuisson : des composés aromatiques, des minéraux hydrosolubles comme le calcium, le magnésium, le potassium, le fer, et des vitamines hydrosolubles comme la vitamine C et les vitamines du groupe B. Grâce à l'opération de filtrage, le bouillon sera débarrassé d'une grande partie des fibres. Il pourra alors être consommé par les intestins fragiles et participera à la couverture des besoins en vitamines et en minéraux dans les régimes pauvres en fibres et sans résidus.

CUISINEZ-LE !

Au lieu d'acheter du bouillon de légumes, faites-le vous-même. C'est beaucoup moins compliqué qu'on ne l'imagine. Tous les légumes sont utilisables, mais généralement on prend des poireaux, des carottes, un oignon, une branche de céleri, des gousses d'ail et un bouquet garni de thym, de laurier et de persil. Les légumes sont épluchés, coupés et cuits à petits bouillons dans un grand volume d'eau. On filtre ensuite le tout. Prélevez la partie que vous voulez consommer tout de suite et congelez le reste dans des bacs à glaçons.

2 %

C'est la quantité de sel qu'il est préférable de ne pas dépasser pour 100 g de bouillon cube.

Comment bien utiliser **les aides culinaires ?**

On essaie de ne pas s'en servir systématiquement pour cuisiner et on respecte bien les indications de reconstitution du produit. On n'ajoute pas de sel dans la préparation lorsque l'on utilise ce type de bouillon. On les supprime ainsi chez les personnes sujettes à l'hypertension, à la rétention d'eau ou devant suivre un régime hyposodé. Dès que l'on a l'occasion et le temps de réaliser un bouillon aromatique maison, on n'hésite pas à le préparer en grande quantité et à le congeler portionné dans un bac à glaçons pour une qualité optimale !

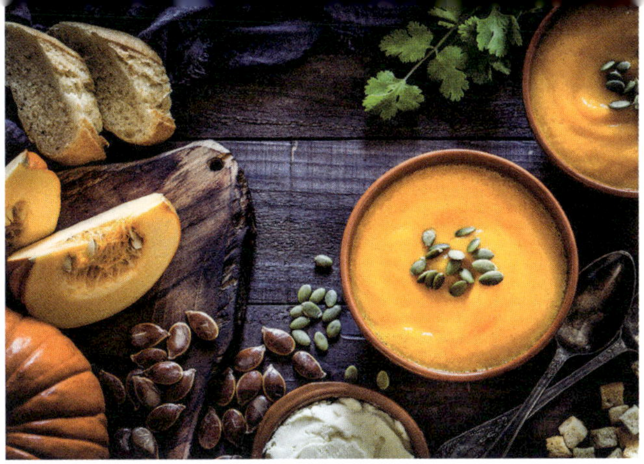

SAMEDI 10 OCTOBRE

Saint Ghislain

323 mg

de potassium
dans 100 g de potiron.

IDÉE DÎNER

Soupe de potiron à l'orange

Œuf au plat et mouillette au beurre

Yaourt à la cannelle et papaye en dés

AU MARCHÉ TOUTE L'ANNÉE
PLEINE SAISON D'OCTOBRE À JANVIER

LE POTIRON

Le potiron est la plus ancienne des courges. Communément appelée citrouille, cette dernière est en réalité réservée à l'alimentation animale et le potiron s'en distingue par une chair plus fine, moins filandreuse et plus sucrée. Le potiron est rond, côtelé et aplati aux deux pôles avec une écorce très dure pouvant, selon les variétés, être de couleur jaune, orange ou verte. Sa chair est orangée. Les graines sont également comestibles une fois grillées et salées. Riche en eau à 92 %, le potiron apporte seulement 20 kcal/100 g, ce qui en fait un légume peu énergétique. Il contient en moyenne 1,3 % de fibres qui, consommées cuites et mixées la plupart du temps, sont très bien tolérées. Les potirons les plus intensément colorés renferment un maximum de bêtacarotène aux propriétés vitaminiques et antioxydantes. Avec 1,8 à 2 mg de provitamine A/100 g, une portion de 200 g de potiron suffit à couvrir les besoins journaliers.

> "Le potiron est un légume très économique et peu énergétique qui constitue une bonne source de minéraux et de bêtacarotène."

Soupe de potiron à l'orange

POUR 1 PERSONNE

250 g de potiron • ½ oignon • 1 cube de bouillon de légumes dégraissé • 200 ml d'eau • Le jus de ¼ d'orange et le zeste • 1 pincée de noix de muscade • 1 feuille de coriandre • Sel et poivre

1. Peler, laver et couper le potiron en cubes. Peler l'oignon.
2. Dans une cocotte-minute mise à feu vif, disposer les dés de potiron, l'oignon, le cube de bouillon de légumes dégraissé, l'eau et le jus d'orange. Faire cuire sous pression 10 min.
3. Stopper la cuisson puis mixer l'ensemble, en ajoutant un peu d'eau si la consistance est trop épaisse.
4. Saler, poivrer et servir avec une pincée de noix de muscade, une feuille de coriandre et quelques zestes d'orange très fins.

LE LÉGUME DES HYPERTENDUS

Très bien pourvu en minéraux, il a la particularité d'apporter beaucoup de potassium et peu de sodium (moins de 2 mg/100 g). Il aide ainsi à la régulation de la pression artérielle et favorise la diurèse. Le calcium et le magnésium sont également présents en quantités intéressantes.

DIMANCHE
11
OCTOBRE
Saint Firmin

IDÉE DÉJEUNER
½ avocat citronné
Moules au court-bouillon
Julienne de légumes vapeur
Semoule
Petits-suisses nature
Grappe de raisin

VRAI SUCRE, FAUX SUCRE, COMMENT S'Y RETROUVER ?

Le sucre est au centre de nouvelles recommandations, indiquant de baisser sa consommation à 10 %, voire 5 % de l'apport énergétique total journalier, afin de réduire l'obésité, mais aussi les maladies métaboliques comme le diabète. Ce sucre ainsi désigné concerne tous les sucres ajoutés : le saccharose, bien entendu, mais aussi le miel, les confitures, le chocolat, les confiseries, etc. Ainsi, dans ce rayon, on trouve des sucres alternatifs qui surfent sur la vague des régimes « zéro sucres » en vous proposant de baisser votre consommation de « sucre » tout en gardant le plaisir du goût sucré. On y distingue des édulcorants naturels (fructose, xylitol ou sucre de bouleau, stévia, agave, etc.), et d'autres de synthèse (aspartame, saccharine, sucralose, etc.).

“À côté du « sucre » (saccharose, extrait de la canne à sucre ou de la betterave), les sucres alternatifs ne sont pas forcément meilleurs pour la santé.”

10 %

C'est la portion maximale par jour de sucre selon les recommandations officielles.

QUEL SUCRE CHOISIR ?

Si le but est de réduire votre consommation de sucre, la solution n'est pas de vous tourner vers le fructose, les sirops d'agave et d'érable, les sucres de coco et de bouleau : ce sont aussi des sucres ajoutés à limiter au quotidien. Il faut vous demander si vous préférez consommer du « vrai » sucre en juste quantité ou le remplacer par ceux-ci, toujours en juste quantité, selon vos goûts essentiellement ! Ainsi, variez votre consommation parmi tous ces sucres naturels en favorisant la qualité et en évitant tout excès nuisible.

Le fructose est-il mieux que le sucre blanc ?

Le fructose est aussi calorique que le sucre et il n'est pas si naturel puisqu'il est obtenu par un processus de raffinement artificiel. À noter que, naturellement, on le retrouve dans les fruits accompagnés d'eau, de fibres, vitamines et minéraux et qu'ici, il est proposé concentré à 100 %. Aussi, en excès, il est stocké sous forme de graisses, augmentant le taux de triglycérides, facteur de risque des maladies cardiovasculaires.
Il n'est pas à conseiller aux diabétiques.

QUE PENSER DES ÉDULCORANTS DE SYNTHÈSE ?

L'aspartame, le sucralose, la saccharine, le cyclamate, l'acésulfame de potassium (ou acésulfame-K) sont utilisés pour remplacer le sucre, notamment dans les produits « allégés », « light » ou « zéro ». Une petite quantité suffit pour donner un goût assez sucré, presque sans apport de calories. Comme l'on dispose de peu d'informations sur l'impact positif ou négatif de leur usage, il a été défini une dose journalière acceptable (DJA) afin d'éviter toute toxicité à long terme et il faudrait consommer plusieurs litres de soda light par exemple pour l'atteindre.

M COMME MICRONUTRIMENTS

Les micronutriments désignent les vitamines, les minéraux et les oligoéléments, tout ce dont le corps a besoin pour bien fonctionner. Si le monde occidental connaît peu les carences (ce qui n'est pas le cas de certaines régions du monde où la nourriture manque parfois cruellement), on peut rencontrer des cas de surdosage en micronutriments, la plupart du temps chez les adeptes d'une consommation excessive de compléments alimentaires. Les besoins également diffèrent selon notre âge et notre état, voire notre activité physique. Ainsi, un sportif ou un fumeur ont besoin de plus de micronutriments comme la vitamine C. Et nos besoins en vitamine D augmentent en vieillissant. Enfin, les « super aliments » sont exceptionnellement riches en micronutriments.

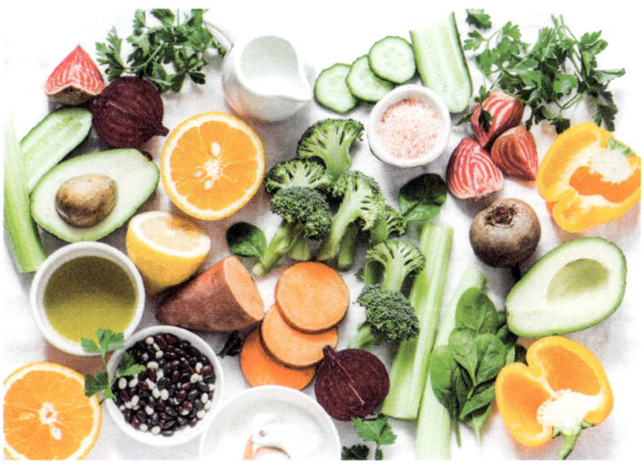

13

C'est le nombre de vitamines connues et essentielles pour notre organisme.

LE RÔLE ANTIOXYDANT DE CERTAINES VITAMINES

Parmi les micronutriments, les vitamines dans leur ensemble jouent un rôle antioxydant, terme adoré par la presse et l'industrie pharmaceutique ou cosmétologique. Il signifie que la substance empêche l'oxydation de certains éléments chimiques, qui pourrait conduire à des réactions en chaîne potentiellement destructrices, qui accélèrent le vieillissement et l'apparition de maladies. Cependant, toutes les vitamines ne sont pas antioxydantes. Celles qui assurent cette fonction sont principalement les vitamines A, C et E.

LUNDI

12

OCTOBRE

Saint Wilfried

IDÉE DÉJEUNER

Salade de chou rouge râpé à l'huile de noix

Brochette de cabillaud au curcuma et au sésame

Riz sauvage

1 yaourt avec de la cannelle en poudre

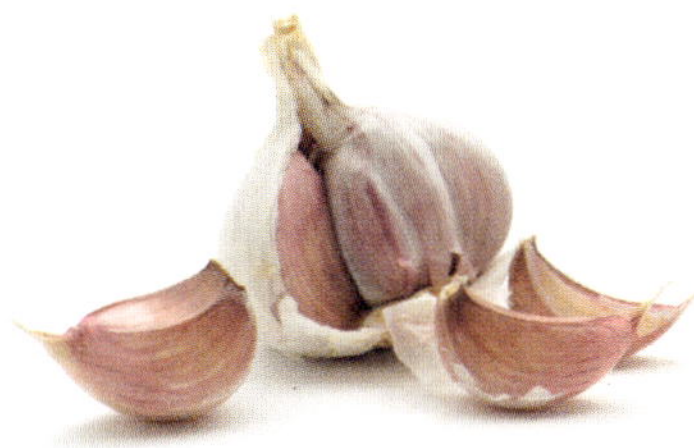

Le top 10 des épices riches en micro-nutriments

1. Ail
2. Cannelle
3. Curcuma
4. Oignon
5. Safran
6. Gingembre
7. Laurier
8. Coriandre
9. Romarin
10. Vanille

"**Les micronutriments sont indispensables** au bon fonctionnement de l'organisme. Une alimentation saine suffit souvent à couvrir nos besoins."

MARDI
13
OCTOBRE

Saint Géraud

IDÉE PETIT DÉJEUNER

Endives émincées à l'huile de noix

Filet de lotte à la crème

Julienne de légumes au curry

Fromage blanc et compotée de coing

58 kcal

dans 100 g de coing.

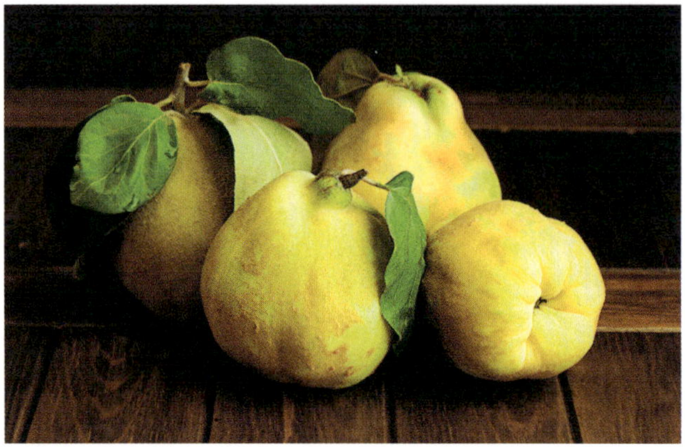

AU MARCHÉ DE SEPTEMBRE À NOVEMBRE

LE COING

Le coing est le fruit du cognassier, en forme de poire, assez volumineux. À maturité, il est jaune, très odorant et il se caractérise par une peau légèrement duveteuse en surface. Le coing se consomme uniquement cuit et est utilisé principalement pour confectionner des gelées, des confitures, des pâtes de fruits ou des compotes. Il peut également être pelé puis rôti au four et servi en garniture avec une viande blanche.
Le coing apporte 11 % de sucres, ce qui le rapproche de la moyenne des fruits. Il contient 12 mg/100 g de vitamine C, mais cette quantité sera fortement diminuée à la cuisson.

Compotée de coing

POUR 1 PERSONNE

250 g de coing • 2 c. à s. d'eau • 2 c. à s. de sucre en poudre • Selon votre goût : cannelle, badiane, cardamome...

1. Éplucher et épépiner le coing. Le couper en morceaux.
2. Dans une casserole, déposer les morceaux de coing, l'eau, le sucre et les épices de votre choix.
3. Faire cuire à feu doux à couvert pendant 10 à 15 min. Les morceaux doivent être fondants.
4. Retirer les épices si nécessaire et écraser grossièrement à la fourchette les morceaux de coing.
5. Déguster et savourer cette compotée de coing parfumée encore tiède.

"Le coing, consommé uniquement cuit, apporte des pectines et des tanins bénéfiques pour toute la sphère digestive."

LE FRUIT DU SYSTÈME DIGESTIF

Riche en pectines, fibres solubles douces pour les intestins, le coing possède une action bénéfique et protectrice et ses propriétés antidiarrhéiques sont reconnues. En effet, les tanins qu'il contient ralentissent le péristaltisme intestinal et les pectines sont capables de retenir une grande quantité d'eau, ce qui atténue les diarrhées. Du fait de leur action astringente, les tanins du coing jouent un rôle protecteur sur la muqueuse intestinale. Enfin, les pectines pourraient agir en absorbant les toxines, et les tanins possèdent une action antiseptique. Ils ont donc des effets intéressants pour lutter contre des bactéries ou des germes indésirables, souvent présents en cas de diarrhée.

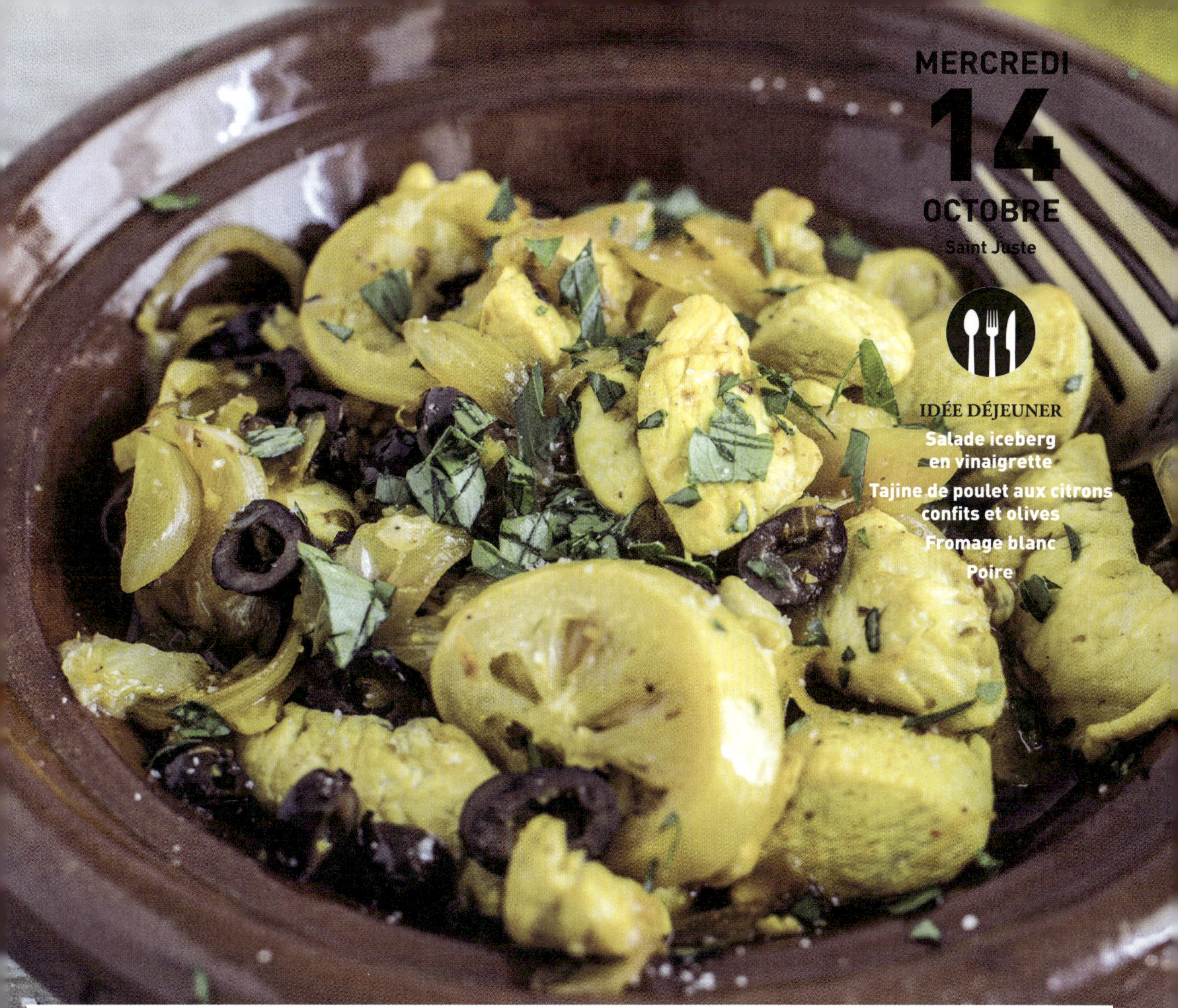

MERCREDI
14
OCTOBRE
Saint Juste

IDÉE DÉJEUNER
Salade iceberg en vinaigrette
Tajine de poulet aux citrons confits et olives
Fromage blanc
Poire

Tajine de poulet aux citrons confits et aux olives

POUR 1 PERSONNE

1 oignon
1 gousse d'ail
1 c. à s. d'huile d'olive
150 g de blanc de poulet
1 c. à c. de coriandre en poudre
1 pistil de safran
10 g d'olives noires
1 c. à s. de persil frais haché
25 g de citron confit
Sel et poivre

1. Éplucher l'oignon et l'ail. Presser l'ail. Émincer l'oignon et le faire dorer à la poêle avec l'huile d'olive. Réserver.
2. Faire dorer le poulet dans la même poêle avec les épices. Ajouter l'oignon réservé, saler, poivrer et recouvrir d'eau. Laisser mijoter à petit feu.
3. Retirer les morceaux de poulet, ajouter l'ail pressé et laisser réduire la sauce. Ajouter les olives coupées en rondelles et le citron confit en tranches.
4. Dans un plat, dresser les morceaux de poulet nappés de sauce et parsemer de persil.

JEUDI

15

OCTOBRE

Sainte Thér. d'Avila

IDÉE DÎNER

Potage au potiron et à la crème

Mâche, thon, emmental en vinaigrette

Pain complet

Pomme

300 mg

de caféine ou de théine par jour, soit 3 tasses, sont considérés comme une consommation modérée.

THÉ, CAFÉ : DES BOISSONS ANTI-DIABÈTE ?

De nombreuses études ont démontré l'effet bénéfique sur le diabète d'une forte consommation de café. On sait déjà que ce n'est pas dû à la caféine, car cet effet s'observe également chez les consommateurs de café décaféiné et chez les buveurs de thé. Les effets positifs apparaissent à partir de quatre tasses de café ou de thé par jour, avec une diminution du risque de diabète de 50 % par rapport à ceux qui n'en boivent pas ou qui n'en prennent que deux tasses par jour. À chaque tasse de café ou de thé supplémentaire, le risque diminue de presque 7 %. Deux composés présents dans le café et le thé, l'acide caféique et l'acide chlorogénique, seraient à l'origine de cette action. Une consommation modérée semble donc favorable, malgré les effets excitants du café. La caféine (ou théine) a l'effet d'un stimulant sur le corps, augmentant le rythme cardiaque. Au-delà de deux à trois tasses de thé ou de café par jour, pensez aux cafés décaféinés et au thé sans théine (rooibos).

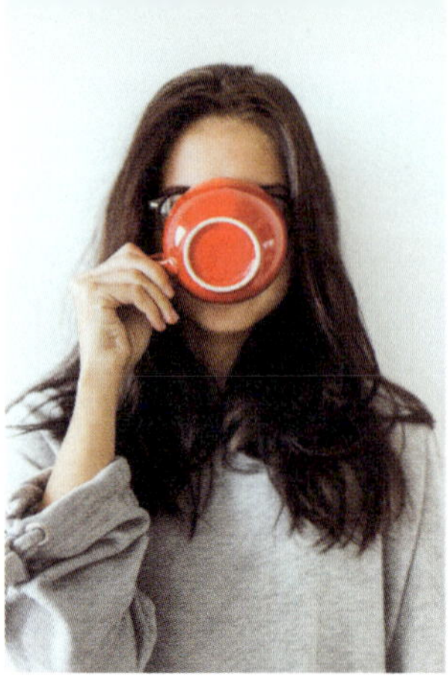

"Boire du café et du thé, grâce à l'acide caféique et l'acide chlorogénique, **diminue le risque de diabète.**"

Je mange quoi en cas **d'hypoglycémie ?**

Le plus simple est de prendre 3 morceaux de sucre, 1 cuillerée à soupe de miel ou de confiture, ou 150 ml de jus de fruits ou de soda sucré (non light). Si l'hypoglycémie intervient loin du prochain repas, il est intéressant de prendre en plus une portion de féculent : un morceau de pain (20 g) et une demi-tranche de jambon découenné dégraissé, par exemple, pour que l'assimilation des sucres soit plus lente et qu'il n'y ait pas d'autre hypoglycémie avant le repas. Toutefois, ces cas doivent rester occasionnels. Si nécessaire, consultez votre médecin.

LE CACAO, BÉNÉFIQUE CONTRE LE DIABÈTE DE TYPE 2

Une étude américaine (publiée dans le *Journal of Nutritional Biochemistry*) a montré que le cacao pouvait prévenir l'apparition du diabète de type 2 grâce à de petites molécules appelées monomères d'épicatéchines. De plus, le cacao contient aussi de la caféine (100 g de chocolat en comporte presque autant que 100 ml de café), de la théobromine et de la théophylline, des stimulants bien connus. Il peut donc parfaitement remplacer le café au petit déjeuner tant qu'il est consommé sans sucre bien entendu.

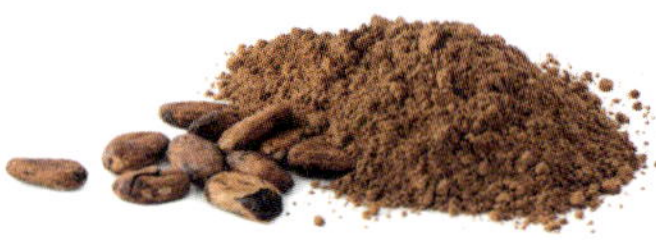

VENDREDI
16
OCTOBRE

Sainte Edwige

IDÉE DÉJEUNER

Frisée en vinaigrette à l'huile de colza

Pâtisson farci en béchamel et jambon

Madeleines légères à l'eau de fleur d'oranger

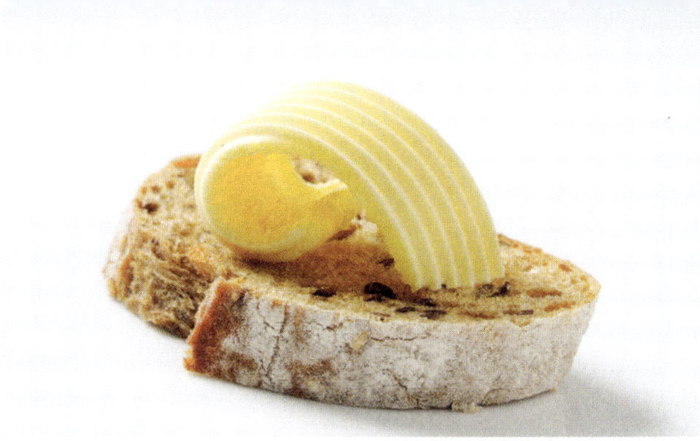

LE BEURRE

La fabrication du beurre reste inchangée depuis près de 5 000 ans. Il s'agit d'une matière grasse préparée à partir de la crème du lait (crue ou pasteurisée). Après l'écrémage, des ferments lactiques sont ajoutés à la crème, c'est la maturation. Vient ensuite l'étape du barattage, où la crème épaissie est battue pour voir apparaître les grains de beurre dans le babeurre qui sera éliminé. Enfin, le beurre est malaxé, puis moulé en briques. On trouve dans le commerce du beurre cru (non pasteurisé), doux (sans sel ajouté), demi-sel (0,5 à 5 % de sel), salé (5 à 10 % de sel) ou encore allégé. Il est le plus couramment utilisé cru, en tartines, et se glisse dans toutes les préparations pour en relever les arômes. Le principal intérêt du beurre est sa richesse en vitamine A, indispensable à une bonne vision, à la croissance cellulaire, au maintien du bon état de la peau et à une action sur le système immunitaire. Le beurre apporte également des vitamines D et E.

800 µg

de vitamine A dans 100 g de beurre.

"Après avoir été montré du doigt, **le beurre est de nouveau plébiscité** grâce à sa richesse en vitamines A, D et E."

ET LA CUISINE AU BEURRE ?

Une étude réalisée par l'Institut Polytechnique LaSalle-Beauvais a montré que le beurre cuit n'était pas si nocif qu'on le dit. En effet, il existe des composés chimiques pouvant être néfastes qui sont produits au cours de sa cuisson, mais à de faibles taux. Pour que cela ait un réel danger pour notre santé, il faudrait en consommer de fortes quantités. Comme tous les aliments, il ne faut pas en abuser.

Madeleines légères à l'eau de fleur d'oranger

POUR 4 PERSONNES/
± 8 MADELEINES

1 œuf • 3 c. à s. de sucre en poudre • 25 g de farine fluide • 25 g de fécule de pommes de terre • ½ sachet de levure chimique • 30 g de beurre doux • Quelques gouttes d'eau de fleur d'oranger • 1 pincée de cannelle • 1 c. à c. de miel • 2 cm de gousse de vanille

1. Mélanger l'œuf et le sucre jusqu'à ce que l'appareil blanchisse.
2. Ajouter la farine, la fécule de pomme de terre et la levure.
3. Travailler le beurre en pommade et ajouter le mélange précédent petit à petit en remuant bien la pâte.
4. Une fois la pâte bien homogène, ajouter l'eau de fleur d'oranger, la cannelle, le miel et les graines de vanille. Laisser reposer au moins 1 h au réfrigérateur.
5. Préchauffer le four à 210 °C (th. 7).
6. Remplir les moules à madeleine jusqu'aux ¾ et enfourner pendant 12 à 15 min selon la taille des moules.
7. Vérifier la cuisson à l'aide de la pointe d'un couteau qui doit ressortir sèche, puis démouler. Déguster tièdes ou une fois refroidies, selon vos goûts.

SAMEDI
17
OCTOBRE
Saint Baudoin

IDÉE DÉJEUNER

Salade de chou kale, feta et huile d'olive

Poêlée de blettes au coulis de tomate

Steak haché à 5 % de MG

Pain complet

Poire

"Le steak haché peut constituer un aliment intéressant nutritionnellement à condition de **le choisir le moins gras possible** et 100 % pur bœuf origine France."

LE STEAK HACHÉ

Le steak haché est une invention post Seconde Guerre mondiale. Alors que la plupart des foyers n'achetaient que les morceaux nobles du bœuf, les industriels eurent l'idée, pour ne pas gâcher toute la viande restante, de la hacher finement. Ainsi selon les morceaux utilisés, on trouve des steaks hachés à 5 %, 10 %, 15 % et parfois même 20 % de matière grasse en supermarché. Chez le boucher, libre à vous de lui demander quel morceau vous préférez qu'il vous hache. Attention à la conservation de ce produit qui présente un risque microbiologique important, ainsi qu'à sa cuisson, notamment pour les enfants, les femmes enceintes et les personnes âgées. Veillez à bien respecter la DLC inscrite sur l'emballage pour les produits frais emballés ou à consommer la viande dans les 48 h si elle a été achetée chez le boucher.

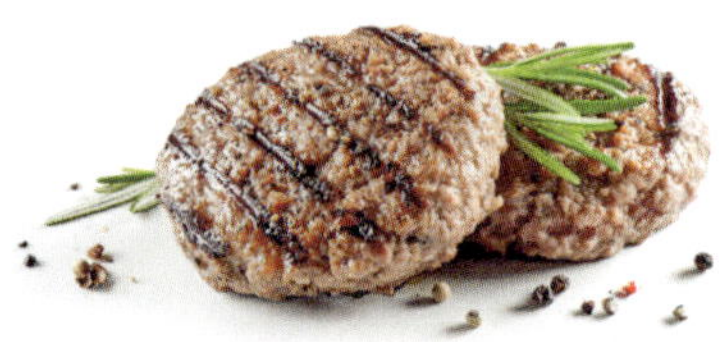

UNE BONNE SOURCE EN FER ET ZINC

Nous mettons ici en avant les steaks hachés à 5 % de matière grasse, plus riches en protéines et pauvres en lipides pour un total de 125 kcal environ par pièce. Le steak haché est riche en fer et une portion permet de couvrir environ un tiers chez l'homme et 1/5 chez la femme de leurs apports quotidiens recommandés. Enfin, les principales sources alimentaires de zinc sont les viandes, les produits laitiers, les œufs et les féculents. Cependant, le zinc des produits carnés a l'avantage d'être particulièrement assimilable.

Je cuisine comment un steak haché **quand je fais un régime ?**

Normalement aucune matière grasse n'est nécessaire pour cuire un steak qui en contient déjà. Il suffit de le poêler à sec dans une poêle à revêtement antiadhésif, puis de le déglacer avec du vinaigre de Xérès ou balsamique. Sans oublier, bien sûr, d'ajouter des herbes et des épices à volonté ! Pensez aussi aux papillotes, garnies d'herbes fraîches, épices et condiments.

50 %

des apports recommandés en vitamine B12 dans 100 g de bœuf.

QUE PENSER DES PLATS CUISINÉS AU BŒUF HACHÉ ?

Aujourd'hui, on vous déconseille d'acheter un produit ! En effet, les plats cuisinés avec du bœuf haché contiennent trop souvent de nombreux additifs, des ajouts de sucre sous différentes formes (amidons, sucre et même sirop de glucose-fructose), et la viande est parfois remplacée par des protéines végétales… Donc mieux vaut acheter un haché pur bœuf à 5 % de matière grasse et confectionner son plat soi-même.

DIMANCHE

18

OCTOBRE

Saint Luc

POUR TROUVER LE SOMMEIL, CHASSEZ LES SOUCIS !

Pour éviter d'avoir la tête envahie de pensées au moment du coucher, offrez à votre cerveau un temps de débriefing sur la journée avant de vous mettre au lit. Dans les transports en rentrant, ou avant le dîner, faites le point sur la journée passée... et celle à venir : s'il le faut, dressez une liste des choses à faire le lendemain pour éviter d'y penser au coucher. Vous pouvez aussi consigner sur un papier les pensées négatives ou qui vous préoccupent pour les chasser de votre esprit. On recommande souvent d'avoir des pensées positives et, au moment de s'endormir, de se mettre à imaginer soit une forme de vie idéale, soit un élément utopique, mais contribuant à apporter une dose de bonheur. Que feriez-vous par exemple si vous étiez sur une plage avec une mer calme et chaude ? Imaginez que vous venez de gagner au Loto... Remettez-vous en mémoire un souvenir d'enfance particulièrement heureux... Bref, paupières fermées, essayez d'imaginer que se produit devant vous un spectacle qui vous donne du bonheur. Le principe n'est pas idiot, car il stimule en réalité des hormones du plaisir et par là même la mélatonine.

> "La difficulté à s'endormir vient souvent **des pensées négatives que l'on ressasse,** alors chassez-les !"

UN CD DE RELAXATION

Offrez-vous un CD de relaxation ! Sons naturels (vagues, chants d'oiseaux...) ou instrumentaux, séances de sophrologie, ces CD visent à créer une atmosphère de détente propice à l'endormissement en détournant l'attention des soucis. Ils permettent aussi d'éviter de se focaliser sur son endormissement et masquent d'éventuels bruits inquiétants ou gênants. Certains rythmes lents semblent aussi favoriser l'endormissement. La voix des intervenants et les paroles quasi hypnotisantes contribuent à suggérer un état de somnolence favorable au sommeil.

IDÉE DÎNER

Champignons en vinaigrette persillée

Darne de cabillaud

Fondue de poireaux à la crème safranée

Tomme de Savoie

Pain complet

Compote de pommes

19 minutes

C'est le temps de sommeil qu'il manque aux Français pour avoir une durée de sommeil optimale selon l'Institut national du sommeil et de la vigilance (INSV, 2019).

DES COMPLÉMENTS ALIMENTAIRES POUR LE SOMMEIL

Certains compléments alimentaires contiennent des plantes qui favorisent l'endormissement (mélisse, verveine, tilleul, camomille, valériane...) et/ou différentes substances (mélatonine, vitamine B6, magnésium...). La mélatonine favorise le sommeil. Bien qu'elle soit en vente libre, mieux vaut avoir l'avis d'un somnologue. Antistress, le magnésium peut aussi aider à améliorer le sommeil.

LUNDI

19

OCTOBRE

Saint René

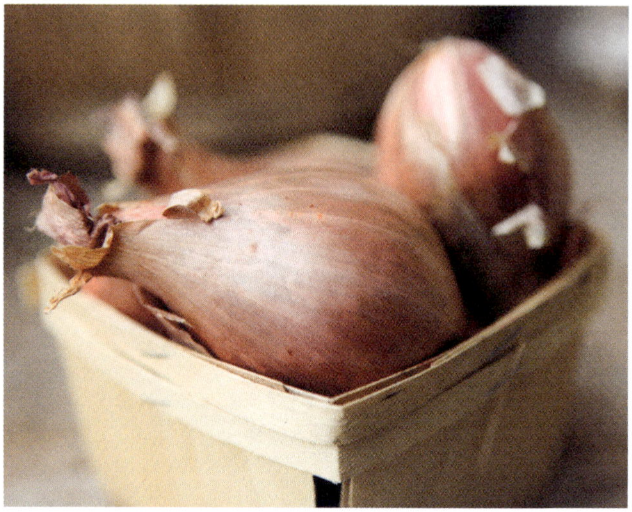

IDÉE DÎNER

Salade de pommes de terre aux radis et à l'échalote, vinaigrette à l'huile de noisette

Saint nectaire

Pain complet

Pomme

60 kcal

dans 100 g d'échalote.

AU MARCHÉ TOUTE L'ANNÉE
PLEINE SAISON D'OCTOBRE À DÉCEMBRE

L'ÉCHALOTE

Cousine de l'ail et de l'oignon et à la saveur plus douce, l'échalote est un légume-condiment très utilisé en gastronomie française. Consommée crue, finement hachée ou cuite, elle devient amère lorsqu'elle roussit et ne supporte ainsi qu'une cuisson à feu doux. L'échalote est plus riche en matière sèche que l'ail et l'oignon et apporte ainsi 12 à 13 % de glucides. Toutefois, si l'on tient compte des quantités consommées, cet apport reste négligeable. Les glucides sont en grande partie sous forme de fructosanes avec action diurétique. L'échalote contient 1,5 à 3 % de fibres particulièrement bien tolérées, même par les systèmes digestifs fragiles, surtout sous forme cuite et hachée. À noter, l'échalote est une bonne source de vitamine B6, qui participe au métabolisme des protéines et des acides gras ainsi qu'à la transmission de l'influx nerveux.

"L'échalote apporte, entre autres, **des nutriments excellents pour la circulation sanguine.**"

EXCELLENTE POUR LE SYSTÈME SANGUIN

Elle se caractérise également par la présence de substances soufrées spécifiques, responsables de son odeur et de sa saveur. Ces substances sont capables de favoriser la fluidité du sang et de diminuer le risque de formation de plaques d'athérome. On leur attribue également une action hypoglycémiante. L'échalote contient des flavonoïdes et du bêtacarotène, connus pour leur pouvoir antioxydant.

Salade de pommes de terre aux radis et à l'échalote

POUR 1 PERSONNE

125 g de pommes de terre • 50 g de radis noir • 1 échalote • 1 c. à s. de jus de citron • 1 c. à c. de persil haché • Sel et poivre

1. Cuire les pommes de terre à la vapeur et laisser refroidir.
2. Peler les pommes de terre et les couper en rondelles.
3. Laver et couper le radis en fines rondelles. Émincer l'échalote. Mélanger les rondelles de pommes de terre et de radis et l'échalote.
4. Dans un bol, mélanger le jus de citron et le persil. Saler et poivrer. Ajouter cette préparation à la salade de pommes de terre aux radis et à l'échalote et déguster !

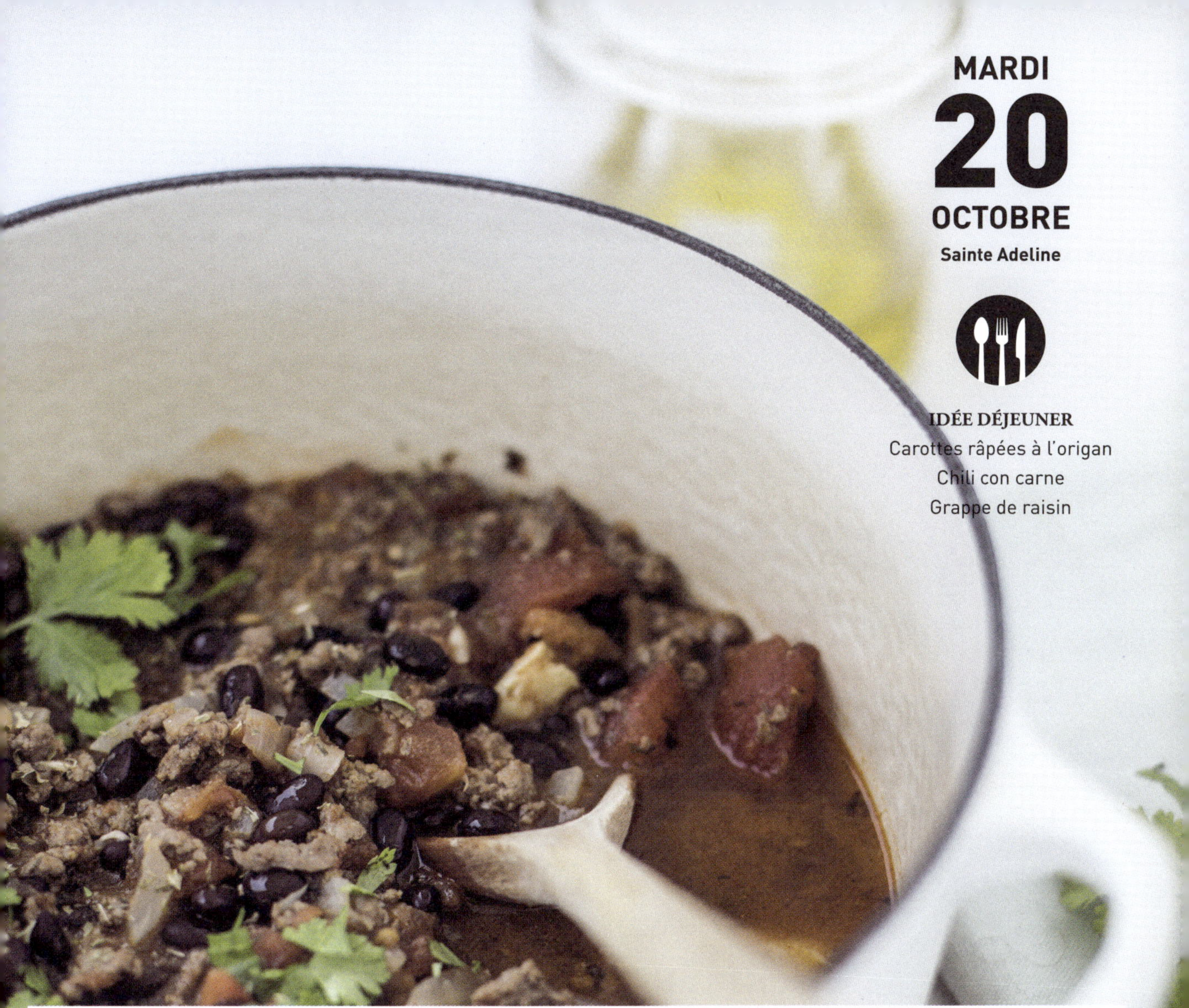

MARDI

20

OCTOBRE

Sainte Adeline

IDÉE DÉJEUNER

Carottes râpées à l'origan
Chili con carne
Grappe de raisin

Chili con carne

POUR 2 PERSONNES

400 g de tomates
100 g de haricots noirs secs
½ oignon
½ gousse d'ail
1 c. à s. d'huile d'olive
250 g de viande de bœuf hachée à 5 % de MG
½ c. à c. de cumin en poudre
1 pincée de piment fumé
100 ml de bouillon de bœuf ou de légumes
1 petit bouquet d'origan frais
Sel et poivre

1. Émonder les tomates. Les couper en dés en gardant leur jus.
2. Cuire les haricots dans 3 fois leur volume d'eau salée jusqu'à totale absorption de l'eau.
3. Peler et émincer l'oignon et l'ail. Dans une poêle, faire fondre l'oignon avec l'huile, ajouter la viande hachée, le cumin, le piment et faire revenir en remuant constamment.
4. Baisser le feu, verser le bouillon, les tomates et leur jus. Terminer par les haricots et l'ail écrasé. Couvrir et laisser mijoter 20 min à feu doux.
5. Servir parsemé d'origan ciselé.

MARDI
21
OCTOBRE
Sainte Céline

IDÉE PETIT DÉJEUNER

Café léger, thé rooibos ou tisane

Pain aux graines

Confiture

Petits-suisses

Pur jus de fruits sans pulpe

UNE CONFITURE RICHE EN FRUITS

On préfère les produits sous la dénomination « confiture » car ils sont plus riches en fruits, et on choisit ceux ayant un pourcentage de fruits d'au moins 50 % (extra). On fuit celles contenant du sirop de glucose-fructose ou sirop de glucose au profit de celles qui se rapprochent d'une recette maison : fruits, sucre, gélifiant et eau.

CONFITURE, GELÉE OU MARMELADE ?

La « confiture » est le mélange de pulpe et/ou de purée de fruits, d'eau et de sucre, porté à la consistance gélifiée. La quantité de pulpe et/ou de purée utilisée pour la fabrication de 100 g de produit fini n'est pas inférieure à 35 g en général. On parlera de confiture « extra » pour les produits à base de 45 g de pulpe ou de purée non concentrée pour 100 g au minimum. La « gelée » est le mélange, suffisamment gélifié, de sucre et du jus et/ou d'extrait aqueux d'une ou de plusieurs espèces de fruits. On parlera de gelée « extra » quand la quantité de jus de fruits et/ou d'extrait aqueux utilisée pour la fabrication de 100 g de produit fini n'est pas inférieure à celle fixée pour la fabrication de la « confiture extra ». La « marmelade » est le mélange, porté à la consistance gélifiée appropriée, d'eau, de sucre et d'un ou de plusieurs des produits suivants obtenus à partir d'agrumes : pulpe, purée, jus ou écorces. La quantité d'agrumes utilisée pour la fabrication de 100 g de produit fini n'est pas inférieure à 20 g. (Définitions extraites de la DGCCRF).

> “La confiture ne remplace pas les fruits frais. Préférez-la riche en fruits et pauvre en sucre.”

QUE PENSER DES AUTRES TARTINABLES ?

Au rayon des confitures, on trouve une autre gamme moins étendue, rassemblant les crèmes de marrons, crèmes de fruits confits, lemond curd, confitures de lait et caramel beurre salé notamment. Ces produits sont aussi sucrés que les confitures classiques, mais contiennent aussi des graisses, soit par l'ajout de matières grasses, soit de par la teneur en lipides du produit de base. Pour bien les choisir, faites attention aux produits mettant en avant une identité régionale : ce ne sont pas forcément les meilleurs !

265 kcal

en moyenne dans 100 g de confiture.

La confiture contient-elle encore **les nutriments des fruits** ?

D'un point de vue nutritionnel, les confitures sont riches en sucres entre 60 % et 70 %, de par l'ajout de sucre et la teneur naturelle en sucre des fruits utilisés. Leur apport énergétique est trois à quatre fois plus que les fruits frais. Leur teneur en fibres est plus faible, avec seulement 1 %, et les vitamines et minéraux des fruits sont réduits par la cuisson, tandis que la vitamine C, est détruite. Il subsiste un peu de potassium. Les pigments des fruits ne sont toutefois pas altérés par la cuisson, et les produits élaborés à base de fruits rouges notamment sont des sources intéressantes de flavonoïdes, antioxydants aux effets protecteurs.

LE CURCUMA

Le curcuma est une plante herbacée originaire du sud de l'Asie, appelé aussi « safran des Indes ». Sa partie souterraine ou rhizome est séchée et réduite en poudre pour obtenir une épice très populaire. Il est l'un des principaux ingrédients du curry, un mélange d'épices omniprésent dans la cuisine créole et indienne. Il renferme de la curcumine qui colore en jaune les produits alimentaires (colorant naturel E100). Le curcuma en poudre a une valeur énergétique de 354 kcal/100 g. Cependant, en cuisine, on utilise une demi-cuillerée à café par personne environ, soit 9 kcal, quantité négligeable par rapport aux apports journaliers nécessaires. Il apporte une bonne quantité de sels minéraux, notamment de potassium (2 525 mg/100 g), de magnésium (193 mg/100 g), de fer (41 mg/100 g), de zinc (4 mg/100 g) et de cuivre (0,6 mg/1,0 g).

Salade de lentilles

POUR 2 PERSONNES

50 g de lentilles noires • 50 g de pois chiches • 2 carottes • 1 branche de céleri • 1 orange • 2 branches de coriandre fraîche • 10 noix de cajou non salées • 1 oignon rouge • ½ c. à c. de curcuma • Quelques grains de cumin • 1 c. à s. de vinaigre de cidre • 1 c. à s. d'huile combinée

1. Dans une casserole, mettre les lentilles dans 3 fois leur volume d'eau et cuire jusqu'à absorption complète. Laisser refroidir.
2. Dans une autre casserole, cuire les pois chiches de la même façon. Laisser refroidir.
3. Peler et râper les carottes, couper la branche de céleri en petits tronçons.
4. Peler l'orange à vif et récupérer les quartiers de pulpe.
5. Peler et émincer l'oignon.
6. Dans un saladier, mélanger lentilles, pois chiches, carottes râpées. Ajouter la coriandre ciselée, le curcuma, le vinaigre de cidre et l'huile, et mélanger intimement.
7. Sur assiette, dresser ce mélange assaisonné, puis décorer de pétales d'orange et parsemer de noix de cajou concassées et de grains de cumin.

IDÉE DÎNER

Cabillaud en papillote à la ciboulette et jus d'orange

Salade pleine forme

Yaourt et dès de poire à la vanille

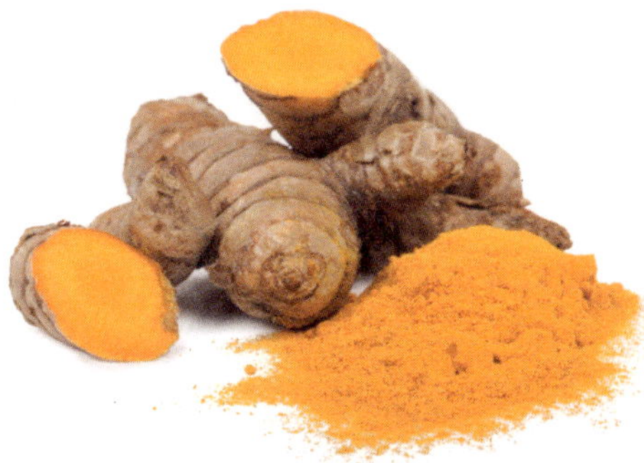

2 525 mg

pour 100 g, c'est la teneur en potassium du curcuma.

"Il est conseillé de **solubiliser le curcuma dans une huile végétale** de bonne qualité et de le coupler au poivre afin d'augmenter son absorption."

UN PUISSANT ANTIOXYDANT

Le curcuma contient un puissant antioxydant, la curcumine, qui aide à lutter contre le vieillissement prématuré des cellules et qui fait l'objet de nombreuses recherches grâce à ses effets préventifs contre certains cancers. À noter que, consommé seul, le curcuma ne passe pas la barrière intestinale, il est donc conseillé de le mélanger à de l'huile végétale de qualité et à du poivre.

VENDREDI

23

OCTOBRE

Saint Jean de C.

IDÉE DÎNER

Potage au butternut et au roquefort

Riz complet et pois chiches

Coulis de tomate

Yaourt

LES BARRES DE CÉRÉALES, EST-CE VRAIMENT DIÉTÉTIQUE ?

Les barres de céréales sont toujours plus nombreuses dans les rayons et gagnent leur place dans de plus en plus de cartables et de sacs à main. Attention, cependant, « céréales » ne signifie pas « sain ». En effet, la grande majorité est surtout composée d'un mélange de céréales, plus ou moins hautement transformées et amalgamées grâce à des sirops de sucre et de la matière grasse, le tout avec additifs ! À ce titre, elles doivent rester un encas de secours ! Une portion de pain, un laitage et un fruit est le modèle à suivre au quotidien. Pour une consommation occasionnelle, préférez les moins sucrées et composées de grains de céréales entières (flocons d'avoine) plutôt que soufflées et éventuellement à base de fruits secs. Enfin, ne vous laissez pas tenter par les produits dits diététiques, certains sont plus gras et sucrés que les classiques, soyez plus vigilants ! Gardez un œil sur la qualité des ingrédients : une barre avec du sucre plutôt qu'un sirop de glucose-fructose et une huile non hydrogénée sera toujours à privilégier.

"Les barres de céréales doivent rester **un aliment plaisir occasionnel**."

Que penser des barres chocolatées diététiques ?

Les barres au chocolat des marques diététiques ne sont pas forcément un meilleur choix : avec 128 kcal par barre en moyenne, elles sont tout autant à limiter que les barres de marques nationales et des distributeurs classiques.

6 g

de sucre pour 100 g est la quantité à ne pas dépasser pour une barre de céréales.

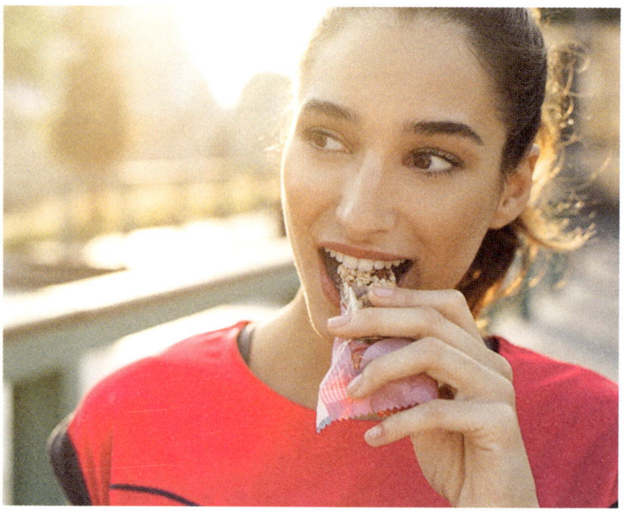

FUYEZ LE FRUCTOSE ET LE GLUCOSE !

Avant de consommer une barre de céréales, il faut bien lire les étiquettes. Préférez toujours un produit avec du vrai sucre (saccharose) et non du fructose, et encore moins de sirop de glucose-fructose.

DES BARRES DE CÉRÉALES POUR LES ENFANTS

Ce produit doit rester occasionnel et ne constitue en rien une collation quotidienne pour les enfants. On choisit les recettes les plus simples : les appellations « gourmand », « fourré », « création » ou « praliné » impliquent presque toujours la présence d'ingrédients de mauvaise qualité et des listes d'additifs interminables. Tournez-vous vers les barres apportant moins de 100 kcal par portion.

COMMENT SE RECALER AU CHANGEMENT D'HEURE ?

L'horloge interne est un mécanisme très influençable, mais aussi, pour les mêmes raisons, très adaptable : elle se synchronise naturellement sur les cycles jour-nuit grâce à la lumière du jour pour induire le cycle veille-sommeil. Il faut environ 10 à 15 jours pour resynchroniser l'horloge interne et adopter un nouveau rythme. On le voit très bien avec les enfants lors du changement d'heure : ceux-ci peuvent être décalés immédiatement et mettre 15 jours à retrouver leurs marques. Pour ancrer vos nouvelles habitudes et instaurer un sommeil réparateur, donnez-vous 15 jours. Comme une cure, ces 2 semaines doivent être destinées à l'amélioration de votre sommeil, sans entorse (sorties tardives, etc.). Au programme : se coucher 1 heure plus tôt et, 1 heure avant le coucher, éteindre tous les écrans.

> "Le corps a besoin d'environ **10 à 15 jours pour s'adapter** à de nouveaux horaires."

IDÉE DÎNER

Céleri-rave râpé en vinaigrette

Sardines en boîte

Blettes à l'ail et à la tomate

Bûche de chèvre

Pain complet

Poire

L'HEURE DU RÉVEIL EST PLUS IMPORTANTE QUE L'HEURE DU COUCHER

L'heure du réveil est presque plus importante que le coucher, car c'est la lumière du matin qui va ancrer physiologiquement le changement avec ce signal qui va le « remettre à l'heure » : respectez le même horaire de réveil le week-end. Ne flanchez pas, rien n'y résiste : rester éveillé tard ou faire la grasse matinée 1 fois pendant ces 15 jours peut bouleverser à nouveau votre horloge naturelle.

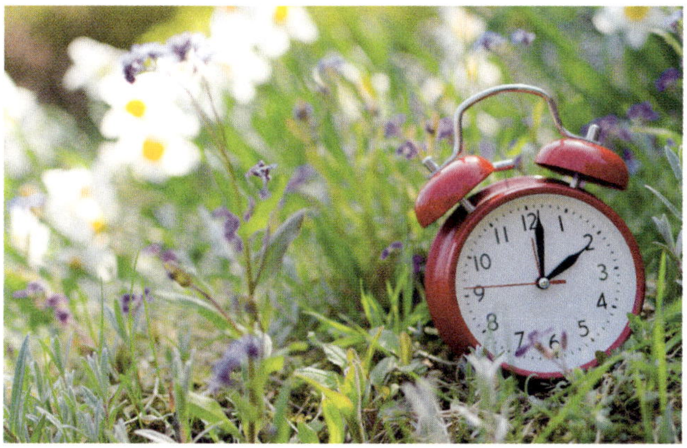

90 minutes

C'est la durée d'un cycle de sommeil en moyenne.

Que penser de la tendance du réveil aux aurores ?

La dernière tendance en termes de développement personnel consisterait à se lever 1 à 2 heures plus tôt que d'habitude pour pouvoir faire toutes les activités qui nous font du bien sans empiéter sur notre journée. On serait plus épanoui et même… moins fatigué ! L'idée est séduisante puisqu'il s'agit de se consacrer du temps. Mais concrètement, avant de se lancer dans ce genre de pratique, mieux vaut être débarrassé de tout problème de sommeil. Autrement dit, il est bien plus urgent pour tous ceux qui ont un sommeil difficile de le régler et d'apprendre à bien dormir que d'empiéter sur un temps de repos déjà bien malmené.

DIMANCHE

25

OCTOBRE

Saint Crépin

-1 h

IDÉE DÎNER

Salade d'épeautre

Morbier

Pain aux graines de sésame

Compote pomme-pruneaux

40 %

d'oméga 3 dans l'huile de cameline.

L'HUILE DE CAMELINE

La cameline, originaire d'Europe du Nord et d'Asie centrale, est également connue sous le nom de sésame d'Allemagne ou de graine oléagineuse sibérienne. En France, on parle de « lin bâtard ». La cameline est de la même famille que la graine de colza. Son huile vierge, de couleur jaune or à la saveur d'amande, est idéale pour sublimer vos salades ou vos plats de légumes. Attention cependant : il s'agit d'une huile d'assaisonnement exclusivement.

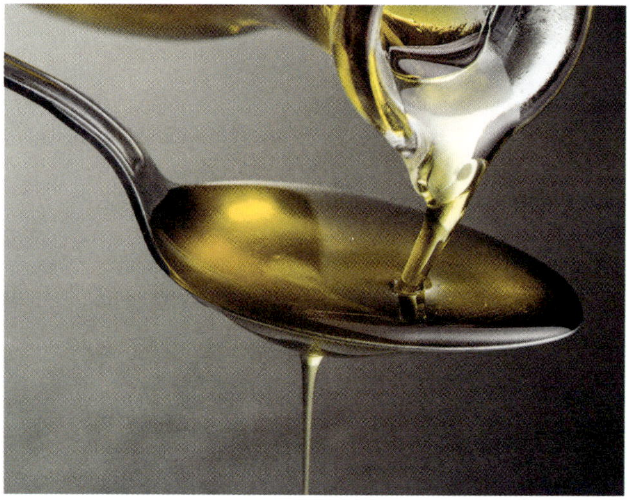

"L'huile de cameline fait partie des huiles végétales à privilégier **en assaisonnement, crue uniquement.**"

UNE HUILE ÉQUILIBRÉE

L'huile de cameline a à la fois une faible teneur en acides gras saturés et un fort taux d'acides gras polyinsaturés oméga 3/oméga 6. Ceci en fait une huile de haute qualité. C'est en effet l'une des huiles les plus riches en acide linolénique (oméga 3) permettant de rétablir la balance oméga 6/oméga 3, largement supérieure aux recommandations en Europe (rapport plus proche de 14 que de 5 comme conseillé). Par ailleurs, elle est également très stable grâce à sa teneur en vitamine E et à sa richesse en phytostérols.

Salade d'épeautre

(À PRÉPARER LA VEILLE)

POUR 1 PERSONNE

25 g de petit épeautre • 1 tomate • 150 g de concombre • Quelques feuilles de menthe fraîche • 1 gousse d'ail • 50 g de pois chiches (poids net égoutté) • ¼ de citron • 1 c. à c. d'huile de cameline • Sel et poivre

1. Laver le petit épeautre et le faire tremper dans un grand volume d'eau pendant toute une nuit.

2. Le lendemain, jeter l'eau de trempage, et replacer le petit épeautre dans une fois et demie son poids en eau. Porter à ébullition et laisser mijoter à feu très doux 20 à 30 min. Laisser ensuite gonfler hors du feu et égoutter.

3. Laver la tomate et le concombre. Les couper en dés. Ciseler les feuilles de menthe. Peler et hacher l'ail très finement.

4. Dans un saladier, mélanger le petit épeautre refroidi, les légumes, les pois chiches, la menthe et l'ail. Arroser de jus de citron, d'huile de cameline et enfin saler et poivrer.

5. Servir bien frais.

LUNDI
26
OCTOBRE

Saint Dimitri

IDÉE DÉJEUNER

Chou rouge émincé en vinaigrette

Curry de Saint-Jacques

Pâtes fraîches

Fromage blanc et miel

Poire

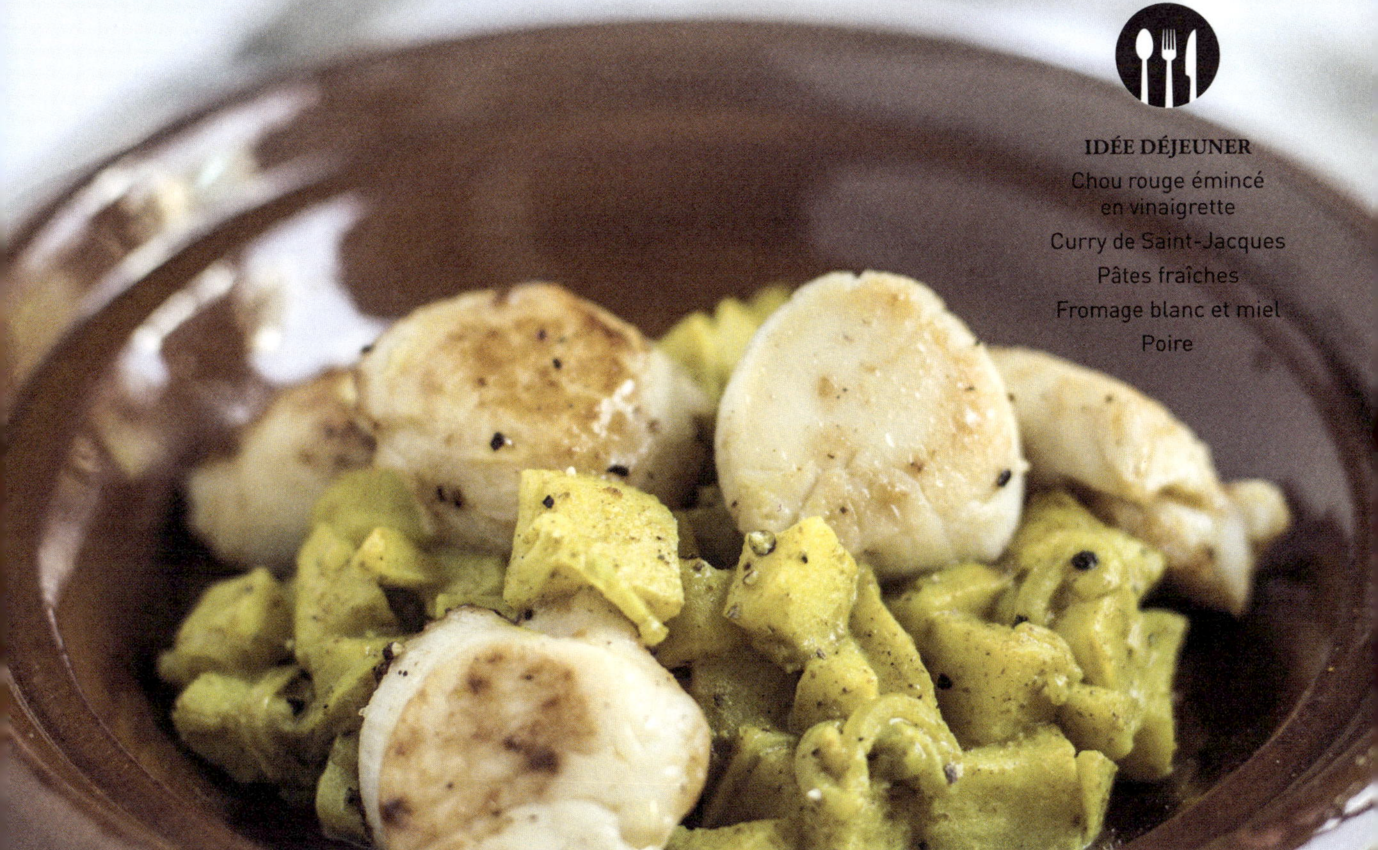

Curry de Saint-Jacques

POUR 1 PERSONNE

1 pomme golden
1 échalote
1 c. à c. de curry
160 g de noix de Saint-Jacques
1 c. à c. d'huile de tournesol
1 c. à s. de lait de coco
Sel et poivre

1. Peler la pomme, ôter le cœur et la couper en dés. Peler l'échalote et la ciseler finement.
2. Dans un plat à tajine ou une petite cocotte, verser l'échalote et la pomme. Faire cuire 10 min à découvert en remuant, et en ajoutant un fond d'eau si besoin.
3. Saupoudrer de curry, saler et poivrer. Couvrir et laisser mijoter 20 min à feu doux.
4. Pendant ce temps, colorer les noix de Saint-Jacques à feu vif sur les 2 faces dans une poêle avec l'huile.
5. Incorporer le lait de coco dans les pommes. Mélanger et déposer les noix de Saint-Jacques sur le dessus. Rectifier l'assaisonnement.
6. Couvrir et poursuivre la cuisson encore 10 min. Servir aussitôt.

MARDI

27

OCTOBRE

Sainte Emeline

IDÉE DÉJEUNER

Maïs doux en vinaigrette

Aiguillettes de dinde poêlées au paprika

Mélange de légumes pour couscous vapeur

Fromage blanc avec des figues fraîches

V COMME VITAMINE D

La vitamine D est une vitamine qui permet à l'organisme d'absorber le calcium des aliments. Elle est synthétisée essentiellement par le corps grâce à l'action du soleil sur la peau. C'est pour cela qu'une alimentation riche en vitamine D est recommandée pendant la grossesse, d'autant plus que l'exposition solaire doit être évitée pendant cette période.
La carence en vitamine D est fréquente, en particulier en fin de grossesse et durant la saison hivernale.
La vitamine D est présente essentiellement dans les poissons gras, les œufs, les produits laitiers, ou huiles végétales enrichies.

15 µg

par jour de vitamine D constitue l'apport journalier conseillé.

Que penser des huiles supplémentées en vitamine D ?

Depuis peu, des huiles combinées enrichies en vitamine D sont apparues en rayon. Avec environ 5 µg (microgrammes) pour 100 g, 1 cuillerée à soupe (10 g) apporte 0,5 µg de vitamine D et couvre 10 % des apports nutritionnels conseillés quotidiennement. Le risque de surdosage pour la vitamine D est très faible donc autant en profiter !

DES BESOINS ACCRUS PENDANT LA GROSSESSE

Les besoins en vitamine D sont doublés pendant la grossesse. Une supplémentation en vitamine D (10 µg par jour), prescrite uniquement par le médecin et la sage-femme, est recommandée pendant les mois d'hiver et chez les femmes n'ayant aucune exposition solaire. Une dose unique d'une ampoule de vitamine D au début du 6e ou 7e mois de grossesse, est prescrite pour accélérer la croissance, période pendant laquelle le bébé grandit le plus et fabrique son ossature.

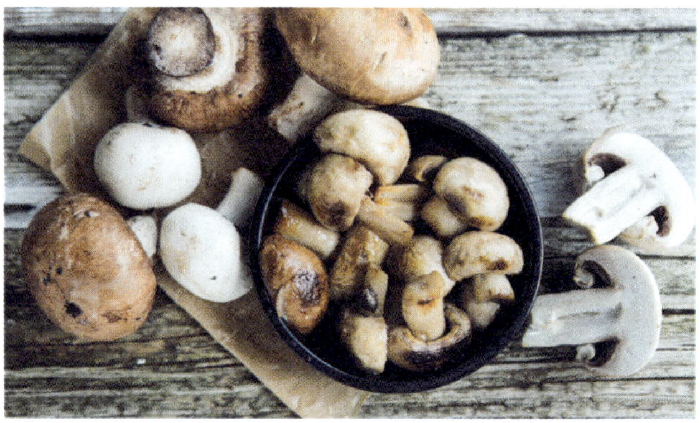

LES CHAMPIGNONS, SEULS VÉGÉTAUX RICHES EN VITAMINE D !

Les champignons sont les seuls végétaux riches en vitamine D. On peut les consommer crus ou cuits, en salade, en soupe ou en accompagnement. Leurs fibres insolubles régulent le transit et leur amidon veille sur la bonne santé de nos intestins. Choisissez des champignons de Paris ou, comme c'est la saison, optez pour des morilles ou des cèpes !

"La vitamine D est essentielle car elle permet à l'organisme de **métaboliser le calcium.**"

MERCREDI
28
OCTOBRE

Saints Simon, Jude

IDÉE DÉJEUNER

Cœurs de palmier et mozzarella, basilic et huile d'olive

Papillote de cabillaud saveurs du sud

Boulgour

Raisin

LE CABILLAUD

Le cabillaud est un poisson d'eau de mer classé parmi les poissons maigres. Lorsqu'il est vendu séché et salé, il est alors appelé « morue ». On le reconnaît à sa moustache au niveau du menton, à sa grosse tête verdâtre et tachetée et à sa ligne blanche sur le dos. Sa chair blanche, fragile et goûteuse (bien qu'un peu fade) contient des arêtes. Avec seulement 105 kcal/100 g et moins de 1 % de lipides, le cabillaud est un aliment diététique par définition. Il est également riche en protéines, et côté vitamines, il présente un intérêt pour la niacine (vitamine B3 ou PP) et pour la vitamine B12 dont il apporte, pour chacune, 45 %/100 g des apports nutritionnels conseillés pour un adulte.

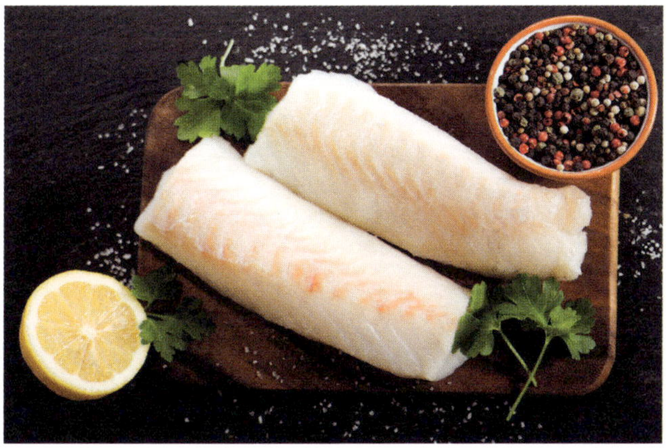

23 g de protéines dans 100 g de cabillaud.

Papillote de cabillaud saveurs du sud

POUR 1 PERSONNE

180 g de filet de cabillaud • 1 pincée de cumin en poudre • 150 g de tomates cerises • 15 g d'olives noires dénoyautées • 10 g de câpres • 1 c. à c. de coulis de tomate • 1 c. à c. d'huile d'olive • 1 c. à s. de basilic ciselé • Sel et poivre en grains

1. Préchauffer le four à 220 °C (th. 7-8).
2. Laver et essuyer le poisson. Le disposer sur une feuille de papier cuisson et saupoudrer de cumin en poudre.
3. Laver et couper les tomates cerises en deux.
4. Couper finement les olives et les câpres. Mélanger avec le coulis de tomate, l'huile d'olive et le basilic.
5. Étaler cette préparation sur le filet de poisson.
6. Disposer les tomates cerises, saler, poivrer et fermer hermétiquement. Enfourner pour 20 à 30 min selon l'épaisseur du poisson. Déguster bien chaud.

> "Le cabillaud est un poisson maigre apportant à la fois des vitamines du groupe B, mais aussi plusieurs minéraux."

UNE SOURCE INTÉRESSANTE EN MINÉRAUX

Côté sels minéraux, le cabillaud est une source intéressante de phosphore avec près de 20 % des ANC pour un adulte pour 100 g de chair de poisson. Il est également riche en sélénium : 60 % des apports journaliers recommandés pour 100 g.

JEUDI

29

OCTOBRE

Saint Narcisse

IDÉE DÎNER

Potage aux légumes de saison

Jambon blanc

Chèvre frais

Pain complet

Compote de fruit de saison

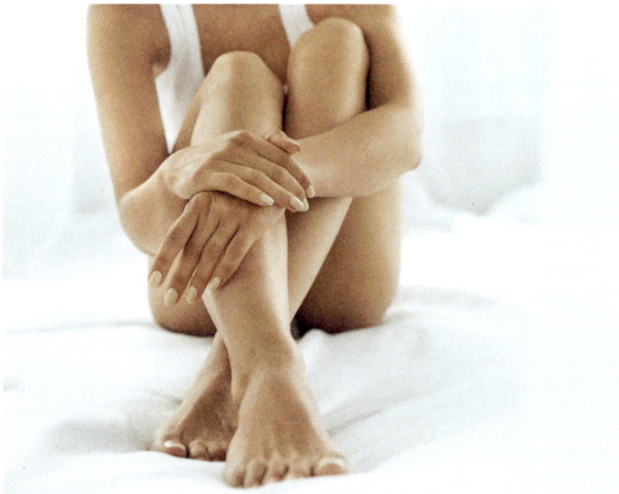

ÊTES-VOUS CONNECTÉ À VOTRE CORPS ?

Parfois, la distance avec le corps arrive sans que l'on s'en aperçoive, à des moments charnières qui nous fragilisent. Il peut s'agir d'une fragilisation émotionnelle (deuil, divorce, burn-out), qui va entraîner une préoccupation morale importante répercutée sur le corps. Ou, à l'inverse, d'un chamboulement physique (prise de poids importante, grossesse...) qui va jouer sur le moral. Dans les deux cas, cela active la dissociation corps/esprit. Ne laissez pas ces situations perdurer : si vous ne ressentez pas le besoin de vous reconnecter à votre corps aujourd'hui, gardez en tête qu'il est extrêmement utile, quand vous traversez une crise, de prendre soin de soi, de s'offrir le câlin réconfortant dont on a besoin dans les moments difficiles... Il est encore plus important de faire attention à soi-même et à l'image que l'on projette de soi dans les moments de forte tension, de douleurs extrêmes, ou de chocs.

36 %

des cadres estiment avoir été victimes d'un burn-out (étude Cadremploi, 2019).

LES BIENFAITS DU RELOOKING

Un mot à la mode, mais qui pèse son poids en termes d'estime de soi, de revalorisation et de rapport au corps. Vous pouvez vous offrir des séances avec un coach styliste, afin d'apprécier votre potentiel : en effet, un professionnel verra en vous ce que vous ne voyez pas ou plus, regardera votre corps d'une manière différente et pourra ainsi en faire ressortir le meilleur. Vous pouvez vous inspirer d'émissions télévisées et mettre en place des changements par vous-même ou avec des proches.

UNE COUPE CHEZ LE COIFFEUR

Un bon moyen de se reconnecter à son corps : changer de coupe. Il faut bien sûr que le coiffeur sache ce qui vous correspond et ne vous « rate » pas ! Pour cela, prenez conseil auprès d'un coiffeur-visagiste que vous connaissez ou bien demandez à un proche (qui a du goût en la matière) de vous accompagner. Prenez plusieurs avis, changez de coupe, de couleur, de longueur, cela révélera votre visage d'une nouvelle manière.

> “Le corps est bien plus qu'un outil, et il est essentiel de le choyer au quotidien.”

VENDREDI

30

OCTOBRE

Bienvenue

FROMAGE FRAIS, AFFINÉ : QUELLES DIFFÉRENCES ?

On distingue deux catégories de fromages : le fromage frais et le fromage affiné. Les fromages frais, à tartiner, sont en plus salés et davantage égouttés. Ils se présentent en barquette ou emballés dans une feuille d'aluminium. Ils contiennent plus d'eau que les fromages affinés, c'est pourquoi ils sont souvent moins caloriques. Cependant, leur teneur en matières grasses est variable et dépend d'ajouts de crème pouvant ainsi aller jusqu'à 60 % de lipides, d'où l'intérêt de lire les étiquettes. Les fromages affinés sont beaucoup plus nombreux. Il s'agit de lait caillé sous l'action de présure ou de ferments lactiques qui est ensuite égoutté et mis à « fermenter ».
On finit en le salant, en ajoutant éventuellement des moisissures, puis en l'affinant. C'est ce temps d'affinage qui lui confère son allure définitive, à pâte molle, pressée, cuite ou persillée.

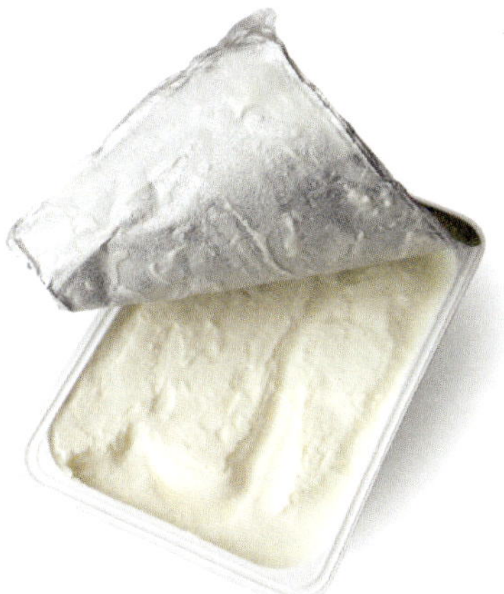

26 g

de protéines dans 100 g de fromage à pâte pressée.

"**Frais ou affiné**, le fromage apporte des protéines et de la vitamine A."

LES FROMAGES À PÂTE PRESSÉE, PLUS RICHES EN PROTÉINES

Sur le plan nutritionnel, les fromages présentent les mêmes intérêts que le lait, c'est-à-dire une vraie richesse en protéines, variable selon le produit et surtout le contenu en eau, qui « dilue » les protéines ! Toutefois les fromages les plus riches en protéines sont les variétés à pâte pressée. Les autres fromages affichent une quantité variable de protéines, de 15 % pour les fromages pour enfants jusqu'à 20 % pour les fromages italiens et surprise, les fromages allégés. Le vrai avantage nutritionnel des fromages est leur teneur en calcium. Il faut rappeler, n'en déplaise à leurs détracteurs, que les produits laitiers peuvent couvrir environ 45 % des besoins en calcium chez les adultes, un taux qui est encore plus important chez les enfants. On y trouve également de la vitamine A, ainsi qu'un peu de vitamine D.

IDÉE DÎNER

Potage au potiron

Mâche au thon, dés d'emmental en vinaigrette

Pain aux graines

Figues fraîches

Un fromage **AOP**

Les fromages d'appellation contrôlée (AOP) font aujourd'hui partie des rares produits qui ne contiennent ni conservateurs, ni additifs, ni colorants. Un gage de qualité qui fait partie du patrimoine gastronomique français. Alors, autant opter pour ces fromages, surtout qu'en matière de choix, il y en a pour tous les goûts !

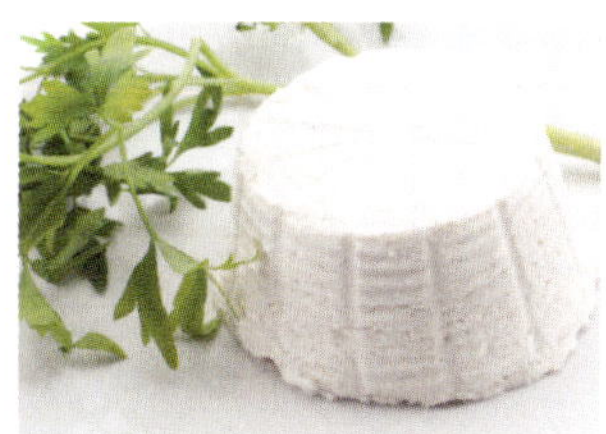

SAMEDI
31
OCTOBRE
Saint Quentin

IDÉE DÉJEUNER

Salade de lentilles à l'huile de noix

Poulet safrané à la pomme

Haricots beurre

Fromage blanc et raisins secs

318 µg

de provitamine A (bêtacarotène) dans 100 g de safran.

LE SAFRAN

Le safran est une épice aromatique issue d'une fleur, le crocus à safran ou *Crocus sativus* en latin, *sativus* signifiant « filament ». Ce sont en effet les trois filaments que produisent ces fleurs qui sont recueillis manuellement puis séchés. Ces filaments sont de couleur brun-orangé. Leur saveur chaude et amère libère une odeur piquante. Ll s'agit d'une épice plutôt rare et chère. Plus de 100 000 crocus sont en effet nécessaires pour récolter 500 g de safran. Cependant, le pouvoir colorant et aromatique du safran étant très puissant, il suffit d'environ deux filaments par personne pour parfumer un plat. Il donnera une couleur et un parfum unique à toutes vos préparations sans apporter de calories.

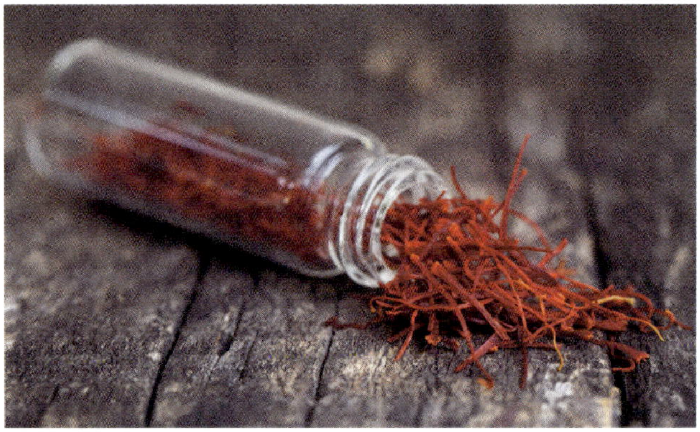

"L'une des épices les plus chères au monde, le safran donne aux plats un parfum inimitable et consommé en quantité, c'est une bonne source de vitamines."

Poulet safrané à la pomme

POUR 2 PERSONNES

250 g d'escalopes de poulet • 1 pomme • 2 tomates • 2 pincées de safran • 2 c. à s. de crème fraîche • 1 brin de coriandre • Sel, poivre

1. Couper les escalopes de poulet en dés et les faire revenir à sec dans une poêle à revêtement antiadhésif.
2. Laver et éplucher la pomme. Couper les tomates en dés et râper la pomme.
3. Les ajouter au poulet ainsi que le safran et mélanger. Laisser cuire 10 à 15 min.
4. Ajouter la crème, saler, poivrer. Poursuivre la cuisson 5 min. Servir décoré de coriandre ciselée fraîche.

UNE ÉPICE MÉDICINALE MILLÉNAIRE

Les propriétés médicinales du safran sont connues depuis des millénaires : anti-inflammatoire, hémostatique et antiallergique, il stimule en outre le système immunitaire. Les chercheurs se penchent aujourd'hui sur ses effets potentiels pour prévenir la maladie d'Alzheimer, la dépression et le stress. Enfin, le safran est l'un des végétaux les plus riches en vitamine B2 et renferme des caroténoïdes, précurseurs de la vitamine A.

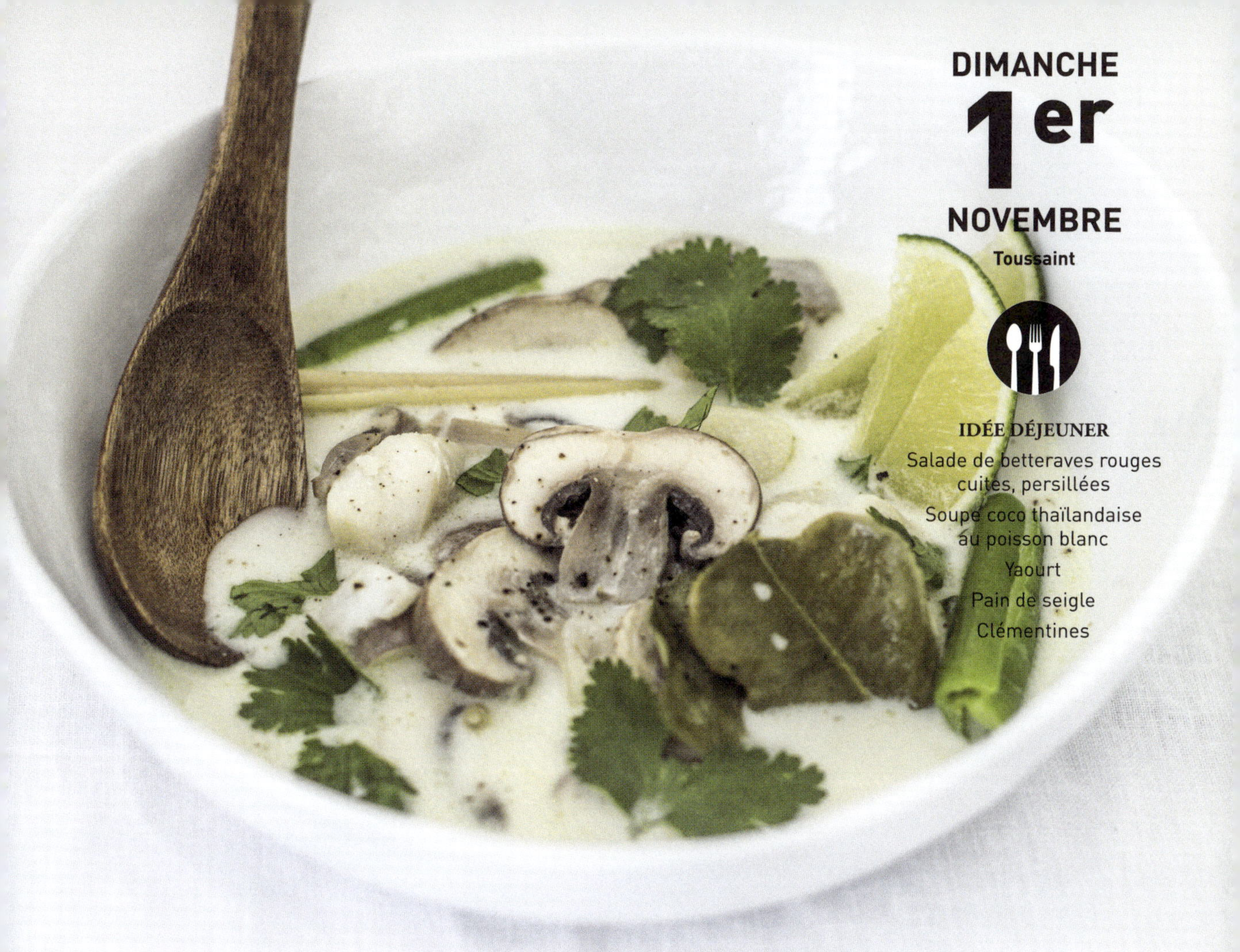

DIMANCHE

1er

NOVEMBRE

Toussaint

IDÉE DÉJEUNER

Salade de betteraves rouges cuites, persillées

Soupe coco thaïlandaise au poisson blanc

Yaourt

Pain de seigle

Clémentines

Soupe coco thaïlandaise au poisson blanc

POUR 2 PERSONNES

2 gousses d'ail
1 échalote
1 c. à s. de gingembre frais
1 c. à s. d'huile de tournesol
500 ml de bouillon de poule
¼ de piment frais sans pépins
200 ml de lait de coco
5 feuilles de kaffir
5 champignons
1 c. à c. de sauce nuoc-mâm
1 petit filet de poisson blanc (environ 250 g)
Le jus de 1 citron vert
Quelques feuilles de coriandre
Sel et poivre

1. Peler et hacher l'ail et l'échalote. Peler et râper le gingembre.
2. Dans une casserole, faire revenir l'ail, l'échalote et le gingembre avec l'huile de tournesol jusqu'à ce qu'ils deviennent translucides.
3. Ajouter le bouillon et le piment. Verser le lait de coco, les feuilles de kaffir, les champignons émincés et la sauce nuoc-mâm, puis remuer. Ajouter le poisson en morceaux et laisser mijoter de 4 à 6 min.
4. Hors du feu, verser le jus de citron vert, du sel et du poivre. Servir dans un bol parsemé de feuilles de coriandre ciselées.

LUNDI

2

NOVEMBRE

Défunt

IDÉE DÎNER

Potage au potiron à la crème

Boulgour aux pois chiches et coulis de tomate

Fromage

Orange

FAIRE DU SPORT : ÇA RÉVEILLE ET ENDORT À LA FOIS !

Savez-vous que faire du sport, cela permet aussi de mieux s'endormir ? En effet, la pratique sportive régule l'horloge interne, et ainsi, après avoir également stimulé le corps, une séance permet de mieux dormir. Forcément, en dormant mieux, on est d'autant moins fatigué… Les deux phases boost et repos sont à tel point vérifiées que l'on conseille d'éviter la pratique sportive quelques heures avant de se coucher, sans quoi vous serez encore dans la phase énergétique, qui, au contraire, pourra vous empêcher de trouver le sommeil. En plus, grâce aux endorphines (notamment la sérotonine) sécrétées pendant l'activité physique, une séance de sport réveille le corps et l'esprit. Surtout, l'activité permet à long terme de se sentir moins fatigué, encore plus si on pratique à l'extérieur : les rayons solaires, qui aident le corps à synthétiser la vitamine D, et la dimension oxygénante du « plein air » favorisent le retour du tonus et de l'énergie.

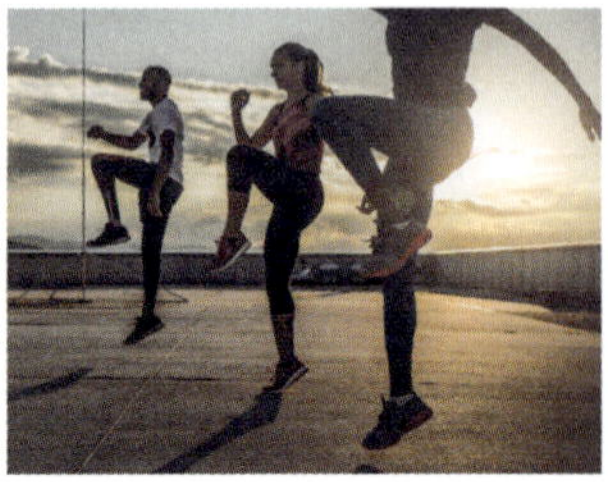

Cette semaine, je fais du sport en fin d'après-midi pour observer les effets sur mon sommeil.

"L'activité physique favorise l'endormissement grâce à la sécrétion d'endorphines, des molécules procurant la détente."

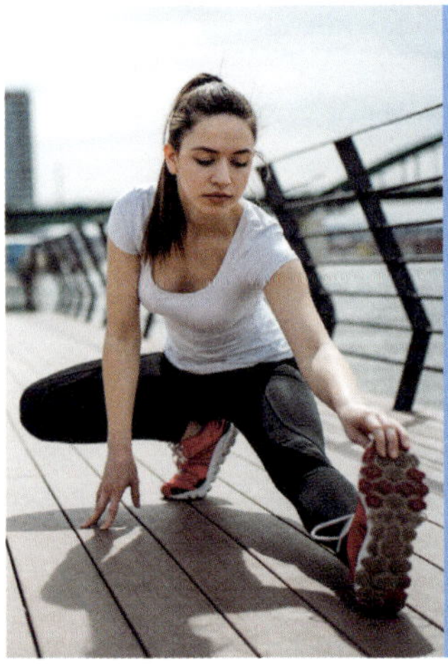

LES ENDORPHINES, LES MOLÉCULES DE LA DÉTENTE

Les endorphines – abréviation de *endogenous morphines* ou morphines endogènes en français –, produites par le cerveau, ont des propriétés analgésiques comparables à celles des opiacés et agissent de manière similaire en bloquant la transmission du signal de douleur. La sensation est ainsi réduite et la tolérance à la douleur s'accroît. L'activité physique permet aussi de diminuer les douleurs fonctionnelles en créant un cercle vertueux. En effet, la douleur a tendance à impacter le moral, surtout dans le cas d'affections chroniques : ressentir un soulagement apporte donc un sentiment de bien-être particulièrement appréciable, qui pousse à continuer à se dépenser physiquement, etc.

30 minutes

d'activité sportive suffisent pour libérer suffisamment d'endorphines et favoriser l'endormissement.

“Une cuisson rapide et douce des aliments est essentielle pour **préserver le plus de micronutriments** possible.

MARDI

3

NOVEMBRE

Saint Hubert

IDÉE DÎNER

Endives en vinaigrette

1 pavé de saumon en papillote au jus de citron

Fondue de poireaux vapeur à la crème safranée

Fromage blanc

Pain complet

Kaki

QUE PENSER DE LA FRITURE ?

Limitez les fritures à deux par semaine. Les huiles de friture impliquent une surveillance particulière car les triglycérides se dégradent au long des cycles d'utilisation. Un filtrage après chaque usage et un changement toutes les cinq utilisations sont conseillés. Mieux vaut jeter une huile qui a moussé ou fumé, même dès les premières fritures. Choisissez les huiles au point de fumage élevé, ou vérifiez bien que votre huile porte l'indication « pour friture ».

CUISSON À L'EAU OU À LA VAPEUR, QUELLE EST LA DIFFÉRENCE ?

Quand on cuit des aliments à l'eau, une partie des vitamines et des minéraux hydrosolubles qu'ils contiennent va se diffuser dans l'eau de cuisson. Il est possible de réduire ces pertes en limitant la quantité d'eau et en la salant légèrement. Il est également intéressant de conserver cette eau de cuisson et de la consommer par la suite en bouillon de légumes ou pour la cuisson d'autres aliments. Quant à la cuisine à la vapeur (dans une cocotte-minute ou cuiseur-vapeur), elle consiste à cuire l'aliment par contact avec de la vapeur d'eau. Sans contact direct entre l'eau et l'aliment, les nutriments et les qualités gustatives seront mieux conservés. D'autant plus si l'on prend soin de limiter la température et le temps de cuisson.

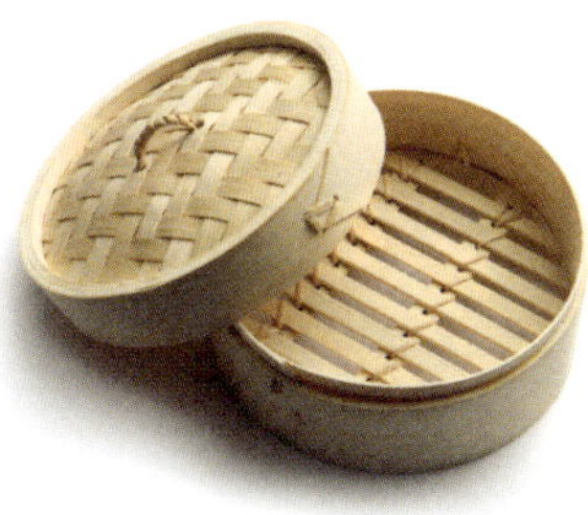

15 %

C'est la perte maximale en vitamine A engendrée par la cuisson.

La cuisson au wok est-elle bonne pour la santé ?

Le wok est un ustensile de cuisson d'origine chinoise qui ressemble à une grande poêle en forme de demi-sphère. Cette forme spécifique permet une cuisson homogène et ne requiert que peu d'ajout de matières grasses. La cuisson se veut rapide, laissant les légumes encore croquants, et permet ainsi de conserver la saveur des aliments et, dans un même temps, de mieux préserver leurs qualités nutritionnelles. Mais sachez que si vous utilisez de l'huile dans un wok, elle pourra atteindre une température de 240 à 300 °C, ce qui provoque également la formation de composés toxiques. Les poêles à revêtement antiadhésif sont idéales pour limiter l'ajout de matières grasses. Dans tous les cas, il est important de ne pas prolonger la cuisson des aliments, d'éviter la carbonisation, de bien choisir son huile et d'éviter que cette dernière ne surchauffe.

MERCREDI

4

NOVEMBRE

Saint Charles

IDÉE DÎNER

Tartare de crabe à la grenade

Tagliatelles

Saint-marcellin

Pain aux céréales

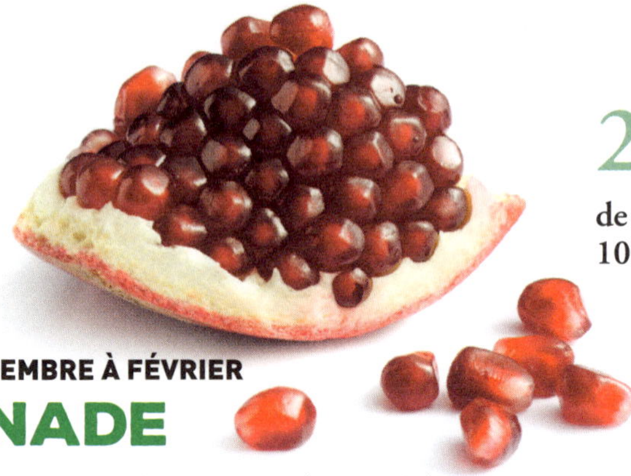

20 mg

de vitamine C dans 100 g de grenade.

AU MARCHÉ DE NOVEMBRE À FÉVRIER

LA GRENADE

La grenade est le fruit du grenadier qui arrive à maturité de septembre à décembre. Ronde et de la taille d'une petite pomme, elle se compose d'une écorce épaisse, ferme et brillante de couleur rouge-marron à maturité. Elle renferme de nombreuses petites graines emprisonnées dans une chair rose translucide, juteuse et charnue. Il s'agit d'un fruit non climactérique, qui ne continue donc pas à mûrir après récolte. La grenade se consomme fraîche, mais également sous forme de jus frais ou fermenté. La grenade est un fruit très rafraîchissant contenant plus de 80 % d'eau. Elle est légèrement plus riche en glucides que la moyenne des fruits (14 %) et apporte 62 kcal/100 g. Elle est particulièrement riche en fibres (3,5 %), essentiellement insolubles, contenues dans les graines, qui peuvent s'avérer irritantes. Le jus filtré est très bien toléré par les intestins fragiles. La vitamine C est bien représentée ainsi que les vitamines du groupe B, et surtout la vitamine B6 qui intervient dans la régulation de l'influx nerveux. Le fer, le zinc, le manganèse et le cuivre sont présents en quantités intéressantes.

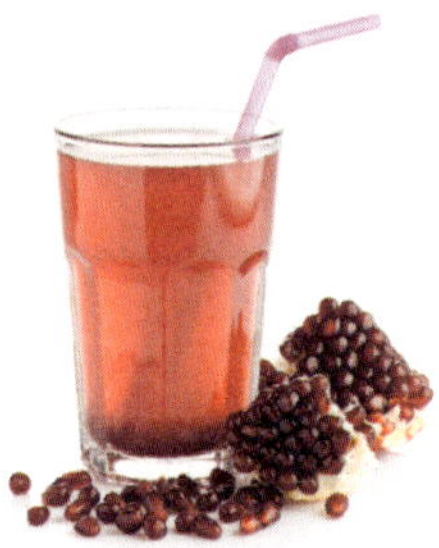

"Riche en antioxydants, **la grenade est peu calorique et contient de nombreuses vitamines,** du potassium, de l'acide folique, ainsi que des polyphénols."

DES PIGMENTS ROUGES ANTI-CANCER

Les pigments rouges de la pulpe sont constitués d'anthocyanes, au fort pouvoir antioxydant, aidant à lutter contre le vieillissement cellulaire. Dans le jus de grenade fermenté, ces polyphénols semblent être particulièrement efficaces aussi pour lutter contre le cancer de la prostate.

Tartare de crabe à la grenade

POUR 2 PERSONNES

100 g de crabe cuit émietté nature • 1 grenade • 1 kiwi • 1 orange • 1 branche de céleri • 2 c. à c. d'huile de colza • 2 feuilles de salade • 1 c. à s. de jus de citron • Sel et poivre

1. Laisser égoutter la chair de crabe.
2. Ouvrir la grenade et récupérer les grains.
3. Peler le kiwi, rincer et le couper en dés.
4. Peler l'orange à vif et prélever les suprêmes. Les couper en dés et conserver le jus.
5. Rincer le céleri et le couper en petits dés.
6. Mélanger l'ensemble de ces ingrédients avec le crabe émietté, le jus de l'orange, le jus de citron et l'huile. Assaisonner. Réserver au frais au moins 1 h et dresser sur une feuille de salade.

JEUDI 5 NOVEMBRE

Sainte Sylvie

IDÉE DÎNER

Potage de légumes maison

Salade d'endives et dés de jambon cuit à la ciboulette

Brie de Meaux

Pain de seigle

Orange

Que penser du **sirop d'agave ?**

C'est le nouveau sirop tendance pour remplacer le sucre blanc. Il est issu de l'extraction de la sève du cœur du cactus, le plus utilisé étant l'agave bleu. Celle-ci est ensuite concentrée afin d'obtenir un sirop riche en fructose (76 %). Il est 22 à 25 % moins calorique que le sucre et son index glycémique est de 19. Lisez bien la liste des ingrédients afin de vous assurer d'acheter réellement un produit contenant 100 % de sirop d'agave, et non coupé avec un sirop de blé ou de maïs bien moins chers et dont les propriétés nutritionnelles ne sont pas les mêmes.

270 kcal

dans 100 g de sirop d'érable.

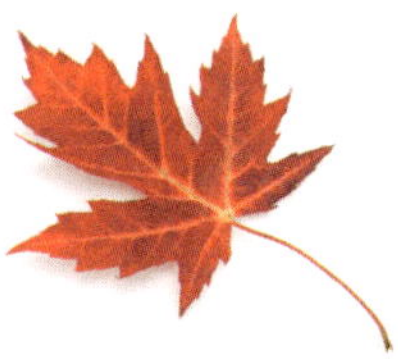

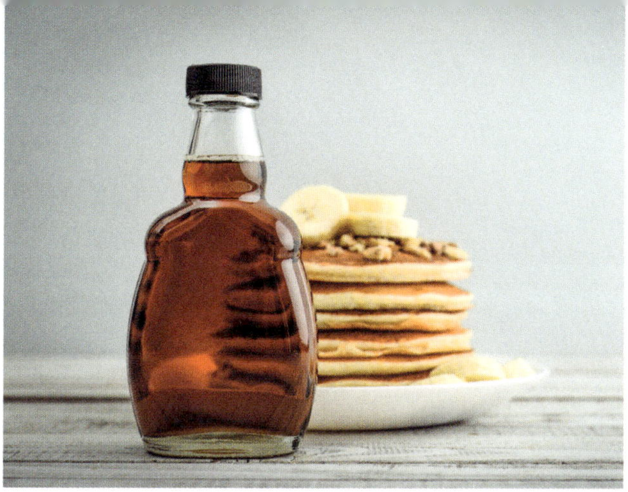

VAUT-IL MIEUX SUCRER AU SIROP D'ÉRABLE ?

Le sirop d'érable est l'un des ingrédients phares de la cuisine québécoise. On l'obtient par évaporation, à partir de l'eau d'érable à sucre recueillie par coulée au printemps. Il est moins riche en sucre du fait de sa nature de sirop (61,5 % de saccharose, 1,5 % de glucose, 1,5 % de fructose) et contient près de 34 % d'eau, il est donc moins calorique que le sucre pur, soit 270 kcal contre 400 kcal avec un index glycémique de 54. Faites bien attention à choisir, comme pour les précédents, un produit 100 % sirop d'érable, les mentions « saveur d'érable » ou « arôme d'érable » ne constituent pas une garantie que le produit contient effectivement du sirop d'érable. Ce qui pose problème finalement dans notre alimentation aujourd'hui, ce n'est pas le « sucre » en soi, mais la quantité que nous consommons et tous les sucres cachés dans les produits industriels. Le sucre blanc comme le sirop d'érable sont à limiter ; la totalité des sucres ne doit pas dépasser 10 % de l'apport énergétique total journalier (50 g environ).

> "Cet ingrédient phare de la cuisine québécoise **peut remplacer le sucre blanc** pour varier les saveurs, mais cela reste un produit sucré à limiter."

LE PROBLÈME CE N'EST PAS LE TYPE DE SUCRE, MAIS SA QUANTITÉ

Aujourd'hui, la consommation de sucre en France est de l'ordre de 100 g par jour et par personne. Avec une diminution notable du sucre en morceaux et du sucre en poudre, mais une augmentation de sa consommation dans les boissons sucrées, produits laitiers, glaces, confiseries, et autres gourmandises. Il faut souligner que, contrairement à une idée reçue, les hommes consomment plus de sucre (environ 60 %) que les femmes !

VENDREDI

6

NOVEMBRE

Sainte Bertille

IDÉE PETIT DÉJEUNER

Café, thé ou infusion

Pain aux graines

Purée de noisettes

Lait demi-écrémé

1 pomelo

116 mg

de calcium pour 100 g de lait demi-écrémé UHT.

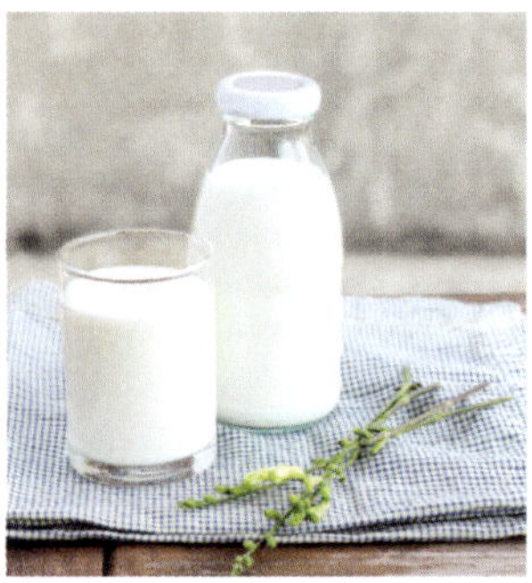

LAIT ENRICHI EN VITAMINE D

Si vous voulez tester le lait enrichi en vitamine D, choisissez un lait origine France, avec du lait demi-écrémé et de la vitamine D pour seuls ingrédients.

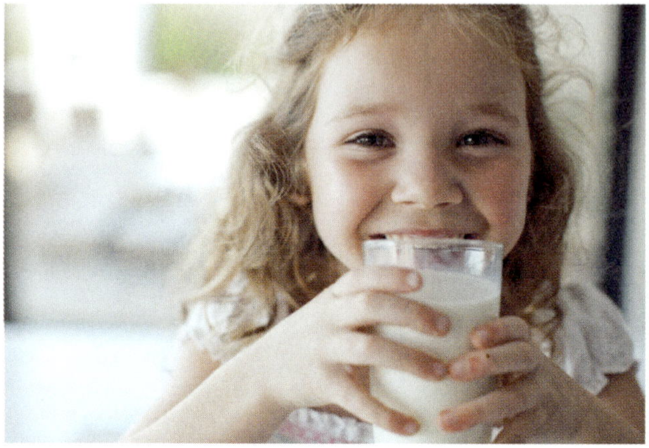

LES LAITS ENRICHIS

Il existe, en plus du lait classique, de très nombreuses variétés de lait. La mode est au lait enrichi, car la législation le permet. Les laits enrichis en calcium ou en vitamine D sont les plus intéressants, car ce sont les principales carences dans la population (personnes âgées, enfants, adolescents). La différence entre un lait enrichi en calcium et un lait non enrichi est faible, au maximum 24 mg pour 100 g. Or, ces produits coûtent plus cher que le lait demi-écrémé de base. Ils ne peuvent être intéressants que pour compenser une éventuelle carence ! Certains laits enrichis en fibres contiennent les mêmes valeurs nutritionnelles que le lait écrémé ou demi-écrémé. Les fibres solubles vont avoir un effet favorable sur le transit intestinal. Ce lait sera donc conseillé aux personnes fragiles au niveau digestif. De plus, ce lait est enrichi en vitamines (A, B et D). Il est recommandé pour les seniors. Certains autres sont enrichis en vitamines ou en protéines, mais avec un intérêt très faible par rapport au lait classique.

Que penser **des laits de croissance ?**

Pour les enfants de 10 mois à 3 ans, il existe des laits de croissance, qui apportent des acides gras essentiels, du fer et du calcium, tout en étant moins riches en protéines que le lait de vache. Ce sont des laits mieux adaptés aux besoins nutritionnels des petits enfants. La composition du lait de croissance est prévue par un arrêté du 11 janvier 1994. Ces laits contiennent toujours de la vanilline, qui est un arôme de vanille pour masquer le goût du fer. Malheureusement, ces laits sont relativement chers et ne sont pas à la portée de toutes les bourses.

"Seuls les laits **enrichis en calcium et en vitamine D peuvent répondre à une réelle carence** chez les personnes concernées."

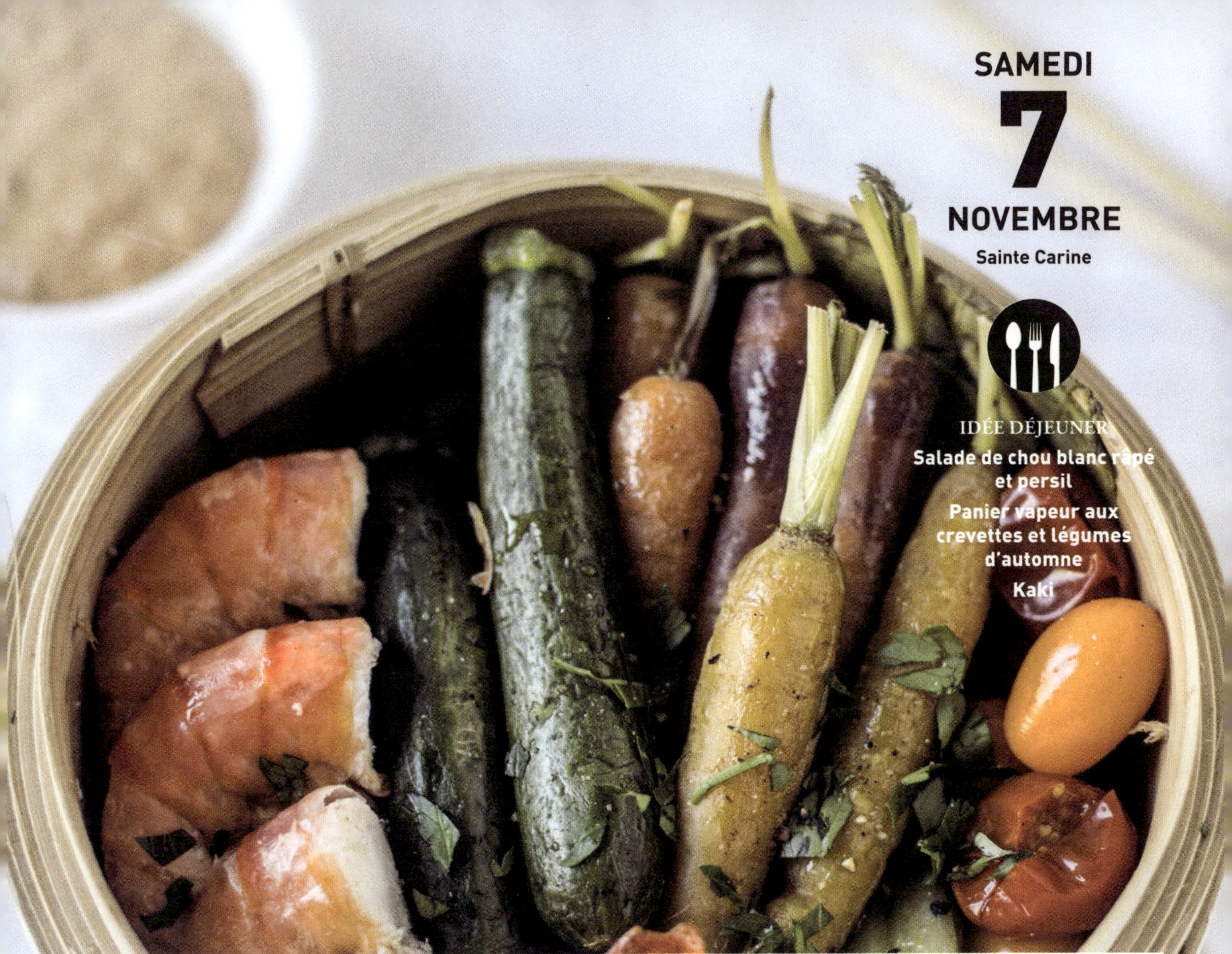

SAMEDI
7
NOVEMBRE
Sainte Carine

IDÉE DÉJEUNER

Salade de chou blanc râpé et persil

Panier vapeur aux crevettes et légumes d'automne

Kaki

Panier vapeur aux crevettes et légumes d'automne

POUR 1 PERSONNE

3 grosses crevettes crues sans tête
3 courgettes miniatures
6 carottes miniatures multicolores
1 bok choï miniature
7 tomates cerises multicolores
1 c. à s. de persil

Sauce cacahuète :
1 échalote
½ gousse d'ail
1 c. à c. de piment en poudre
2 c. à s. de pâte de cacahuète (25 g)
80 ml de lait de coco allégé
Sel et poivre

1. Préparer la sauce. Peler et hacher très finement l'échalote et l'ail. Les faire revenir dans une poêle avec 2 c. à s. d'eau jusqu'à ce qu'ils soient translucides. Ajouter le piment, la pâte de cacahuète et le lait de coco et laisser épaissir un peu. Verser la sauce dans un petit bol.
2. Tapisser un panier en bambou avec une feuille de papier sulfurisé percée de petits trous (vous pouvez aussi utiliser des feuilles de légume type chou vert ou rouge). Remplir d'eau une casserole de taille adaptée au panier en bambou et porter à ébullition.
3. Laver les légumes et les disposer harmonieusement dans le panier, ajouter les crevettes, fermer le couvercle et laisser cuire de 9 à 14 min jusqu'à ce qu'ils soient tendres.
4. À la fin de la cuisson, saupoudrer de persil finement ciselé et tremper les légumes et les crevettes dans la sauce cacahuète.

DIMANCHE

8

NOVEMBRE

Saint Geoffroy

IDÉE DÉJEUNER

Velouté de panais

Risotto aux fruits de mer et au parmesan

Mangue

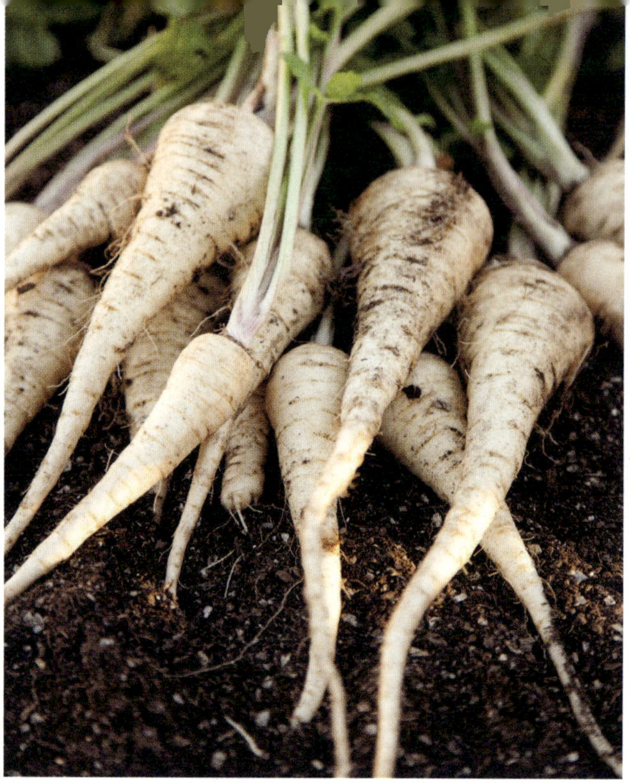

AU MARCHÉ D'OCTOBRE À FÉVRIER

LE PANAIS

Le panais est une racine potagère à la forme assez proche de la carotte, mais de couleur écrue et au goût légèrement plus sucré. Il peut se consommer cuit en soupe, en purée ou dans un pot-au-feu, et il est souvent utilisé mélangé à d'autres légumes en raison de sa saveur assez prononcée. Plus rarement, il se consomme cru et finement râpé en vinaigrette. Comparé à la carotte, le panais est plus riche en glucides avec plus de 17 %, ce qui est nettement supérieur à la moyenne des légumes. Le panais a la particularité de contenir de l'apigénine, au pouvoir antioxydant, et du falcarinol, qui jouerait un rôle dans la prévention des cancers d'après les études réalisées in vitro chez l'animal.

Velouté de panais

POUR 1 PERSONNE

250 g de panais • 150 ml de bouillon de légumes dégraissé • 200 ml d'eau • 1 c. à s. de crème fraîche 15 % de MG • 1 pincée de noix de muscade râpée • Sel et poivre

1. Éplucher, laver et couper les panais en rondelles.
2. Les faire cuire dans le bouillon et l'eau pendant 30 min environ.
3. Mixer la préparation jusqu'à l'obtention d'un velouté, saler et poivrer à votre goût.
4. Placer le velouté dans une grande assiette creuse.
5. Ajouter la crème sous forme de quenelle et saupoudrer de noix de muscade. Déguster bien chaud !

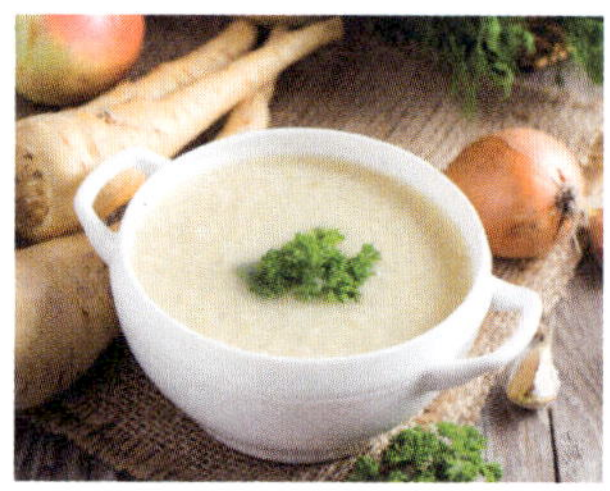

70 kcal

Le panais est assez riche en glucides et apporte près de 70 kcal pour 100 g.

UNE BONNE SOURCE DE VITAMINES ET DE MINÉRAUX

Le panais est riche en vitamines et en minéraux, plus particulièrement en potassium avec 375 mg/100 g et en manganèse. Côté vitamines, il apporte des vitamines B5, B6, B9, C et E en quantités intéressantes.

"Le panais est une **bonne source de fibres alimentaires**, principalement de fibres insolubles, qui aident à lutter contre la constipation."

"Les acides gras provoquent une augmentation du mauvais cholestérol sanguin et une diminution du bon cholestérol."

LUNDI

9

NOVEMBRE

Saint Théodore

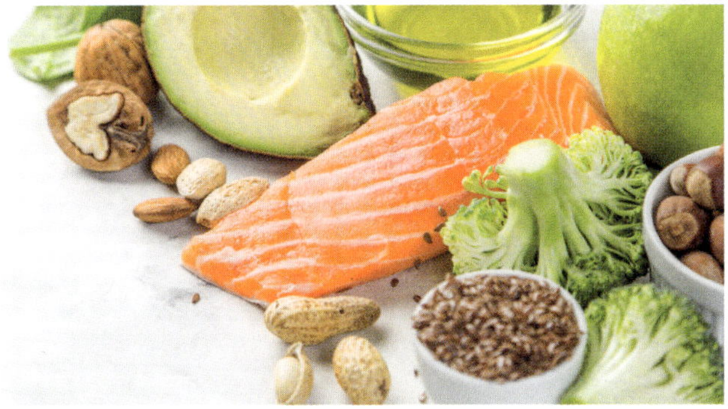

2 %

C'est le seuil maximal d'apport énergétique total en acides gras trans recommandé quels que soient l'âge et le sexe.

IDÉE DÎNER

Potage au potiron et à la crème

Riz complet, pois chiches, coulis de tomate

Petits-suisses nature

QU'EST-CE QUE LES ACIDES GRAS TRANS ?

Il s'agit d'acides gras à l'origine insaturés qui se transforment dans une configuration différente, leur conférant des propriétés physico-chimiques particulières. Les acides gras insaturés trans sont d'origine naturelle ou industrielle. Les acides gras trans naturels sont produits dans l'estomac des ruminants. Ils se retrouvent dans la viande, et particulièrement les parties grasses, le beurre, la crème, le lait et les produits laitiers. Les acides gras trans d'origine technologique sont synthétisés par des procédés industriels, comme l'hydrogénation partielle des huiles végétales. Ce procédé permet de faire passer une huile liquide à l'état solide, la rendant ainsi plus stable et moins sensible à l'oxydation et au rancissement. Ces huiles hydrogénées ou partiellement hydrogénées sont utilisées dans l'industrie agroalimentaire. On les trouve dans de nombreux produits industriels, comme les viennoiseries, les biscuits, les barres chocolatées, certaines margarines, les pizzas... Les acides gras trans peuvent également se former lors de l'utilisation domestique d'huile pour la cuisson, lorsque celle-ci est chauffée à trop haute température.

L'HUILE DE SÉSAME, POUR LA CUISSON ET L'ASSAISONNEMENT

Pour éviter de consommer ces acides gras trans, il faut utiliser de bonnes huiles de cuisson. L'huile de sésame en fait partie, à condition de ne pas monter trop haut la température de cuisson. Ses atouts sont nombreux et son goût est prononcé. Très riche en acides gras insaturés, elle possède une teneur élevée en antioxydants ainsi que de la lécithine, bénéfique aux cellules nerveuses et cérébrales, et se consomme en cuisson comme en assaisonnement.

Que penser **des fritures à l'huile de colza des fast-foods ?**

Attention aux fréquentes visites au fast-food ! L'huile utilisée dans ces « restaurants » est riche en acides gras saturés, voire en acides gras trans. La plupart affirment utiliser de l'huile de colza, réputée bonne pour la santé, mais ils l'emploient sous une forme hydrogénée, donc riche en acides gras trans qui augmentent le taux de mauvais cholestérol et diminuent le bon cholestérol.

MARDI

10

NOVEMBRE

Saint Léon

IDÉE DÉJEUNER

Rumsteck grillé au ketchup

Rondelles de carottes vapeur, huile de noix

Spaghettis au beurre

Fromage blanc

Poire

SURVEILLEZ LA MATIÈRE GRASSE ET LE SUCRE UTILISÉS !

Des matières grasses d'origine végétale, beaucoup moins chères pour les industriels que le beurre de cacao, sont autorisées, comme l'huile de palme ou le beurre de karité, même si elles ne doivent pas dépasser 5 % du produit fini. Pour les tablettes de chocolat, le premier élément de la liste (pour le chocolat noir) doit être tout simplement : la pâte de cacao ; ensuite la seule matière grasse à rechercher doit être le beurre de cacao et du vrai sucre (saccharose) et non du fructose ou pire du glucose-fructose.

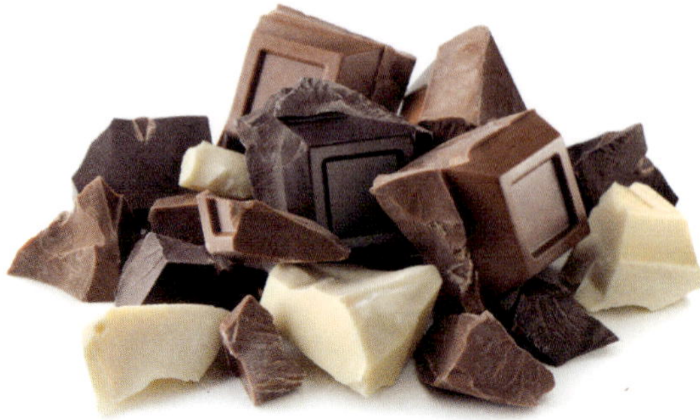

C COMME CHOCOLAT

Il existe plusieurs sortes de chocolat. Le chocolat noir (amer et mi-sucré) contient de 35 à 99 % de pâte de cacao, du beurre de cacao, du sucre en proportion variable et éventuellement un arôme. Le chocolat au lait contient de la poudre de lait, des arômes, notamment de la vanille, et 25 % de cacao au minimum. Le chocolat blanc est exclusivement fabriqué à partir de beurre de cacao, auquel sont généralement ajoutés de la poudre de lait, du sucre et de la vanille. Il ne contient donc pas de pâte de cacao. D'un point de vue nutritionnel, le chocolat a une haute valeur énergétique. Il se distingue des autres produits sucrés par sa teneur en protéines plus élevée, mais il est également très riche en lipides : cette proportion est plus importante dans le chocolat noir, les chocolats au lait et blanc étant plus sucrés. Par ailleurs, le chocolat noir est celui qui renferme le plus de polyphénols (antioxydants), suivi par le chocolat au lait, tandis que le chocolat blanc n'en contient aucun. Celui-ci étant dépourvu de cacao, il ne bénéficie pas de ses qualités nutritionnelles. Le chocolat noir demeure une source intéressante de phosphore, de magnésium et d'oligoéléments. Il s'avère bénéfique pour la santé, aussi peut-on se le permettre chaque jour, à raison de deux carrés (70 % minimum de cacao).

Que penser des **chocolats allégés en sucre ?**

Certains produits mettent en évidence une quantité de sucre inférieure aux autres de la gamme. Cependant, pour compenser ces faibles teneurs en sucre, ils sont enrichis en matières grasses laitières ou végétales et donc plus gras : l'apport calorique reste donc le même.

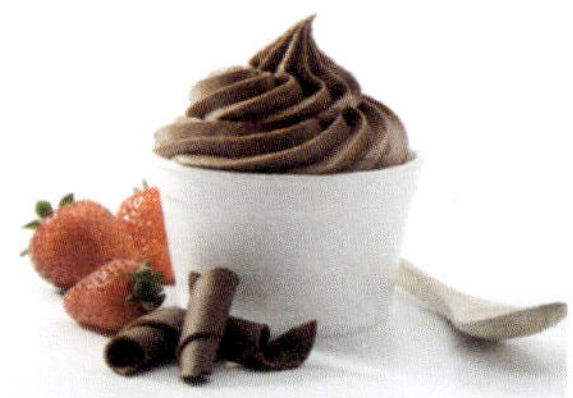

525 kcal

pour 100 g de chocolat en moyenne.

> "Le chocolat est le mélange plus ou moins gras et sucré de **pâte de cacao, de beurre de cacao et de sucre.**"

MERCREDI

11

NOVEMBRE

Armistice 1918

Sauté de seitan à la chinoise

POUR 1 PERSONNE

130 g de seitan • 1 c. à s. de sauce soja • 1 pincée de gingembre en poudre • 1 pincée de poivre de Sichuan • 50 g de champignons noirs • 150 g d'ananas frais ou 110 g d'ananas au sirop égoutté • 1 gousse d'ail • 50 g de poivron vert • 100 g de pousses de soja • 1 c. à c. de vinaigre de cidre

1. Dans un saladier, mélanger la sauce soja, le gingembre et le poivre. Ajouter le seitan coupé en lanières et laisser mariner 30 min.

2. Faire tremper les champignons 30 min dans de l'eau tiède, puis les rincer et les couper en fines lamelles.

3. Couper l'ananas en petits dés. Écraser l'ail. Épépiner le poivron et le découper en lanières. Rincer les pousses de soja. Égoutter le seitan, réserver la marinade.

4. Dans une poêle antiadhésive bien chaude ou un wok, faire revenir à feu vif et à sec l'ail et le seitan. Ajouter le poivron et l'ananas. Laisser cuire 5 min à feu vif. Ajouter les pousses de soja et les champignons et laisser cuire encore 10 min à feu moyen.

6. Mélanger le vinaigre avec un verre d'eau et la marinade. Porter à ébullition, chauffer 2 min. Servir le sauté nappé de sauce.

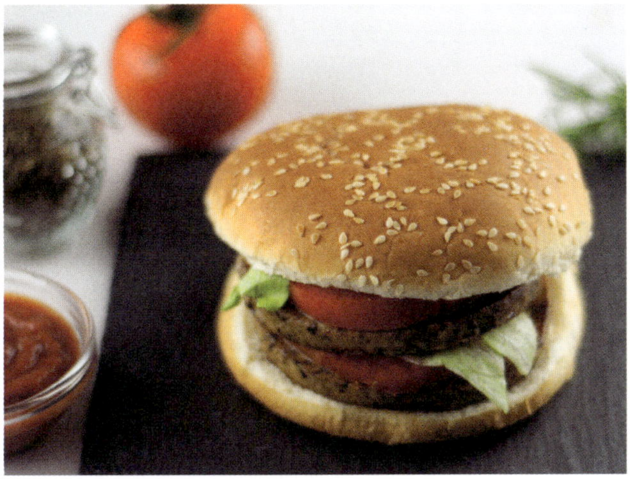

LE SEITAN

Le seitan est une spécialité de l'Extrême-Orient préparée à base de blé ou d'épeautre dont on extrait la fraction protéique, le gluten. On forme une pâte par pétrissage avec de la sauce soja que l'on fait ensuite cuire dans un bouillon à base d'épices. Idéal pour satisfaire les besoins en protéines dans les régimes végétariens, le seitan remplace parfaitement la viande dans les poêlées, les lasagnes et les gratins.

IDÉE DÎNER

Sauté de seitan à la chinoise

Nouilles

Pain de seigle

Yaourt

110 kcal

pour 100 g de seitan.

"Composé de blé ou d'épeautre, **le seitan remplace parfaitement la viande** en apportant des protéines de qualité et très peu de lipides."

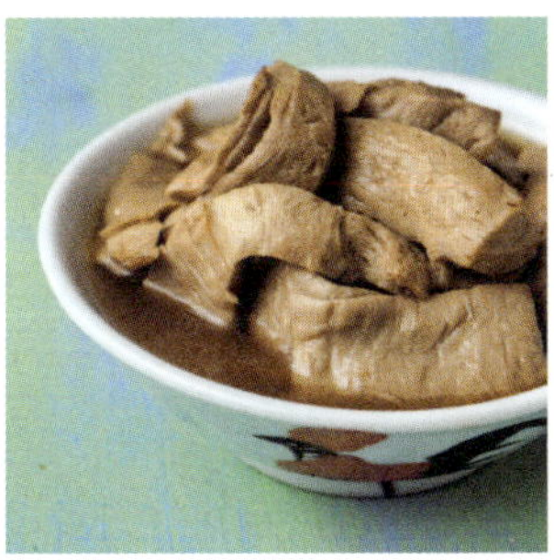

UNE BONNE ALTERNATIVE AUX PROTÉINES ANIMALES

Le seitan est un excellent substitut à la viande, car il possède une teneur élevée en protéines (en moyenne 30 %). Le seitan est plus riche en acides aminés soufrés que les protéines animales et ne contient aucune purine. Il est également pauvre en lipides (moins de 4 %). D'origine végétale, il ne contient donc pas de cholestérol.

JEUDI

12

NOVEMBRE

Saint Christian

IDÉE DÉJEUNER

Mâche en vinaigrette

Rôti de veau

Salsifis poêlés

Patate douce

Fromage blanc

Clémentines

LA NOTION DE GLYCÉMIE

La glycémie est le taux de glucose présent dans le sang. Sa valeur normale varie autour de 1 g/l en moyenne. Celle-ci subit de nombreuses variations : elle augmente après un repas jusqu'à 1,4 g/l, puis revient à la normale, généralement 2 heures après une prise alimentaire. Au contraire, elle peut baisser en cas de jeûne prolongé ou d'activité physique importante. Le dosage de la glycémie s'effectue en laboratoire : un diabète est avéré lorsque la glycémie, à jeun, est égale ou supérieure à 1,26 g/l à deux reprises, ou égale ou supérieure à 2 g/l à n'importe quel moment de la journée.

D COMME DIABÈTE

Le diabète est une maladie chronique causée par une insuffisance ou un défaut d'utilisation de l'insuline qui entraîne un excès de sucre dans le sang. Que l'on craigne un diabète ou que l'on en ait un, et, quel que soit le type de diabète, nous nous interrogeons régulièrement sur la nature des aliments qu'il faut consommer et sur les différentes combinaisons possibles entre eux. La conduite à tenir dans ce cas-là est tout à fait paradoxale, car il existe des règles communes aux trois situations, qui concernent principalement l'hygiène de vie et le mode alimentaire, mais en même temps les « interdictions » ou autorisations ne sont pas du tout les mêmes. Tout dépend de la nature du diabète, mais, généralement, l'alimentation recommandée est bénéfique pour toute la famille. Elle doit couvrir vos besoins énergétiques et s'adapter à votre âge, votre corpulence et votre rythme de vie, et vous aider à prévenir les maladies cardiovasculaires, tout en maintenant impérativement une consommation suffisante de glucides complexes, en privilégiant ceux à index glycémique bas.

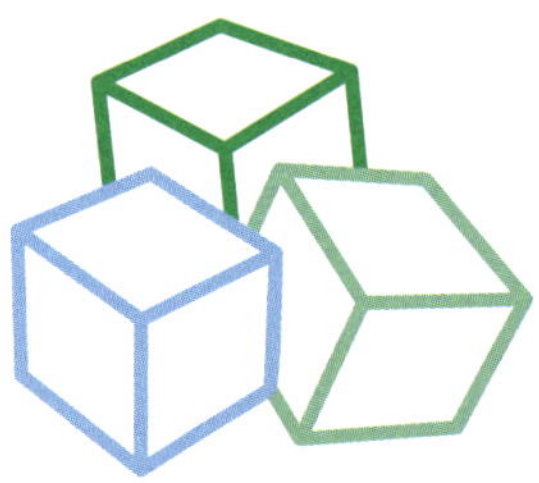

1 g

par litre de sang est le taux de glucose normal, deux heures après une prise alimentaire.

> "Grâce à l'alimentation, **le diabète peut être mieux contrôlé, voire, disparaître.**"

Que penser du jeûne quand on est diabétique ?

La restriction totale d'apports alimentaires lors du jeûne ne signifie pas que le corps ne se nourrit pas. Celui-ci finira par utiliser ses propres structures corporelles, telles que les muscles, les réserves de graisse, voire le capital osseux pour refournir de la même façon au corps les aliments dont il a besoin. Cette pratique nécessitera à peu près autant d'insuline, sauf que les efforts fournis pour refaire du sucre à partir d'autres nutriments appellent également à la dépense d'une somme d'énergie qui majore la sécrétion d'insuline. Le seul jeûne acceptable pour un diabétique de type 2, est un jeûne de 16 heures plutôt qu'une restriction totale. Au moment de la rupture du jeûne, la consommation simultanée d'un produit laitier et d'un fruit, comme la pomme riche en pectine, n'induira pas une augmentation excessive du taux de sucre dans le sang. Pour les diabétiques insulinodépendants (de type 1), le jeûne n'est pas du tout recommandé.

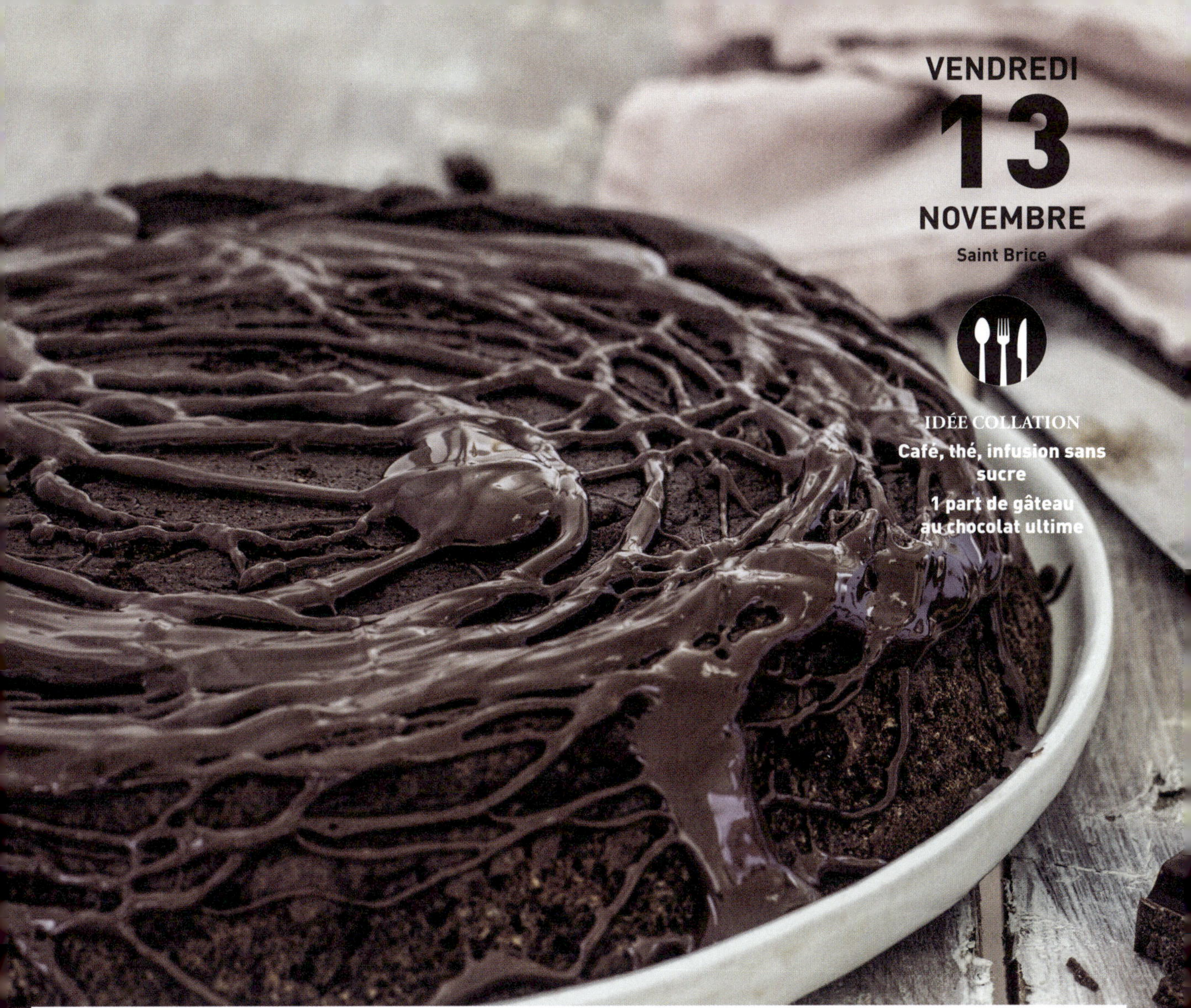

VENDREDI

13

NOVEMBRE

Saint Brice

IDÉE COLLATION

Café, thé, infusion sans sucre

1 part de gâteau au chocolat ultime

Gâteau au chocolat ultime

POUR 8 PERSONNES

200 g de chocolat noir pâtissier (entre 50 et 70 %)
200 g de courgette
4 œufs
50 g de sucre
Extrait de vanille
20 g de cacao en poudre non sucré
30 g de fécule de maïs ou de farine de blé
1 c. à s. de graines de chia

1. Préchauffer le four à 180 °C. Casser le chocolat en morceaux (réserver 2 barres) et le faire fondre deux fois 1 minute au four à micro-onde. Lisser la préparation.
2. Éplucher la courgette et la râper finement (vérifier qu'il y en a bien 200 g).
3. Séparer les blancs d'œufs des jaunes. Fouetter les jaunes avec le sucre et l'extrait de vanille. Ajouter le cacao en poudre, mélanger, puis ajouter un peu de courgette, la fécule, les graines de chia et le chocolat fondu. Mélanger intimement, ajouter le reste de courgette, et mélanger de nouveau.
4. Monter les blancs d'œufs en neige jusqu'à ce qu'ils soient bien fermes, et les incorporer au mélange en soulevant bien la pâte. La verser dans un moule antiadhésif ou tapissé de papier sulfurisé et enfourner pour 30 min.
5. Juste avant de servir, faire fondre le reste du chocolat et le répartir sur le gâteau refroidi.

SAMEDI
14
NOVEMBRE
Saint Sidoine

“La richesse en vitamines et l’amertume du pomelo sont idéales au petit déjeuner pour mettre en appétit et bien démarrer la journée.”

IDÉE DÉJEUNER

Pomelo à la chair de crabe

Dinde tandoori et lait de coco

Quinoa poêlé aux oignons

Panna cotta au coulis de fruits rouges

Pomelo à la chair de crabe

POUR 1 PERSONNE

½ pomelo • 1 petit-suisse nature 20 % de MG • 80 g de chair de crabe • ½ c. à c. de moutarde • 1 poignée de mâche • Sel et poivre

1. Prélever la pulpe du pomelo en conservant sa coque intacte. L’épépiner et la couper en gros cubes.
2. Mélanger le petit-suisse, la chair de crabe et la moutarde dans un grand bol. Assaisonner à votre goût.
3. Laver la mâche et l’essorer. La disposer dans la coque du pomelo, puis ajouter les morceaux de pulpe.
4. Répartir enfin la préparation à la chair de crabe et déguster bien frais.

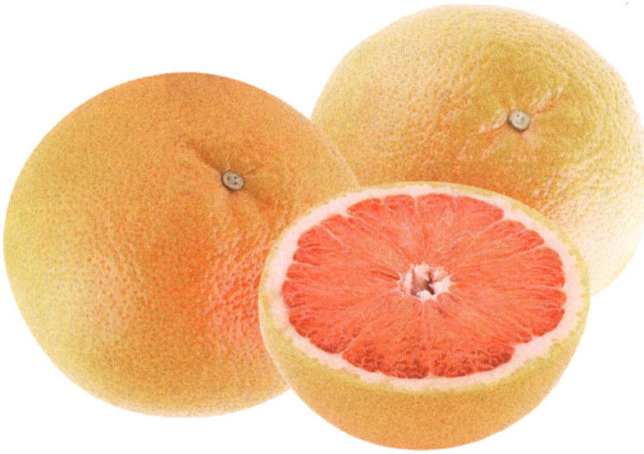

AU MARCHÉ TOUTE L’ANNÉE
PLEINE SAISON DE JANVIER À MAI

LE POMELO

Le pomelo est une variété d’agrumes, souvent appelé pamplemousse à tort. Contrairement au pamplemousse à l’écorce épaisse et qui contient de nombreux pépins, l’écorce du pomelo est mince et sa chair jaune rosée est fine, juteuse et comporte peu de pépins.
Le pomelo est un fruit peu sucré et peu calorique (42 kcal/100 g). Sa saveur acidulée et sa petite amertume agissent en stimulant les sécrétions digestives, le rendant idéal au petit déjeuner ou consommé en entrée. Comme tous les agrumes, la vitamine C est présente en quantité intéressante et reste stable après la récolte grâce à l’écorce qui la protège. C’est une source de vitamine P avec une action favorable sur la résistance des petits vaisseaux sanguins et la provitamine A peut atteindre jusqu’à 0,33 mg dans les pomelos à chair plus colorée.

37 mg

de vitamine C dans 100 g de pomelo.

LE JUS DE POMELO À BOIRE AVEC MODÉRATION

Sous forme de jus, il peut augmenter de façon importante l’absorption de certains médicaments dans l’organisme. L’Afssaps (Agence française de sécurité sanitaire des produits de santé) conseille d’éviter de prendre un jus de pamplemousse dans les deux heures qui précèdent la prise de médicaments, et de limiter la consommation à moins d’un quart de litre par jour.

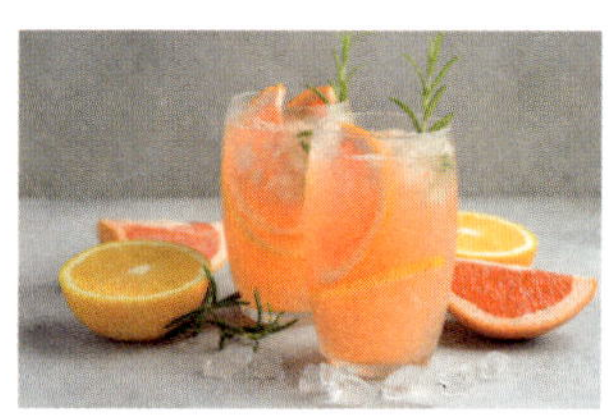

L'HUILE DE PALME, DE COPRAH, POURQUOI SONT-ELLES MONTRÉES DU DOIGT ?

Ces huiles ne ressemblent pas aux autres et devraient plutôt être appelées « graisses », car elles ne sont pas fluides, mais solides à température ambiante, en raison de leur richesse en acides gras saturés. L'huile de coprah ou de coco se vendent en pains, tandis que l'huile de palmiste est peu répandue en France. Cependant, l'huile de palme est utilisée dans la restauration collective et dans de nombreuses préparations industrielles (plats cuisinés, gâteaux…), mélangée à d'autres huiles. En effet, ce sont des huiles moins chères que les huiles traditionnelles, mais elles ont l'inconvénient d'être riches en acides gras saturés et d'augmenter le taux de cholestérol sanguin. En plus d'être liées à la déforestation, il est donc préférable de ne pas y recourir, car consommées en excès, elles favorisent les risques de maladies cardiovasculaires comme l'infarctus du myocarde.

“Coco ou coprah, palme ou palmiste, autant de **graisses utilisées par les industriels**, mais dont la teneur en acides gras saturés est néfaste à long terme sur la santé.”

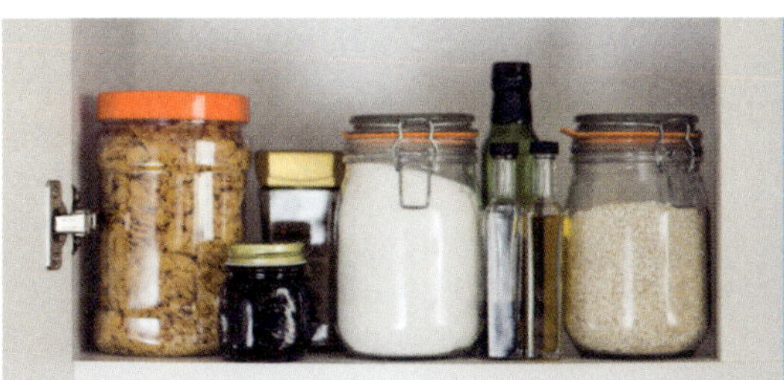

CETTE SEMAINE,

je lis les étiquettes des produits rangés dans mes placards pour voir s'ils contiennent de l'huile de palme ou de coprah. Puis, je trouve des alternatives qui n'en contiennent pas.

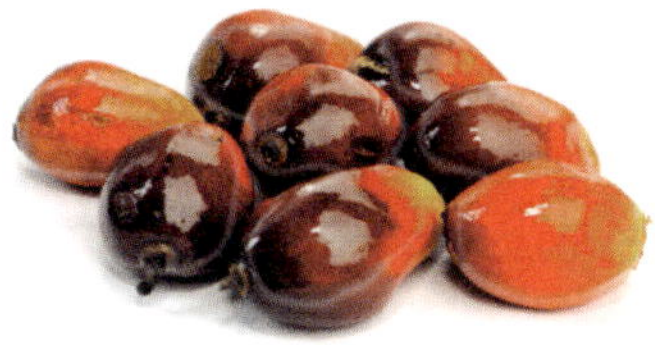

90 %

d'acides gras saturés dans l'huile de coco (ou coprah).

UNE PÂTE À TARTE FEUILLETÉE SANS HUILE DE PALME

Voici un challenge et vous verrez que ce n'est pas si facile à trouver, même en bio ! Au lieu de l'huile de palme, recherchez du beurre par exemple.

DIMANCHE

15

NOVEMBRE

Saint Albert

IDÉE DÎNER

Pousses de soja et dés de betterave en vinaigrette

Filets de sardines en conserve

Blettes sautées à l'ail et coulis de tomate

Pain complet

Yaourt sucré au miel

Kaki

Et l'huile de coco, est-elle si bonne pour la santé qu'on le prétend ?

L'huile de coco est l'une des huiles les plus riches en acides gras saturés, de façon plus ou moins équivalente à l'huile de palme donc elle est peu bénéfique pour la santé. On a tendance à prêter des vertus nutritionnelles à l'huile de coco, or la meilleure utilisation qu'on puisse en faire, c'est comme soin capillaire, mais mieux vaut éviter de la consommer.

LUNDI

16

NOVEMBRE

Sainte Marguerite

IDÉE PETIT DÉJEUNER

Café, thé ou infusion

Flocons d'avoine

Quelques oléagineux (amandes, noix, noisettes)

Boisson de soja enrichie en calcium

Clémentines

CONNAISSEZ-VOUS LES JUS VÉGÉTAUX ?

Appelées à tort « laits végétaux », ces boissons ne sont pas des laits, mais plutôt des jus végétaux. On parle pourtant de « lait d'amande » ou de « lait de coco » car c'est une appellation ancienne. Fabriqués à partir d'amandes, de noisettes, de noix de cajou, de noix de coco... ils sont obtenus à partir du trempage et de la filtration des végétaux. Appréciés par ceux qui ne veulent plus consommer de lait d'origine animale ou qui souffrent d'une intolérance au lactose, ces jus sont parfois enrichis en calcium (on rajoute des algues qui en sont riches, comme le kombu) pour se rapprocher du lait animal. Toutefois, ces jus végétaux n'ont pas les mêmes propriétés, notamment matière de quantité et de composition des protéines et des matières grasses. Sans compter qu'ils n'apportent pas de vitamine. Ces boissons non laitières sans lactose contiennent une petite quantité de protéines végétales, sont pauvres en lipides et en calcium et ne contiennent pas de cholestérol.

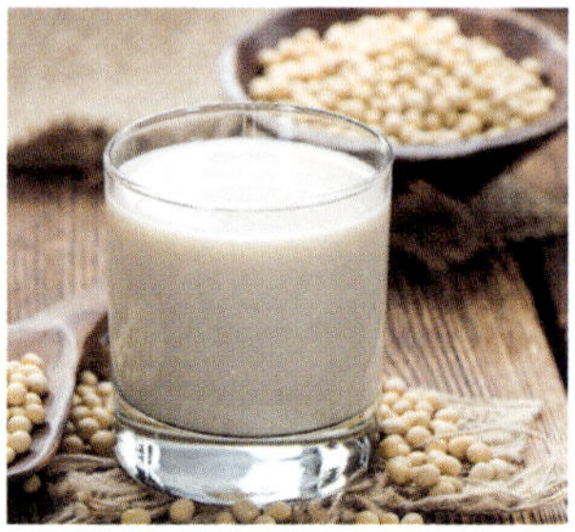

24 %

de vitamine B12 dans le lait de soja.

BOISSON VÉGÉTALE AU SOJA

Les boissons au soja apportent de la vitamine B12, essentielle au bon fonctionnement cérébral, ce qui est intéressant pour les végétariens. Pour bien choisir un lait de soja, choisissez un soja sans OGM, avec uniquement des fèves de soja et de l'eau. Évitez les ajouts inutiles de sel et surtout de sucre. S'il est enrichi en vitamine D ou en calcium (algue kombu généralement) et que vous êtes végétalien, cela peut être un plus pour combler vos besoins en vitamines et en minéraux.

"Sans gluten ni lactose, **les jus ou boissons végétales sont plus digestes** que le lait, mais ne comblent pas pour autant les besoins en calcium et en vitamines."

QUEL EST LEUR INTÉRÊT NUTRITIONNEL ?

Composées exclusivement d'eau et d'ingrédients végétaux, les boissons végétales sont source d'oligoéléments, de vitamines et de minéraux, ainsi que de protéines végétales d'excellente qualité, notamment pour la boisson au soja, seule boisson du genre dans laquelle tous les acides aminés essentiels sont présents en quantité suffisante. Au soja ou au riz, les boissons végétales sont riches en acides gras polyinsaturés jouant un rôle favorable sur le système cardiovasculaire. Entièrement végétales, elles ne contiennent ni lactose ni cholestérol. Enfin, grâce à l'algue marine naturelle qu'elles contiennent, les boissons végétales enrichies en calcium en sont une bonne source (120 mg/100 ml, soit 15 % des apports journaliers recommandés).

MARDI
17
NOVEMBRE

Sainte Élisabeth

IDÉE DÉJEUNER

Champignons farcis au chèvre frais, miel et thym

Riz basmati

Kiwis

2 264 µg

de bêtacarotène dans 100 g de thym.

Champignons farcis au chèvre frais, miel et thym

POUR 4 PERSONNES

12 gros champignons de Paris • 160 g de fromage de chèvre frais • 75 ml de lait demi-écrémé • 4 c. à s. de miel • 2 branches de thym • Le jus de 1 citron • Sel et poivre en grains

1. Préchauffer le four à 180 °C (th. 6).
2. Laver puis brosser les champignons. Les arroser de jus de citron afin qu'ils ne noircissent pas.
3. Retirer les pieds des champignons et les hacher finement. Effeuiller les branches de thym.
4. Écraser le fromage de chèvre frais dans un grand saladier à l'aide d'une fourchette.
5. Incorporer le lait pour détendre la préparation.
6. Ajouter les pieds de champignons hachés puis le miel. Assaisonner de sel et de poivre et saupoudrer de thym.
7. Farcir les têtes de champignons et les placer dans un plat allant au four chemisé d'une feuille de papier cuisson. Enfourner pour 15 min environ.

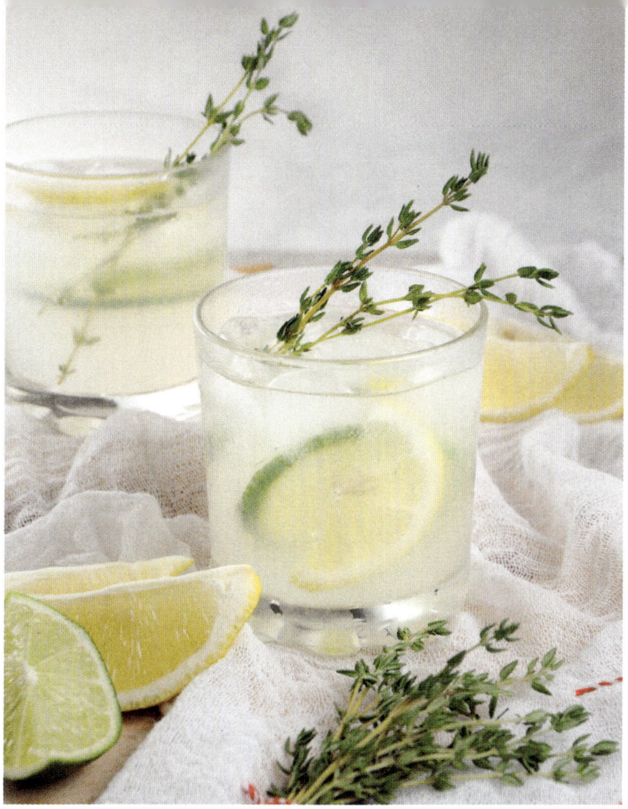

LE THYM

Le thym est une plante buissonnante originaire du Bassin méditerranéen où il est appelé « farigoule ». Il existe plusieurs centaines d'espèces dont le serpolet (thym sauvage) ou le thym citron. Le thym s'utilise aussi bien frais que sec, on préférera cependant ce dernier pour les préparations à cuisson longue telles que les pot-au-feu, potages, ragoûts. Il est l'un des ingrédients essentiels du bouquet garni. Le thym, comme il est utilisé en petite quantité, participe peu à l'apport énergétique journalier.

> "Le thym est une plante aromatique **riche en antioxydants et en minéraux**, à consommer autant dans les plats qu'en tisane."

RICHE EN MICRONUTRIMENTS

Le thym possède des propriétés antioxydantes grâce à sa forte teneur en bêtacarotène. Il aidera aussi à la couverture des besoins en vitamine B9 (274 µg/100 g), mais aussi en calcium avec un taux record de 1 890 mg/100 g et en fer (124 mg/100 g). Particulièrement efficace pour lutter contre la bronchite, le thym s'est parfois montré plus intéressant que certains médicaments pour fluidifier les sécrétions bronchiques..., avec moins d'effets secondaires. À retenir en hiver !

MERCREDI

18

NOVEMBRE

Sainte Aude

IDÉE DÉJEUNER

Salade de crudités de saison

Dés de filet mignon de porc à la sauce soja et ananas au sirop

Riz demi-complet

Fondue de poireaux au bouillon de légumes

Fromage blanc

“Entre sucre blanc de betterave et sucre roux de canne, **seuls le goût et la couleur font vraiment la différence.**”

UN INTÉRÊT NUTRITIONNEL ÉQUIVALENT POUR TOUS LES SUCRES

D'un point de vue nutritionnel, tous ces sucres possèdent une forte densité énergétique et, même s'ils ne cessent d'être pointés du doigt dans les campagnes nutritionnelles, ils ne sont pas néfastes, consommés en juste quantité. Les sucres complets comme le rapadura, muscovado ou mascobado ont l'intérêt d'être plus parfumés, ce qui peut aider à réduire la quantité ajoutée. Mais ils ne sont pas vraiment moins caloriques.

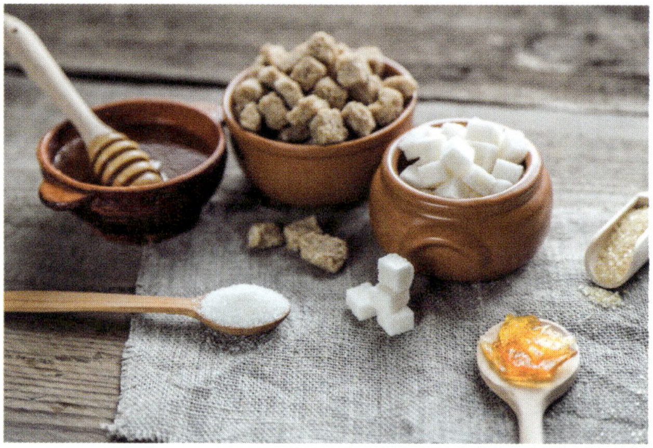

COMMENT S'Y RETROUVER PARMI TOUS LES SUCRES ?

Le sucre blanc, semoule ou en poudre, avec lequel on propose le plus souvent de cuisiner est celui de betterave, naturellement blanc après cristallisation. Il n'est pas raffiné. Ensuite, il y a le sucre de canne ou cassonade, qui, lui, aura une coloration naturellement brune. Le sucre blanc de canne est quant à lui raffiné pour lui faire perdre sa couleur.

Ensuite, il y a toute une série de sucres apparus plus ou moins récemment, fabriqués à partir de la canne à sucre et de la mélasse, le résidu non cristallisable du sirop de canne. Le sucre complet ou intégral qui est du jus de canne, filtré et concassé et non cristallisé ; le muscovado ou mascobado provenant de l'île Maurice ou des Philippines. Denses, humides, odorants, ses cristaux brun sombre révèlent des notes épicées et torréfiées, des arômes de réglisse, de café, de caramel, de vieux rhum, parfois une pointe de fumé. Le muscovado doit sa couleur ambrée à la présence de mélasse, le résidu non cristallisable du sirop de canne ; et enfin le rapadura (nom d'origine guyanaise), plus parfumé que la cassonade.

Quel sucre utiliser en pâtisserie ?

Tant que le sucre est 100 % saccharose, il peut être utilisé, avec parcimonie toujours, en pâtisserie. La seule différence sera dans le goût et l'aspect. En effet, les sucres de canne plus complets, comme le rapadura, ont un parfum boisé et vanillé qui peut donner un plus à vos recettes. Par contre, il apporte aussi une couleur ambrée. Par exemple, pour une meringue, évitez les sucres de canne, mais optez plutôt pour le sucre blanc de betterave, sinon la meringue sera marron jaune et beaucoup moins appétissante...

400 kcal

dans 100 g de sucre en moyenne.

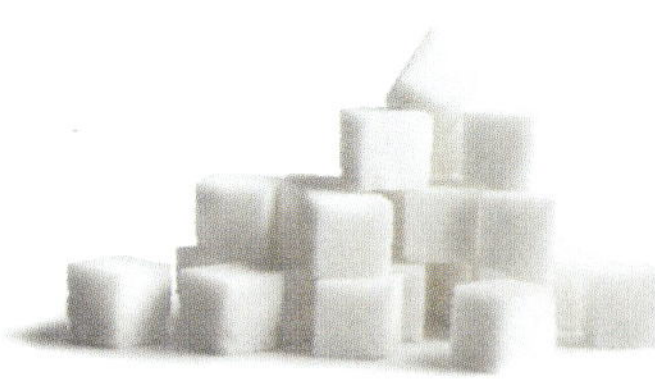

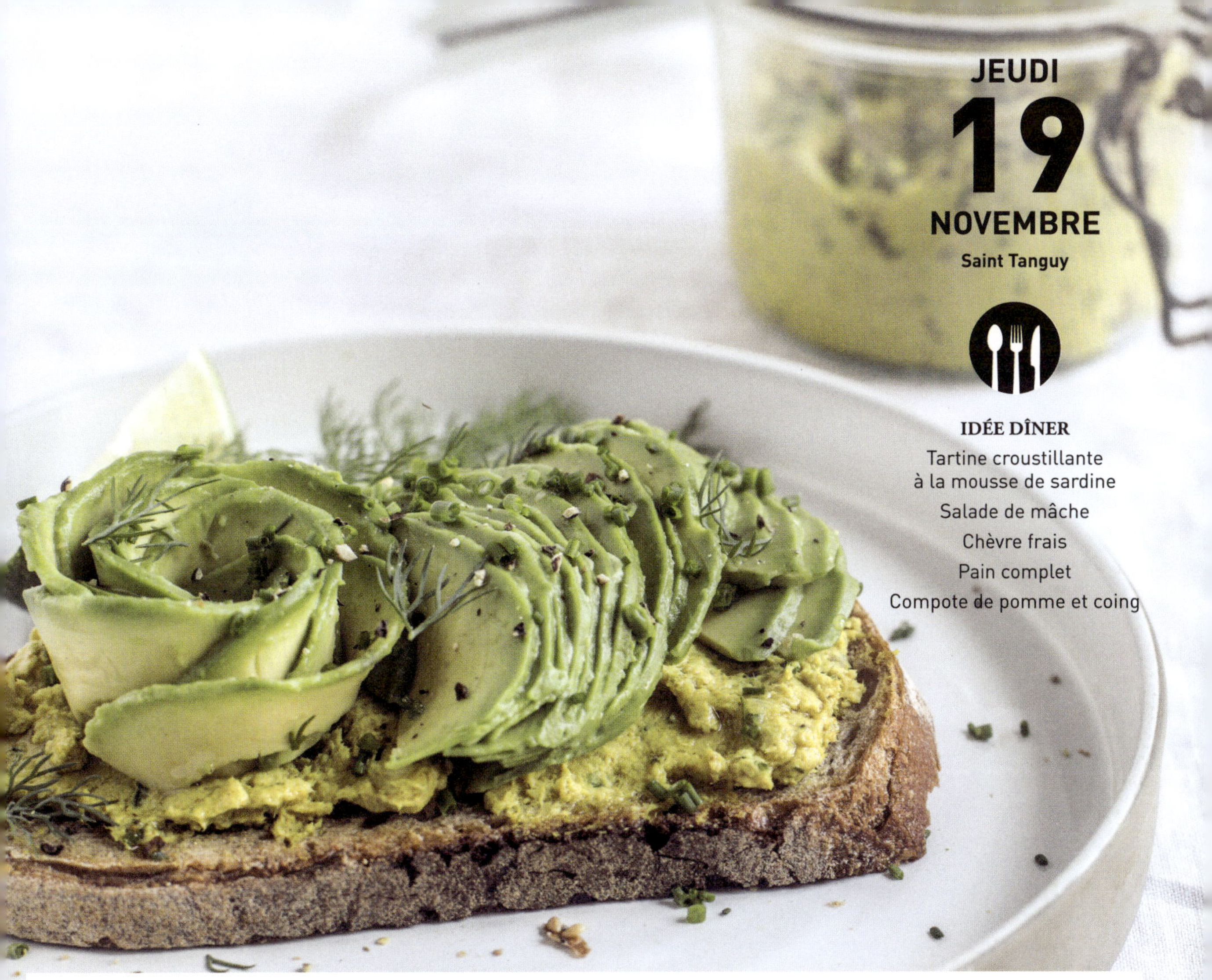

JEUDI
19
NOVEMBRE

Saint Tanguy

IDÉE DÎNER

Tartine croustillante à la mousse de sardine

Salade de mâche

Chèvre frais

Pain complet

Compote de pomme et coing

Tartine croustillante à la mousse de sardine

POUR 1 PERSONNE

1 tranche de pain semi-complet ou complet
½ avocat mûr (mais pas trop)
4 c. à s. de ciboulette
Sel et poivre

La mousse de sardines :
100 g de chair de sardine sans arêtes ni peau
2 c. à s. de beurre doux mou
2 c. à s. d'oignon rouge pelé et haché finement
1,5 c. à c. de curry en poudre
½ c. à c. de curcuma en poudre
2 c. à s. de fromage blanc
1 c. à s. de jus de citron

1. Griller la tranche de pain.
2. Dans un blender, verser tous les ingrédients pour la mousse. Saler, poivrer et mixer.
3. Sur une assiette, disposer le pain et le tartiner d'une petite couche de mousse aux sardines.
4. Peler l'avocat et le couper en fines lamelles dans la largeur à l'aide d'une mandoline. La poser en rosace sur la tartine, puis parsemer du reste d'avocat et de ciboulette ciselée.

VENDREDI

20

NOVEMBRE

Saint Edmond

IDÉE DÉJEUNER

Salade d'automne

Chou-fleur à la noix de muscade et œuf cocotte au bacon

Saint Félicien

Pain aux céréales

Poire

UN COMPLÉMENT ALIMENTAIRE VRAIMENT INTÉRESSANT

La levure de bière constitue un complément en protéines (47 g/100 g), et participe à la couverture des besoins en magnésium, zinc et fer. C'est également une source de vitamines B2, B3, B5, B6 qui participent à la bonne utilisation des protéines et sont nécessaires à la croissance et au maintien en bon état des tissus et à la santé des phanères (cheveux, ongles, peau). Enfin, elle apporte une quantité non négligeable de fibres : 2,4 g/10 g.

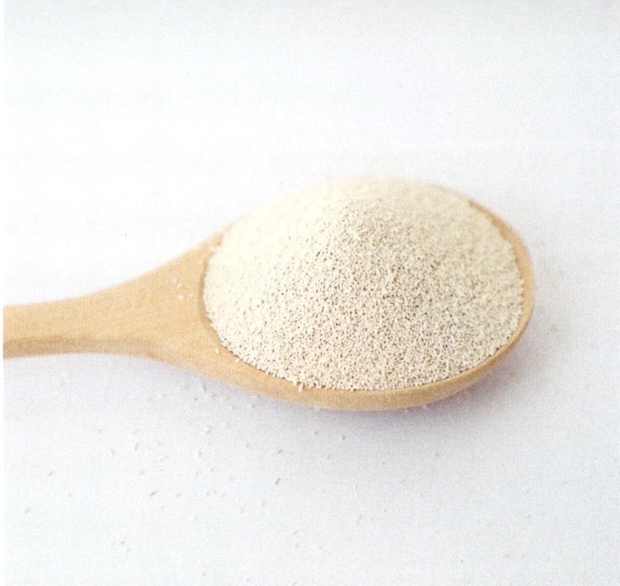

LA LEVURE DE BIÈRE

La levure de bière est composée d'une colonie de champignons microscopiques, généralement de l'espèce *Saccharomyces cerevisiae* ou *Candida utilis*. Elle est vendue comme complément alimentaire et présentée sous forme de gélules, comprimés ou paillettes à saupoudrer sur une salade, des légumes, dans un laitage... Son intérêt principal est d'être l'une des plus importantes sources de vitamine B1 (2 mg/10 g), essentielle au métabolisme des glucides et au bon fonctionnement du système nerveux. Elle est aussi riche en vitamine B9 (acide folique) particulièrement importante au cours de la grossesse.

"**La levure de bière contient de nombreux micronutriments**, dont les vitamines du groupe B et de nombreux minéraux comme le fer et le magnésium."

Salade d'automne

POUR 1 PERSONNE

50 g d'épinard frais • 60 g de betterave rouge cuite • 40 g de saumon fumé • ½ échalote • 8 g de noisettes concassées • 10 g de levure de bière en paillettes • Sel et poivre en grains

1. Tailler le saumon en fines lanières, les disposer sur une assiette, filmer puis mettre au frais.
2. Peler et émincer l'échalote.
3. Découper la betterave en julienne. Mélanger les épinards, les betteraves, la demi-échalote émincée et les noisettes concassées, saler, poivrer.
4. Déposer la salade sur une belle assiette, disposer les lanières de saumon. Saupoudrer les paillettes de levure de bière. Accompagner d'une sauce au vinaigre balsamique.

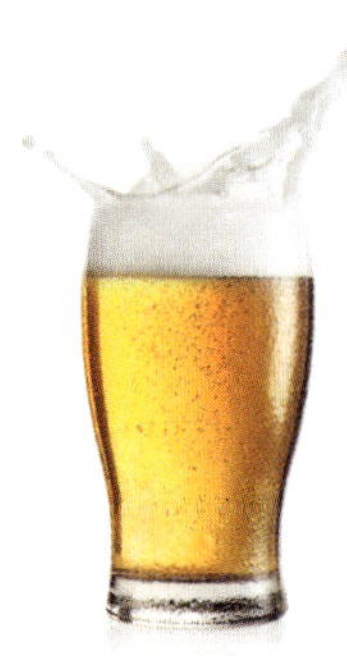

200 µg

de vitamine B9 (acide folique) dans 1 cuillerée à soupe (10 g) de levure de bière.

“Les céréales complètes ont conservé tous **les nutriments des grains et apportent des fibres insolubles.**”

SAMEDI
21
NOVEMBRE
Prés. Marie

IDÉE DÎNER

Velouté de potimarron et patate douce au lait de coco

Filets de bacon grillés

Coulommiers

Biscotte classique

Kaki

9 g
de fibres en moyenne dans 100 g de farine complète de blé (T110).

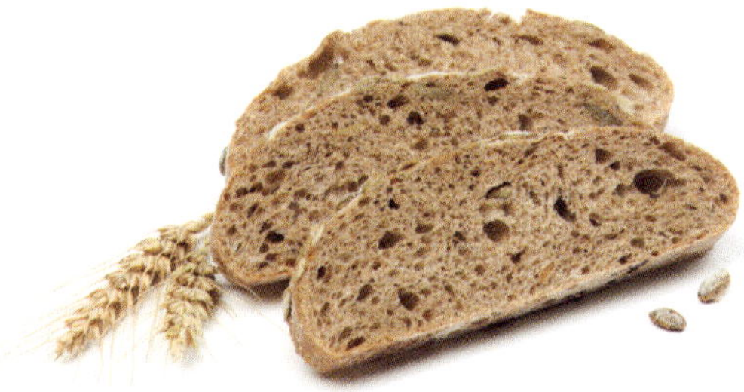

Pourquoi **préférer des céréales complètes bio ?**

En matière de céréales complètes, le choix du bio s'avère particulièrement intéressant, car l'enveloppe des céréales traitées peut contenir des substances phytosanitaires. Celles d'origine bio ne présentent pas cet inconvénient.

LES CÉRÉALES COMPLÈTES, DES PARTENAIRES SANTÉ

Si elles sont parfois concassées (c'est le cas du boulgour, par exemple), les céréales complètes n'ont pas subi les transformations qui appauvrissent leurs cousines dites « raffinées » en leur faisant perdre germe et enveloppe naturelle, lesquels abritent pourtant l'essentiel des nutriments du grain : des vitamines, des minéraux et encore des fibres ! On trouve depuis quelques années des céréales complètes en grande surface, mais le choix reste plus étendu dans les magasins bio. Leur consommation abaisse l'indice glycémique des aliments, ce qui permet de ralentir le passage du sucre dans le sang et aide à se sentir plus longtemps rassasié, tout en maintenant un niveau énergétique utile au fonctionnement de l'organisme.

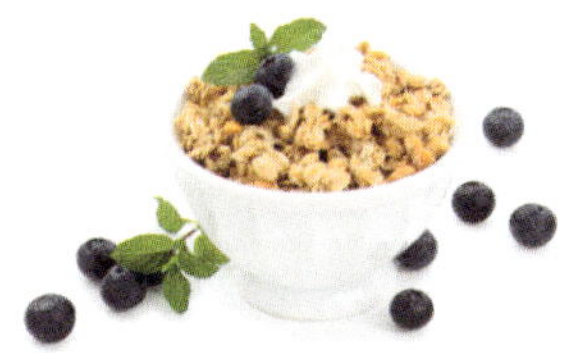

DES CÉRÉALES COMPLÈTES POUR LE PETIT DÉJEUNER

Une autre façon aussi de consommer des céréales complètes, est de manger du pain complet ou de composer vous-même votre petit déjeuner avec des flocons ou des pétales complets (avoine, blé, épeautre, sarrasin) et d'y ajouter quelques oléagineux (amandes, noix, noisettes) et des fruits frais.

COMMENT INTÉGRER DES CÉRÉALES COMPLÈTES À SES MENUS ?

Associées à des légumes, des épices ou des condiments, les céréales complètes comme le quinoa, le riz brun ou sauvage ou encore le millet peuvent constituer des plats à part entière. N'hésitez pas à les utiliser pour remplacer pâtes blanches et pommes de terre. Outre leur intérêt pour la santé, vous ferez une agréable découverte gastronomique. Des préparations en sachet prêtes à l'emploi sont désormais disponibles aux rayons bio des grandes surfaces.

DIMANCHE

22

NOVEMBRE

Sainte Cécile

IDÉE PETIT DÉJEUNER

Café, thé ou infusion
Pain complet aux céréales
Beurre
Faisselle nature
Kiwis

Cette semaine, **je respecte la check-list** de la bonne nuit garantie à la lettre !

UN NOUVEAU RÉVEIL

Pourquoi ne pas tenter les réveils qui proposent de vous réveiller avec de la lumière et non avec du son, comme le ferait le soleil ? Pratique quand on porte des bouchons d'oreilles, ces réveils seraient en plus un bon moyen de se réveiller tout en douceur. Sinon optez pour les réveils à chant d'oiseaux ou avec des musiques très douces, afin que le réveil ne soit plus une souffrance !

CHECK-LIST DE LA BONNE NUIT GARANTIE

- Couper les écrans 1 heure au moins avant le coucher.
- Se coucher dès les premiers signes de fatigue.
- Dormir au frais, aux alentours de 20 °C et jamais à plus de 24-25 °C. Aérer tous les matins et longtemps (1 heure idéalement même si ce n'est pas facile en hiver) pour renouveler quotidiennement l'air de votre chambre.
- Si on dort à deux, utiliser 2 couvertures, 1 pour chacun.
- Réserver son lit au sommeil (et au sexe). Le cerveau saura ce qu'il vient y faire au moment de s'y glisser et sera mis en condition.
- Faire le silence. En supprimant les machines sonores comme l'horloge qui fait tic-tac, une machine qui émet un petit sifflement, ou opter pour des bouchons d'oreilles si cela ne suffit pas. Attention, à l'inverse, une chambre très (trop) silencieuse peut rendre intolérant au moindre bruit !

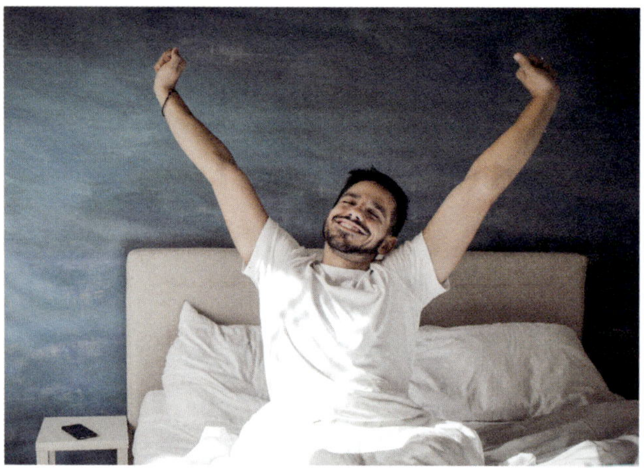

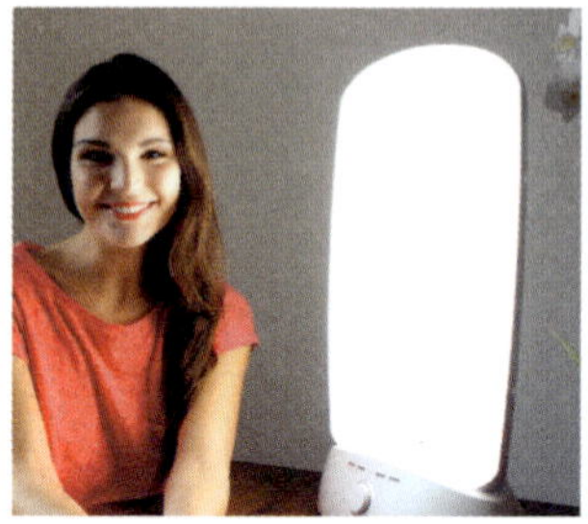

Connaissez-vous **la luminothérapie ?**

En exposant la rétine à la lumière à des moments précis de la journée, la durée et la qualité du sommeil sont améliorées. C'est une aide reconnue. En s'exposant à la lumière le matin, on donne au cerveau le top départ d'une journée de 16 heures. Cela resynchronise l'horloge interne, donc améliore le sommeil surtout à ces périodes où le soleil commence à se faire rare et les jours raccourcissent de plus en plus.

20°C

c'est la température idéale pour bien dormir.

"**Bien dormir conditionne la journée qui va suivre,** alors autant mettre toutes les chances de son côté et suivre la check-list !"

LUNDI

23

NOVEMBRE

Saint Clément

IDÉE DÎNER

½ pamplemousse

Saumonette vapeur, crème à l'aneth

Endives braisées au jus d'orange

Tagliatelles

Yaourt à la vanille

Endives braisées au jus d'orange

POUR 1 PERSONNE

300 g d'endives • 150 ml de jus d'orange • 100 % pur jus • 1 c. à c. d'huile de tournesol • 1 clou de girofle • 1 pincée de noix de muscade râpée • 1 pincée de cumin en poudre • ¼ de cube de bouillon de volaille dégraissé, délayé dans 50 ml d'eau • Sel et poivre

1. Laver les endives et les hacher le plus finement possible. Les faire revenir dans une casserole à revêtement antiadhésif avec l'huile de tournesol et les épices.
2. Ajouter le jus d'orange et le bouillon de volaille.
3. Porter à ébullition, puis baisser le feu, couvrir et laisser mijoter pendant 30 min minimum. Saler et poivrer.
4. Poursuivre la cuisson quelques minutes à découvert pour éliminer l'excédent de liquide et servir aussitôt.

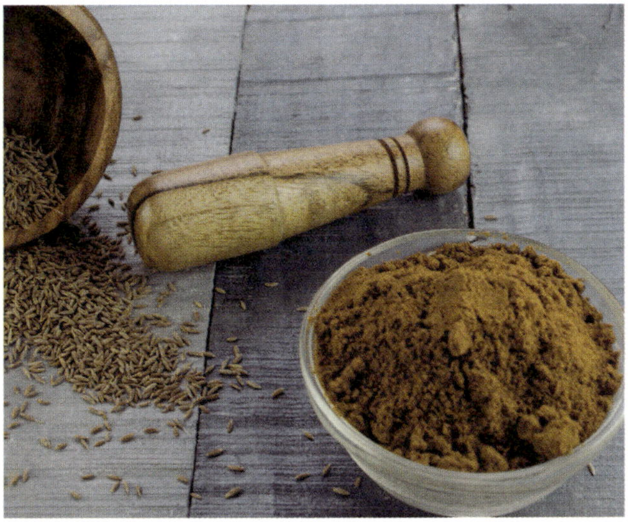

LE CUMIN

Le cumin est une plante de la famille des ombellifères, originaire de l'Orient (Chine, Japon et Inde notamment), qui produit de petites graines aromatiques. Son utilisation culinaire est très répandue dans la cuisine indienne et du nord de l'Afrique. Il entre dans la composition de plusieurs mélanges d'épices, comme le cari, le chi, le garam masala ou le ras-el-hanout et dans de nombreuses spécialités : les tagines au Maroc, le gouda aux Pays-Bas, le chili en Amérique du Sud... Malgré son utilisation en petite quantité, le cumin à une forte densité nutritionnelle.

366 mg

de magnésium dans 100 g de cumin.

> "Le cumin contient une grande partie **des micronutriments essentiels à notre organisme.**"

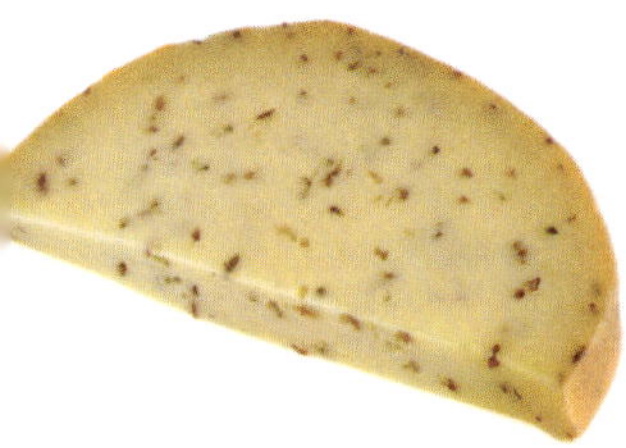

UNE RICHESSE INSOUPÇONNÉE

Le cumin apporte des quantités intéressantes de vitamines du groupe B : B1 (0,6 mg/100 g), B2 (0,3 mg/100 g), B3 (4,6 mg/100 g), B6 (0,4 mg/100 g). Il est riche en phosphore (499 mg/100 g), magnésium, calcium (931 mg/100 g) et fer (66,4 mg/100 g). Enfin, il a un fort pouvoir antioxydant, contenant des bêtacarotènes (762 µ g/100 g), alpha-tocophérols (3,3 mg/100 g), zinc (4,8 mg/100 g) et sélénium (5,2 µ g/100 g).

MARDI
24
NOVEMBRE

Sainte Flora

IDÉE DÉJEUNER

Fenouil et dés de feta en vinaigrette

Aiguillettes de dinde au curry

Haricots rouges et coulis de tomate

Rondelles de carottes vapeur

Clémentines

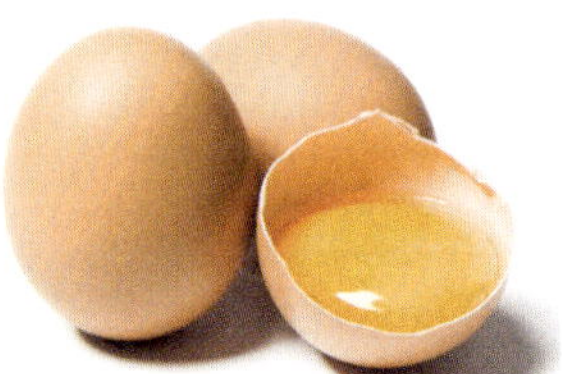

30 %

de protéines dans un jaune d'œuf.

"Les protéines sont indispensables pendant la grossesse aussi bien pour le bon développement du fœtus que pour la santé de la mère."

À QUOI SERVENT LES PROTÉINES PENDANT LA GROSSESSE ?

Pendant la grossesse, les protéines sont importantes pour la croissance du fœtus ainsi que pour le maintien de la masse musculaire de la maman. Notez que les besoins sont croissants au fil des mois pour atteindre leur maximum à la 26e semaine de grossesse. En effet, à ce stade, le développement cérébral du bébé est accru. Lors de l'allaitement, les besoins seront similaires à ceux de fin de grossesse. Pour une grossesse gémellaire ou pour une adolescente, les besoins en protéines seront augmentés de 10 g supplémentaires. À noter qu'un régime végétalien excluant tous les aliments d'origine animale, y compris les produits laitiers et les œufs, ne devrait pas être poursuivi pendant la grossesse (et l'allaitement).

Quels sont **les apports conseillés ?**

Les apports conseillés en protéines sont respectivement de 47, 52 et 61 g par jour pour chaque trimestre de la grossesse. Les études de consommation alimentaire réalisées dans les pays développés montrent que l'apport dépasse largement ces valeurs, étant le plus souvent supérieur à 80 g par jour, sauf chez des femmes appartenant à des groupes « à risque » : milieux défavorisés, régimes particuliers (végétalisme, régimes carencés). De plus, cet apport est en majorité constitué de protéines animales, or il faut combiner protéines animales et protéines végétales.

JE MANGE QUOI POUR COMBLER MES APPORTS EN PROTÉINES QUAND JE SUIS VÉGÉTARIENNE ET ENCEINTE ?

Dans une alimentation principalement végétale, pour assurer la couverture des besoins en acides aminés indispensables, les légumineuses devront être associées à une céréale selon les proportions suivantes : ¾ de céréales pour ¼ de légumineuses. Voici quelques associations intéressantes : maïs + lentilles ou pois ; maïs + haricots ; semoule + pois chiches ; riz + lentilles ; avoine + pois ; millet + haricots ; couscous + pois chiches ; blé + lentilles.

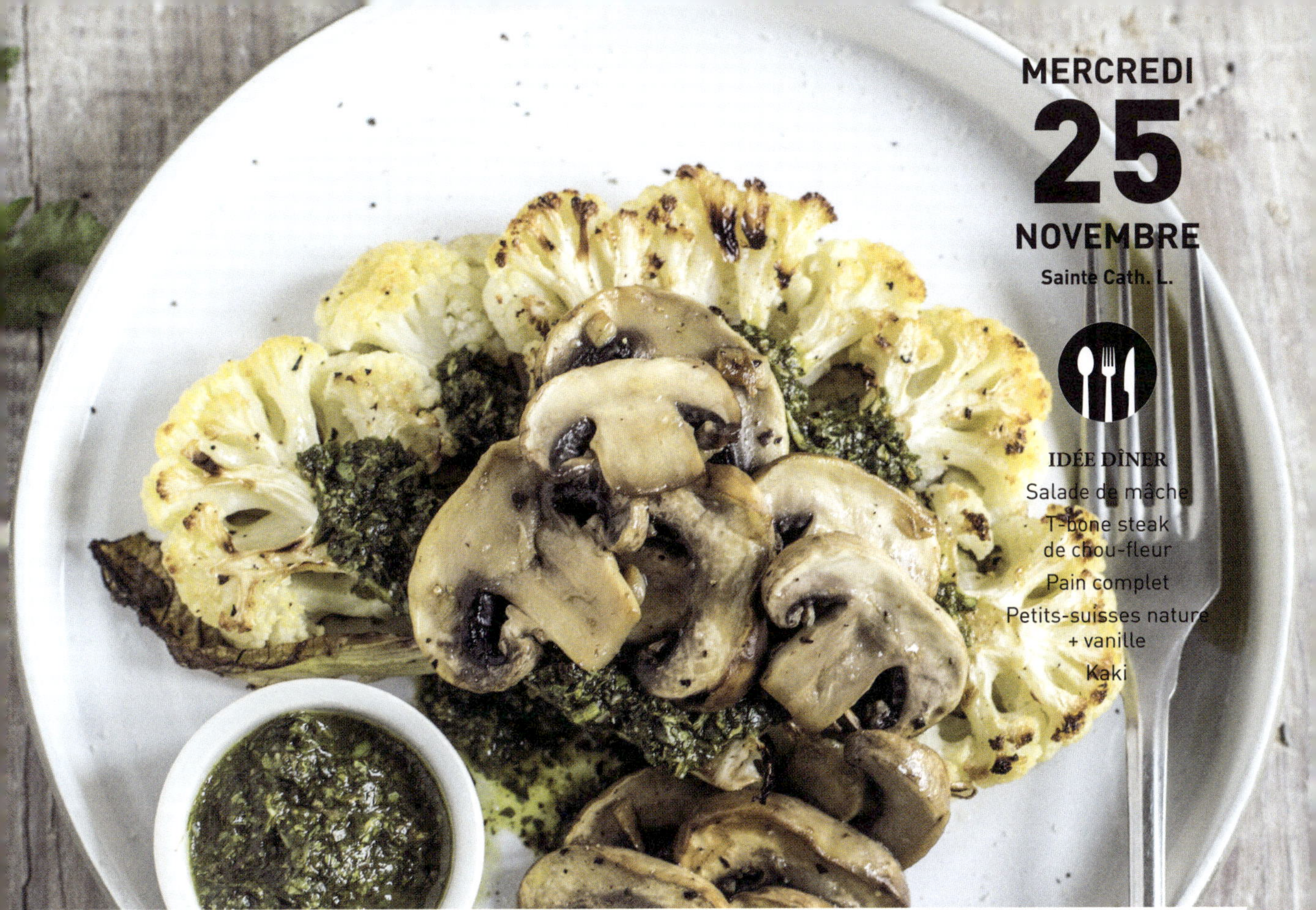

MERCREDI
25
NOVEMBRE
Sainte Cath. L.

IDÉE DÎNER
Salade de mâche
T-bone steak de chou-fleur
Pain complet
Petits-suisses nature + vanille
Kaki

T-bone steak de chou-fleur

POUR 1 PERSONNE

5 champignons entiers
2 c. à s. de vin blanc
1 c. à s. d'huile
1 gousse d'ail
Sel et poivre

Sauce chimichurri :
3 c. à s. de persil haché
3 c. à s. de coriandre hachée
1 gousse d'ail pressée
1,5 c. à s. d'huile d'olive
1 c. à s. de piment chipotle en poudre
1 c. à s. de miel
2 c. à s. de citron vert
1 c. à s. d'origan
1 c. à s. de vinaigre de Xérès
1 c. à s. d'orange

Steaks de chou-fleur :
2 tranches entières de chou-fleur (de 2,5 cm d'épaisseur environ)
1 c. à s. d'huile d'olive

1. Dans un blender, mixer tous les ingrédients de la sauce chimichurri et rectifier si besoin l'assaisonnement.
2. Préchauffer le four à 200 °C (th. 6-7). Précuire les tranches de chou-fleur dans de l'eau bouillante salée pendant 10 min. Égoutter.
3. Disposer les steaks de chou-fleur dans un plat ou sur une plaque de cuisson recouverte de papier sulfurisé et les badigeonner d'huile avec un pinceau alimentaire. Saler, poivrer puis enfourner pour 35 à 40 min jusqu'à ce que les tranches soient fondantes et bien dorées (les pressés peuvent les cuire 2 ou 3 min de chaque côté à la poêle), en les retournant à mi-cuisson.
4. Dans une poêle, verser les champignons avec 2 c. à s. d'eau, le vin blanc, l'ail en rondelles, du sel et du poivre. Faire cuire 5 min environ en remuant de temps en temps.
5. Déposer les steaks de chou-fleur dans une assiette, accompagnés de champignons et de sauce chimichurri.

JEUDI

26

NOVEMBRE

Sainte Delphine

IDÉE DÉJEUNER

Langoustines tièdes

Chou farci au boulgour, carottes et ricotta

Banane rôtie aux épices

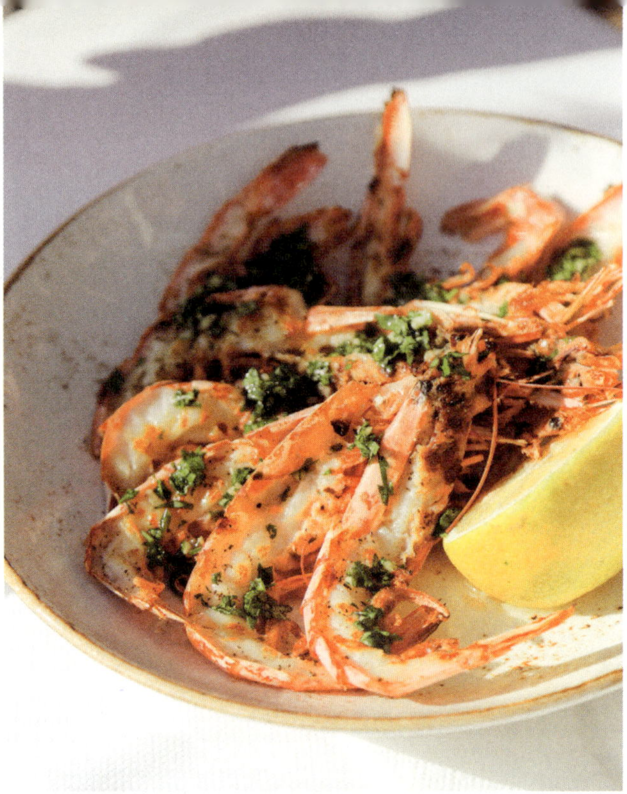

Langoustines tièdes

POUR 1 PERSONNE

160 g de langoustines • 1 c. à c. d'ail en poudre • 1 c. à c. de persil ciselé • 150 g de mâche • 15 ml de sauce pour nems • Sel et poivre

1. Dans une poêle à revêtement antiadhésif, faire dorer sans matières grasses les langoustines des deux côtés, puis ajouter le sel, le poivre, l'ail et le persil.

2. Sur une assiette, disposer la mâche, puis les langoustines tièdes et une verrine avec la sauce pour nems.

3. Piquer une langoustine, la tremper dans la sauce et arroser la mâche du restant de sauce pour nems.

LA LANGOUSTE

La langouste est un crustacé à la carapace rouge foncé, épineuse, tachetée de blanc. Elle est voisine du homard bien qu'elle ait dix pattes, mais pas de pinces. Sa chair, très fine et goûteuse, est recherchée pour sa saveur. Elle est de consommation peu courante du fait de son prix d'achat très élevé. La langoustine est un crustacé marin à la grosse carapace rose orangé, à la tête épineuse et aux pinces très fines. Ce n'est pas du tout une petite langouste comme son nom le laisse entendre. Elle appartient à la famille du homard et sa chair blanche possède une saveur excellente. La tête écrasée permet la réalisation de fumets et autres bouillons. La consommation de la tête de langoustine est à proscrire en cas de régime pauvre en cholestérol.

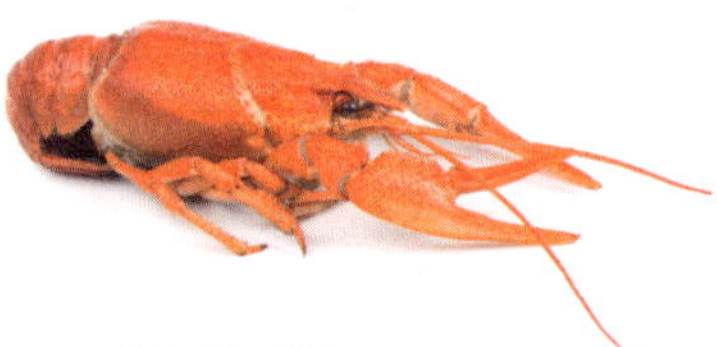

210 mg

de calcium dans 100 g de langoustes.

DES CRUSTACÉS LIGHT !

Avec seulement 91 kcal pour 100 g et moins de 2 % de lipides, les langoustes et les langoustines sont attrayantes pour leur faible teneur en calories et en graisses. Par ailleurs, la langouste, avec 1,5 mg/100 g, est riche en vitamine E. De son côté, la langoustine est riche en calcium ce qui en fait un aliment intéressant en prévention de l'ostéoporose.

"Les langoustes et les langoustines sont des fruits de mer **à privilégier dans le cadre d'un régime.**"

35 kg
de sucre par an
et par habitant sont
consommés en France.

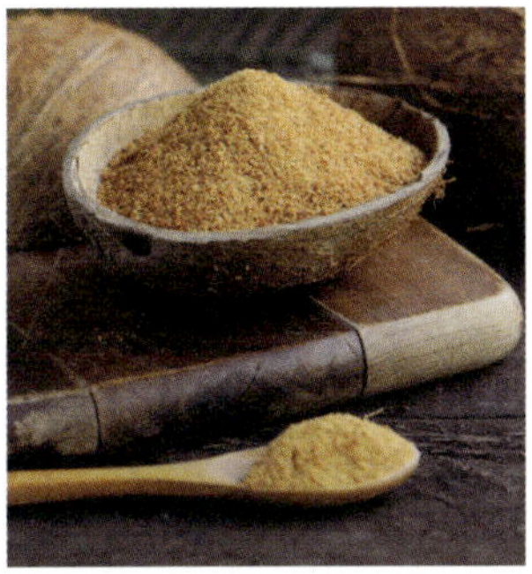

QU'EST-CE QUE LE SUCRE DE COCO ?

Il s'agit d'un sucre produit à partir de la sève des bourgeons de fleurs du cocotier. Après une très fine incision, les fleurs de noix de coco laissent s'écouler leur nectar qui, après cuisson, permet d'obtenir le sucre de coco. Celui-ci est composé jusqu'à 80 % de fructose. Il a un index glycémique plus bas que le saccharose (25 contre 65), cette mesure évaluant la capacité d'un glucide donné à élever la glycémie lors de sa consommation par rapport à un standard de référence qui est le glucose pur (index glycémique de 100).

VENDREDI
27
NOVEMBRE
Saint Séverin

QUE PENSER DU MIEL, DES SIROPS D'ÉRABLE ET D'AGAVE ?

Le miel et les sirops d'érable et d'agave sont des sucres simples (fructose et glucose)… et rien de plus. Toutes les histoires à propos de leurs merveilleuses propriétés tiennent du conte de fées. Ils contiennent certes des minéraux, oligoéléments et autres micronutriments, mais en quantité tellement réduite que cela n'a pas d'action positive sur la santé. Cependant, les oto-rhino-laryngologistes considèrent que la viscosité du miel est intéressante dans les infections pharyngées ou laryngées, car elle a un pouvoir couvrant sur la muqueuse susceptible d'emporter une partie des germes qui se développent à la surface. Il contiendrait également des antibactériens puissants permettant de lutter contre les coups de froid hivernaux.

IDÉE DÎNER
Salade de chou rouge émincé en vinaigrette
Omelette aux blettes et à l'ail
Pain complet
Yaourt
Clémentines

"Le miel et les sucres exotiques ont meilleure presse que les sucres en poudre alors qu'au final, ils appartiennent tous à la famille des sucres, donc à limiter !"

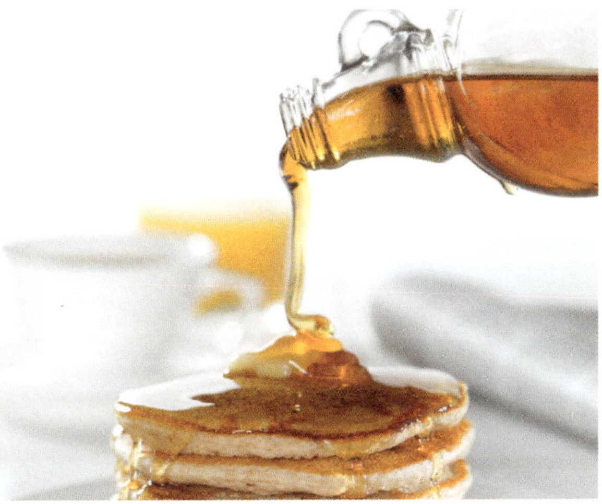

DU SIROP D'ÉRABLE

Pour changer du miel et du sirop d'agave, vous pouvez essayer le sirop d'érable, à condition d'en consommer avec modération comme toujours. Choisissez un sirop « pur érable » sans autre ingrédient ajouté.

SAMEDI

28

NOVEMBRE

Saint Jacq. de la M.

IDÉE DÉJEUNER

Maïs doux et fenouil en vinaigrette

Cuisse de poulet rôti

Légumes pour couscous vapeur

Fromage blanc au miel

Poire

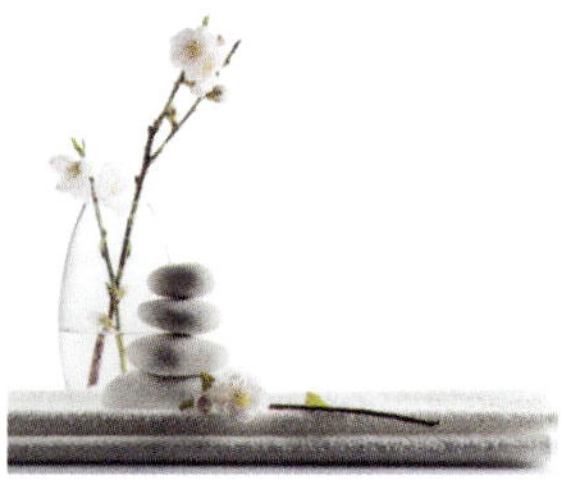

21 jours

C'est la durée officielle d'une cure thermale.

"La cure thermale peut être **un moment de bien-être que l'on s'offre** ou une véritable thérapie pour soigner des problèmes de peau."

AVEZ-VOUS DÉJÀ ESSAYÉ LA CURE THERMALE ?

Les températures baissent, la luminosité diminue, c'est un moment idéal pour prendre soin de soi. Pendant cette période on ne pense pas forcément à la cure thermale, pourtant ces espaces douillets et bien chauffés peuvent vous offrir de réels moments de bien-être en plein cœur de la grisaille. L'eau thermale, naturellement minéralisée, est source de nombreux bienfaits pour les peaux sensibles, irritées et intolérantes en particulier. Si l'on peut adopter les soins qui l'utilisent dans leur composition, une cure dans un centre thermal présente des vertus thérapeutiques durables et variées. Chacune a en effet ses propriétés, certaines sont faiblement minéralisées, avec un pH neutre équilibré en molécules actives qui luttent contre l'inflammation et les démangeaisons. Certaines ont des vertus antioxydantes, protectrices et décongestionnantes. D'autres encore sont dites « isotoniques », c'est-à-dire qu'elles entrent en osmose avec la peau en pénétrant particulièrement bien dans les cellules.

Avant la fin de l'année, je m'offre une cure ou un soin en institut

Thalasso, cure thermale ou soin en institut si l'on ne peut pas partir plusieurs jours, s'accorder une parenthèse en profitant des bienfaits de l'eau peut être une option intéressante pour se faire du bien et se reconnecter avec son corps à intervalle régulier. Ces lieux permettent de passer quelques jours ou quelques heures, dans un environnement apaisant, loin du fracas permanent de la vie quotidienne.

POUR SE DÉTENDRE OU SE SOIGNER

Les stations thermales associent aujourd'hui des cures à thèmes selon les propriétés biologiques de leur source thermale (affinement, remise en forme, traitement des affections de la peau…) et des séjours axés sur la détente du corps et de l'esprit. Repos et harmonisation sont donc au programme, mais également le traitement de nombreuses maladies de peau ou dermatoses, eczéma, dermatite atopique, psoriasis, séquelles de brûlures, acné, couperose, etc. On soigne ces pathologies avec des bains d'eau thermale, des enveloppements, mais aussi des cures d'eau thermale à boire, le tout encadré par un personnel qualifié.

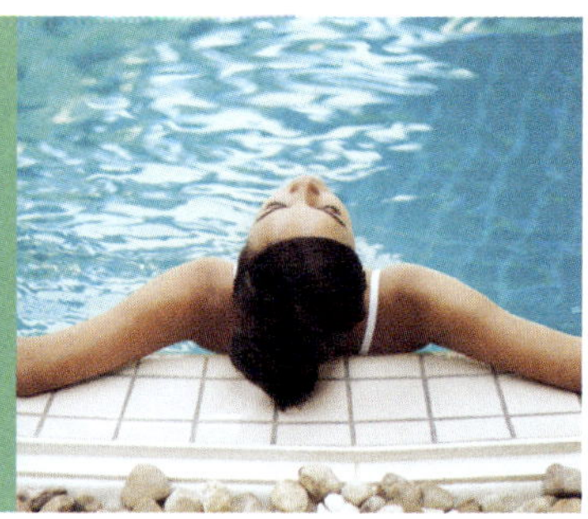

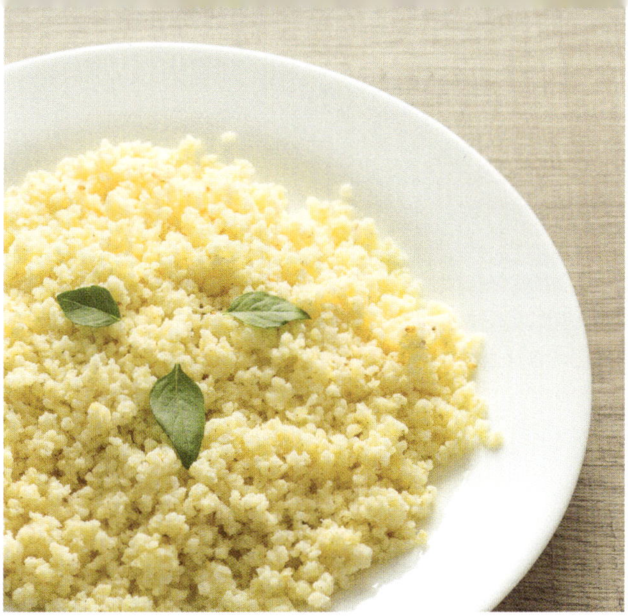

DIMANCHE 29 NOVEMBRE

Avent

IDÉE DÎNER

Salade d'endives au fromage frais aux noix

Cuisse de dinde rôtie aux oignons

Millet façon risotto

Clémentines

1 bolée de cidre brut

LE MILLET

Le millet est en fait un terme générique qui désigne plusieurs plantes dont les grains servent dans l'alimentation humaine et animale. Le plus souvent, il se réfère cependant à une variété particulière : le millet perlé. Décortiquée, cette petite graine ronde de couleur jaune clair de la famille des graminées peut être utilisée comme une alternative originale et savoureuse à la plupart des céréales en guise d'accompagnement ou incorporée dans les potages. Le millet est une céréale riche en glucides, apportant 68 à 70 % d'amidon, ainsi qu'en fibres (2,7 %). C'est ainsi une source sûre d'énergie à diffusion lente.

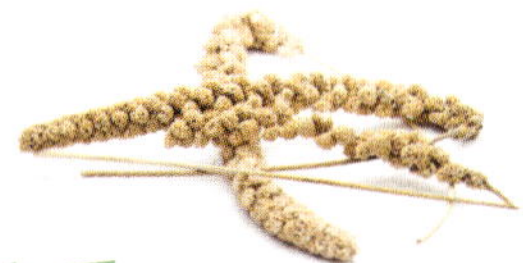

15 %

de protéines riches en lysine, un acide aminé essentiel.

Millet façon risotto

POUR 4 PERSONNES

200 g de millet • 16 asperges vertes surgelées • 1 petit oignon jaune • 1 gousse d'ail • 1 l de bouillon de légumes dégraissé • 2 c. à c. d'huile de tournesol • 2 c. à c. de crème 30 % de MG • Quelques feuilles de basilic • Sel et poivre

1. Émincer l'oignon et l'ail. Les faire fondre dans une poêle avec l'huile.
2. Ajouter le millet. Remuer avec une spatule pour bien imprégner les grains d'huile. Ils doivent devenir translucides.
3. Verser 3 louches de bouillon. Mélanger jusqu'à absorption.
4. Baisser le feu et continuer à incorporer le bouillon une louche à la fois. Saler, poivrer, couvrir et laisser cuire à feu moyen 10 min environ. Pendant ce temps, laver et ciseler le basilic. Le réserver.
5. Préparer les asperges : les laver, couper les pieds et les éplucher. Plonger les asperges dans une grande casserole d'eau bouillante pendant 6 min. Les égoutter, couper les pointes et le reste des asperges en tronçons.
6. Lorsque le risotto est cuit, ajouter les tronçons d'asperge et la crème. Rectifier l'assaisonnement. Servir décoré de feuilles de basilic émincées et des pointes d'asperges.

> "Le millet mérite d'occuper plus de place dans nos menus, à la fois **riche en protéines et en minéraux**, il convient à tous, même aux plus sensibles."

UNE CÉRÉALE DIGESTE ET RICHE EN NUTRIMENTS

Le millet est riche en protéines (13 à 15 %) de qualité supérieure à celles des autres céréales (blé, riz, maïs) car moins déficientes en lysine (acide aminé essentiel). Il constitue aussi une source intéressante de magnésium (40 mg/100 g), phosphore (93 mg/100 g), vitamine B2 et vitamine B6. Dépourvu de gluten, il est particulièrement digeste et peut être recommandé aux personnes souffrant d'allergies.

LUNDI
30
NOVEMBRE

Saint André

IDÉE DÉJEUNER

Endives émincées à l'huile de noix

Poêlée de petits pois et fèves surgelés

Pommes de terre vapeur

Faisselle

Kaki

LES OLÉAGINEUX, À CONSOMMER SANS MODÉRATION ?

Les oléagineux (cacahuètes, noisettes, amandes, noix et noix de cajou, mais aussi les graines de courges de tournesol, etc.) jouissent depuis quelques années des faveurs du public. Et ce, pour deux raisons. D'une part, ils sont très riches en fibres et en protéines. D'autre part, les graisses qu'ils contiennent font partie de ce qu'on appelle les « bons gras », riches en oméga 6 et, dans une moindre proportion, en oméga 3. Par un effet de mode, tout le monde s'est habitué à consommer amandes, noix ou noisettes en collation. Avec, pour le justifier, l'argument que cela réduit les fringales. Ce qui s'explique très simplement : une augmentation des graisses circulant dans le sang a un effet de coupe-faim plus important que la consommation de sucre. Pour autant, les oléagineux restent des aliments très caloriques (entre 540 kcal aux 100 g pour les graines de courge et jusqu'à 750 kcal pour les noix de pécan).

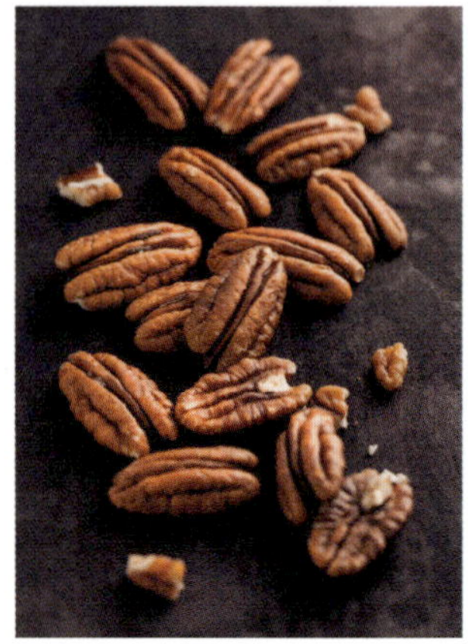

DES NOIX DU BRÉSIL

Parmi les oléagineux, certains sont classés parmi les super-aliments comme la noix du Brésil. Elle agit sur le cholestérol grâce à son exceptionnelle teneur en acides gras monoinsaturés et polyinsaturés qui aident à réduire les niveaux de mauvais cholestérol dans le sang et à augmenter le bon cholestérol. Mais elles sont aussi précieuses pour leur très forte concentration en sélénium. Cet antioxydant puissant, dont les propriétés anticancéreuses viennent d'être découvertes, favorise l'élimination des métaux lourds et régule l'activité de la thyroïde. Également source de cuivre, de phosphore et de magnésium, avec 15 à 20 % de protéines de haute valeur biologique, les noix du Brésil sont une vraie pépite pour la santé. Pas plus de 2 noix par jour, car c'est un oléagineux !

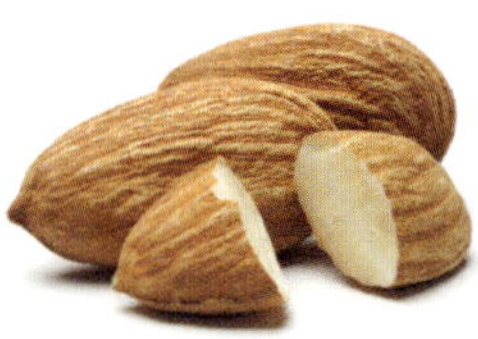

634 kcal

en moyenne dans 100 g d'amandes !

> "Les oléagineux apportent des micronutriments excellents pour la santé, mais attention, ils contiennent surtout des graisses."

De bonnes graisses, mais des graisses !

On mesure rarement la quantité de graines que l'on consomme. Savez-vous exactement combien pèse une poignée d'amandes ? Savez-vous qu'entre 50 et 100 g d'oléagineux variés consommés en collation l'après-midi, associés à des jus de fruits très sucrés (raisin ou pruneau) augmentent la ration calorique journalière de presque 1 000 kcal et font prendre à peu près 2 kg en deux semaines ?

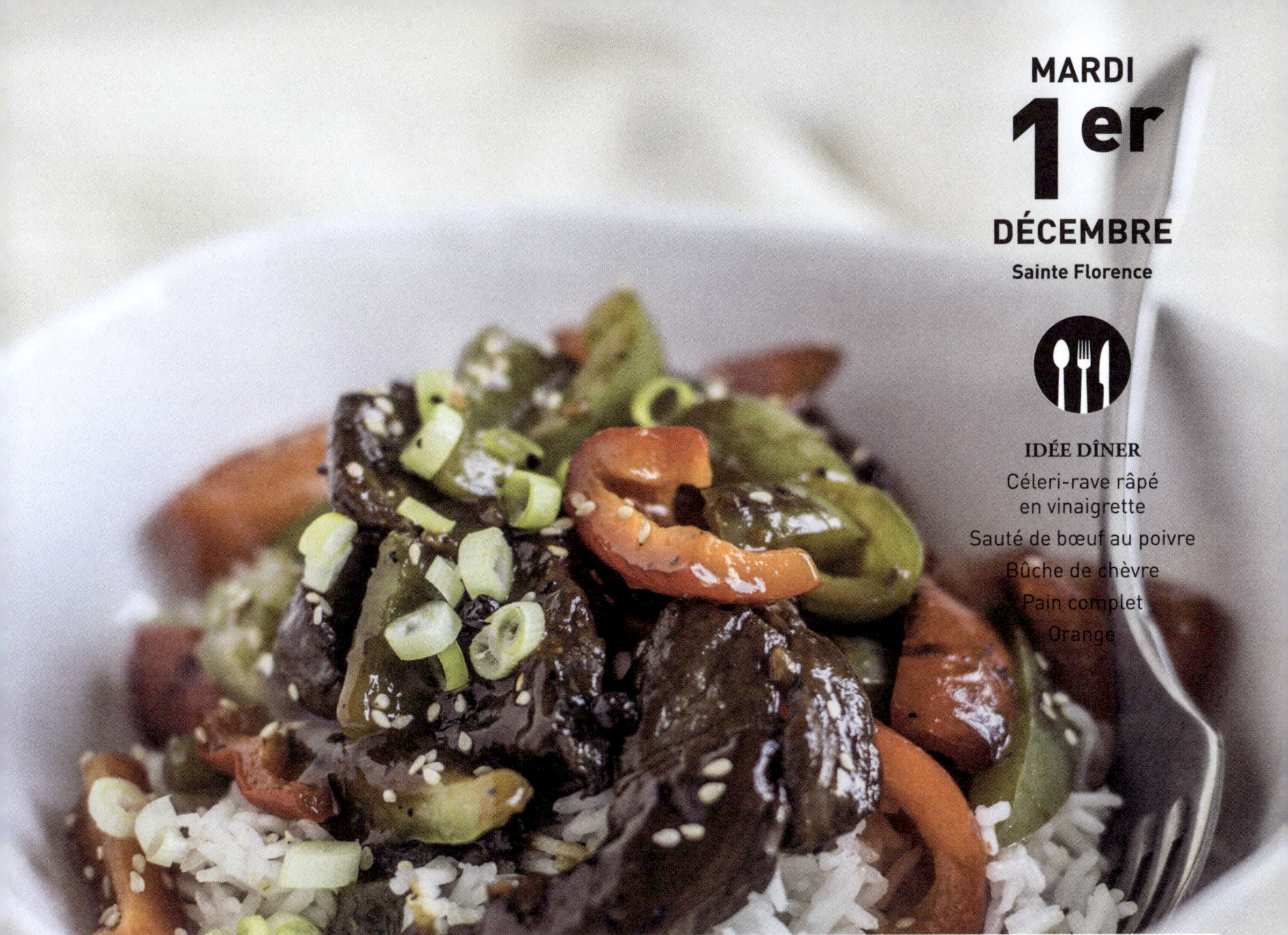

MARDI

1er DÉCEMBRE

Sainte Florence

IDÉE DÎNER

Céleri-rave râpé en vinaigrette

Sauté de bœuf au poivre

Bûche de chèvre

Pain complet

Orange

Sauté de bœuf au poivre

POUR 1 PERSONNE

120 g de riz
125 g de bœuf (de bonne qualité)
½ petit poivron rouge
½ petit poivron vert
1 c. à s. d'huile d'olive
½ gousse d'ail
1,5 c. à c. de sucre de canne
2 c. à s. de sauce soja
1 c. à s. d'huile de sésame
½ à 1 c. à c. de gingembre en poudre
5 c. à s. de jus d'orange
6 graines de poivre noir
1 c. à c. de fécule de maïs
1 c. à s. de vert d'oignon nouveau en rondelles
1 c. à c. de graines de sésame
Sel et poivre

1. Faire cuire le riz selon les indications figurant sur le paquet. Réserver.
2. Couper la viande en longueur contre les nerfs. Couper les poivrons en gros morceaux.
3. Dans une poêle à feu vif, verser l'huile d'olive et les poivrons et les faire revenir environ 3 min en remuant souvent, puis ajouter 1 ou 2 c. à s. d'eau pour qu'ils ne brûlent pas. Réserver les poivrons sur une assiette. Garder la poêle sur le feu et y mettre la viande. Réduire le feu et faire cuire jusqu'à ce que la viande ne soit plus rouge à cœur. Retirer la viande de la poêle.
4. Y mettre l'ail pressé, le sucre de canne, la sauce soja, l'huile de sésame, le gingembre, le jus d'orange, le poivre et la fécule et laisser mijoter en remuant. Quand le mélange épaissit, saler et poivrer (sans modération) et ajouter les poivrons et la viande pour encore 1 ou 2 min.
5. Verser dans un bol avec le riz et parsemer d'oignon nouveau et de graines de sésame.

MERCREDI

2

DÉCEMBRE

Sainte Viviane

IDÉE DÎNER

Rillettes de sardines aux graines de lin

Pain complet

Omelette aux champignons, crème et ail

Millet avec coulis de tomate

Clémentines

LES GRAINES DE LIN

Le lin est une plante cultivée pour ses fibres et ses graines oléagineuses brunes, luisantes et aplaties. Celles-ci peuvent être utilisées dans les céréales, les pâtisseries, saupoudrées sur les salades, et agrémentent aussi les yaourts, compotes, chapelure, en apportant un bon goût de noisette. Les graines de lin sont fortement énergétiques (534 kcal/100 g) avec plus de 40 % de lipides, 20 % de protéines et 28 % de glucides. Elles sont riches en acides gras polyinsaturés, notamment en oméga 3, acides gras essentiels dans la constitution des membranes cellulaires. Elles sont constituées aussi de fibres solubles qui agissent sur le confort digestif. Elles ont une forte densité nutritionnelle, aident à la couverture des besoins en vitamines du groupe B (B1, B3, B6 et B9) et apportent près de 86 % des apports nutritionnels conseillés en phosphore, 48 % en calcium, 81 % en magnésium, 45 % en fer. Enfin, elles ont des teneurs remarquables en oligoéléments : zinc, cuivre, manganèse et sélénium.

81 %

de magnésium dans les graines de lin.

Rillettes de sardines aux graines de lin

POUR 4 PERSONNES

80 g de filets de sardines au naturel • ½ échalote • Le jus de ½ citron • 1 petit-suisse nature à 0 % de MG • ½ c. à c. de moutarde • 1 c. à s. de persil haché • 1 c. à c. de ciboulette hachée • 1 pincée de graines de lin moulues • Sel et poivre en grains

1. Ciseler l'échalote, puis la faire revenir à sec dans une poêle antiadhesive jusqu'à ce qu'elle soit translucide. Ajouter le jus de citron.
2. Dans un bol, écraser à la fourchette les sardines, le petit-suisse, l'échalote, la moutarde, les herbes, un peu de sel et de poivre. Mélanger pour homogénéiser. Parsemer de graines de lin.

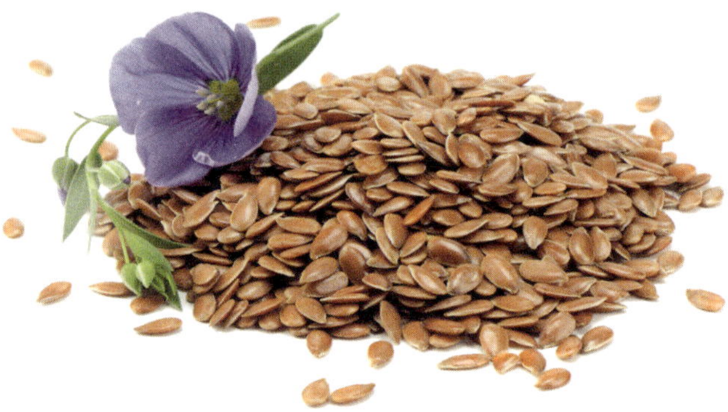

L'HUILE DE LIN, ÉQUILIBRÉE ET FRAGILE

À partir des graines de lin mûres pressées à froid est extraite une huile réservée à l'assaisonnement. En effet, elle est très fragile et rancit rapidement, elle doit donc être conservée dans un lieu frais, à l'abri de la chaleur et de la lumière, être consommée rapidement après ouverture et ne pas être chauffée. L'huile de lin est concentrée en acides gras oméga 3 et notamment en acides alpha-linoléniques mais aussi en acides gras essentiels de la famille des oméga 6.

> "Les graines de lin contiennent de nombreux micronutriments et l'huile qui en est issue présente **un bon rapport oméga 3 et oméga 6.**"

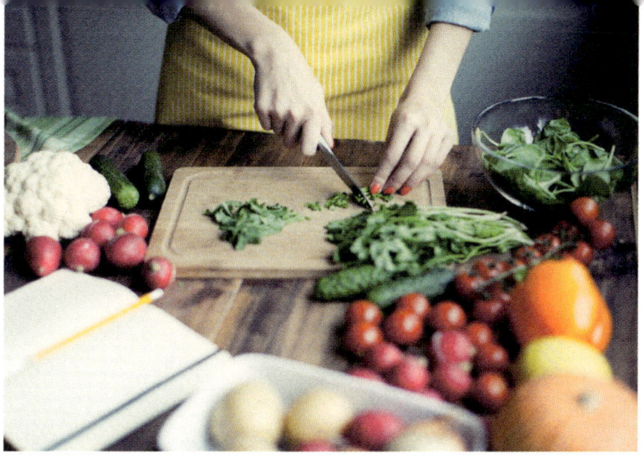

JEUDI

3

DÉCEMBRE

Saint Xavier

IDÉE DÎNER

Salade d'endives et maïs au vinaigre de miel et huile de colza

Haricots verts surgelés persillés et haricots rouges poêlés

Pain complet

Camembert

Poire

234 mg

de fer dans l'algue nori séchée, qui est de ce fait très appréciée des végétariens.

LE RÉGIME VÉGÉTARIEN CRÉE-T-IL DES CARENCES ?

Un régime végétarien, quand il est équilibré, n'engendre pas de carences. C'est d'autant plus vrai si l'on conserve dans son alimentation les produits laitiers et les œufs. Pour cela, il faut quelques connaissances. La vitamine B12, le zinc et le fer contenus dans la viande et les volailles, se trouvent ailleurs sans problème. De même que la viande, les volailles et les poissons qui fournissent des protéines animales, peuvent être remplacés par des protéines végétales que l'on peut trouver en combinant les céréales et les légumes secs.

LE RÉGIME VÉGÉTARIEN EST-IL MEILLEUR POUR LA SANTÉ ?

Si de nombreuses études ont démontré que nous mangeons trop de viande – rouge et blanche – et que cela induit des maladies cardiovasculaires et du cholestérol, ce qui est surtout prouvé, c'est qu'un régime à dominante végétale et céréalière améliore considérablement des pathologies existantes et reste bénéfique à la santé en général. Trop de protéines animales, et c'est la constipation, les colites à bas bruit ou les douleurs intestinales récurrentes. Trop de glucides rapides type pain, riz blanc, pâtes, pâtisseries, sucreries, et ce sont de potentielles diarrhées et ballonnements, mais aussi une plus grande capacité à prendre du poids et peut-être une probabilité plus grande de développer certains cancers. L'idéal est d'ajouter à son alimentation des aliments à haut pouvoir antioxydant, riches en nutriments et en fibres, tout en conservant des aliments plaisir. Si la viande en fait partie, diminuez la quantité et la fréquence au profit de la qualité, en allant plutôt à la boucherie qu'au supermarché, et en la consommant non transformée (plutôt une escalope qu'une saucisse). L'exclusion d'un aliment reste toujours une mauvaise chose.

Connaissez-vous **les vertus des pois chiches ?**

Très appréciés par les végétariens, les pois chiches sont des aliments très bons pour le développement général du corps, ils renforcent le système immunitaire, cicatrisent des blessures et métabolisent les protéines.

"**Le régime végétarien** est tantôt encensé tantôt critiqué, or tout est question d'équilibre et de combinaisons alimentaires, mais aussi de choix personnel."

VENDREDI

4

DÉCEMBRE

Sainte Barbara

IDÉE DÎNER

Potage orangé (4 carottes, 1 orange, curcuma)

1 filet de cabillaud à la crème fraîche

Cancoillotte

Biscotte

Variez les plaisirs !

La crème fraîche laitière est à mettre en parallèle avec sa consommation de beurre. Pensez à varier, selon votre taux de cholestérol, avec des substituts végétaux comme les crèmes végétales de riz (au goût neutre et à la texture proche de celle de la crème fraîche classique), celle de soja apportant un goût un peu différent. Il existe aussi des crèmes d'amande, de coco qui ajoutent une saveur encore différente. L'avantage est que l'on profite ainsi des différents nutriments chaque produit sans faire d'excès.

COMMENT BIEN CHOISIR UNE CRÈME FRAÎCHE ?

La crème est une matière grasse animale, d'origine laitière, qui apporte 30 % de matière grasse (pour la crème entière). Les acides gras saturés et monoinsaturés prédominent dans ce produit et il faut également relever un apport en cholestérol important. Seules les crèmes entières épaisses conservent une recette basique : crème et ferments lactiques. Dans les versions fluides fraîches ou UHT, qu'elles soient liquides ou semi-liquides, allégées ou non, les ajouts d'amidons et autres épaississants sont quasi systématiques. Alors préférez la crème classique entière, tout est question de quantité, et adaptez votre menu en fonction.

"La crème fraîche épaisse classique **à 30 % de matière grasse reste la plus saine** car elle ne contient généralement aucun épaississant, ni autres additifs."

2,3 g

de protéines dans 100 g de crème fraîche à 30 % de MG.

Que penser de la crème Chantilly ?

La crème Chantilly est une crème fraîche laitière fouettée sucrée et parfumée, le plus souvent, à la vanille. Elle contient dans sa version classique autour de 30 % de matière grasse et 300 kcal pour 100 g. La crème Chantilly allégée à 20 % de MG permet un petit gain calorique puisque l'on passe à 230 kcal pour 100 g. Les additifs et stabilisants étant nombreux dans ce type de produits, une chantilly maison reste à privilégier au vu du caractère occasionnel de sa consommation.

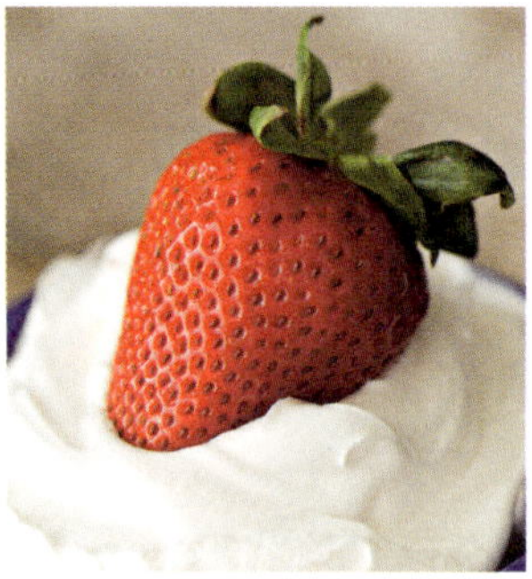

CHANTILLY MAISON

Voici la recette ultra-simple de la chantilly maison, pour en faire juste la quantité nécessaire : 1 pot de crème fraîche liquide à 30 % de MG, sucre glace et 1 pointe de couteau de graines de vanille. Mettre la veille le récipient où l'on va monter la chantilly au réfrigérateur. Le lendemain, verser la quantité souhaitée de crème et la même quantité en poids de sucre glace dans le saladier (on peut en mettre moins), ajouter la vanille. Fouetter jusqu'à ce que la chantilly monte.

SAMEDI

5

DÉCEMBRE

Saint Gérald

IDÉE PETIT DÉJEUNER

Thé ou café léger

Céréales

Lait demi-écrémé

Pruneaux

DES TOASTS AU PAIN DE MIE

Ce produit est à éviter car il est rare qu'il ne contienne pas une ribambelle d'additifs en plus de l'huile de palme et du glucose-fructose... Mieux vaut acheter (ou faire soi-même) du pain de mie de qualité que l'on découpera ou laisser tomber le pain de mie et faire des mini-tartines avec du pain ou de la fougasse achetée en boulangerie.

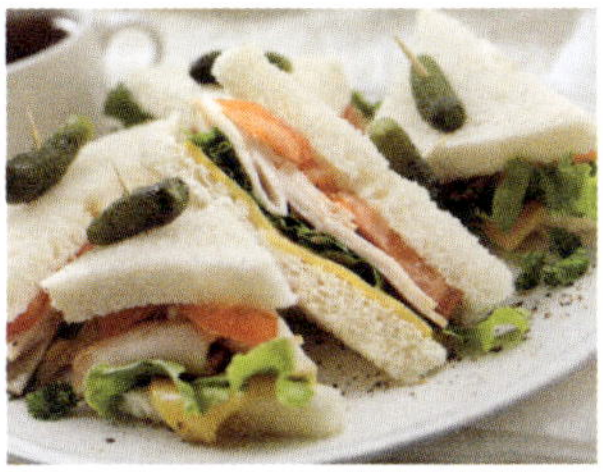

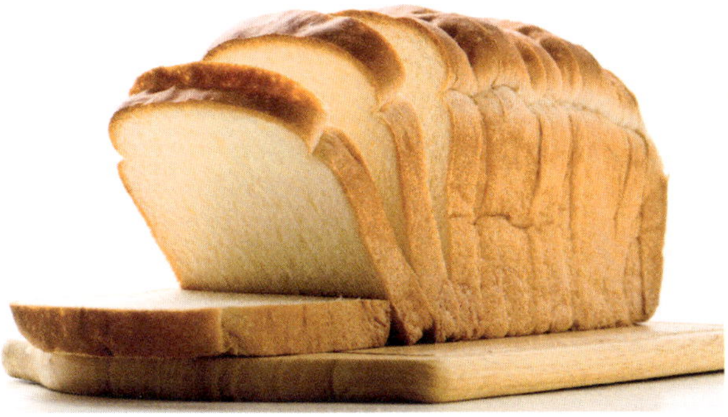

QUE PENSER DU PAIN DE MIE ?

Les pains de mie se caractérisent par leur moelleux, encore renforcé dans les versions sans croûte, et par une conservation plus longue que le pain de boulangerie. Ils sont intéressants si vous avez du mal à mastiquer le pain classique et séduisent les enfants, mais l'ajout de sucre et matières grasses dans les recettes impose une vigilance sur la qualité et les quantités car on le classe de ce fait dans la famille des viennoiseries. De plus, le pain de mie, comme la plupart des produits industriels, contient fréquemment un ajout de glucose-fructose et de gluten pour rendre la mie plus aérée et le produit plus moelleux. Ces surplus dans de nombreux produits et de façon cumulée peuvent finir par vous gêner.

"Le pain de mie est un produit très consommé par les enfants or il est souvent trop sucré et bourré d'additifs !"

LES NOUVELLES RECETTES SONT-ELLES MEILLEURES ?

La gamme des pains de mie a considérablement évolué dans le bon sens : la majorité des marques ont opté pour l'huile de colza en remplacement de l'huile de palme et le sirop de glucose-fructose est de plus en plus absent, sauf dans certains pains sans croûte de marques de distributeurs... On attend maintenant qu'ils soient sans sucre ajouté, ou du moins que les ajouts de sucre soient minimisés (ni sucre ni dextrose) ! Il faut toujours surveiller le pourcentage de matières grasses (moins de 3 à 4 %) et de sucres (moins de 5 %). Mais surtout, certaines marques nous prouvent qu'il est possible de produire des recettes basiques de qualité.

5 %

C'est la quantité de sucre à ne pas dépasser pour un pain de mie.

Que penser du pain de mie sans gluten ?

Aujourd'hui, de grandes marques proposent des pains de mie sans gluten pour répondre à la demande croissante des consommateurs. Ces produits peuvent être intéressants à condition de surveiller la teneur et la qualité du sucre (éviter le fructose-glucose) et les graisses utilisées (pas d'huile de palme ou autres graisses saturées).

DIMANCHE

6

DÉCEMBRE

Saint Nicolas

IDÉE PETIT DÉJEUNER

Café ou thé sans sucre

Yaourt biscuité au miel et aux noix

Clémentines

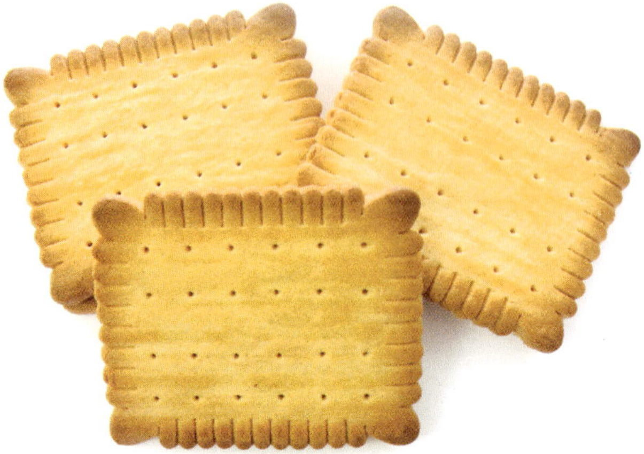

LES PETITS-BEURRES

Le petit-beurre est un biscuit sablé qui a été inventé en 1886 par Louis Lefèvre-Utile dans la ville de Nantes en s'inspirant des productions anglaises de l'époque. Il lui donne une forme rectangulaire aux bords découpés et aux quatre coins saillants. Il est fabriqué à partir d'ingrédients simples : de la farine, du beurre, du sucre et du lait. Avec simplement un ajout de sel, de poudre à lever et d'arôme, le petit-beurre est un des biscuits ayant le moins d'additifs sur le marché. 100 g de biscuits contiennent 8,2 % de protéines et près de 10,9 % de lipides, avec un apport calorique assez important de 435 kcal/100 g. Au petit déjeuner, lors d'une collation ou au goûter, ces biscuits peuvent tout à fait s'intégrer dans une alimentation équilibrée.

"Ces biscuits traditionnels font partie des **produits manufacturés sucrés contenant le moins d'additifs** et en petite quantité, ils agrémentent un petit déjeuner ou un goûter."

Yaourt biscuité au miel et aux noix

POUR 1 PERSONNE

1 petit-beurre • 1 yaourt nature à base de lait demi-écrémé • 15 g de cerneaux de noix • 1 c. à s. de miel • 1 feuille de menthe fraîche

1. Écraser les noix et le petit-beurre à l'aide d'un mortier ou d'un pilon de façon à obtenir de fines brisures. Mélanger avec le miel. Fouetter le yaourt.

2. Dans un verre transparent, disposer successivement la préparation des noix au miel et le yaourt fouetté.

3. Décorer avec la menthe.

CONTIENNENT-ILS DES NUTRIMENTS ?

Les lipides essentiellement apportés par le beurre sont vecteurs de vitamines liposolubles : vitamine A (50 µg/100 g) et vitamine E (0,4 mg/100 g). De plus, les petits-beurres étant fabriqués à partir de farine de blé de qualité, ils apportent des glucides (75 %, dont 55 % d'amidon), des fibres et des minéraux : du magnésium (18 mg/100 g), du phosphore (97 mg/100 g) et du potassium (142 mg/100 g).

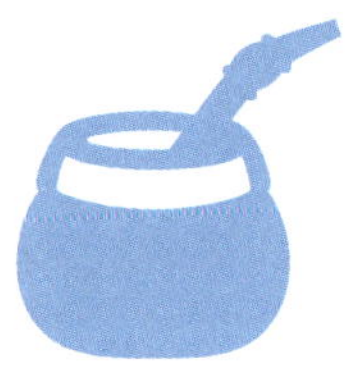

2,3 g de protéines dans 100 g de crème fraîche à 30 % de MG.

QUE PENSER DES THÉRAPIES POUR MAIGRIR ?

Dans le domaine des troubles du comportement alimentaire, les praticiens de l'hypnose et de l'acupuncture par exemple proposent des thérapies depuis longtemps. L'hypnose peut vraiment aider à modérer les prises alimentaires. Les résultats sont très variables et dépendent à la fois de la valeur du praticien et de la réceptivité de l'hypnotisé. Cette pratique demande aussi un engagement sur la durée, car il faut répéter régulièrement les séances pour obtenir un résultat positif à long terme. En l'absence de preuves scientifiques formelles sur l'efficacité de ces méthodes, on peut toutefois reconnaître qu'elles peuvent aider les personnes qui cherchent à maigrir. En effet, ces thérapies impliquent des rendez-vous réguliers avec un praticien, elles fonctionnent un peu comme une alerte sur son smartphone pour rappeler qu'on est au régime, et ces rendez-vous réguliers sont un stimulant, une sorte de coaching personnalisé.

QUE PENSER DE LA MÉSOTHÉRAPIE ?

La mésothérapie consiste en des injections dans les zones graisseuses. Si elle n'a pas fait ses preuves pour la perte de poids, elle peut améliorer l'aspect de la peau dans les zones de surcharge graisseuse. Et le recours à cette technique offre à peu près les mêmes intérêts que l'acupuncture en matière d'accompagnement. Comme pour les autres thérapies évoquées, cette technique peut du moins accompagner les personnes en phase d'amaigrissement et les encourager à poursuivre leur démarche. Toujours est-il que pour maigrir, il n'y a pas d'autre solution en premier lieu que de suivre un régime...

IDÉE DÉJEUNER

Bar en papillote à la crème safranée

Velouté de potimarron et patate douce au lait de coco

Yaourt parfumé à la cannelle (ou à la vanille)

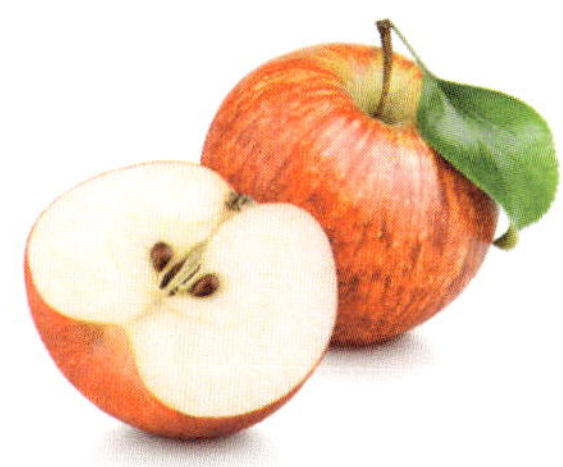

30 %

C'est le remboursement moyen des médecines douces par la Sécurité sociale.

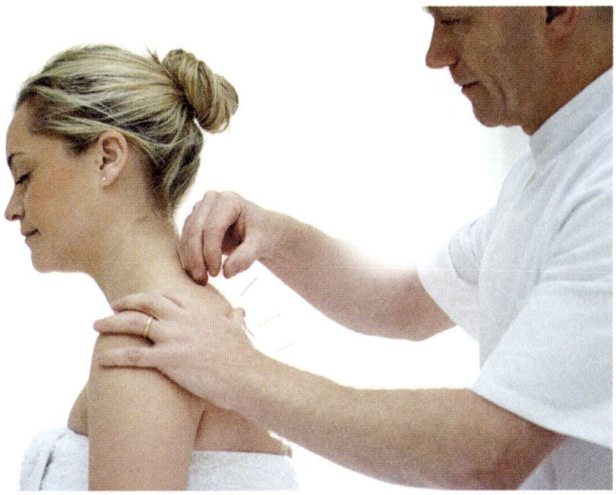

Je mange quoi en collation lorsque je fais un régime ?

Si vous avez faim dans l'après-midi, consommez un laitage et un fruit, mais, dans ce cas, supprimez-les au repas suivant.

> "Les thérapies alternatives peuvent **soutenir les personnes qui font un régime** comme peut le faire un coach."

MARDI
8
DÉCEMBRE
Im. Concept.

IDÉE PETIT DÉJEUNER

Café au lait frappé
Pain complet
Beurre
Fromage blanc
+ 1 c. à c. de confiture
Fraises en salade
+ 10 g d'amandes

Quelle quantité de café est-il conseillé de boire ?

Pour des effets bénéfiques, privilégiez une consommation modérée de trois tasses de café par jour, soit 300 mg de caféine maximum et à distance des repas dans la mesure où il peut gêner l'absorption du fer d'origine végétale. Notez cependant que le taux de caféine varie selon les types de café. Le robusta au goût plus amer et corsé contient, lui, deux fois plus de caféine que l'arabica.

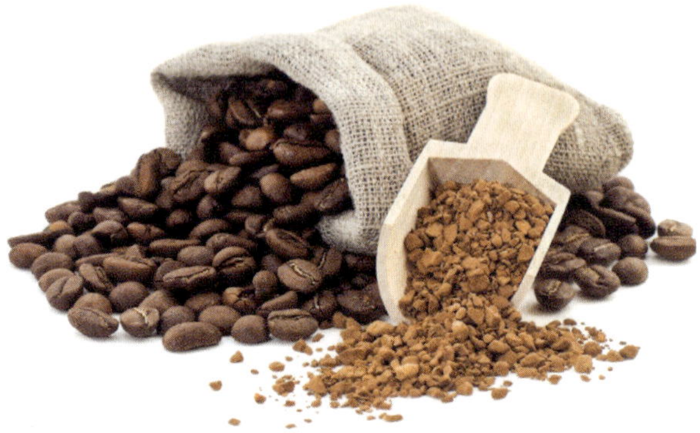

LE CAFÉ

Le café est une des boissons les plus consommées dans le monde. Il est obtenu à partir des fèves du caféier qui subissent un traitement thermique d'intensité et de durée variable, selon la couleur et le goût désiré. La culture du café est très développée dans de nombreux pays tropicaux, mais les deux principaux producteurs sont le Brésil et la Colombie. C'est une excellente source de magnésium et de cuivre, de vitamines B2, B3 et B5. Mais ses principales propriétés sont liées à la présence de caféine qui agit comme stimulant intellectuel. Chez l'adulte en bonne santé, une petite quantité peut augmenter la vigilance et la concentration. Chez d'autres personnes, elle peut en revanche entraîner une hyperexcitabilité nerveuse, parfois accompagnée de crampes musculaires, d'anxiété, de troubles du sommeil, et même une tachycardie lors d'une consommation très rapide d'une grande quantité (au-delà de 5 à 8 tasses). Le café contient une quantité intéressante d'antioxydants, avec une action bénéfique sur l'organisme. Les grains de café sont également riches en fibres alimentaires solubles dont une partie se retrouverait dans le café, d'où un effet irritant et laxatif imposant une limitation pour les personnes sensibles.

75 mg

de caféine dans 100 ml de café (soit une tasse).

Café au lait frappé

POUR 1 PERSONNE

1 petite tasse de café ou d'expresso • 150 ml de lait écrémé (ou demi-écrémé) • 1 c. à c. de sucre • 2 gouttes d'extrait de vanille liquide • 2 glaçons • 1 pincée de cannelle

1. Laisser refroidir la tasse de café ou d'expresso.
2. Mixer le café refroidi avec le lait, le sucre, l'extrait de vanille et les glaçons.
3. Saupoudrer de cannelle et déguster aussitôt.

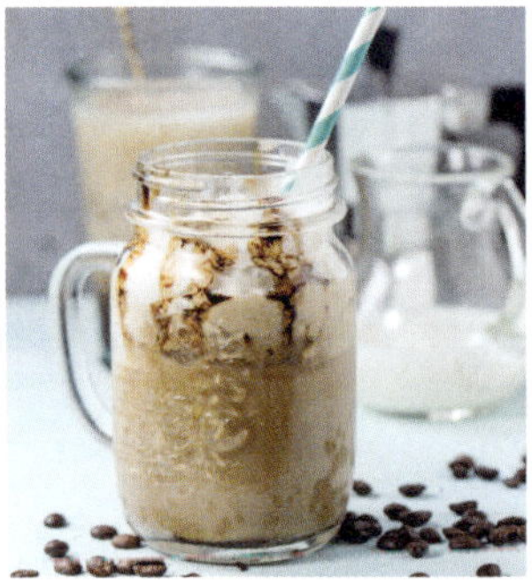

“Stimulant, excitant, **le café agit différemment d'une personne à l'autre,** mais sa consommation doit toujours être modérée.”

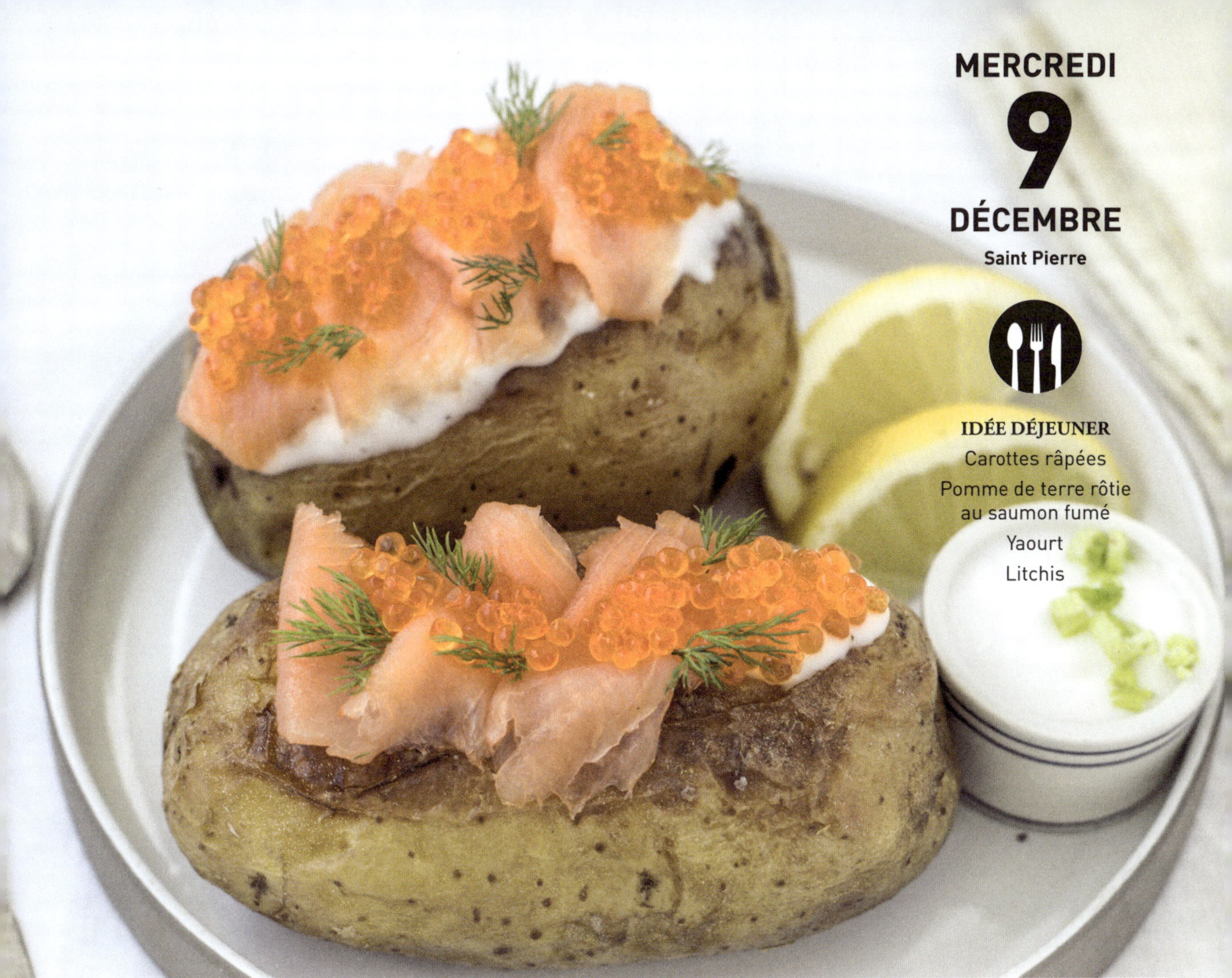

MERCREDI
9
DÉCEMBRE
Saint Pierre

IDÉE DÉJEUNER
Carottes râpées
Pomme de terre rôtie au saumon fumé
Yaourt
Litchis

Pomme de terre rôtie au saumon fumé

POUR 1 PERSONNE

1 ou 2 grosses pommes de terre
1 c. à s. d'huile d'olive
1 tranche de saumon fumé
1,5 c. à s. d'œufs de saumon ou de truite
1 c. à s. de petits brins d'aneth frais
Sel et poivre

Sauce :
1 pot de yaourt (ou de fromage frais)
¼ à ½ petite gousse d'ail pressée
1 c. à s. de jus de citron

1. Préchauffer le four à 200 °C (th. 6-7). Dans un bol, verser tous les ingrédients de la sauce. Saler, poivrer et bien remuer.
2. Laver les pommes de terre puis découper un V dans la chair. Les badigeonner d'huile d'olive et parsemer toute la surface d'un peu de sel. Envelopper chaque pomme de terre dans une feuille d'aluminium et enfourner. Laisser cuire 30 min, puis écarter la feuille d'aluminium et continuer la cuisson 20 à 25 min jusqu'à ce qu'elles deviennent croustillantes. Sortir les pommes de terre quand elles sont bien dorées et les dresser sur une assiette.
3. Verser un peu de sauce sur les pommes de terre, puis ajouter du saumon fumé en dés, les œufs de poisson et de l'aneth.

JEUDI

10

DÉCEMBRE

Saint Romaric

IDÉE DÎNER

Céleri-rave râpé en vinaigrette

Steak haché de bœuf

Haricots verts surgelés poêlés au beurre et à l'ail

Bûche de chèvre

Pain complet

“Rangés dans les rayons parmi les yaourts, **ces produits sont en réalité aussi sucrés et gras** que des desserts et doivent être limités.”

QUE PENSER DES DESSERTS LACTÉS ?

Crème dessert au chocolat, chocolat liégeois, yaourt à la grecque, mousse de lait, yaourt façon tarte au citron : ce sont tous des desserts lactés. S'il s'agit bien de produits à base de lait, ils s'apparentent réellement à des desserts plutôt qu'à des produits laitiers, même s'ils sont classés comme tels dans les supermarchés. Par exemple, les mousses au chocolat ne contiennent du lait qu'« accidentellement », en raison de la recette, mais sont souvent classées dans les desserts lactés par erreur. La matière principale est bien entendu le lait, mais on a la possibilité d'y ajouter toutes sortes d'ingrédients dont systématiquement du sucre, puis au choix : de la crème Chantilly à la crème de marrons en passant par différents types de fruits, de confitures, du chocolat, des œufs, du sucre, du miel, des céréales… Il est préférable de les considérer comme des friandises ou des desserts plaisir plutôt que comme un apport lacté exclusif. C'est une catégorie qui s'enrichit sans arrêt, car plus il y a de nouveaux produits, plus nous sommes tentés de les consommer et plus nous augmentons les quantités absorbées de graisse et de sucre.

Que penser des yaourts à boire ?

Ce ne sont pas à proprement parler des desserts lactés car ils ne contiennent généralement que du yaourt et du sucre. Toutefois, il y a souvent trop de sucre et c'est d'autant plus gênant qu'ils sont consommés surtout par les plus jeunes, les habituant encore un peu plus au goût sucré. Pour couronner le tout, certains conditionnements en bouteille (850 g) obligent même à terminer le produit entamé sous les 3 à 4 jours, et ne permettent donc pas de doser sa consommation.

LESQUELS CHOISIR ?

Les desserts lactés présentent en moyenne 15 à 20 g de graisses et 20 à 25 g de sucre, ce qui n'est pas exagéré pour un dessert. Pour cette catégorie on sera très vigilant sur la taille du pot. Certaines marques proposent en effet des pots de 70 g, bien adaptés aux enfants ou à un plaisir raisonnable, alors que d'autres jouent la carte de la gourmandise avec des pots de 150 g, en faisant de véritables bombes caloriques. Les additifs sont souvent très nombreux ! Préférez les produits simples, évitez ceux qui comportent du caramel, des crèmes, des nappages ou des billes de chocolat ou de bonbons…

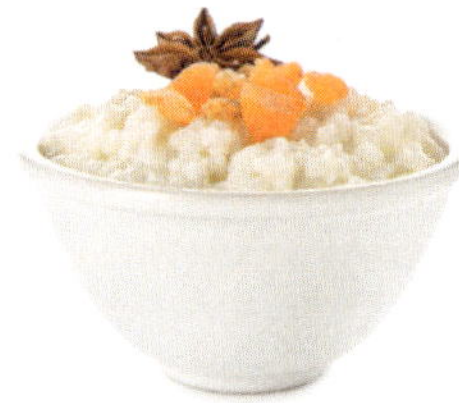

LE RIZ AU LAIT

Parmi ces desserts lactés, on trouve aussi des riz et semoules au lait. Ils sont un peu plus intéressants que les autres, car ils apportent des glucides complexes qui favorisent le rassasiement. Toutefois, du fait de leur teneur en sucre et en graisse, ils sont à considérer également comme des desserts à consommer occasionnellement. Choisissez un riz au lait le plus simple possible contenant uniquement du lait, du riz, du sucre et des protéines de lait, quitte à ajouter vous-même une purée de fruit par exemple. Surveillez aussi la quantité de sucre.

180 kcal

pour 100 g de dessert lacté en moyenne.

COMMENT BOUGER PLUS AU QUOTIDIEN ?

La saison hivernale ne s'y prête pas forcément et nous ne sommes pas tous des sportifs dans l'âme. L'inverse de la sédentarité ne consiste pas à courir le marathon. Ne cherchez pas à aller trop vite et à passer du tout au rien. Heureusement, il n'y a pas une seule façon de bouger, mais plusieurs : lorsque l'on ne fait pas de sport, c'est souvent parce que l'on n'a jamais trouvé la formule qui nous correspond. Demandez-vous pourquoi vous ne faites pas de sport : est-ce un manque de temps ? d'envie ? d'argent ? Et n'hésitez pas à tester différentes possibilités. En fonction de votre réponse, vous trouverez : votre rythme (au minimum 30 minutes par jour), votre moment (celui où vous êtes disponible), votre lieu et votre activité (en salle, cours privé, association, chez vous).

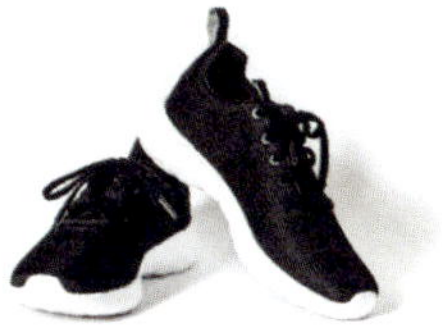

> "Une activité physique régulière est indispensable !"

QUEL EST LE MEILLEUR MOMENT POUR FAIRE DU SPORT ?

Peu importent les conseils que vous avez pu entendre sur le port à jeun, plutôt destinés à améliorer les performances des sportifs. Pour se mettre au sport, il n'y a pas un moment privilégié, le meilleur moment sera celui où vous êtes disponible. Il suffit parfois de repenser son emploi du temps autrement : se lever plus tôt, utiliser sa pause déjeuner, organiser un créneau en soirée, même tard, ou bien profiter de ses journées de repos. Tout est possible et, afin de vous y tenir, notez bien le moment réservé au sport dans votre agenda, comme si vous aviez un rendez-vous médical ou professionnel.

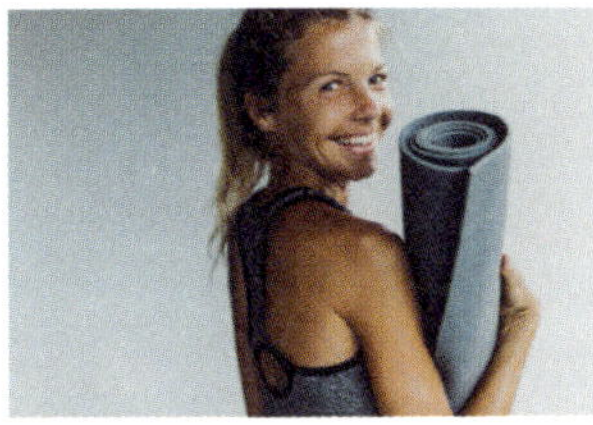

Cette semaine, **je détermine l'activité que je vais pratiquer et où**

Avez-vous besoin d'être en groupe pour vous motiver ou préférez-vous conserver un créneau plus libre et solitaire. Vous faut-il une activité intense, comme le jogging ou la zumba pour vous défouler, ou plus calme pour vous ressourcer comme une grande marche ou du yoga ? En groupe, testez les salles de sport, plus onéreuses mais avec de larges palettes d'activité, tournez-vous vers les associations plus abordables, ou simplement motivez votre famille ou des ami(e)s pour des marches, balades en vélo, jogging ou sessions de natation. Seul, vous pouvez marcher ou courir, profiter d'un parcours de santé proche de chez vous, investir dans un vélo d'appartement, utiliser des jeux sur consoles, des DVD, des émissions sportives ou même des tutoriels gratuits sur le Net.

VENDREDI

11

DÉCEMBRE

Saint Daniel

IDÉE DÉJEUNER

Radis noir en rondelles avec 1 c. à c. de crème salée et poivrée

Filet de cabillaud en papillote à l'estragon

Quinoa

Fenouil braisé au coulis de tomates

Fromage blanc

Kaki

3h30

d'activité physique par semaine, c'est le minimum conseillé.

Et si 30 minutes par jour **ce n'est pas possible pour moi ?**

L'important est de connaître vos possibilités, si le week-end par exemple vous pouvez booster vos activités, ce n'est pas gênant. Le plus important est de trouver un rythme que vous pourrez tenir sur la durée sans abandonner..

SAMEDI
12
DÉCEMBRE
Saint Jean. Fr.-Ch.

IDÉE DÉJEUNER

Toast pomme-camembert sur lit de frisée à l'huile de noix

Spaghettis au thon et coulis de tomate au basilic

Mandarine

"Le camembert est à la fois **riche en protéines et en calcium** sans être trop calorique".

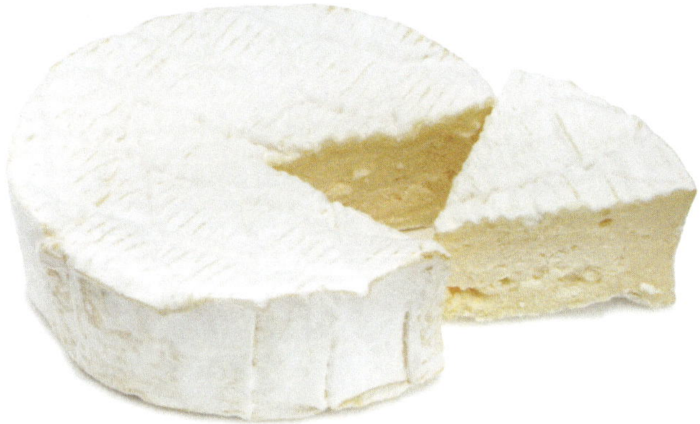

22 g

de lipides pour 100 g de camembert, ce qui en fait un fromage peu gras.

LE CAMEMBERT

Fromage emblématique de la France, le camembert est un fromage à pâte molle de Normandie provenant du village Camembert. Sa croûte fleurie, blanche, fine et veloutée laisse apparaître des stries rouge-brun. Sa pâte lisse est crémeuse et a une saveur plus ou moins forte. Le camembert, avec moins de 25 % de lipides, appartient aux fromages relativement peu caloriques (283 kcal/100 g) comme la mozzarella, la feta et les fromages frais de chèvre. Aussi, une portion de 30 g peut tout à fait s'intégrer dans un régime hypocalorique.

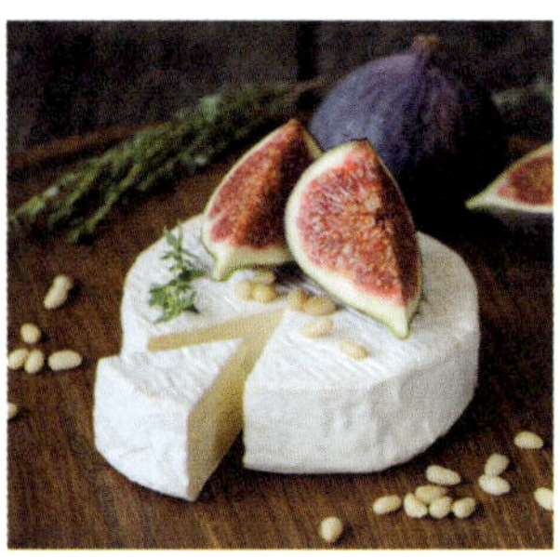

LE CAMEMBERT, SOURCE DE CALCIUM ET DE VITAMINES

Le camembert est riche en calcium, 100 g de camembert apportent 55 % des apports journaliers recommandés. Ce fromage est également une source intéressante de vitamines A, B2, B3, B5, B6, B12 et de phosphore, zinc et sélénium.

Toast pomme-camembert

POUR 2 PERSONNES

1 pomme golden • 60 g de camembert (2 tranches) • 2 pincées d'herbes de Provence • 1 pincée de cumin en poudre • 15 g de cerneaux de noix • 1 feuille de brick • Sel, poivre

1. Éplucher la pomme, retirer le trognon, les pépins et la couper en petits dés. Poêler les dés de pomme avec les herbes de Provence et le cumin. Saler légèrement et poivrer.

2. Concasser les noix.

3. Préchauffer le four à 210 °C (th. 7).

4. Couper la feuille de brick en deux.

5. Garnir chaque moitié avec les dés de pomme poêlés, puis recouvrir avec une tranche de camembert et les noix concassées.

6. Fermer hermétiquement les feuilles de brick en mouillant éventuellement les bords avec un peu d'eau.

7. Enfourner pour environ 15 min jusqu'à ce qu'elles soient bien dorées. Servir chaud sur un lit de salade.

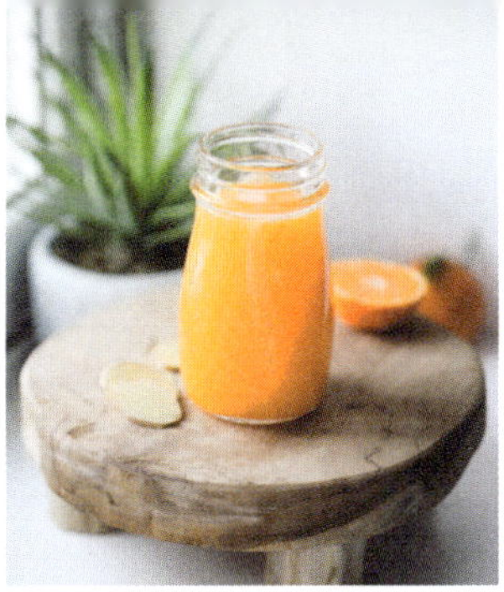

20 %

C'est l'augmentation des glucides simples en moyenne dans notre alimentation depuis les années 90, apportés par les boissons gazeuses, les jus de fruits, les desserts lactés, les biscuits et les confiseries.

QU'EST-CE QUE LES MACRO-NUTRIMENTS ?

Les macronutriments désignent les glucides, les lipides et les protéines. Tous trois ont donc un rôle essentiel et il est impossible de se passer de l'un ou de l'autre. Les protéines ou plutôt la protéine est une grosse molécule constituée de protéines plus petites que l'on appelle les « acides aminés ». Il en existe deux types : les essentiels, car notre corps ne sait pas les fabriquer, et les non essentiels, que le corps fabrique à partir des acides aminés essentiels. Les glucides quant à eux se divisent aussi en deux familles : les glucides complexes (ou glucides lents), et les glucides rapides (ou glucides simples), sur les étiquettes des produits ils sont confondus. Enfin les lipides, les matières grasses de notre corps, sont également classés en deux catégories : les acides gras essentiels et les acides gras non essentiels.

DIMANCHE 13 DÉCEMBRE

Sainte Lucie

IDÉE DÎNER

Filet de poulet poêlé au pesto

Choux de Bruxelles poêlés au beurre

Pain complet

Yaourt parfumé à la cannelle

> "Les macro-nutriments soutiennent les fonctions fondamentales de l'organisme, en particulier la fourniture d'énergie et la structure du corps."

Pourquoi faut-il **diminuer les apports en sucres simples ?**

Dans les sucres simples (ou sucres rapides), on distingue les sucres les plus simples (fructose, glucose et galactose), et des sucres un peu moins simples avec deux molécules (lactose [dans les produits laitiers] et saccharose [sucre de betterave et de canne à sucre]). Les sucres simples se trouvent dans le sucre bien sûr et les aliments sucrés (confiseries, miel, confitures), mais aussi dans les fruits et dans tous les produits issus de l'industrie agroalimentaire. Une consommation excessive de sucres rapides semble favoriser de très nombreuses maladies, un effet d'addiction, une augmentation de la sécrétion d'insuline qui favorise la prise de poids et une perte de la sensation de satiété, notamment lorsqu'ils ne sont pas consommés avec des fibres.

LES BONNES PROPORTIONS EN MACRO-NUTRIMENTS

Manger est un acte spontané, que nous accomplissons en fonction de critères appris dès l'enfance. En l'absence de problème de poids, nous ne nous amusons jamais à comptabiliser les protéines, glucides et lipides que nous absorbons. Cependant, d'après les nutritionnistes, pour avoir une alimentation dite équilibrée et qui réponde aux besoins de notre organisme, il faudrait consommer : 50 % de glucides, simples (pas plus de 10 %) et complexes ; 35 % de lipides ; 15 % de protéines.

LUNDI

14

DÉCEMBRE

Sainte Odile

IDÉE DÉJEUNER

Huîtres chaudes aux pommes

Fondue de poireaux aux pétoncles

Riz au lait

2,18 mg

de fer dans 100 g d'huîtres crues.

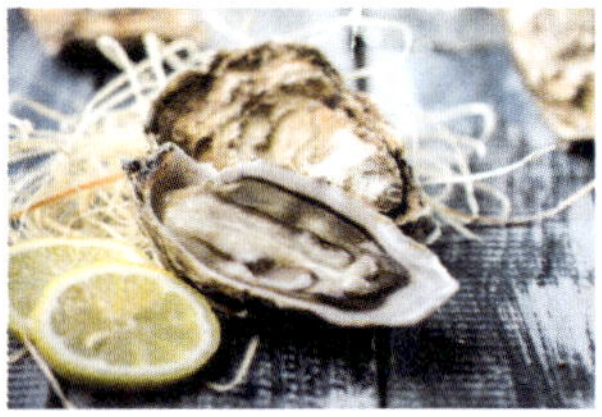

RICHES EN FER

Une qualité à ajouter aux huîtres, leur richesse en fer (100 g d'huîtres crues apportent 1/3 des apports conseillés en fer chez les femmes), zinc, phosphore ou sélénium et leur faible apport calorique.

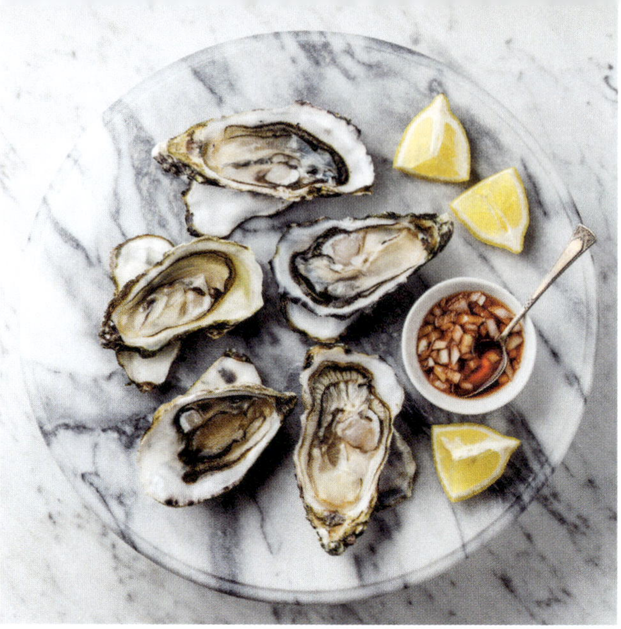

L'HUÎTRE

L'huître est un mollusque bivalve et comestible, fixé aux rochers marins par une valve de sa coquille. Elles sont principalement élevées dans des parcs ostréicoles (Arcachon, Marennes, Belon, Cancale, etc.) et semblent moins digestibles pendant l'époque de reproduction. On les consomme principalement de septembre à avril. On pensait, il y a encore peu de temps, que certains mollusques, notamment les huîtres et les moules, contenaient beaucoup de cholestérol. On sait désormais que c'est faux. En fait, ils sont riches d'un autre type de matières grasses : les stérols. Conséquence : non seulement ces mollusques ne sont pas déconseillés, mais il semblerait au contraire qu'ils fassent baisser l'hypercholestérolémie !

"Les huîtres, tout comme les autres fruits de mer, sont **peu caloriques et conviennent parfaitement dans le cadre d'un régime.**"

Huîtres chaudes aux pommes

POUR 4 PERSONNES — 24 HUÎTRES CREUSES

2 belles pommes • 2 c. à s. de crème fraîche épaisse 15 % de MG • 300 ml de cidre doux • Sel et poivre en grains

1. Préchauffer le four en position gril.
2. Ouvrir les huîtres et les réserver.
3. Laver, puis peler les pommes, les râper finement.
4. Dans une sauteuse, faire colorer les pommes râpées. Une fois fondues, ajouter la crème hors du feu.
5. Pendant ce temps, réduire le cidre avec un peu de jus d'huîtres dans une casserole à feu vif.
6. Retirer les huîtres de leur coquille et les réserver.
7. Mettre les coquilles dans un plat allant au four.
8. Placer dans chaque coquille un peu de préparation à la pomme, puis l'huître et arroser de sirop de cidre. Saler et poivrer à votre goût. Mettre sous le gril pendant 2 à 3 min et déguster chaud ou juste tiédi.

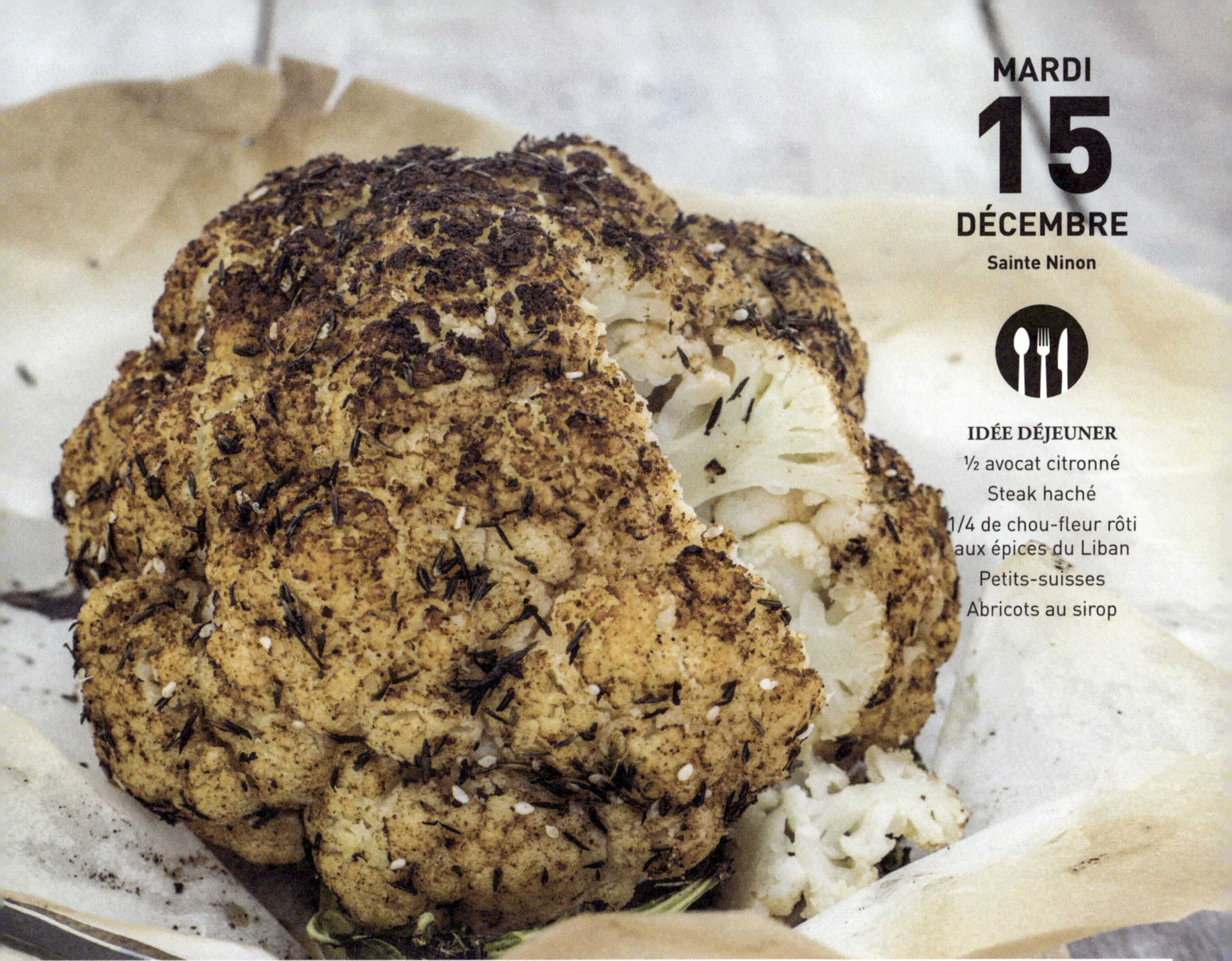

MARDI
15
DÉCEMBRE

Sainte Ninon

IDÉE DÉJEUNER

½ avocat citronné
Steak haché
1/4 de chou-fleur rôti aux épices du Liban
Petits-suisses
Abricots au sirop

Chou-fleur entier rôti aux épices du Liban

POUR 4 PERSONNES

1 chou-fleur entier (environ 850 g)
2 ou 3 c. à s. d'huile d'olive
2 c. à c. de zaatar (mélange d'épices libanais)
2 c. à c. de piment doux ou de paprika moulu
Sel et poivre

Sauce tahini :
1 c. à s. de tahini
¼ de gousse d'ail
1 c. à s. de jus de citron
1 c. à c. de miel doux

1. Préchauffer le four à 200 °C (th. 6-7). Mélanger dans un petit bol l'huile d'olive, le zaatar, le piment, du sel et du poivre.
2. Couper d'abord la racine et les grosses feuilles du chou-fleur en laissant quelques feuilles fines autour. Faire précuire le chou-fleur 10 min dans de l'eau salée bouillante, puis le rafraîchir sous l'eau froide. Le sécher avec un torchon propre ou du sopalin et laisser refroidir.
3. Mettre le chou-fleur dans un plat allant au four, le badigeonner au pinceau avec le mélange d'huile épicée. Enfourner pour 15 min puis le faire griller 10 à 15 min de plus en mode gril : il faut que le haut du chou-fleur brunisse.
4. Dans un petit verre, mélanger bien le tahini, l'ail pressé, le jus de citron, le miel, 2 c. à s. d'eau, le sel et le poivre. Couper le chou-fleur à l'aide d'un couteau aiguisé et le servir avec la sauce tahini.

MERCREDI
16
DÉCEMBRE

Sainte Alice

IDÉE DÎNER

Mâche et fenouil émincé en vinaigrette

Œuf cocotte

Julienne de légumes de saison au curry

Pain complet

Yaourt

Litchis

“Boire pendant les repas ralentit ou accélère le processus de digestion.”

DOIT-ON OU NON BOIRE PENDANT LE REPAS QUAND ON EST DIABÉTIQUE ?

La consommation de boissons pendant le repas quand on est diabétique – exclusivement de l'eau ou, mieux, de l'eau gazeuse – fait l'objet d'un débat. En effet, l'eau a pour vertu, si on la consomme pendant le repas, d'accélérer la digestion, mais, d'un autre côté, la non-consommation d'eau permet de réduire le temps de digestion, bien que cela la rende plus incommodante. Difficile donc d'arbitrer de façon absolue. L'eau en elle-même n'a aucune incidence particulière sur la distribution du sucre dans le sang. S'il est recommandé aux diabétiques d'en consommer suffisamment, plus pour des raisons liées à la maladie elle-même, qui nécessite une bonne hydratation, un ou deux verres d'eau par repas suffisent en général largement.

Pourquoi **l'eau gazeuse est-elle bénéfique quand on a du diabète ?**

L'eau gazeuse présente l'avantage de favoriser la satiété, et donc de diminuer la consommation des aliments, ce qui est un élément positif dans le cadre du traitement du diabète.

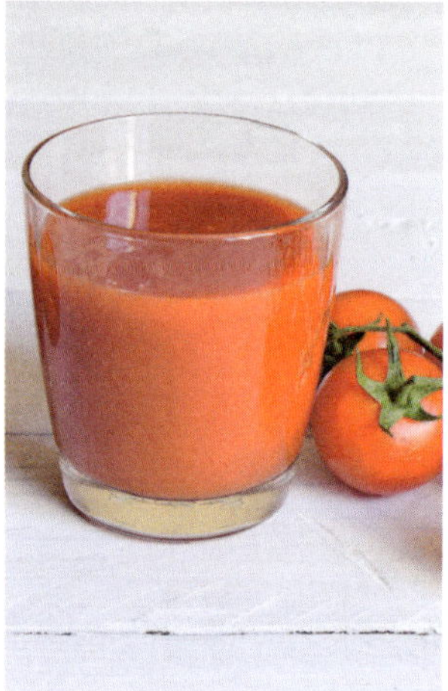

JUS DE TOMATE

Pour changer de l'eau gazeuse et au lieu de boire des boissons sucrées, pensez au jus de tomate ! Choisissez un pur jus de tomate avec pour seul additif du sel. Veillez à ce que la quantité de sel ne soit pas trop importante. Préférez une bouteille opaque (briques ou bouteilles en verre teinté), car la plupart des vitamines sont sensibles à la lumière.

100 kcal

dans 1 verre de vin.

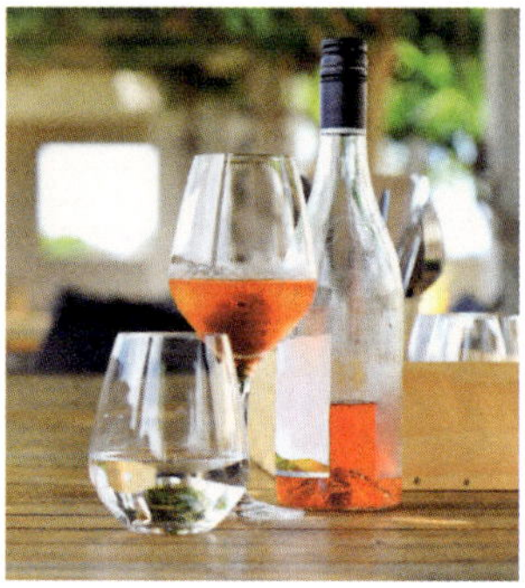

DOIT-ON SUPPRIMER L'ALCOOL ?

Le problème de la consommation d'alcool chez le diabétique, c'est la consommation d'énergie. Un verre de vin contient 100 calories, ce qui augmente donc largement le bilan énergétique. Lorsque l'on prescrit un régime entre 1 400 et 2 000 calories par jour à un diabétique, chaque verre de vin compte pour 5 % minimum de la ration calorique. Mais dans le souci de conserver un équilibre entre la gestion de la maladie et le plaisir, un verre de vin (qui ne contient pas de sucre contrairement à ce que l'on croit) par jour est même recommandable au vu des propriétés de l'alcool sur le système cardiovasculaire.

JEUDI

17

DÉCEMBRE

Saint Gaël

LES BONNES MATIÈRES GRASSES POUR LA SPHÈRE INTESTINALE ?

Les matières grasses font partie intégrante de l'alimentation et ne doivent pas être diabolisées. Ces nutriments énergétiques ont une place de choix dans l'organisme, même s'il s'agit de distinguer les acides gras des graisses cachées. Pour autant, leur consommation devrait être réduite en cas de douleurs intestinales, car elles entraînent dans l'organisme des réflexes gastrocoliques, ou mouvements auxquels vous pourrez être plus sensible. Pensez avant tout à varier les sources de matières grasses sans en abuser. Privilégiez les acides gras essentiels monoinsaturés (avocat, graines et noix et l'huile d'olive). Diminuez votre consommation d'oméga 6 au profit de celle d'oméga 3 (poissons gras et huiles de poisson). Vous pouvez utiliser, mais avec modération, la margarine, l'huile végétale, la mayonnaise et la vinaigrette. Consommez le moins possible de graisses animales (viande rouge, fromages avec plus de 20 % de matière grasse).

"Les matières grasses ont tendance à ralentir le processus digestif, or les acides gras essentiels monoinsaturés sont plus digestes et **permettent d'éviter les troubles gastriques.**"

30 %

C'est l'apport énergétique en lipides que l'on ne devrait pas dépasser sur une journée.

J'adopte de bonnes habitudes **pour éviter les douleurs gastriques !**

Préférez les huiles de colza, de noix et d'olive et évitez le beurre pour une cuisson à forte température. Privilégiez les modes de cuisson sans ajout de matière grasse (en papillote, vapeur…). Équipez-vous de poêles ou casseroles à revêtement antiadhésif. Avant de servir un aliment cuit dans des matières grasses, mettez un papier absorbant dans votre plat. Sachez qu'un plat comportant plus de 10 % de graisses est considéré comme gras et que sucres et matières grasses vont souvent de pair !

IDÉE DÉJEUNER

Cœur de laitue finement émincée, huile et citron

Escalope de dinde grillée

Purée de potiron

Blé

Fromage blanc

Poire cuite

ÉVITER LES REPAS TROP GRAS

Les lipides ou graisses contenus dans certains aliments peuvent être plus difficiles à digérer et augmenter les symptômes de l'intestin irritable en provoquant spasmes abdominaux et ballonnements, voire des diarrhées. Évitez les plats en sauce, la cuisine au beurre, les fromages gras, les panures, ainsi que la plupart des plats cuisinés industriels. Limitez les protéines animales en troquant la viande rouge contre du poisson ou de la viande blanche. Limitez les charcuteries ou optez pour les moins grasses, comme le jambon blanc.

VENDREDI
18
DÉCEMBRE

Saint Gatien

IDÉE DÎNER

Verrine de crevettes aux litchis

Châtaignes et champignons poêlés persillés

Panna cota au cacao et à la cannelle

PLUS RICHE EN VITAMINE C QUE L'ORANGE !

La pulpe apporte 1,2 g de fibres/100 g, ce qui favorise une assimilation progressive des glucides qu'il contient et participe à booster le transit intestinal. Par ailleurs il est une source intéressante de vitamine C, avec plus de 70 mg/100 g contre 50 mg pour l'orange. Cette vitamine est de plus bien préservée sous l'écorce.

"Le litchi apparaît sur les étals à la saison froide, or **sa richesse en vitamine C** répond parfaitement à nos besoins du moment."

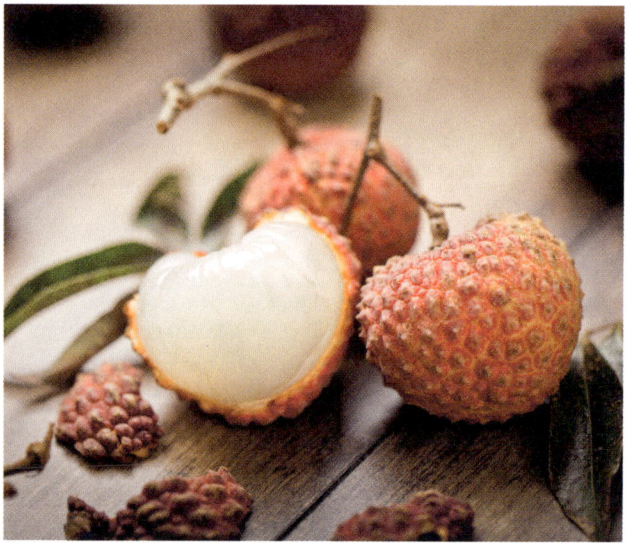

AU MARCHÉ DE DÉCEMBRE À JANVIER

LE LITCHI

Le litchi ou litchi est le fruit d'une espèce d'arbre tropical. Il s'agit d'un petit fruit sphérique entouré d'une écorce semi-rigide et écailleuse de couleur rose à rouge à maturité. On lui donne parfois le nom de « cerise de Chine ». L'intérieur du fruit contient une pulpe de couleur blanche qui entoure un noyau de forme oblongue. Facile à transporter et à décortiquer, il est juteux, très parfumé et apprécié frais, en cuisine ou encore fréquemment sous forme de litchi au sirop. Le litchi est légèrement plus riche en glucides que la moyenne des fruits, avec 14 %, et donc plus calorique, avec près de 70 kcal/100 g. Au sirop, il atteint tout de même 27 % de glucides et 121 kcal, ce qui impose de limiter cette forme de consommation et d'éliminer le sirop.

70 mg

de vitamine C dans 100 g de litchis.

Verrine de crevettes aux litchis

POUR 1 PERSONNE :

160 g de crevettes roses décortiquées • 100 g de litchis au sirop (poids net, égouttés) • 1 c. à c. de sauce soja • ½ citron vert • ½ c. à c. de gingembre en poudre • Quelques feuilles de menthe fraîche

1. Préparer une marinade à base de sauce soja, de jus de citron vert et de gingembre. Couper les crevettes en petits morceaux et les laisser mariner pendant au moins 2 h en prenant le soin de remuer de temps en temps.
2. Égoutter les crevettes et les litchis au sirop. Couper les litchis en petits dés.
3. Laver et ciseler la menthe fraîche.
4. Mélanger intimement les crevettes, les litchis, la menthe ciselée et 1 cuillerée de marinade.

L'ALIMENTATION PEUT SOIGNER !

Nombreuses sont les pathologies que nos choix alimentaires peuvent « soigner ». Or, depuis plusieurs dizaines d'années, on constate que des médicaments sont systématiquement donnés pour des pathologies provoquées par une alimentation déséquilibrée alors que quelques ajustements suffiraient à corriger le problème. Prenons l'exemple du cholestérol : trop de « mauvais » cholestérol dans le sang risque à terme de boucher les artères, donc de provoquer des problèmes cardiovasculaires. Or, il est possible de réduire ce mauvais cholestérol par le biais de l'alimentation : en limitant les apports en graisses saturées, en consommant plus d'aliments riches en fibres et en probiotiques, en buvant tous les jours un peu de café et de vin (un verre par jour), en ajoutant un peu de romarin dans ses préparations, etc. Cette amélioration sera encore plus sensible avec un peu d'activité physique, par exemple en marchant 30 minutes tous les jours. Pourtant, beaucoup de médecins s'obstinent à prescrire des médicaments, qui ne font que retarder le problème, augmentant le risque d'exposition à une intervention chirurgicale souvent lourde.

“Depuis plusieurs années, on comprend **le rôle essentiel de l'alimentation** dans l'apparition des maladies et comment, en la changeant, on peut préserver notre santé.”

39 %

d'augmentation du risque d'être touché par un asthme sévère pour les enfants qui mangent plus de 3 fois par semaine au fast-food.

DE PLUS EN PLUS D'ÉTUDES LE PROUVENT

Une étude américaine, la Harvard Nurses' Health Study, a démontré que les femmes ayant un apport élevé en vitamine E provenant d'une consommation importante de fruits oléagineux couraient deux fois moins de risque de souffrir d'asthme. De même, alors que les produits laitiers ont aujourd'hui mauvaise presse, une consommation régulière permettrait de diminuer de façon significative le risque de cancer du côlon chez la femme. On a pu aussi noter que les populations d'Asie et d'Afrique qui ont conservé une alimentation riche en légumes verts, en herbes et en céréales ou légumineuses, sont beaucoup moins exposées aux problèmes cardiaques que les personnes vivant en Europe ou aux États-Unis.

SAMEDI

19

DÉCEMBRE

Saint Urbain

IDÉE PETIT DÉJEUNER

Café, thé ou cacao

Pain complet

Beurre

Petits-suisses parfumés à la vanille

Grenade

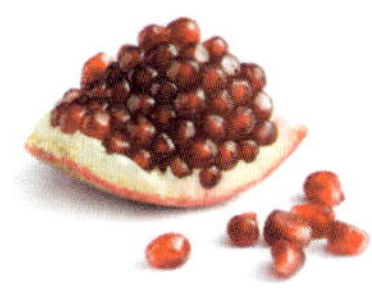

Cette semaine, j'intègre plus de super-aliments dans mes menus

Exclusivement d'origine végétale, ces aliments exceptionnels sont riches en fibres, en antioxydants, en nutriments, vitamines et micro-nutriments. On peut citer le lait fermenté, les graines germées, le jus d'herbe, la grenade, le cacao, les champignons, l'acérola, les noix du Brésil, les lentilles, la chicorée, le foie de veau, la spiruline ou encore la vanille, etc.

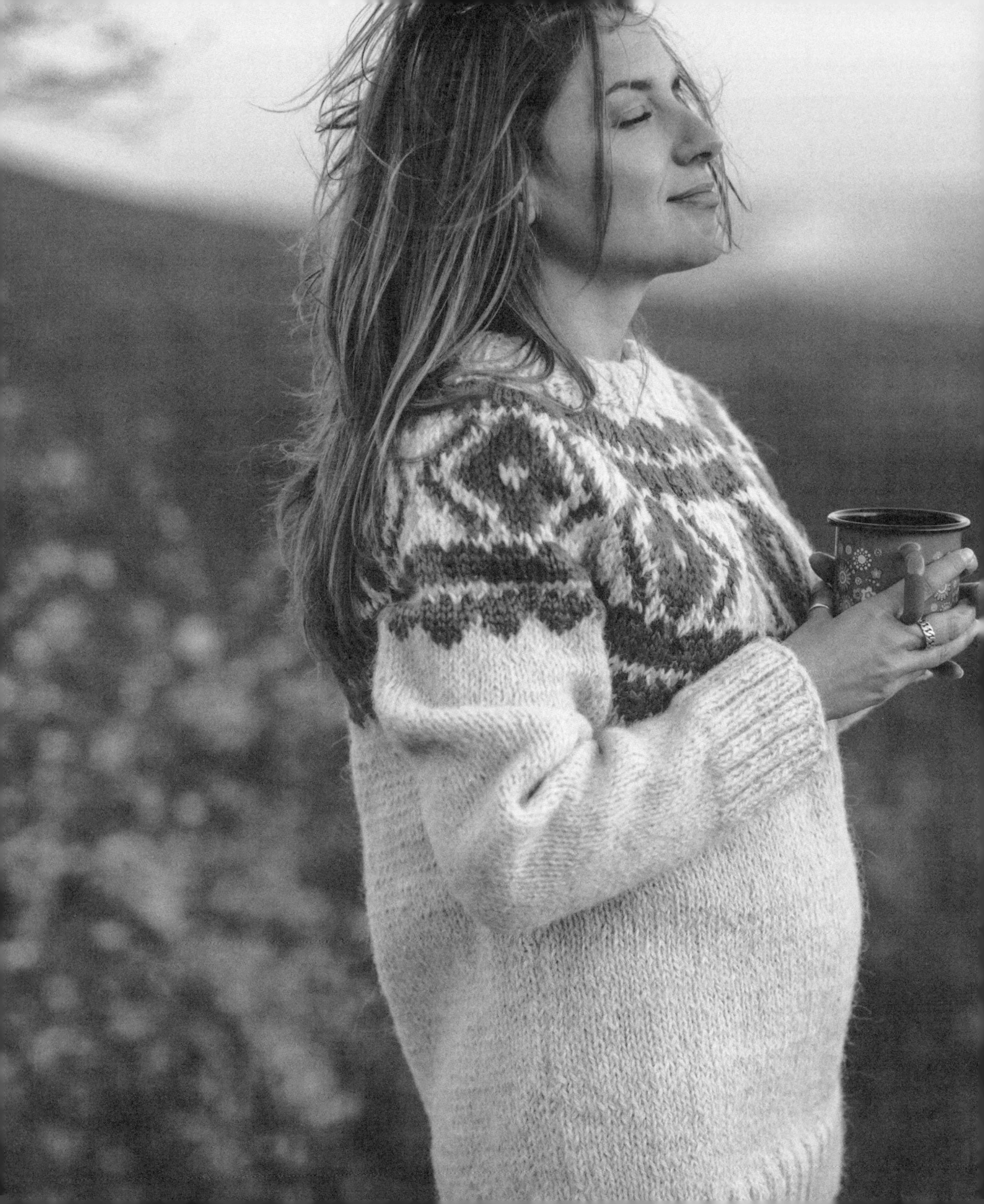

HIVER

Faut-il manger plus en hiver ? Quels aliments vont nous apporter le plus de nutriments susceptibles de nous aider à éviter les infections ? Comment conserver de l'énergie alors que c'est une période où nous nous sentons légèrement ralentis ? Avoir un bon sommeil est-ce possible simplement en modifiant le dîner ou en privilégiant certains aliments ? Que faut-il absolument consommer à cette période de l'année ? Voilà toutes les questions pour lesquelles vous obtiendrez des réponses dans les trois mois de lecture qui vont suivre.
Bon hiver !

Docteur Jean-Michel Cohen

DIMANCHE

20

DÉCEMBRE

Saint Abraham

IDÉE DÎNER

Tartare de bœuf, sauce Worcester et parmesan râpé

Wok de pois gourmands, carottes, pousses de bambou et brocolis au gingembre

Riz basmati

Nems aux fruits et aux amandes

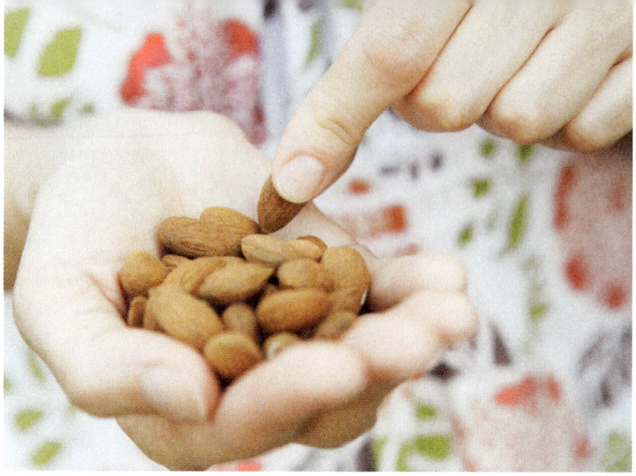

L'AMANDE

Les amandes sont les fruits de l'amandier, originaire d'Asie. Ce sont des fruits à coque qui possèdent une chair charnue et sèche. Il ne faut pas confondre amande douce et amande amère (forme sauvage), cette dernière étant toxique. Elles sont consommées entières, effilées, en pâte ou sous forme de lait et s'intègrent à tous les desserts. Elles sont aussi excellentes avec le poisson (la truite par exemple), les volailles, dans les farces, et le couscous notamment. On les retrouve enfin dans l'orgeat, sirop fabriqué à base d'amandes. Les amandes font partie des graines oléagineuses, c'est-à-dire qu'elles sont riches en lipides (plus de 50 %). Ceux-ci sont essentiellement constitués d'acides gras monoinsaturés (36 %) et d'acides gras polyinsaturés (10 %) dont les oméga 3, dits essentiels, car le corps ne peut les synthétiser. La consommation d'amandes permet donc de diminuer les risques de maladies cardiovasculaires.

266 mg

de calcium dans 100 g d'amandes.

> "Source d'acides gras monoinsaturés, de minéraux et de vitamine E, les amandes sont excellentes pour la santé."

QUELQUES AMANDES SUFFISENT !

Les amandes sont riches en protéines (20 %), en glucides (17 %) et en fibres (15 %), ce qui en fait un excellent encas, en veillant à limiter les quantités car elles apportent tout de même près de 635 kcal/100 g. Elles ont d'autre part des teneurs intéressantes en calcium, potassium (728 mg/100 g), magnésium (296 mg/100 g) et phosphore (520 mg/100 g). Enfin, elles sont une source de vitamine E, antioxydant important (20 mg/100 g).

Nems aux fruits et aux amandes

POUR 1 PERSONNE

½ pomme • ½ poire • 50 g de framboises • ½ c. à c. de miel • 1 c. à s. d'eau de fleur d'oranger • 15 g d'amandes concassées • ½ c. à c. de cannelle en poudre • 1 feuille de brick

1. Laver les fruits. Éplucher la pomme et la poire et les couper en petits dés.
2. Les faire dorer dans une poêle à revêtement antiadhésif bien chaude. Baisser le feu et ajouter les framboises, le miel et l'eau de fleur d'oranger. Laisser cuire jusqu'à ce que la préparation soit bien fondante. Retirer du feu et laisser tiédir.
3. Préchauffer le four à 180 °C (th. 6).
4. Mélanger les amandes concassées dans un saladier avec la cannelle. Couper la feuille de brick en deux. Au centre, mettre une couche du mélange amandes-cannelle puis des fruits. Rouler sous forme de nem en prenant soin de rentrer les deux extrémités. Renouveler l'opération pour le deuxième nem.
5. Disposer les nems dans un plat allant au four sur du papier cuisson et enfourner pour 10 à 15 min en surveillant, jusqu'à ce que la feuille de brick soit dorée.

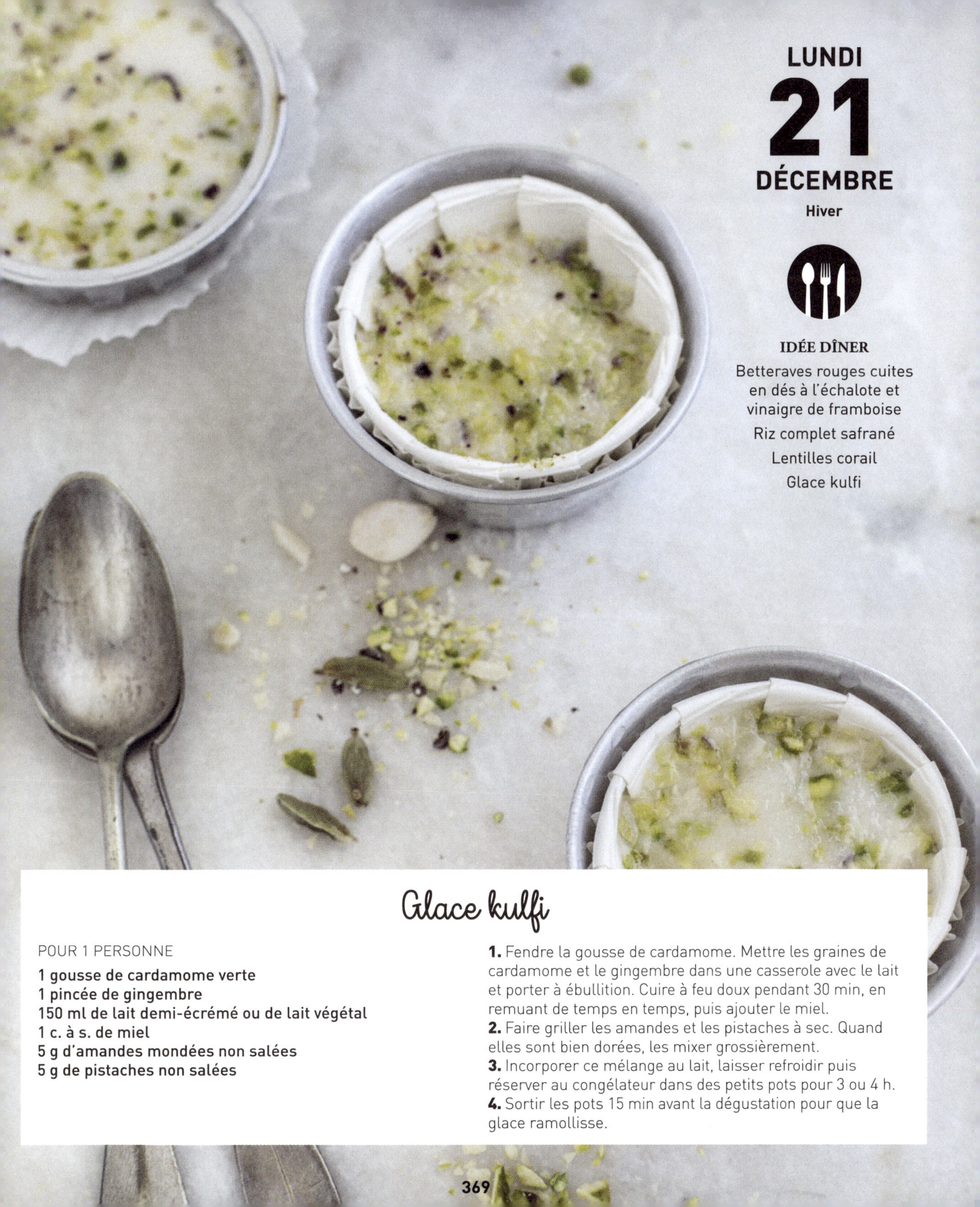

LUNDI

21

DÉCEMBRE

Hiver

IDÉE DÎNER

Betteraves rouges cuites en dés à l'échalote et vinaigre de framboise

Riz complet safrané

Lentilles corail

Glace kulfi

Glace kulfi

POUR 1 PERSONNE

1 gousse de cardamome verte
1 pincée de gingembre
150 ml de lait demi-écrémé ou de lait végétal
1 c. à s. de miel
5 g d'amandes mondées non salées
5 g de pistaches non salées

1. Fendre la gousse de cardamome. Mettre les graines de cardamome et le gingembre dans une casserole avec le lait et porter à ébullition. Cuire à feu doux pendant 30 min, en remuant de temps en temps, puis ajouter le miel.
2. Faire griller les amandes et les pistaches à sec. Quand elles sont bien dorées, les mixer grossièrement.
3. Incorporer ce mélange au lait, laisser refroidir puis réserver au congélateur dans des petits pots pour 3 ou 4 h.
4. Sortir les pots 15 min avant la dégustation pour que la glace ramollisse.

MARDI
22
DÉCEMBRE

Sainte Fr. Xavière

IDÉE PETIT DÉJEUNER

Café, thé ou infusion

Pain complet

Beurre

Yaourt

Kiwis

COMMENT S'Y RETROUVER PARMI LES BEURRES ?

Traditionnellement, le barattage du beurre se faisait en cuves en bois, et pouvait durer plusieurs heures puis on laissait mûrir la crème pendant un jour ou deux pour développer ses arômes. Aujourd'hui, seules les petites exploitations fermières et certains producteurs de beurre AOP utilisent des procédés qui s'en approchent, dans des barattes mécanisées en Inox. Les 90 % restants de beurre industriel que nous consommons sont fabriqués en continu dans des canons à beurre à partir de crèmes pasteurisées et non maturées. Notez que le terme « beurre de baratte » n'est pas réglementé, mais fait l'objet d'un arrêté qui précise que tout le processus de fabrication doit se faire à la baratte, ce qui exclut l'utilisation de canons à beurre. Le bio d'ailleurs ne garantit pas un beurre de baratte.

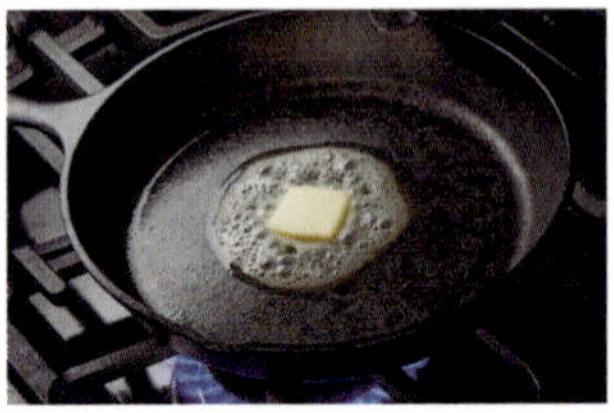

Que penser de **la cuisson au beurre ?**

La cuisson au beurre peut être indigeste, mais n'est pas réellement nocive si on veille à le faire chauffer sans le laisser brûler. Cela doit toutefois rester occasionnel.

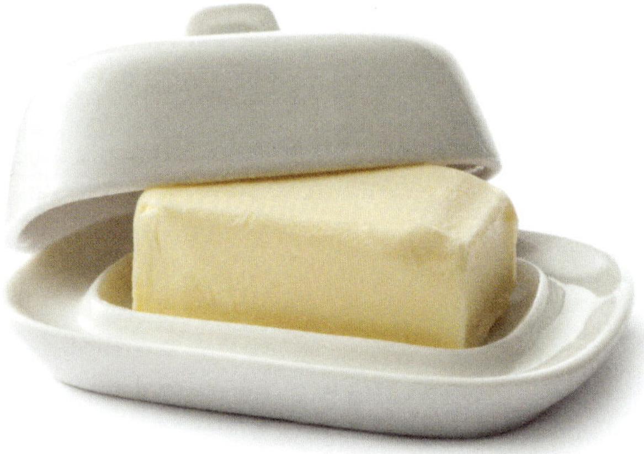

"Tous les beurres sont **issus du barattage** et c'est le seul processus de fabrication autorisé."

20 g

par jour, c'est la dose de beurre à ne pas dépasser.

COMME TOUJOURS, MIEUX VAUT RESTER SIMPLE

Le beurre apporte 82 % de matières grasses dont des acides gras saturés et monoinsaturés ainsi qu'un apport en cholestérol important. Le beurre est par ailleurs l'une des principales sources de vitamine A. Les versions allégées présentent un gain calorique si l'on prend soin de ne pas augmenter les quantités... mais les saveurs restent incomparables. Et n'oublions pas que pour garder une texture proche du beurre, ces produits allégés compensent la diminution des matières grasses par des additifs nombreux, et notamment des ajouts d'amidons modifiés et autres formes de sucres. On voit également apparaître des versions de beurre aux graines de céréales, au chocolat qui ont tendance à faire perdre ses repères au consommateur et qui ne présentent aucun intérêt nutritionnel particulier.

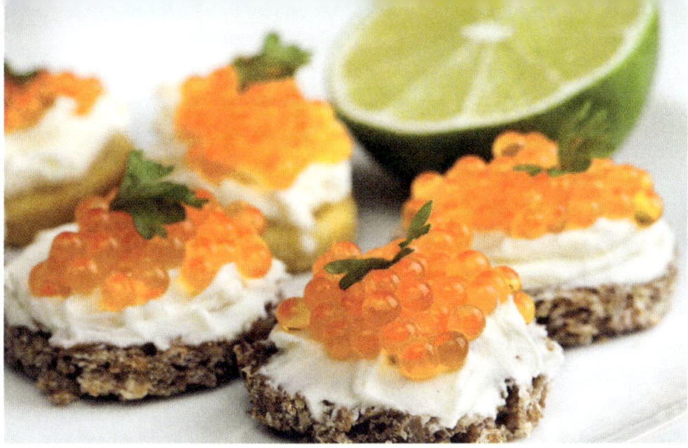

MERCREDI

23

DÉCEMBRE

Saint Armand

LES ŒUFS DE POISSON

Les œufs de poisson, appelés également « rogue », portent différentes appellations selon le poisson dont ils proviennent : tarama (cabillaud), caviar (esturgeon), œufs de lompe ou œufs de saumon. Comme tous les œufs, ceux des poissons sont très nourrissants car ils sont destinés à apporter aux embryons les nutriments nécessaires à leur croissance jusqu'à ce qu'ils puissent se nourrir seuls. Ils sont donc riches en macro- et micronutriments. Le caviar, par exemple, est riche en acides gras polyinsaturés, du type oméga 3. Il apparaît également comme une source intéressante de vitamine D et de phosphore.

IDÉE DÎNER

Verrine de quinoa, roquette et œufs de poisson

Filet de sandre et chou kale vapeur

Fromage blanc

Carpaccio d'ananas et zestes de citron vert

310 kcal

pour 100 g d'œufs de poisson.

> "**Les œufs de poisson** sont des mets de choix pour les fêtes, dont le prix varie en fonction de la variété."

Verrine de quinoa, roquette et œufs de poisson

POUR 4 À 6 VERRINES

100 g de quinoa cru • 100 ml de jus de citron • 50 ml d'huile d'olive • 2 pincées de sel et poivre

Le pistou de roquette : 50 à 70 g d'œufs de saumon • 120 g de roquette • 1 botte de basilic • 4 gousses d'ail • 30 g de parmesan en poudre • 30 g de pignons ou d'amandes • 100 ml d'huile d'olive • 1 petit pot de crème fraîche

1. Rincer le quinoa à l'eau froide et le cuire dans deux fois son volume d'eau salée. Porter à ébullition puis baisser à feu doux, couvrir et laisser cuire jusqu'à totale absorption. Hors du feu, laisser gonfler à couvert encore 5 min, puis ajouter le jus de citron, l'huile d'olive et poivrer.
2. Pendant ce temps, mettre la roquette, le basilic effeuillé, l'ail épluché, le parmesan et les pignons dans le bol du robot et mixer en ajoutant progressivement les 100 ml d'huile d'olive.
3. Réserver au frais dans un bac en plastique. Alterner les couches de quinoa, de pistou et d'œufs de saumon, et au moment de servir, ajouter une quenelle de crème.

LES ŒUFS DE LOMPE, ATTENTION AUX ADDITIFS !

Les œufs de lompe sont moins gras que les autres variétés d'œufs de poisson : 5 % de lipides seulement, mais sont également moins riches en protéines. Le tarama fournit de nombreux micronutriments précieux pour l'organisme. Mais ce produit demeure particulièrement calorique (310 calories/100 g) et sera à consommer avec modération. Enfin, de nombreux additifs et colorants peuvent être ajoutés à ces œufs pour les rendre plus appétissants et mieux les vendre. Veillez donc à bien regarder les étiquettes pour faire les bons choix

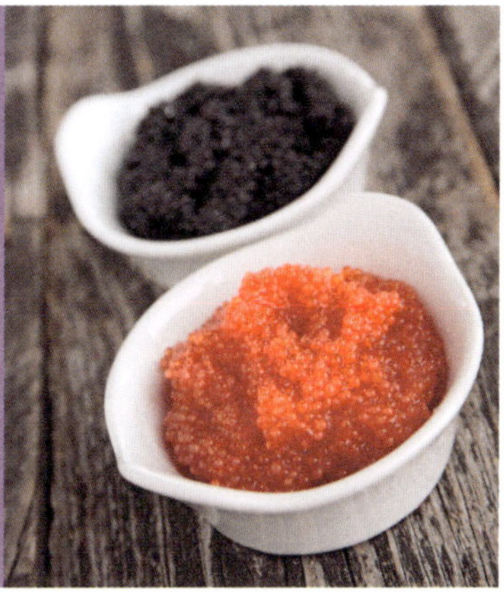

JEUDI

24

DÉCEMBRE

Sainte Adèle

IDÉE RÉVEILLON

Carpaccio de Saint-Jacques au radis noir et huile de noix

Caille rôtie

Poêlée forestière à l'ail et au persil

Brick au fromage de chèvre sur lit de mâche

Bûche glacée

LES COQUILLES SAINT-JACQUES, PAUVRES EN SODIUM

Les noix de Saint-Jacques contiennent peu de sodium (24 %) contrairement aux autres crustacés (73 % pour les huîtres par exemple !). De plus elles sont faiblement caloriques avec seulement 74 kcal/100 g et on observe des lipides à l'état de traces (0,19 %). En revanche, ce taux monte à 106 kcal/100 g si on y ajoute le corail. Les coquilles Saint-Jacques sont riches en cuivre (10 mg/100 g), et en potassium (420 mg/100 g).

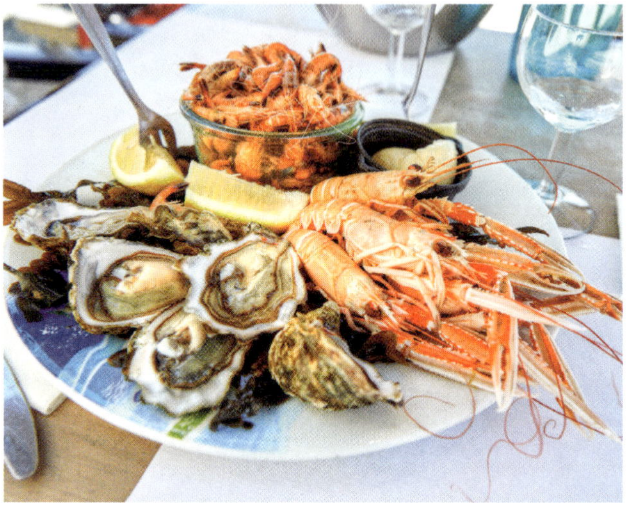

LES CRUSTACÉS

Les crustacés sont souvent les ingrédients phares des menus pour les fêtes de fin d'année. Sachez que ce sont des aliments peu caloriques et que tout le monde peut en manger à condition qu'ils soient bien frais bien sûr, correctement lavés et surtout que la façon de les consommer et de les cuisiner soit la plus équilibrée possible par rapport au reste de votre menu. En effet, qui dit crustacés dit... mayonnaise ! Et c'est le grand ennemi des crustacés (100 kcal aux 100 g). Il existe des mayonnaises diététiques, mais elles n'ont pas vraiment bon goût et sont souvent remplies d'additifs. Une bonne alternative si on l'aime : le lait de coco. Il enrichit le goût des aliments sans ajouter trop de gras. Sinon, essayez autant que possible de réduire votre consommation de mayonnaise, sous peine d'avoir des lourdeurs digestives.

> "Les crustacés constituent **une bonne alternative à la viande**, toutefois il faut veiller à la façon de les cuisiner..."

80 kcal

environ pour 100 g de crustacés.

Que penser **des calamars ?**

Avec seulement 79,6 kcal/100 g, c'est un produit peu calorique et particulièrement maigre avec moins de 1,5 g de lipides/100 g, qui se prête ainsi facilement et sans excès à des préparations à la crème ou même à quelques fritures. Source intéressante de sélénium et vitamines B12 et B2, il est intéressant de l'inclure dans ses menus.

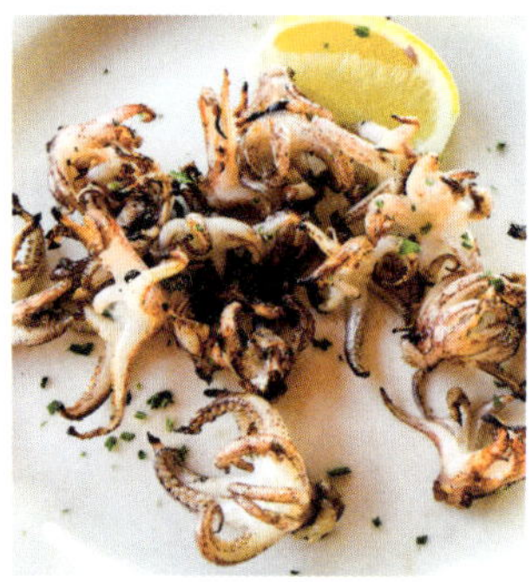

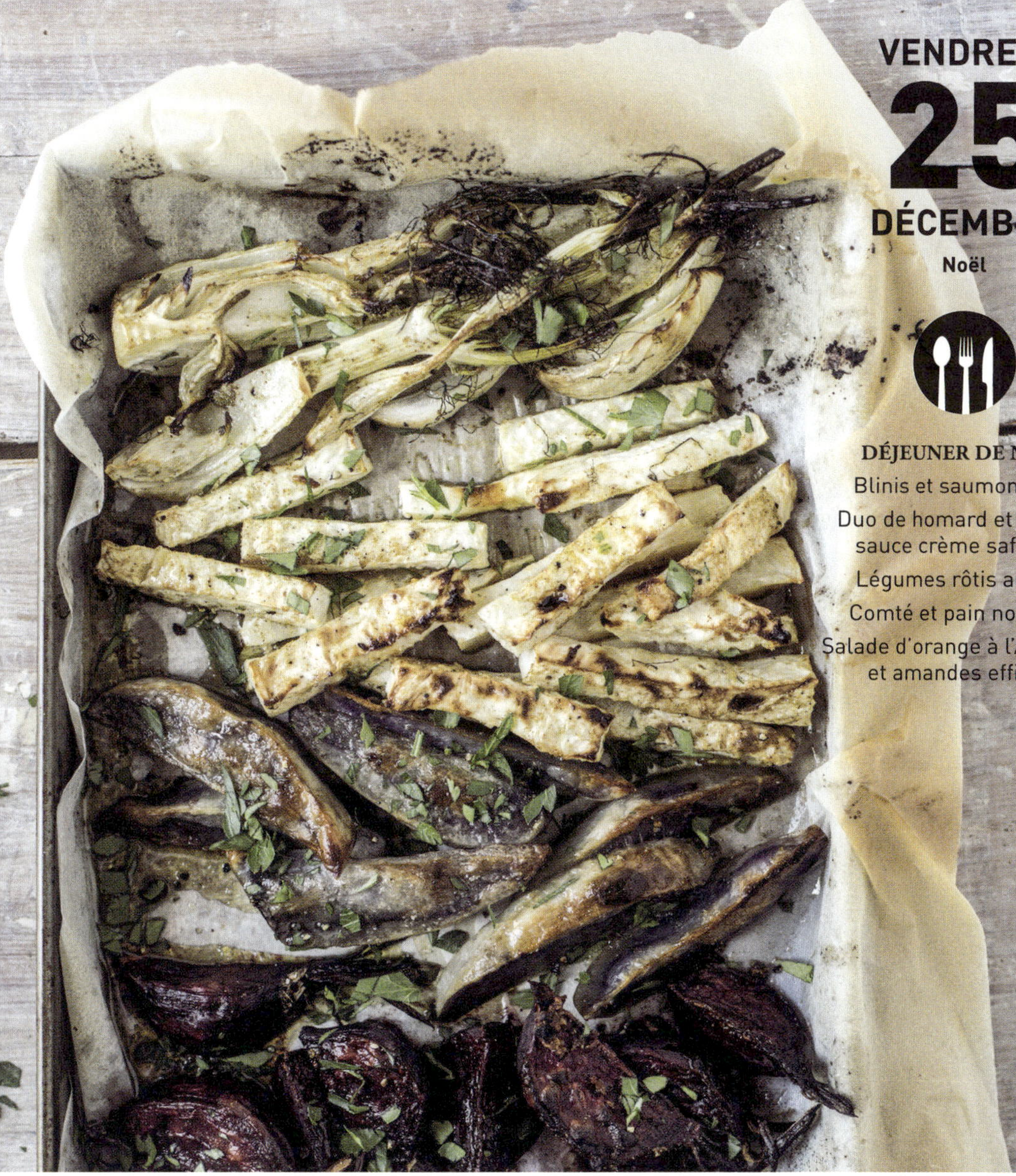

VENDREDI
25
DÉCEMBRE
Noël

DÉJEUNER DE NOËL

Blinis et saumon fumé
Duo de homard et moules sauce crème safranée
Légumes rôtis au four
Comté et pain nordique
Salade d'orange à l'Amaretto et amandes effilées

Légumes rôtis au four

POUR 2 PERSONNES

2 c. à s. d'huile d'olive
1 c. à c. de cumin en poudre
½ petite gousse d'ail
2 betteraves crues (250 g)
1 fenouil (160 g)
¼ de petit céleri-rave (250 g)
2 pommes de terre pourpres (300 g)
3 c. à s. de persil (ou de coriandre)
Sel et poivre

1. Préchauffer le four à 200 °C (th. 6-7). Dans un petit verre, bien mélanger l'huile d'olive, le cumin, l'ail pressé, du sel et du poivre.
2. Peler les betteraves et le fenouil et les couper en quartiers. Peler le céleri et le détailler en bâtonnets. Verser les légumes dans un plat allant au four, les badigeonner avec le mélange d'huile avec un pinceau alimentaire puis enfourner pour 38 à 42 min.
3. Déposer les légumes dans une assiette et parsemer avec les herbes fraîchement ciselées.

SAMEDI

26

DÉCEMBRE

Saint Étienne

IDÉE DÉJEUNER

Roulés de chou vert, jambon et petits-suisses

Riz cantonais

Salade de fruits exotiques

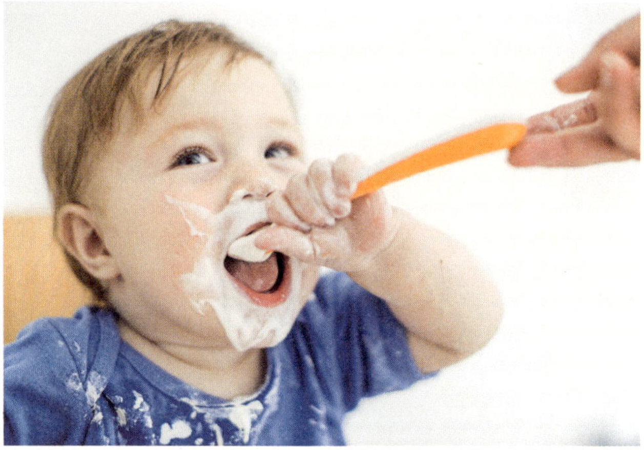

LE PETIT-SUISSE

Le petit-suisse est un fromage frais, non salé, de consistance onctueuse, à base de lait de vache et enrichi de crème de lait de vache. Présenté enveloppé sous forme d'un cylindre de 5 cm de haut et 3 cm de diamètre, son poids moyen est de 60 g. Le petit-suisse est finalement pauvre en matière grasse comparé à un fromage blanc ou à un yaourt classique.

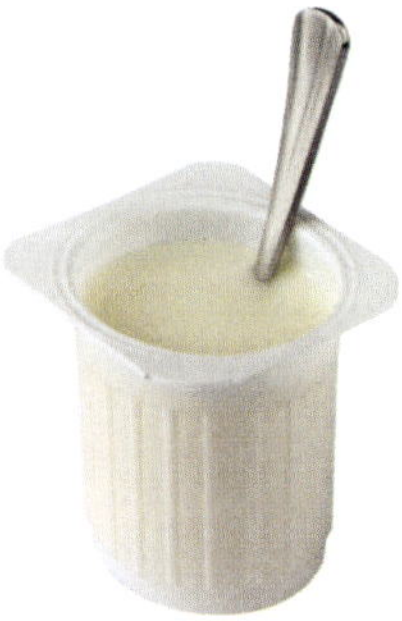

3,8 %

de matières grasses dans le petit-suisse.

> "Le petit-suisse est souvent considéré comme le fromage des enfants, **or il est peu gras** et contient des minéraux et des vitamines, intéressants aussi pour les adultes."

UNE SOURCE INTÉRESSANTE EN MINÉRAUX ET EN VITAMINES

Il est reconnu pour sa richesse en phosphore (63 mg/pot) et en calcium (67 mg/pot), qui en fait une référence pour la solidité des os et la prévention contre l'ostéoporose. On note également que le petit-suisse est une source intéressante de vitamines B2 et B12.

Roulés de chou vert, jambon et petits-suisses

POUR 1 PERSONNE

130 g de jambon cuit supérieur, découenné et dégraissé • 3 grandes feuilles de chou vert • 2 petits-suisses nature 20 % de MG • 1 pincée de curcuma • 1 c. à s. de ciboulette ciselée • Sel et poivre

1. Laver les feuilles de chou, les blanchir 10 à 15 min à l'eau bouillante salée. Les plonger aussitôt dans de l'eau glacée pour stopper la cuisson, puis les égoutter sur du papier absorbant.
2. Dans un bol, mélanger les petits-suisses, du sel, du poivre, un peu de curcuma et de ciboulette.
3. Couper les tomates en tout petits dés. Poser à plat une feuille de chou, tartiner une fine couche de mélange aux petits-suisses, disposer dessus une tranche de jambon, terminer par un peu de mélange aux petits-suisses et quelques tomates. Rouler l'ensemble en serrant bien. Procéder ainsi jusqu'à épuisement du jambon. Filmer chaque rouleau et placer au frais.
4. Avant de servir, défilmer et couper en petits tronçons de 5 cm. Servir sur une assiette.

DIMANCHE

27

DÉCEMBRE

Saint Jean

L'EAU DU ROBINET EST-ELLE BONNE POUR LA SANTÉ ?

Provenant de nappes phréatiques, l'eau du robinet est préalablement traitée de façon à éliminer toute trace de pollution ainsi que les éléments bactériologiques gênants, elle est donc propre à la consommation contrairement à ce que l'on a tendance à croire.
De plus, l'eau potable est vendue 100 fois moins chère que les eaux embouteillées, ce qui lui confère un très bon rapport qualité/prix. En Île-de-France par exemple, avec 90 mg/l de calcium, l'eau participe à la couverture de nos besoins. La dureté de l'eau est un élément important qui nous informe de sa minéralisation. Elle est en effet liée à la quantité de sel, de calcium et de magnésium qu'elle contient et qui dépend de la nature des terrains traversés par l'eau.

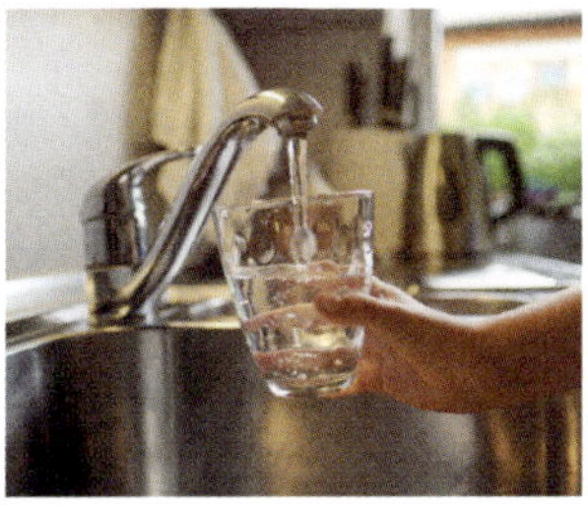

90 mg

de calcium en moyenne dans 1 litre d'eau du robinet parisienne.

IDÉE DÎNER

Carottes râpées persillées en vinaigrette

Sardines en boîte

Boulgour

Poêlée de légumes de saison

Yaourt

Clémentines

> "L'eau du robinet est mal considérée à cause de la présence de calcaire, pourtant elle est prélevée localement et **souvent assez bien équilibrée** du point de vue des minéraux."

À quelle fréquence en boire ?

Le corps humain est constitué à 60 % d'eau, qui y exerce de nombreuses fonctions : élément constitutif des cellules et du liquide extracellulaire, solvant, milieu de réactions chimiques, réactif, transporteur de nutriments et de produits de dégradation, rôle de thermorégulateur, de lubrifiant et d'absorbeur de chocs. Il est important de s'hydrater quotidiennement pour maintenir sa balance hydrique et rééquilibrer les pertes liées à la respiration, la transpiration, les urines... Une consommation d'eau quotidienne raisonnable se situe autour de 1 l à 1,5 l. Il est surtout important de boire à sa soif et un peu plus lors d'une activité physique, d'une forte chaleur ou de fièvre. Quand on fait du sport, les quantités de boissons peuvent aller de 750 millilitres minimum jusqu'à 1,5 litre par heure, selon le type d'exercice.

MIEUX VAUT BOIRE BEAUCOUP ET RÉGULIÈREMENT

Chez les sportifs de compétition, on utilise des pesées avant et après l'exercice pour apprécier la déshydratation. Cela permet de réajuster au mieux les apports en liquides. Et, contrairement à une idée reçue, il est préférable de boire de gros volumes plutôt que de petits. Il est donc conseillé de boire toutes les 20 minutes une quantité suffisante plutôt que de boire régulièrement toutes les 5 minutes pendant ces 20 minutes. Surprenant, mais vérifié...

LUNDI

28

DÉCEMBRE

Innocents

IDÉE DÎNER

Velouté d'endives et croquant au bacon

Omelette aux fines herbes

Pomme de terre vapeur et beurre fondu

Clémentines

EXCELLENTE POUR LA SANTÉ

Sa richesse en potassium favorise une bonne épuration rénale. Enfin, l'endive constitue une source intéressante en oligoéléments et en minéraux, notamment en sélénium, en acide folique, et en vitamine C (100 g couvrent environ 10 % de nos apports journaliers recommandés).

15 kcal

pour 100 g d'endives.

"L'endive se consomme aussi bien crue que cuite, **peu calorique** et très digeste, elle est parfaite pour rééquilibrer les repas festifs de fin d'année."

AU MARCHÉ TOUTE L'ANNÉE
PLEINE SAISON D'OCTOBRE À AVRIL

L'ENDIVE

L'endive est en fait un bourgeon hypertrophié de la racine de la chicorée. En forme de fuseau, ses feuilles larges et blanches, imbriquées les unes dans les autres, sont fines, craquantes et légèrement amères. La couleur blanche de l'endive est due à l'absence totale d'exposition à la lumière. Avec un apport d'à peine 15 kcal/100 g (soit 45 kcal pour une portion moyenne de 300 g de légumes cuits), l'endive fait partie des légumes les moins énergétiques. Elle fournit des fibres très bien tolérées quand elle est consommée cuite. De plus, l'amertume bien connue de l'endive stimule en douceur les sécrétions digestives.

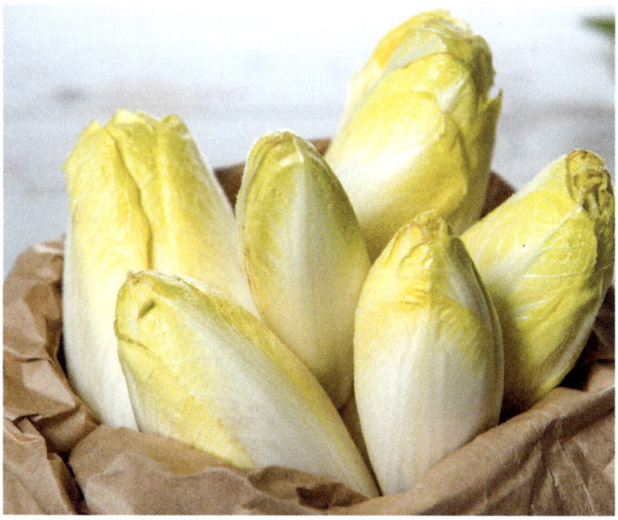

Velouté d'endives et croquant au bacon

POUR 1 PERSONNE

200 g d'endives • 100 g de courgette • ½ oignon • ½ gousse d'ail • ¼ de cube de bouillon de volaille dégraissé • 1 brin de persil • 1 tranche de filet de bacon maigre • 1 portion de fromage frais • 1 brin de ciboulette • Sel et poivre

1. Laver et éplucher la courgette et les endives. Couper en morceaux. Éplucher et émincer l'oignon et l'ail.

2. Dans une casserole, déposer les légumes, l'oignon, l'ail, la muscade, le cube de bouillon et le persil. Verser de l'eau à mi-hauteur et laisser cuire 20 à 25 min à feu moyen.

3. Pendant ce temps, couper le bacon en lanières de 1 cm de large et faire dorer au four sur position gril. Les lanières doivent être dorées et cassantes.

4. Mixer le potage aux endives avec le fromage frais, en ajustant la quantité de bouillon ajoutée. Saler et poivrer.

5. Décorer de ciboulette ciselée et de lanières de bacon croquantes et servir aussitôt.

MARDI
29
DÉCEMBRE
Saint David

QUE PENSER DES COMPOTES TOUTES PRÊTES ?

Les compotes sont composées de fruits seuls ou mélangés, cuits et mixés, plus ou moins lisses et plus ou moins liquides, avec ou sans adjonction de sucre. On les trouve en bocaux de 500 g ou 1 kg, en pots individuels de 90 à 100 g ou en gourdes à emporter, de tailles variables et nouveauté : en bouteilles. Le rayon conserves des compotes est particulièrement développé. À cela s'ajoutent les compotes du rayon frais que nous traiterons ici pour une meilleure cohérence dans la comparaison des produits.
La priorité reste de choisir de VRAIES compotes et non des pseudo-desserts à base de fruits... On choisit des compotes « sans sucres ajoutés », ou à défaut « allégées en sucres », le sucre naturellement contenu dans le fruit étant en réalité suffisant. Le parfum importe peu, il s'agit là d'une affaire de goût. Attention cependant au mélange pomme-châtaigne bien plus sucré. On fuit le sirop de glucose-fructose et on évite au maximum les additifs.

> "Les compotes toutes prêtes sont une bonne alternative aux fruits frais, surtout en hiver, toutefois veillez à bien les choisir !"

JE MANGE UNE COMPOTE QUAND J'AI DES TROUBLES DU TRANSIT

Les compotes pomme-banane et pomme-coing sont intéressantes en cas de diarrhée et, *a contrario*, les compotes pomme-pruneaux sont à favoriser en cas de transit paresseux.

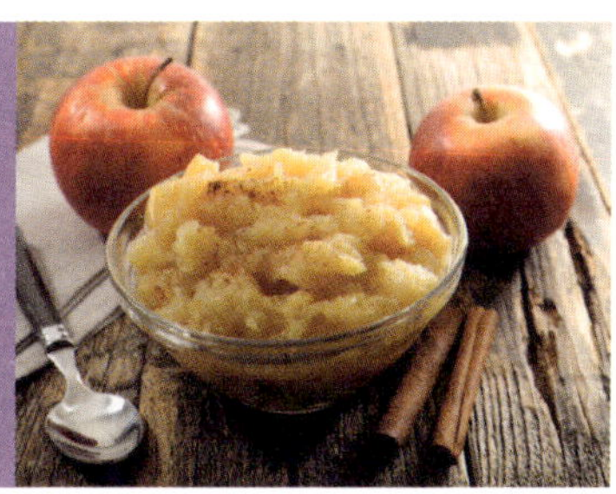

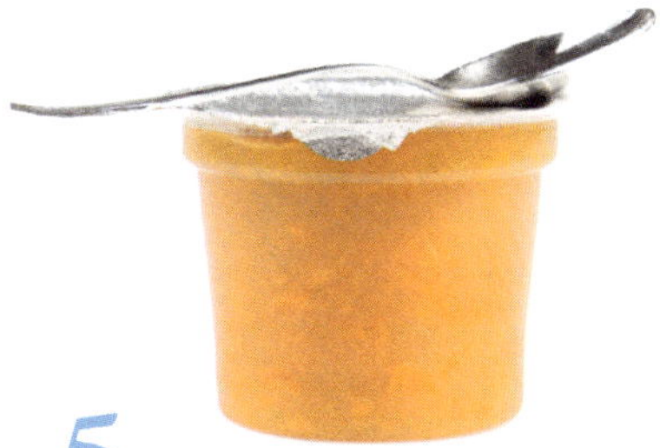

5

C'est le nombre de fruits qu'il est conseillé de consommer par jour.

EST-CE QU'UNE COMPOTE ÉQUIVAUT À UN FRUIT ?

Le Programme national nutrition santé recommande de consommer 5 fruits ou légumes par jour. 100 g de compote peuvent tout à fait s'intégrer dans ce programme. Attention cependant à ne pas consommer uniquement des fruits sous cette forme, car ici le fruit est cuit dans un jus et la vitamine C est peu, voire plus du tout présente.
Il est ainsi préférable d'alterner avec des fruits frais à croquer.

IDÉE DÉJEUNER

Fenouil et chou rouge émincés en vinaigrette

Escalope de dinde

Purée de potiron

Blé

Faisselle

Compote de pommes maison

Attention **aux pièges** !

Les « mauvaises » compotes sont les compotes sucrées avec du sirop de glucose-fructose, les liégois aux fruits ou mousses de fruits qui contiennent de nombreux ajouts d'ingrédients, dont la qualité laisse à désirer. Mieux vaut, de temps en temps, ajouter pour un dessert gourmand un petit peu de chantilly sur une compote sans sucres ajoutés.

MERCREDI
30
DÉCEMBRE

Saint Roger

IDÉE DÉJEUNER

Dés de filet mignon à la coriandre, sauce soja et ananas

Riz complet

Fondue de poireaux au bouillon de légumes

Petits-suisses + confiture

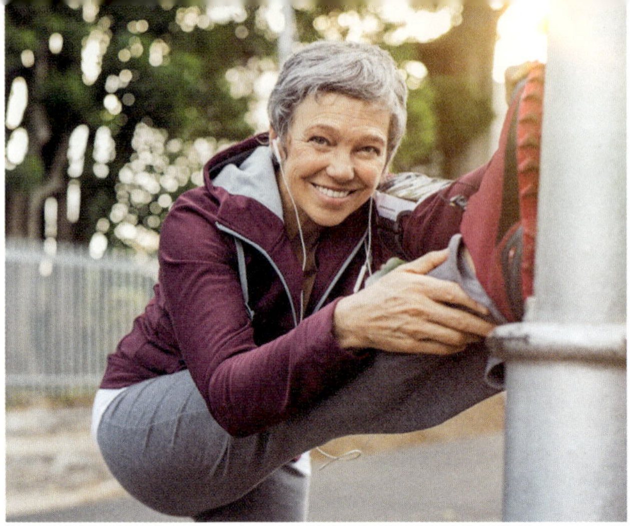

15 minutes

C'est la durée minimum d'un échauffement 15 à 20 minutes avant de faire du sport, et plus encore si l'activité est très intense.

LES EFFETS DE LA PRATIQUE SPORTIVE SUR LES ARTICULATIONS

Saviez-vous que les cartilages s'épaississent pendant l'activité physique d'environ 10 %, un phénomène optimisé par l'échauffement ? Ce phénomène fait suite aux compressions exercées par la pratique, qui déplacent un liquide depuis une cavité vers le cartilage, augmentant alors son épaisseur, ce qui diminue d'autant la pression exercée sur les surfaces articulaires lors du mouvement. Autre atout de cet afflux de liquides, il augmente les apports nutritifs. Sachant que le cartilage des articulations immobilisées n'est pas vascularisé et souffre ainsi de troubles nutritifs, on comprend aisément l'intérêt de « bouger » des articulations faiblardes. De la même manière qu'une immobilisation prolongée affaiblit considérablement la résistance articulaire pour cette raison, l'exercice permet d'éviter un amincissement trop important, dès quelques minutes de pratique par jour.

L'IMPORTANCE DE L'ÉCHAUFFEMENT

Afin de limiter les risques traumatiques, l'échauffement est primordial et doit toujours comprendre une partie d'étirements, une autre de mouvements de dénouement des articulations et une dernière de léger renforcement pour chauffer aussi les muscles.

La simple marche quotidienne suffit-elle ?

Oui, marcher au moins 30 minutes par jour permet de garder une plus grande mobilité en particulier pour les personnes âgées souffrant de polyarthrites. C'est un sport comme un autre, qui a l'avantage de faire fonctionner l'ensemble du corps en douceur. Il suffit de se chausser avec de bonnes baskets confortables.

"L'activité physique est bénéfique pour la santé, mais elle engendre aussi **des modifications anatomiques** plus ou moins importantes, si l'on ne respecte pas certaines règles."

“Pour cette dernière journée de l’année, voici trois résolutions pour partir du bon pied, garder la santé et la vitalité !”

JEUDI
31
DÉCEMBRE
Saint Sylvestre

Soupe de carottes au gingembre et œufs de caille pochés

Aiguillette de canard à l’orange et aux épices

Riz sauvage aux cèpes

Pomme rôtie au four à la cannelle, miel et fruits secs

BOUGER AU QUOTIDIEN

L’idée est de pouvoir comptabiliser tous les jours une activité physique modérée que vous ne faisiez pas avant. Non, il ne s’agit pas de faire une séance de « sport » par jour. Mais juste de (re)mettre le corps en mouvement. Cette activité est à adapter selon vos capacités physiques.

Quelques exemples : monter les escaliers au lieu de prendre un ascenseur, marcher pour aller faire ses courses plutôt que de prendre sa voiture, descendre avant son arrêt habituel (métro, bus) et finir à pied, faire 30 minutes de ménage, danser et chanter sur son disque préféré pendant 30 minutes, jouer au chat avec ses enfants, faire du bricolage, jouer au billard…

Voilà donc ce que l’on entend par une activité physique modérée : c’est en gros tout ce qui vous sort de votre canapé… La respiration peut s’accélérer un peu, mais sans transpiration ni effort musculaire.

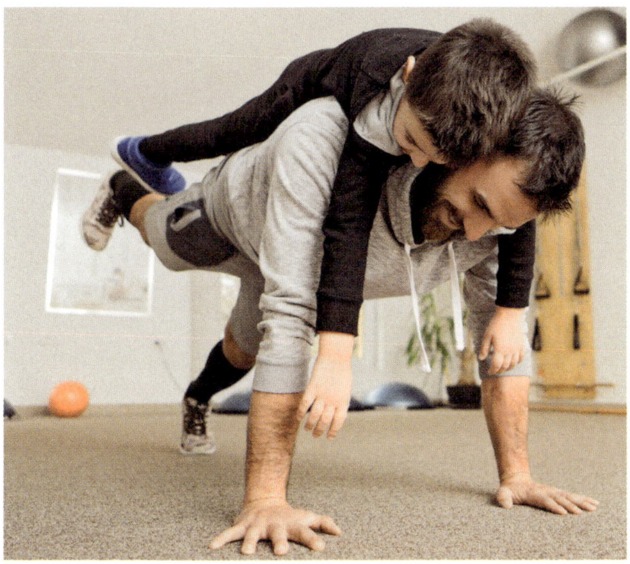

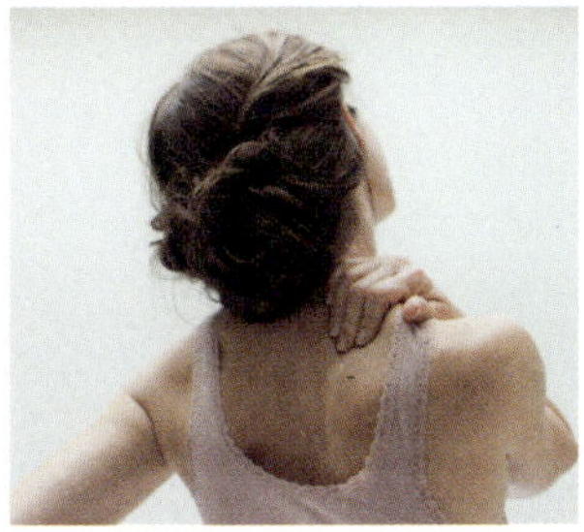

Rester en contact avec son corps

Prendre conscience de son corps au quotidien est essentiel pour rester en bonne santé et vivre bien. Ayez en tête votre corps au maximum pour conscientiser ce que vous lui faites faire de positif et de négatif. Par exemple : écoutez vos douleurs et adaptez votre position (devant la télé, l’ordinateur, au travail…), ne vous baissez plus en courbant le dos, mais en pliant les jambes, étirez-vous chaque matin au réveil et plusieurs fois dans la journée, pensez « dépense » et non « économie de mouvements ».

ADOPTER UNE ALIMENTATION SANTÉ

Pour une alimentation saine et bénéfique pour la santé, voici deux principes à retenir :

- les aliments à privilégier : tous les végétaux (fruits, légumes, herbes aromatiques, oléagineux, algues, céréales et super-aliments).
- les aliments à consommer en quantité raisonnable : viande, produits laitiers, graisses, mais aussi soja et ses dérivés pour les personnes qui font le choix d’une alimentation sans protéines animales.

INDEX DES RECETTES

INDEX THÉMATIQUE

Crédits photographiques

Istock : Picto assiette et couverts sur toutes les pages (Ganna Galata). P. 6 : gingembre (Tetiana Rostopira), femme enceinte (kjekol). P. 8 : ananas (pioneer111), pêche (etiennevoss). P. 9 : carottes (Hyrma), jeune femme (STEEX). P. 10 : femme respirant (DjelicS), femme marchant dans l'eau (Jasmina007). p. 12 : MarsBars. P. 14 : Pekic. p. 15 : curcuma (lathuric), tasse fumante (lushik). P. 16 : Ockra. P. 18 : femme enceinte (AleksandarNakic), cumin (posteriori). p. 19 : légumes surgelés (serezniy), flocon (Mrs Wilkins). P. 20 : wmaster890. p. 21 : soupe (ma-k), bouillon cube (atostogos13), flocon (Mrs Wilkins). P. 22 : lait (Hyrma), compléments alimentaires (apomares). P. 24 : ail (AlasdairJames), compléments alimentaires (LueratSatichob). p. 25 : tofu (subjug), femme (SolStock). P. 26 : casanisaphoto. p. 27 : haricots secs (Diana Taliun), salade (asab974). P. 28 : vicuschka. P. 31 : betterave (dianazh), picto balance (Barks_japan). P. 32 : grains de café (pidjoe), illustration tasse (Lushik), illustration sachet de café (Fairwong). P. 33 : loops7. P. 34 : pot de miel (Lushik), apiculteur (Onfokus), cuillère (Lushik). P.35 : céréales (fcafotodigital). P. 36 : poires (svf74), illustration poire (-VICTOR-). P. 37 : aristotoo, couverts croisés (bubaone). P. 38 : intestin (MaryValery), son de blé (lucentius). P. 39 : kiwi (baona), illustrations ananas et figue (-VICTOR-). p. 40 : huile de noix (5PH), poêle (zeljkosantrac). P. 42 : lushik. P. 43 : chengyuzheng. P. 44 : Scacciamosche. P. 45 : chaussures (baona), pains (andreilakhniuk). P. 46 : couverts (Ganna Galata). P. 48 : légumineuses (jirkaejc), lentilles (haoliang). p. 49 : fcafotodigital. p .50 : raifort (BruceBlock), wasabi (bonchan). P.51 : huile de colza (Bozena_Fulawka), bouteille d'huile (JokMedia). P. 52 : JohnGollop. P.54 : amarante fleurs (MLiberra), amarante (AlasdairJames). P.55 : femme sport (gradyreese), escaliers (psisa). P.56 : yaourt au soja (Lena_Zajchikova), haricots rouges (robynmac). P. 57 : avocat (undefined undefined). p.58 : tranches de jambon (Catalina-Gabriela Molnar), boissons sucrées (monticelllo). P.60 : noix du brésil (4kodiak), cacao (igoriss). P.61 : galettes nature (margouillatphotos), galettes cuisinées (uckyo). P.62 : Jacob Wackerhausen. P.63 : noix (anna1311), pomme (-VICTOR-). P.64 : HandmadePictures. P.66 : femme qui mange (ciricvelibor), infusion (ozgurkeser). P.67 : jambon (Juanmonino), vélo forêt (Rawpixel), haltères (eli_asenova). P.68 : hsvrs. p.69 : femme qui boit (Halfpoint). P.70 : femme au supermarché (Steve Debenport), sel (AndrewJohnson). p.72 : plateau de charcuterie (nadianb), dés de jambon (JohnGollop). P.73 : champignons (Floortje). P.74 : abricots secs (FerhatMatt), homme devant un ordinateur (photoboyko). P75 : banane séchée (bergamont). P.76 : aubergine (Serg_Velusceac), sucre roux (RichardVandenberg), sucre canette (piotr_malczyk). P.78 : illustration théière (Lushik/Istock). p.79 : céleri branche (fcafotodigital), céleri jus bocal (jenifoto). P.80 : femme (ASIFE), biscottes (MKucova), sushi (Givaga). P.81 : pomme (membio), femme (katiafonti). P.82 : café tasse subjug. P.84-85 : Marcin Wiklik. P.86 : homme (undrey), fromage blanc (vikif). P.87 : femme (nensuria), tofu (spafra), illustration gélule (LueratSatichob). P.88 : céleri-rave (Dmytro), nœud (Rpsycho). P.89 : garçon (milanvirijevic), intestin (MaryValery). p.90 : amandes (kaanates), femme (alvarez). P.92 : citron (oxyzay), thé au citron (solidcolours), illustration citron (Lushik). P.93 : pieds balance (LaylaBird), escalope de dinde (ChristianJung). P.94 : graines de courge (S_A_N), boisson à l'amande (subjug), femme qui rit (pixdeluxe). P.95 : pois chiche (anilakkus). P 96 : blé (dlerick), yaourt sans lactose (OlenaMykhaylova), pantalon ballonnements (Neustockimages). P.98 : respiration (Image Source), poisson (irkus). p.100 : asperge (RedHelga), ventre mains femme (PeopleImages). P.101 : femme qui dort (tommaso79), lait sucré (artursfoto), lune (ArnaPhoto). P.102 : boisson à la stévia (Rocky89), femme (AzmanJaka). P.104 : blettes (levkr), salade blettes (LauriPatterson). P.105 : pâtes (george733), huile et olives (Freila), picto casserole (lushik). P.107 : parmesan dans les pâtes (nimu1956), parmesan (repinanatoly). P.108 : huile de lin (EkaterinaZakharova), huile d'olive (Portugal2004). P.110 : chocolat noir (fcafotodigital), gâteau au chocolat (asab974), poires (Josef Mohyla). P.111 : pain aux céréales (firina), algues (4nadia). P.112 : cocktails (GoodLifeStudio), rosé (webphotographeer), femme qui boit (portra), raisin (-VICTOR-). P.113 : jus détox (fcafotodigital), tisane (dem10), cœurs (FotoDuets). P.114 : Aajan. P.116 : saumon (gbh007), tomates farcies (pinkybird). P.117 : homme (golubovy), femme (Neustockimages), vanille (LOVE_LIFE), picto illustration degrés (Serhii Sereda). P.118 : petit épeautre (Matthia), épeautre cuisiné (TtranscientEternal). P.119 : céréales (picsfive), femme enceinte (Vasyl Dolmatov). P.120 : femme (Tom Merton), massage (Srisakorn). P.122 : algue wakamé (PictureParteners), soupe (Anastasiia Shavshyna). P.123 : fruits rouges (floortje), garçon (SeanShot), acérola (NakornChaiyajina). P.124 : yaourt (chictype), femme (Wojciech Kozielczyk). P.125 : patate douce (floortje), frite (los_angela). P.126 : bouteille d'eau (CostinT), femme (ogdankosanovic), illustration des fruits (Lushik). P.128 : garçon (radist), boulettes (fcafotodigital), boucher (sturti). P.129: gerenme. P.130 : herbes aromatiques (floriana), herbes fraîches (AnastasiaNurullina), herbes surgelées (Iryna Kaliukina). P.131 : algue nori (AlasdairJames), femme (drazen_). P.132 : fcafotodigital. P.134 : verre (carlosalvarez), bouteille (LueratSatichob). P. 135: picto tasse (Luishik), picto pilules (LueratSatichob). P.136: moutarde (picturepartners), plat moutarde (oksanakiian). P.137 : aliments (dulezidar), femme (laylabird). P.138 : aliments (peopleimages), femme (kontrec). P.140 : fèves plat (violleta), fèves (TianYuanOnly). p.141 : biscottes (fcafotodigital), picto intestin (MaryValery). P. 142 : cannelle (s-cphoto), safran (bdspn), cuillères épices (fcafotodigital). P.143 : fenouil frais (karzhanez), fenouil (sabinoparente). P.144 : massage homme (dragana991), femme (tatchai). P.146 : ALEAIMAGE. P.147 : crème végétale (pamela_d_mcadams), lait de coco (Viktoria Ovcharenko). P.148 : tycoon751. P.149 : c IlonaImagine. P.150 : selensergen. P.152 : ananas (xxmmxx), ananas rondelles (simarik). P.153 : gâteau (lushik), femme (TommL). P.154 : picto éprouvettes(justinroque), avocat (floortje). P.155 : tycoon751. P.156 : matières grasses (multiart), beurre poêle (zeljkosantrac). P.158 : photomaru. p.159 : huîtres (artitotoo), chou (loops7), ventre (peopleimages). P.160 : meteo021. P.161 : petits pois illustration (-VICTOR-), petits pois (barcin), petits pois haricots plat (shaiith). P.162 : pâte à tarte (vladj55). p.164 : framboise (dhseueh), intestin (MaryValery). P.165 : glutamate (photopix), sauce soja (xamtiw). P.166 : pectine (cclickclick), plat (NRuedisueli). P.167 : anchois (KabVisio), bocal (emilio100), picto anchois (irkus). P.168 : boisson énergisante (Extreme Media), café (pidjoe), illustration bulle (ArnaPhoto). P.170 : tartines (kajakiki), aneth (anatchant), betterave (Dimitris66). P.171 : pâtes (vovashevchuk). P.172 : tisane (bdspn), yoga (fizkes). P.173 : olives (bubaone), huile (MariaUspenskaya). P.174 : homme et femme (istock), pomme (xxmmxx). P.176 : ALEAIMAGE. P.177 : amandes (Yohan Dumortier), thé vert (barol16). P.178 : picto balance (Barks_japan). P.179 : piment (19msa05), illustration piment (-VICTOR-). P.180 : podomètre (pixelfit), traces chaussures (larryrains), passants (disobeyart). P.182-183 : serts. P.184 : picto maïs (shams89), maïs (bhofack2), massage (Moyo Studio). P.185 : sel (rimglow), biscuits (choness). P.186 : yaourt (fcafotodigital), fromage blanc (Studio Doros). P.187 : cerise (mediaphotos), fille (HeikeKampe). P.188 : téléphone (casezy), homme (xesai). P.190 : eau de coco (iuliia_n), femme (shotshare). P.191 : les glaces (voltan). P.192 : kaanates. P.193 : fille et sa maman (gradyreese), plat cœur (anilakkus). P.194 : œufs (Masanyanka), altères (bluestocking). P.196 : eli_asenova. P.197 : peopleimages. P.198 : kolesnikovserg. P.199 : aubergine (Serg_Velusceac), légumes (haoliang). p.200 : jus (pidjoe). P.202 : gaffera. P.203 : femme (peopleimages), deux femmes (robert Daly). P.204 : gilaxia. P.205 : salade (jantroyka), cœurs de palmier (luso). P.206 : gâteaux (alenkadr), saucisson (margouillatphotos). P.208 : pot (mizina), cornichons (ronstik). P.209 : smoothies (efetova), pailles (Olga Guchek), smoothie maison (foment). p.210 : fruits dans assiette (silviajansen). p.211 : haricots plats (lily_rochha), haricots verts (redhelga). P.212 : Panida wijitpanya. P.214 : yaourt (istetiana), myrtilles (Akchamczuk). P.215 : Maksym Zadorozhnii. P.216 : c-you. P.217 : illustration poivron (-VICTOR-), poivrons cuisinés (pilipphoto). P.218 : LauriPatterson. P.220 : plat (nata_vkusidey), épinard (volosina), ricotta (lrescigno). P.221 : masque (Santje09), femme (tommaso79), livre (deepblue4you). P.222 : figue séchée (floortje), levure de bière (MartinPrague). P.223 : melon femme (ablokhin), melon et pastèque (margouillatphotos). P.224 : irkus. P.226 : prune illustration (-VICTOR-), prunes (Elena Weinhardt). P.227 : JohnGollop. P.228 : picto balance (barks_japan), baskets (Julia Lavrinenko). P.229 : confiture (lushik), groseilles (Savushkin). P. 230 : médicaments (LueratSatichob), femme (AzmanL). P.232 : cardamome (floortje). P.233 : femme (peopleimages), bouteille d'eau (LueratSatichob). P. 234 : boisson au soja (HandmadePictures), gruyère (artisteer). P.235 : manfeiyang. P.236 : femme (mihailomilovanovic). P.238 : pêches (suljo). P.239 : curcuma (lathuric). P.240 : massage (knape). P.241 : poivre (magone), picto poivrier (Miceking). P.242 : floortje. P.244 : svariophoto. P.245 : picto balance (Barks_japan), femme (bymuratdeniz). P.246 : flexitarisme (Elena_Danileiko), tofu (subjug), picto pot (maxchered). P.247 : dionisvero. P.248 : chèvre (picturepartners), parmesan (nitrub). P.250 : jus de tomate (undefined undefined), femme (KarinaUrmantseva). P.251 : AndreyPopov. P.252 : LueratSatichob. P.253 : quinoa plat (haoliang), quinoa (AlasdairJames). P.254 : bols (anilakkus), céréales et fruits (ArxOnt). P.256 : viande (Jean-philippe WALLET), picto sac (lushik) brochettes (AmalliaEka). P.257 : picto intestin (MaryValery), anis (toxitz). P.258 : serezniy. P.259 : fizkes. P.260 : figue (philary), picto figues (-VICTOR-), figues et confitures (christianjung). P.262 : œufs (domin_domin), lentilles (AlasdairJames). P.263 : vinaigre panier (dannko), vinaigre bouteille (tenzinsherab). P.264 : fève de cacao (ValentynVolkov), garçon (portra). P.265 : floortje. P.266 : romarin (kcline), tube romarin (amesy), romarin bol (photosimysia). P.269 : tempeh (eskymaks). P.270 : œuf (Masanyanka), herbes (OlgaMiltsova). P.271 : mphillips007. P.272 : AlasdairJames. P.274-275 : MmeEmil. P.276 : cookies (kaanates), biscuits table (peopleimages). P.277 : intestin (MaryValery). P.278 : Saharosa40. P.279 : lunettes piscine (malerapaso), femme (SolisImages). P.280 : fcafotodigital. P.282 : cresson (AlasdairJames), femme enceinte (nd3000). P.283 : femme (laylabird), lune (ArnaPhoto). P.284 : minerai (rez-art), bolognaise (teine). P.285 : châtaigne (joannatkaczuk). P.286 : floortje. P.288 : oignons rouges (kaanates), oignons (ehaurylik), picto oignon (-VICTOR-). P.289 : sergeyryzhov; p.290 : atostogos13. P.291: spiruline (Olivier le Moal), picto spiruline (kilroy79). P.292 : deepblue4you. P.294 : atostogos13. P.295 : soupe (fcafotodigital), potiron (-VICTOR-). P.297 : micronutriments (OksanaKiian), ail (AlasdairJames). P.298 : CactuSoup. P.300 : PICTO théière picto (teracreonte), cafetière picto (lushik), cacao (igoriss), femme (rawpixel). P.301 : milanfoto. P.302 : magone. P.303 : réveil picto (arnaphoto). P.304 : bouillante. P.306 : picto confiture (lushik). P.307 : lathuric. P.308 : ridofranz. P.309 : golibo. P.310 : dulezidar. P.312 : ristoarnaudov. P.313 : cabillaud (nitrub), picto poisson (irkus). P.314 : puhhha. P.315 : deepblue4you. P.316 : safran (bdspn), picto pomme (-VICTOR-). P.318 : femme sport (nortonrsx), personnes sport (sanjeri). P.319 : floortje. P.320 : jus (fcafotodigital), grenade (julichka). P.321 : feuille d'érable (subjug), sirop d'érable (tashka2000). p.322 : lait (sam edwards), bouteille (pong-photo9). P.324 : panais (duckycards), velouté (AnnaPustynnikova). P.325 : a_namenko. P.326 : chocolat (malerapaso), glace (nightanddayimages). P.327 : seitan (Nicolas orallo vega), soupe (zkruger). P.330 : pamplemousse (rodicaciorba), verre (JulijaDmitrijeva). P.331 : huile de palme (slpu9945), bocaux (Miroslav Pesek). P.332 : handmadepictures. P.333 : MarynaVoronova. P.334 : pot (AlexPro9500), morceaux (choness). P.336 : levure de bière (videofe), bière (alexlukin). P.337 : pain (flyfloor), bol (vitalina). P.338 : femme (rocky89), homme (blackcat). P.339 : cumin pot (creative_streaks), cumin (Richard Villalonundefined undefined). P.340 : domin_domin. P.342 : langoustes cuisinées (Mariha-kitchen), langouste (candy_ vandy). P.343 : sucre de coco (olgakr), sirop d'érable (lauripatterson). P.344 : cure thermale (nightanddayimages), femme piscine (peopleimages). P.345 : millet plat (Vergani_Fotografia), millet (KEVMA21). P.346 : amandes (kaanates), noix du brésil (kaanates). P.348 : graines de lin dmytrop. P.349 : yulkapopkova. P.350 : DebbiSmirnoff. P.351 : pain de mie (kazoka30), club sandwich (lauripatterson). P.352 : petits-beurre (frederique wacquier), picto pot (lushik). P.353 : femme (Dean Mitchell), pomme (Roman Samokhin). P.354 : plusieurs cafés (furtseff), café viennois (natashabreen). P.356 : serezny. P.357 : baskets (Julia Lavrinenko), femme (Jasmina007). P.358 : camembert (johngollop), figues (ArxOnt). P.359 : asab974. P.360 : plateau (Lisovskaya), huîtres (ansonmiao). P.362 : jus de tomate (undefined undefined), alcool (ka zhang). P.363 : picto goutte (bubaone), picto couverts (lubushka). P.364 : litchi (ansonmiao), picto citron (-VICTOR-). P.365 : picto café (lushik), grenade (julichka). P366-367 : Jasmina007. P.368 : daisy-daisy. P.370 : beurre (floortje), poêle (dny59). P.371 : œufs de poisson (alle12), œufs de lompe (margouillatphotos). P.372 : crustacés (tirc83), picto Saint-Jacques (kathykonkle), calamars (anouchka). P.374 : bébé (sanjeri), petit-suisse (johnfoto18). P.375 : sonsam. P.376 : philipimage. P.377 : compote (oceanprod), compote maison (margouillatphotos). P.378 : ridofranz.

Adobe Stock : P.7 : picto palourde (LynxVector). P. 13 : flocons d'avoine (xamtiw/Adobe Stock), petit déjeuner aux flocons d'avoine (beats). P. 30 : ArtCookStudio. P. 35 : lentilles (vm2002). P. 46 : radis caftor. P. 48 : picto sachet plastique (fishcoolish). p. 49 : picto œufs (lovemask). P.58 : picto sucre (kilroy79). P.69 : soupe (maxchered). P.75 : bananes (Alinsa). P.78 : thé (skampixelle), thé sucre à côté (MK studio). P88 : céleri-rave salade (meteo021). P.89 : pâtes (Shawn Hempel). P.93 : bouteilles huile (alex9500). p.99 : nd3000. P.106 : ivan kmit. P.162 : pâte feuilletée (Bart). P.171 : picto sucre (kilroy79). P.174 : glace (Dušan Zidar). P191 : une glace (anastasiastoma). P.200 : jus verre (utah778). P.210 : sucre (kilroy79). P.236 : picto cubes (kilroy79). P.238 : yaourt (yuliiaholovchenko). P.328 : picto cube (kilroy79).